ADMINISTRAÇÃO HOSPITALAR

Curso de Especialização

Aírton Viriato
Anísio de Moura

ADMINISTRAÇÃO HOSPITALAR

Curso de Especialização

MANOLE

Editora: Ana Cristina Garcia
Projeto gráfico: Departamento editorial da Editora Manole
Capa: Ricardo Yoshiaki Nitta Rodrigues
Imagem de capa: iStock
Diagramação: HiDesign Estúdio

**CIP-BRASIL. CATALOGAÇÃO NA PUBLICAÇÃO
SINDICATO NACIONAL DOS EDITORES DE LIVROS, RJ**

Administração hospitalar : curso de especialização / Alexandre Torchio Dias et al.; org. Aírton Viriato, Anísio de Moura. – 1. ed. Barueri [SP] : Manole, 2022.

Inclui bibliografia e índice
ISBN 9786555760651

1. Hospitais - Administração. 2. Administração dos serviços de saúde. I. Dias, Alexandre Torchio. II. Viriato, Aírton. III. Moura, Anísio de.

21-72815 CDD: 362.11068
CDU: 614.21:005

Camila Donis Hartmann - Bibliotecária - CRB-7/6472

Editora Manole Ltda.
Alameda América, 876
Tamboré – Santana de Parnaíba – SP – Brasil
CEP: 06543-315
Fone: (11) 4196-6000
www.manole.com.br | https://atendimento.manole.com.br/
Impresso no Brasil
Printed in Brazil

Sobre os organizadores

Aírton Viriato

Doutor em Ciências pela Universidade de Franca (Capes 5). Mestre em Promoção de Saúde pela Universidade de Franca (Capes 4). Diretor da Divisão de Apoio Diagnóstico e Terapêutico de três Hospitais Públicos da Secretaria de Estado da Saúde. Diretor Administrativo da Implantação e Criação do Instituto de Infectologia Emílio Ribas II – Baixada Santista (2011-2013). Diretor de Divisão de Gerenciamento Hospitalar do Instituto de Infectologia Emílio Ribas (2013-2019). Criador e Coordenador dos Cursos de Gestão em Saúde do Instituto de Pesquisa e Educação em Saúde de São Paulo (2007 até o presente); dos Cursos de Graduação em Gestão Hospitalar – EAD e de Pós-Graduação em Administração Hospitalar da Universidade Metodista de São Paulo (2014-2017); do Curso de Pós-Graduação em Gestão de Organizações de Saúde da Pontifícia Universidade Católica de São Paulo (desde 2008); do Curso de Pós-Graduação em Administração Hospitalar da Universidade do Vale do Paraíba (desde 2019); e do Curso de Graduação Tecnológica em Gestão Hospitalar da Faculdade Integrada de Pesquisa e Ensino em Saúde de São Paulo (Fipessp) (2019 até o presente). Recebeu o Prêmio **100 Mais Influentes da Saúde** em 2015, pela Revista *HealthCare Management*.

Anísio de Moura

Mestre em Medicina Preventiva (Epidemiologia) pela Faculdade de Medicina da Universidade de São Paulo (FMUSP). Coordenador de Núcleo junto à Superintendência do Hospital das Clínicas da Faculdade de Medicina da Universidade de São Paulo, responsável pela coordenação do Grupo de Implantação do Instituto Doutor Arnando (IDA), atual Instituto do Câncer de São Paulo Octávio Frias de Oliveira (2006-2008). Diretor Executivo do Hospital Auxiliar de Suzano do Hospital das Clínicas da Faculdade de Medicina da Universidade de São Paulo (2009). Diretor Executivo do Instituto da Criança do Hospital das Clínicas da Faculdade de Medicina da Universidade de São Paulo (2003-2006). Diretor Executivo do Instituto de Radiologia do Hospital das Clínicas da Faculdade de Medicina da Universidade de São Paulo (2000-2003). Diretor Executivo do Hospital Estadual de Sapopemba, da Secretaria de Estado da Saúde, sob gestão do HC-FMUSP, em modelo de Organização Social de Saúde (OSS) (2008-2009). Diretor Executivo do Hospital Universitário da Universidade de São Paulo (2003). Diretor da divisão de apoio Diagnóstico e Terapêutico do Hospital Infantil Cândido Fontoura (1995-2000). Diretor do Hospital Infantil Cândido Fontoura (1997). Diretor do Instituto Adolfo Lutz (1990-1992). Assessor Internacional, representando o Brasil, na estruturação de Cooperação Técnico-científica para Organização do Centro de Controle de Doenças da Universidade do Texas (Galveston - EUA) (1990-1994).

Sobre os autores

Alexandre Torchio Dias

Doutor em Ciências pelo Programa de Doutorado em Patologia pela Faculdade de Medicina da USP (FMUSP). Especialista em Administração Hospitalar pelo Instituto de Pesquisa e Ensino em Saúde de São Paulo (IPESSP)/Unicid e em Genética Médica e Citogenética pelo Instituto de Assistência Médica ao Servidor Público Estadual (Iamspe). Graduado em Ciências Biológicas/Modalidade Médica (bacharel em Biomedicina) pela Universidade de Mogi das Cruzes. Assessor Técnico em Saúde Pública no Hospital Regional Dr. Vivaldo Martins Simões (Hospital Regional de Osasco - SP). Professor Titular do curso de Biomedicina da Universidade Paulista. Pesquisador e Orientador Permanente no Programa de Pós-graduação (Mestrado e Doutorado) no Iamspe. Pesquisador Colaborador no Laboratório de Citogenômica do LIM 03 do Departamento de Patologia da FMUSP.

Cristiane Zago Zácari

Mestre em Ciências e Tecnologia de Alimentos pela Escola Superior de Agricultura Luiz de Queiroz (ESALQ-USP). Coordenadora Adjunta do Curso de Nutrição do Centro Universitário das Faculdades Metropolitanas Unidas (FMU).

Fernanda Di Cunto

Nutricionista clínica. Atuou como professora universitária do Curso de Nutrição do Centro Universitário São Camilo, Secretária Municipal de Saúde do Município de Brotas e professora universitária do Curso de Gastronomia das Faculdades Metropolitanas Unidas.

Fernanda Julio Barbosa Campos

Graduada em Engenharia Civil pela Universidade Federal de Juiz de Fora. Mestre em Gestão Ambiental e Sustentabilidade pela Uninove. Especialista nas áreas de: Administração Hospitalar, pela Universidade de Ribeirão Preto; Engenharia Clínica, pela Universidade de Campinas; Vigilância Sanitária e Epidemiológica, pela Universidade de Ribeirão Preto; e Saúde Baseada em

Evidências, pelo Instituto de Ensino do Hospital Sírio Libanês. Professora nos Cursos de Graduação EAD em Gestão Hospitalar e Pós-Graduação em Administração Hospitalar pela Universidade Metodista de São Paulo, pelo IPESSP e pela Prefeitura Municipal de São Paulo. Diretora de Administração e Infraestrutura no Hospital do Servidor Público Municipal. Graduanda em Direito Público Municipal na Escola de Contas Eurípedes Sales do Tribunal de Contas do Município de São Paulo (TCM-SP). Membro do Conselho Fiscal da Federação Brasileira dos Administradores Hospitalares (FBAH) (gestão 2020-2021).

Flávia Pereira Carnauba

Mestre em Enfermagem na Saúde do Adulto pela Universidade de São Paulo (USP). Especialista em Medicina Comportamental pela Universidade Federal de São Paulo (Unifesp). Professor do Centro Universitário das Faculdades Metropolitanas Unidas (FMU). Líder de Simulação em Saúde na Escola de Ciências da Saúde das Faculdades Metropolitanas Unidas (FMU).

Isabel Bernardes Ferreira

Graduada em Serviço Social pela Pontifícia Universidade Católica de São Paulo (PUCSP). Mestre em Psicologia Clínica pela Pontifícia Universidade Católica de São Paulo (PUCSP). Especialista em Dependência Química pela Faculdade de Medicina da Universidade de São Paulo (FMUSP). Formada em Psicanálise pelo Instituto Távola. Professora do Curso de Serviço Social do Instituto Educacional do Estado de São Paulo e da Pós-graduação da Faculdade Paulista de Serviço Social (FAPSS-SCS) (polo Sé). Assistente social do Instituto de Psiquiatria do Hospital das Clínicas da Faculdade de Medicina da Universidade de São Paulo. Preceptora e tutora da Residência Multiprofissional de Saúde Mental com ênfase em álcool e outras drogas na mesma instituição.

Janaína Carla da Silva

Farmacêutica. Especialista em Saúde Pública pela Universidade de Ribeirão Preto (Unaerp). Diretora Técnica de Saúde na Secretaria de Estado da Saúde do Estado de São Paulo. Coordenadora de Unidade de Saúde e Assistente Técnica na Secretaria de Saúde de Mauá. Chefe da Divisão de Vigilância Sanitária do Departamento de Vigilância à Saúde da Secretaria de Saúde de Mauá.

Janaina Jorge de Carvalho

Especialista em Patologia Clínica e Administração Hospitalar pela Universidade de Mogi das Cruzes (SP). Especialista em Urgência e Emergência pelo Sírio Libanês (SPA). Diretora Administrativa do Grupo Técnico de Recursos Humanos nas atividades de Recrutamento, Seleção e Treinamento de Pessoal (1993-1999). Coordenadora de Equipe de Inspeção do Grupo Técnico de Vigilância Sanitária do Estado de São Paulo (GVS VIII – Mogi das Cruzes).

José Carlos Camargo Nonato

Bacharel em Administração. MBA em Gestão de Projetos pela Fiap. MBA em Gestão Estratégica pela Universidade de São Paulo. Superintendente Administrativo.

José Roberto de Sousa Martins

Atua na área de Tecnologia e Gestão em Sistemas de Informação em Organizações de Saúde. Especialista em Gestão de Processos TI-ITIL (*Information Technology Infrastructure Library*) nas seguintes instituições: Faculdade de Medicina do ABC, Instituto de Infectologia Emílio Ribas do HC-FMUSP, Hospital Estadual de Sapopemba (Hesap), Instituto do Câncer de São Paulo e Instituto da Criança do HC-FMUSP. Professor do Curso de Administração Hospitalar da Universidade Metodista de São Paulo e do Instituto de Pesquisa e Ensino em Saúde de São Paulo (IPESSP).

Kleber Herbert de Sousa Coelho

Bacharel em Administração. MBA em Gestão Empresarial pela Fundação Getulio Vargas. MBA em Logística Internacional pela Universidade Anhanguera. Pós-graduado em Administração de Produção e Materiais pela Fundação Armando Álvares Penteado (FAAP). Gerente de Suprimentos Corporativos.

Koshiro Otani

Médico do Trabalho e Sanitarista. Especialista em: Saúde Pública, pela Faculdade de Saúde Pública; Medicina do Trabalho, pela Escola Paulista de Medicina; Administração Hospitalar, pela Faculdade São Camilo; Epidemiologia Ocupacional, pelo Istituto Superiore di Sanità; Occupational Health, pela Japan International Cooperation Agency. Proprietário da PULSAR Saúde e Trabalho.

Osmar Mikio Moriwaki

Bacharel em Enfermagem e Obstetrícia pela Universidade Federal de São Carlos (UFSCar). Especialista em Saúde Pública, Administração de Serviços de Saúde e Administração Hospitalar pela Universidade de São Paulo (USP). Coordenador da Coordenadoria de Regiões de Saúde da Secretaria de Estado da Saúde. Coordenador de Saúde da Coordenadoria de Saúde da Região Metropolitana da Grande São Paulo. Professor do Centro Universitário da Fundação Santo André.

Rodrigo Tadeu Donizete Marques da Silva

Graduado em Biomedicina e Direito. Pós-graduado em Gestão de Serviços de Saúde. Especialista em Direito da Saúde e Docência do Ensino Superior. Membro do Grupo de Pesquisa do Direito Constitucional da Universidade Estácio. Diretor do Grupo Biotech Consulting Brazil. Ex-diretor de Gestão de Qualidade do Hospital e Maternidade Interlagos da Secretaria de Estado da Saúde. Coordenador do Curso de Pós-graduação, Especialização em Gestão de Serviços de Saúde do IPESSP.

Samira Vicco Ribeiro

Farmacêutica. Pós-graduada em Farmácia Hospitalar. Diretora do Centro de Assistência Farmacêutica DRS 1/CRS da Secretaria de Estado da Saúde (Governo do Estado de São Paulo).

Silvana Torres

Mestre em Ciências pelo Departamento de Medicina da Universidade Federal de São Paulo (Unifesp). Licenciatura em Enfermagem pela Universidade de São Paulo. Especialista em Administração Hospitalar e em Controle de Infecção Hospitalar. Consultora em Biossegurança e Limpeza e Desinfecção de Superfícies em Serviços de Saúde. Professora do Curso de Pós-graduação em Controle de Infecção da Unifesp (EAD).

Solange Amora Aliandro

Especialista em Qualidade e Segurança do Paciente pela Fiocruz e pela Universidade de Lisboa. Especialista em Administração Hospitalar pelo Programa de Estudos Avançados em Administração Hospitalar e de Sistemas de Saúde (PROAHSA - FGV/HC) e em Arquitetura Hospitalar pela FGV. Ex-Diretora de Infraestrutura do Instituto do Coração (Incor).

Teresinha Covas Lisboa

Pós-Doutora em Administração pela Florida Christian University (FCU). Doutora em Administração pela Universidade Presbiteriana Mackenzie. Mestre em Administração dos Serviços de Saúde pelo Centro Universitário São Camilo. Especialista em Administração Hospitalar pelo Centro Universitário São Camilo e em Didática do Ensino Superior pela Universidade Presbiteriana Mackenzie. Professora Titular da Universidade Paulista (Unip). Professora convidada da Faculdade de Medicina da Santa Casa de Misericórdia de São Paulo e da Universidade Metodista. Presidente do Fundo de Apoio à Pesquisa, Ensino e Extensão (FAPESA). Coordenadora de Pós-graduação da Faculdade Instituto Nacional de Ensino e Pesquisa (Inesp). Sócia-diretora da TCL Consultoria e Assessoria S/C Ltda. Professora Convidada do Programa de Mestrado em Educação e Administração da Florida Christian University (FCU).

Sumário

Prefácio

Devo confessar que me senti honrado ao receber o convite para escrever o prefácio deste livro, que com certeza irá contribuir para o aperfeiçoamento da administração de unidades de suma importância para o nosso sistema de saúde, como são os hospitais.

Aírton Viriato e Anísio Moura são colegas e profissionais com os quais compartilhei trabalho em diversos ambientes na Secretaria de Saúde do Estado de São Paulo, oportunidades em que pude constatar a qualidade, bem como a seriedade, com que desempenhavam as tarefas para as quais foram designados.

O histórico da trajetória do Aírton e do Anísio é a principal credencial para que todos os interessados na Administração Hospitalar possam enriquecer ainda mais o conhecimento que têm, assim como encontrar soluções, as mais adequadas, para o cotidiano de suas atividades profissionais.

Todo o conteúdo presente nesta literatura reflete não só o conhecimento teórico, mas principalmente a experiência que acumularam durante três décadas no exercício profissional que escolheram como projeto de vida.

Finalizando, quero ressaltar que foi uma feliz iniciativa da editora Manole lançar este livro e convidar os Doutores Aírton Viriato e Anísio de Moura para dar um realce ainda maior ao objetivo a que se propõe, que é o de sensibilizar e qualificar todos aqueles que se interessam pela Administração Hospitalar.

Será um sucesso editorial!

Dr. Wilson Pereira de Souza
Médico Pediatra, Sanitarista e Administrador Hospitalar

Apresentação

Este livro é uma antiga reivindicação dos alunos dos Cursos de Pós-Graduação *lato sensu* em Administração Hospitalar e de Auditoria nos Serviços de Saúde.

Logo após o término das aulas, eles solicitavam obstinadamente o denominado "material da aula", que, na verdade, seriam os *slides* que utilizávamos para ministrá-las.

Como Especialidade, existem outras publicações que também são importantes. No entanto, esta obra tem o intuito de se voltar para a forte utilização pelos estudantes de Graduação e de Pós-Graduação. Ela foi estruturada em 19 capítulos, que buscaram apresentar e explicar os Serviços Técnicos e Administrativos de um Hospital, permeando todos os setores de uma Unidade Hospitalar.

Os capítulos foram desenvolvidos por professores universitários que trabalham em Hospitais, ou seja, são todos Especialistas nos assuntos sobre os quais escreveram.

Dessa forma, além de atender aos alunos, o texto servirá de referência a todos os profissionais da Saúde que queiram entender a Administração Hospitalar e a composição de uma Unidade de Internação, ou mesmo aos profissionais de outras áreas que pretendam conhecer a Administração de unidades hospitalares.

A pandemia da Covid-19 causou um impacto sem precedentes na Administração de Hospitais do mundo inteiro, evidenciando ainda mais a importância dessa área em um contexto emergencial.

O recorde de atendimentos nos Prontos-Socorros, nas alas de internação, nos Serviços de Apoio Diagnóstico e Terapêutico e nas Unidades de Terapia Intensiva mostrou como nunca a verdadeira importância técnico-científica da Administração Hospitalar.

Houve influência direta e dependente da Gestão Hospitalar para suprir todas as necessidades operacionais de um Hospital, com reflexos na operação (pelo aumento no tempo de espera e de permanência do paciente), no controle de insumos (cada vez mais escassos e com difícil acesso, devido à demanda) e na administração dos recursos humanos (com colaboradores nos grupos de riscos e/ou infectados), além da Gestão Financeira do Hospital, impactada diretamente por essa crise sanitária.

Nesse contexto, destaque importante deve ser dado à Administração Hospitalar, que foi responsável por solucionar, equalizar e direcionar demandas como a otimização e a gestão inteligente do espaço hospitalar; o cuidado e a gestão dos colaboradores; a atenção no atendimento e na contenção do Coronavírus, além de manter em equilíbrio a cadeia de suprimentos de forma inteligente, funcional e eficiente. Cabe ressaltar que, com a publicação deste livro, estamos celebrando **30 anos de Administração Hospitalar**, fazendo Gestão em seis Hospitais Públicos Estaduais da Secretaria de Estado da Saúde desde 1991.

Os Autores

1

COMPETÊNCIAS DO ADMINISTRADOR HOSPITALAR

Teresinha Covas Lisboa
Aírton Viriato

INTRODUÇÃO

Moura e Viriato (2008) comparam o hospital a um município, no qual o Administrador Hospitalar é equiparado a seu prefeito, exercendo funções de chefe do poder executivo. O advento da pandemia de Covid-19 repercutiu de forma avassaladora nas áreas econômicas e da saúde, principalmente no âmbito da assistência hospitalar.

A Covid-19 é uma doença infecciosa causada pelo novo coronavírus (SARS-CoV-2) e tem como principais sintomas febre, cansaço e tosse seca. Alguns pacientes podem apresentar dores, congestão nasal, dor de cabeça, conjuntivite, dor de garganta, diarreia, perda de paladar ou olfato, erupção cutânea ou descoloração dos dedos das mãos ou dos pés. Esses sintomas em geral são leves e começam gradualmente. Algumas pessoas são infectadas, mas apresentam apenas sintomas muito leves. A maioria das pessoas (cerca de 80%) se recupera da doença sem precisar de tratamento hospitalar. No entanto, uma em cada seis pessoas infectadas por Covid-19 fica gravemente doente e desenvolve dificuldade de respirar. As pessoas idosas e as que têm outras condições de saúde, como pressão alta, problemas cardíacos e do pulmão, diabetes ou câncer, apresentam maior risco de ficar gravemente doentes (OPAS, 2021).

Pacientes com síndrome gripal (tosse ou dor de garganta com pelo menos um dos sintomas: mialgia, cefaleia e artralgia), ou com sintomas respiratórios (sinais de esforço ventilatório, suporte de oxigênio complementar, ou dispneia, por exemplo) devem ser avaliados para internação hospitalar. Esses sintomas de alarme que indicam o prosseguimento da investigação etimológica e o seguimento terapêutico em regime hospitalar podem ser considerados como sinais de alarme (clínicos, radiológicos e laboratoriais). Após a admissão hospitalar é de suma importância a manutenção da avaliação contínua do paciente em ambiente apropriado, com vistas à identificação precoce de disfunções orgânicas. Perante a estratificação do risco desses pacientes eles são classificados em risco leve, moderado e alto risco e, com isso, indicadas diferentes frequências de avaliações; e quando houver alto risco, avalia-se a possibilidade de internação em UTI.

No enfrentamento dessa pandemia, com progressão mundial sem precedentes, os critérios para admissão em unidade de terapia intensiva (UTI) devem seguir critérios bem estabelecidos na presença de instabilidade clínica (necessidade de suporte para as disfunções orgânicas) e monitorização intensiva. Nesse contexto, em unidades de internação crítica adulto com paciente Covid-19 (UTI), o custo médio da diária é de R$ 2.102,00 (MEDICINA S/A, 2020).

Em uma ação estratégica do Ministério da Saúde para enfrentar a pandemia do coronavírus, o Conselho Federal de Administração mostra a importância do Administrador Hospitalar, que poderá contribuir, de forma efetiva, no combate à pandemia, pois ele é capacitado para gestão de serviços de saúde, em todos os níveis de complexidade, como hospitais, centros de saúde e serviços de urgência. Além disso, destaca que esse profissional está apto a administrar as especificidades necessárias a uma consecução satisfatória das tarefas de gestão hospitalar.

Em geral, o **Administrador Hospitalar** poderá ser um profissional da saúde de nível superior com Especialização em Administração Hospitalar ou um Tecnólogo em Gestão Hospitalar com Especialização em Administração Hospitalar.

Contudo, não basta apenas a coordenação, o controle e a organização do Gestor Hospitalar, é necessário acompanhar com atenção as mudanças ocasionadas pelo avanço da Covid-19 no Brasil e no mundo, exigindo ainda mais articulação para garantir o provimento de insumos, medicamentos, equipamentos e mão de obra qualificada (SILVEIRA, 2020; OLIVEIRA *et al.*, 2021).

O conceito de Competências apresentado por Dutra (2004), leva-nos a refletir sobre como alinhar esse princípio com o Administrador Hospitalar: Trata-se de "um conjunto de conhecimentos, habilidades e atitudes necessárias para que a pessoa desenvolva suas atribuições e responsabilidades".

Queiroz (2013) define competências como "um conjunto de conhecimentos, habilidades e atitudes correlacionadas que em ação agregam valor ao indivíduo e à organização, ao que denominamos de entrega".

A instituição de saúde, quando analisada sob a ótica da abordagem sistêmica, encontra suporte na teoria que "vê a organização como uma reunião complexa de partes orientadas para dado fim, relacionando-se continuamente com um meio externo", é a visão holística (Figura 1) do serviço de saúde (MEIRELES e PAIXÃO, 2003).

Os conceitos citados embasam a realidade do ambiente hospitalar, onde o Administrador tem a responsabilidade de integrar as unidades, demonstrando o quanto a liderança é importante para atuar nas organizações de saúde.

Complementa-se com as experiências de Queiroz (2013), que discute a competência técnica e a competência comportamental, focando conhecimento, habilidade e atitude (saber, saber fazer, querer fazer).

As competências do Administrador Hospitalar encontram, também, embasamento nos seguintes pressupostos:

a. respeitar os interesses dos pacientes e familiares, conforme definidos por eles;
b. solicitar integralmente a contribuição de pacientes e familiares em todas as etapas da prestação de serviços;
c. executar as funções profissionais, respeitando as diferentes culturas de pacientes e familiares.

A competência organizacional é voltada para a estratégia e está relacionada com a articulação para a obtenção de recursos de qualquer natureza. O estudo está dividido em dois fatores: a organização de um lado e as pessoas de outro. Porém, ambas caminham paralelas visando a atingir os objetivos propostos.

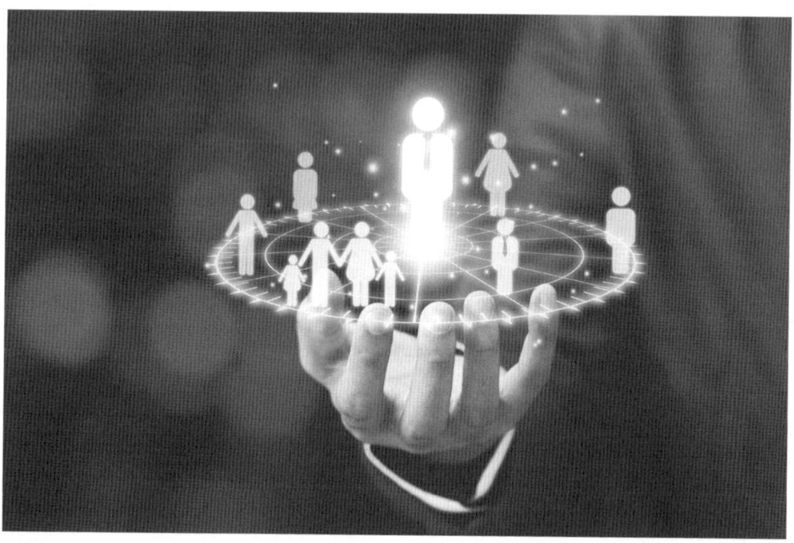

FIGURA 1 Visão holística.
Fonte: Freepik.

Queiroz (2013) cita variáveis que são evidentes no indivíduo competente, conforme demonstrado no Quadro 1.

QUADRO 1 Variáveis de um indivíduo competente

Conhecimento	**SABER.** Engloba os saberes apreendidos na faculdade, nos cursos, nas leituras, no trabalho e na escola da vida. Exemplo: conhecer os tipos de nado.
Habilidade	**SABER FAZER.** É a dimensão prática que desenvolvemos na medida em que empregamos o conhecimento adquirido. Exemplo: exercita-se na piscina, nadando, capacitando-se na habilidade de nadar.
Atitudes	**QUERER FAZER.** É a predisposição pessoal em fazer ou não alguma ação. É o que nos leva a pôr em prática os conhecimentos e habilidades. Exemplo: disciplina e persistência em aprender e treinar o nado.
Entrega	**FAZER.** É executar efetivamente. Pôr em prática. Exemplo: nadar efetivamente.

Fonte: Queiroz, 2013.

Outros autores fazem uma distinção, segundo Queiroz:

QUADRO 2 Distinções

Conhecimento	Saber	**Competência técnica**
Habilidade	Saber fazer	
Atitude	Querer fazer	**Competência comportamental**

Fonte: Queiroz, 2013.

Na enfermagem, por exemplo, encontramos o conhecimento, que é o saber obtido nas instituições de ensino e que habilita o indivíduo a exercer sua atividade técnica (**saber fazer**); e o **querer fazer**, que é a sua competência comportamental, momento de entrega às suas atividades e que leva o profissional à humanização.

MODELOS DE COMPETÊNCIAS

O estudo das competências engloba dois modelos: organizacional e individual. De acordo com Fernandes (2013), competência organizacional é "um conjunto de recursos articulados que geram valor para a organização e que podem ser transferidos a outras áreas, produtos ou serviços da organização e impactam o desempenho organizacional em um fator-chave de sucesso".

Em contrapartida, a competência individual é "um conjunto de conhecimentos, habilidades, atitudes e valores que um indivíduo mobiliza e aplica, de forma reiterada, dentro de um contexto profissional, agregando valor à organização e a si mesmo" (FERNANDES, 2013).

No Quadro 3 vemos a diferenciação das competências, muito embora seja importante lembrar que ambas caminham lado a lado.

QUADRO 3 Definição das competências por eixo

Competências organizacionais	Competências individuais
Custo	Orientação a custos e qualidades
Qualidade	Gestão de recursos e prazos
Processo produtivo	Trabalho em equipe
Distribuição	Planejamento
Monitoramento de mercado	Interação com sistemas
Comercialização	Multifuncionalidade
Parcerias estratégicas	Relacionamento interpessoal
Inovação de produtos e processos	Capacidade de inovação
Qualidade	Comunicação eficaz
Monitoramento tecnológico	Articulação interna e externa
Imagem	Absorção e transferência de conhecimentos
Parcerias tecnológicas estratégicas	Liderança e trabalho em equipe Resolução de problemas Utilização de dados e informações técnicas

Fonte: Adaptado de Fleury e Fleury (2001).

As competências organizacionais e individuais necessitam, para sua existência e sobrevivência, de conhecimentos, e estão vinculadas intimamente com a administração estratégica da organização, fazendo parte dos elementos que compõem o sucesso competitivo de cada setor.

O indivíduo pode ser contratado pela sua habilidade e competência, porém, a instituição necessita oferecer um espaço para a sua atuação, pois a desmotivação no trabalho pode resultar em um atendimento de baixa qualidade. E, assim, o gestor tem condições de fazer uma avaliação de sua equipe, verificando se as competências instituídas pela organização estão sendo atendidas em sua totalidade. Caso não, ações corretivas são instituídas para a melhoria da qualidade do atendimento. O próprio paciente ou acompanhante pontuam as intercorrências desse atendimento.

Um exemplo dessa avaliação é a recepção do serviço de saúde, pois é o primeiro contato que o paciente estabelece com a instituição. O profissional do atendimento precisa ser bem treinado, "gostar de pessoas", demonstrar cordialidade, respeito, ética, educação e simpatia. As informações devem ser seguras, verdadeiras e mostrar-se eficientes na solução das possíveis intercorrências.

A percepção do gestor é muito importante nesse momento. Como foi explanado anteriormente, a instituição de saúde é composta de inúmeros profissionais, com técnicas, habilidades e competências diferenciadas. Consequentemente, a educação permanente das lideranças se faz necessária para que possa avaliar o desempenho das equipes.

AVALIAÇÃO DE DESEMPENHO

A avaliação (Figura 2) consiste nos seguintes itens, conforme citado por Dutra (2004):

- análise das pessoas a partir de sua individualidade: quando a pessoa não consegue entregar o que dela se espera;
- análise das deficiências individuais: quando conseguir detectar o porquê da não entrega ao trabalho;
- análise da efetividade das ações de desenvolvimento: quando é possível medir a cumplicidade entre a ação e o plano de ação;
- adequação das ações de desenvolvimento: da mesma forma que se analisam as pessoas, respeitando sua individualidade e singularidade, é importante pensar no seu desenvolvimento.

Queiroz (2013) propõe, no Quadro 4, situações do dia a dia que possibilitam observar e avaliar. Uma observação importante do autor é a de que, se o colaborador tiver conhecimento e habilidade baixos, a entrega às atribuições também o será. Há necessidade de uma intensidade de entrega muito grande na área de saúde, pois os critérios de avaliação de acolhimento e humanização precisam ser rígidos. Os hospitais de oncologia e doenças infectocontagiosas apresentam um grau de estresse pelas situações de perdas e longas permanências. O mesmo ocorre com casas de repouso, pois são pacientes dependentes e

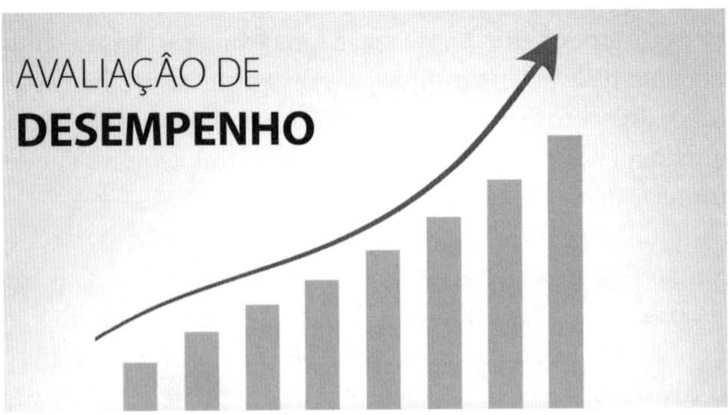

FIGURA 2 Avaliação.
Fonte: Freepik.

que necessitam de assistência 24 horas. Nesse caso, a entrega é total. As empresas de *home care* também reforçam esse pensamento, pois os profissionais permanecem nas residências, convivendo com culturas, raças e gêneros diversos.

Porém, tudo dependerá da cultura da organização, na qual as habilidades de liderança constituem um dos conjuntos de capacidades mais importantes que um mundo de mudança necessita.

O papel do gestor, como avaliador, é também o de integrador. Com isso, a valorização e o desenvolvimento profissional das pessoas estimulam o crescimento pessoal e profissional.

QUADRO 4 Situações do cotidiano

Conhecimento	Habilidade	Atitude	Resultado
Apresenta	Apresenta	Apresenta	Ok! Entrega efetuada. Fatores externos podem influenciar esta entrega.
Não apresenta	Não apresenta	Não apresenta	Entrega não efetuada.
Não apresenta	Não apresenta	Apresenta	Entrega comprometida. Quando efetuada, a qualidade é precária e recaem sobre ela elevados gastos de tempo e recursos.
Não apresenta	Apresenta	Apresenta	Entrega com baixa qualidade, gastos maiores de tempo e recursos.
Apresenta	Não apresenta	Apresenta	Entrega com baixa qualidade, gastos maiores de tempo e recursos.
Apresenta	Apresenta	Não apresenta	Entrega comprometida. Quando efetuada, traz em seu ventre desinteresse, desmotivação e falta de criatividade, o que gera grandes gastos de tempo e recursos.

Fonte: Queiroz, 2013.

COMPETÊNCIAS E LIDERANÇA

Liderança é o fenômeno ligado ao comportamento humano por diversos fatores interpessoais. Na visão administrativa, tem a finalidade de melhorar os relacionamentos dentro do processo de gestão de pessoas e da ótica empresarial (KUAZAQUI et al., 2005).

Para o gestor de saúde, o processo de liderar é um ato natural e envolve a capacidade de influenciar pessoas por meio de cinco princípios: poder, conhecimento, interação, situação e expectativa. É por meio desses princípios que o administrador planeja estrategicamente seus passos na empresa.

Dubrin (2003) define liderança como "a habilidade de inspirar confiança e apoio entre as pessoas de cuja competência e compromisso depende o desempenho". Está intimamente ligada com a estratégia da organização e tem como base tanto a análise do ambiente externo quanto do ambiente interno, buscando seus objetivos. Atualmente, a liderança estratégica é a competência básica para o desenvolvimento de qualquer organização. Nas organizações de saúde, por exemplo, temos que acompanhar o avanço científico e tecnológico, exames, indústria farmacêutica, legislações etc. A pesquisa científica é muito incentivada, o que faz com que o ambiente de trabalho seja suscetível a constantes mudanças em função desses avanços.

Robbins (2000) conceitua liderança como o "processo de influência pelo qual os indivíduos, com suas ações, facilitam o movimento de um grupo de pessoas rumo a metas comuns ou compartilhadas". Esse conceito de liderança é nítido para os serviços de saúde porque o indivíduo que está à frente de uma equipe procura motivar e comprometer os participantes do grupo, no intuito de atender pessoas e movimentar muitos profissionais. Para as empresas prestadoras dos serviços de saúde temos três fatores: líder, liderado e situação. A liderança demonstra a influência do líder diante do processo de interferir no comportamento das pessoas (liderados) e na condição de fazer perpetuar a organização.

Existe certa complexidade no exercício da liderança em saúde, pois, além dos aspectos da receita, dos valores éticos e morais, os valores espirituais, religiosos, sociais e políticos são relevantes para a discussão do tema. Os profissionais têm de saber lidar com todas essas variáveis, de maneira equilibrada.

Limongi-França (2005) demonstra-nos um estudo realizado por algumas empresas, como: American Express, Alcoa, AT&T, General Electric, Unilever e outras, em que são identificados dois tipos de competências, que podem ser adaptados aos serviços de saúde: práticas e atributos.

Denominamos **prática** as atividades que as pessoas realizam em seu ambiente de trabalho, visando aos resultados. **Atributos** são os conhecimentos, as habilidades e outras características que devem existir para as pessoas exercerem cargos de liderança (Quadro 5).

No caso dos serviços de saúde, as atividades realizadas em atendimentos ambulatoriais, de prontos-socorros ou laboratoriais, são caracterizadas pela prática médica, de enfermagem, de biólogos visando ao atendimento de clientes com presteza e qualidade.

Os atributos referem-se à formação profissional e às demais características inerentes a cada cargo existente na instituição.

QUADRO 5 Atributos e práticas de liderança

Atributos	Práticas
Capacidade mental	Influenciar outros
Conhecimentos técnicos e administrativos	Fazer com que as coisas aconteçam
Desenvolvimento pessoal	Construir relações

Fonte: Limongi-França, 2005.

A existência de atributos e práticas está contida nos princípios éticos da profissão e das pessoas.

Um dos aspectos importantes desses atributos e práticas da liderança refere-se à gestão das pessoas, em que as lideranças têm a responsabilidade de gerar um ambiente saudável, no intuito de obter comprometimento e provocar a motivação no trabalho.

COMPROMETIMENTO

O comprometimento refere-se ao sentimento dispensado pelo indivíduo à organização. É o orgulho e a satisfação que o colaborador demonstra pelas atitudes, como recomendação dos serviços, dos produtos, acompanhamento do crescimento e parceria nos momentos difíceis (LISBOA in KUAZAQUI, 2005). Alguns serviços de saúde dispensaram a prestação de serviços de médicos e passaram a contratá-los de maneira formal, a fim de gerar o comprometimento e o verdadeiro sentido de equipe.

Outro fator é o envolvimento das pessoas com seu ambiente de trabalho, demonstrado por sentimentos de satisfação com o salário ou com o crescimento profissional. Diferentemente do comprometimento, as questões pessoais predominam e, assim, raras vezes pensam na organização como parceira. Para a área de saúde, é um comportamento não satisfatório, pois precisam-se pessoas altamente comprometidas com suas atividades.

Compete às lideranças ter a percepção de escolher indivíduos que estejam aptos a exercer as suas atividades com qualidade e comprometimento. E isso é obtido pela motivação no trabalho (Figura 3).

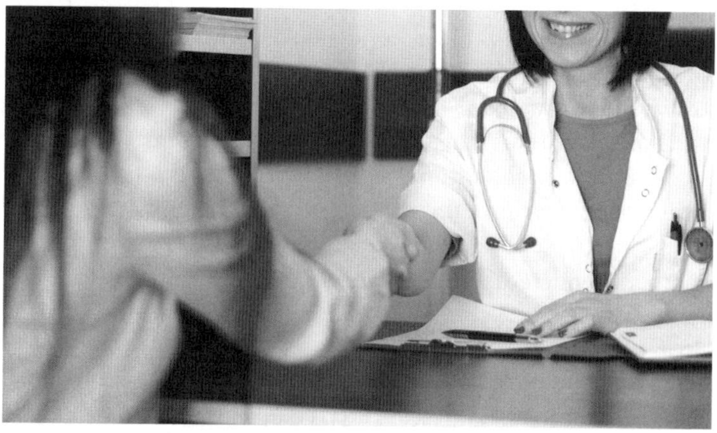

FIGURA 3 Comprometimento e motivação.

Fonte: Freepik

A motivação é o estudo que se refere às razões pelas quais as pessoas se comportam de algum modo (SILVA, 2013).

Para que as lideranças possam integrar-se com sua equipe é importante que haja um esforço em direção ao alcance de metas, bem como uma predisposição para o acompanhamento das mudanças constantes que ocorrem no ambiente das empresas. Esse esforço está relacionado, também, com a satisfação de alguma necessidade prevista: salário, benefícios, *status*, satisfação no trabalho etc.

As teorias de motivação estão sempre se preocupando em determinar quais as razões dos comportamentos das pessoas e qual o processo que causa esse comportamento. O caráter multiprofissional das organizações de saúde tem o privilégio de poder escolher as metodologias ideais para motivar suas equipes, pois cada função tem um tipo de formação e expectativa.

Citem-se algumas teorias que podem ser adaptadas nos ambientes de trabalho das organizações de saúde:

a. Hierarquia das necessidades, que identifica cinco categorias: fisiológicas, segurança, associação, estima e autorrealização. Elas ocorrem à medida que uma delas é satisfeita (Maslow).
b. Teorias X e Y, cuja primeira afirma que as necessidades de ordem inferior dominam os indivíduos, e a segunda, que as necessidades de ordem superior são mais dominantes.
c. Teoria da expectativa, que é explicada pela força que determinado resultado tem perante o indivíduo. Ou seja, o indivíduo necessita de um atrativo para motivar-se.
d. Teoria da motivação-higiene (Herzberg), que preconiza que fatores extrínsecos da organização motivam o indivíduo; política da organização, salário e condições ambientais não motivam. A motivação baseia-se em fatores intrínsecos, como realização, crescimento, responsabilidades, etc.
e. Programas de pagamento variável e horário flexível são, também, formas de motivar os funcionários.
f. Técnicas de comprometimento pelo incentivo, presentes em organizações prestadoras de serviços, estimulam a motivação: bolsas de estudos, participação em congressos, eventos da área, visando ao crescimento profissional.

Portanto, dependerá de cada organização a escolha de métodos que estimulem a permanência de seus colaboradores, bem como sua participação na definição de metas.

Atualmente, a liderança estratégica é a competência básica para o desenvolvimento de qualquer organização. Nas organizações de saúde, por exemplo, temos que acompanhar o avanço científico e tecnológico, exames, medicamentos, legislações etc. A pesquisa científica é muito incentivada nas universidades, o que faz com que esse ambiente de trabalho seja suscetível a constantes mudanças em função desses avanços. As pessoas que atuam nesse universo devem estar preparadas, estrategicamente, para as mudanças contínuas. O planejamento estratégico da empresa depende do desempenho da liderança porque é determinado pela direção, pelas competências desenvolvidas, pelas pessoas (funcionários), pela cultura, pelas práticas éticas e os controles. E como isso é operacionalizado? Pela direção e pela forma de liderança.

A direção é a materialização da visão empresarial e, habitualmente, projetada em uma visão de longo prazo. Por meio dessa direção, o administrador exerce a comunicação, a motivação, a liderança e o comprometimento junto a seus colaboradores. São as funções básicas, oriundas de estudos científicos apresentados no desenrolar da administração científica (Figura 4).

A evolução das competências essenciais é a forma de implementar as estratégias, a partir das pressões dos riscos externos. Por exemplo: as pressões econômicas, as mudanças de hábitos sociais, implantação de nova legislação. Isso afeta negócios e pessoas, pois envolve negociações e decisões.

O desenvolvimento oriundo das pessoas é a visão macro da organização, uma vez que representa a força de trabalho e a principal vantagem competitiva. Pela força do capital humano conhecemos os antigos e novos talentos e, também, aqueles que nos momentos de mudanças ou crises

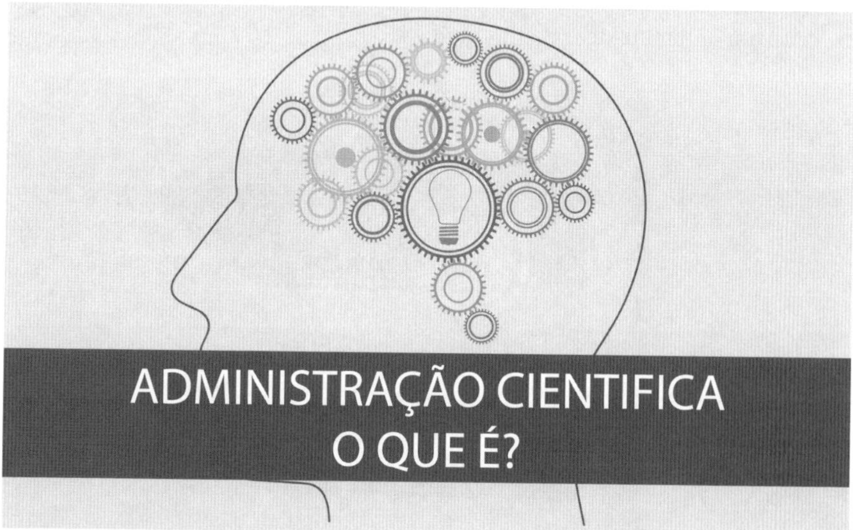

FIGURA 4 Administração científica.

Fonte: Freepik

constituem os verdadeiros parceiros da organização. Ele é o agente de criação da cultura organizacional.

A cultura organizacional é uma consequência do capital humano, pois o conjunto de valores, símbolos e ideologias é que compõem o grupo que irá atuar nas diversas unidades da empresa. Caberá à liderança, ao administrador, a tarefa de exercer a sua liderança estratégica para que essa cultura não seja ortodoxa e inflexível. O mundo externo é mutável e as pessoas acompanham esse ritmo.

Conforme Azevedo (2002), "as culturas organizacionais fortes são tidas como vantagens, pois oferecem aos membros da organização um senso de propósito e união".

PRÁTICAS E CONDUTAS

As práticas éticas são os códigos de conduta da organização (Figura 5), encabeçados pela liderança. Chiavenato e Sapiro (2003) estabelecem que a liderança estratégica deve:

- criar e desenvolver um código de conduta para a empresa;
- rever e atualizar, sempre, esse código;
- comprometer as pessoas com o código de conduta;
- praticar a auditoria interna;
- criar sistemas de desempenho entre as pessoas;
- criar um ambiente de trabalho saudável.

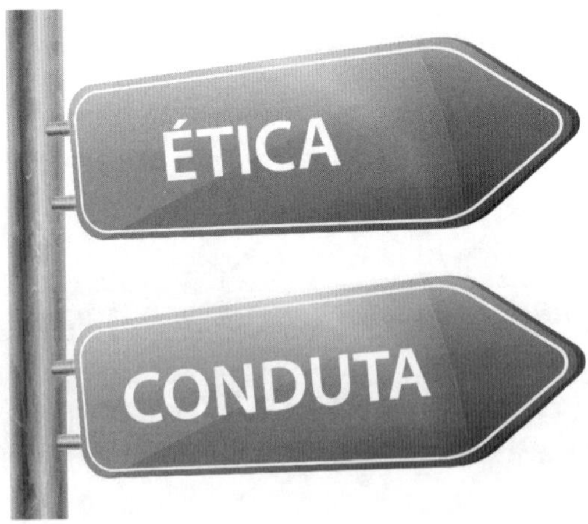

FIGURA 5 Código de conduta.

Fonte: Freepik.

Assim, vê-se que a busca pelo desenvolvimento da liderança estratégica está embasada nas questões do que representamos, do que temos e do que queremos com a nossa organização. A isso se somam recursos físico, material, financeiro e humano. A ordem é irrelevante, pois a sobrevivência dela dependerá da postura do empreendedor.

As oportunidades de negócios devem resultar da visão empreendedora da liderança. Listamos três categorias de oportunidade referentes à liderança estratégica e que devem estar presentes em qualquer negócio, de acordo com Carreteiro (2003):

- oportunidades adicionais, que exploram os recursos existentes (físicos, humanos, materiais, financeiros, tecnológicos etc.);
- oportunidades complementares, que podem ser identificadas como novas e que podem conviver com as já existentes;
- oportunidades inovadoras, que modificam o ambiente empresarial e que são suscetíveis a riscos.

PERFIS DE LIDERANÇA

Como são os novos perfis de liderança estratégica? Atualmente, o mercado é caracterizado pelas constantes mudanças do ambiente externo e interno, que modificam as expectativas, tarefas e o desempenho dos gestores das organizações. Para Limongi-França (2005), os novos perfis de liderança exigem que os indivíduos sejam dinâmicos e interativos (Quadro 6).

QUADRO 6 Novos perfis de liderança

Visão Antiga	Visão Moderna
Controlador	Facilitador
Soluções em curto prazo	Visão estratégica
Controle dos subordinados	Comprometimento da equipe
Comportamento individual	Formação de times

Fonte: Adaptado de Limongi-França, 2005.

Diante dessa visão moderna, podemos concluir que os indivíduos que compõem a organização de saúde necessitam de treinamentos permanentes, a fim de poderem desenvolver uma liderança estratégica. Podemos exemplificar pela relação médico-paciente. Na visão do passado, as informações sobre o estado de saúde do indivíduo ficavam sob domínio do profissional médico, em uma condição subordinada, sem que o paciente e sua família tivessem controle sobre seu estado de saúde. Atualmente, o paciente é atendido por uma equipe multiprofissional, compartilhando com todos e acompanhando o desenvolvimento do tratamento e de seu estado de saúde.

Com a participação do Administrador, o cenário torna-se amplo, oferecendo sempre o atendimento com qualidade e buscando a inovação nos aspectos humanos e tecnológicos.

Consequentemente, suas ações serão multiplicadas para os colaboradores da organização.

A COVID-19 *X* ADMINISTRAÇÃO HOSPITALAR

Em 11 de março de 2020, a Organização Mundial da Saúde (OMS) declarou a Covid-19 como uma pandemia. A doença Covid-19 (*Coronavirus Disease 2019*) é uma infecção respiratória provocada pelo Coronavírus da Síndrome Respiratória Aguda Grave 2 (SARS-CoV-2). Nessa situação, o *status* da doença se modificou, pela alta taxa de transmissão do vírus e sua propagação em nível mundial. Na América Latina, o primeiro caso foi registrado no Brasil em 25 de fevereiro de 2020 pelo Ministério da Saúde (SCHUCHMANN et al., 2020).

A Covid-19 foi registrada em mais de 180 países ao redor do mundo e, mediante o grande avanço da contaminação da doença, várias autoridades governamentais vêm adotando diversas estratégias, com a intenção de reduzir o ritmo da progressão da doença. Nesse contexto, a Covid-19 é transmitida de pessoa para pessoa, por gotículas de saliva, espirro, tosse, catarro, acompanhados por contato pela boca, nariz ou olhos, ou, até mesmo, por meio de objetos e superfícies contaminados (WHO, 2020d; PEREIRA et al., 2020).

De acordo com a Organização Mundial da Saúde (OMS), cerca de 80% dos pacientes com Covid-19 podem ser assintomáticos ou oligossintomáticos (poucos sintomas), e aproximadamente 20% dos casos detectados requerem atendimento hospitalar por apresentarem dificuldade respiratória. Desses, aproximadamente 5% podem necessitar de suporte ventilatório. Uma epidemia/pandemia pode causar danos severos nos sistemas de saúde, resultando na escassez de suprimentos, medicamentos e equipamentos médicos, incluindo o contágio de profissionais de saúde, levando-os a quarentenas ou até mesmo ao óbito.

A pandemia da doença causada pelo novo coronavírus 2019 (Covid-19) tornou-se um dos grandes problemas do século XXI para a área da saúde, principalmente para a Administração Hospitalar. Os hospitais estão enfrentando um enorme desafio, pois o cenário mundial atual é preocupante, e muitas situações a serem vencidas surgiram para a gestão hospitalar, principalmente no que se refere ao atendimento dos pacientes infectados com o novo vírus. De acordo com Wang et al. (2020), a resposta eficiente a esses problemas envolve as reservas e a alocação adequada de suprimentos médicos de emergência. O aumento de atendimentos e da ocupação nos leitos dos hospitais é outra dificuldade para a gestão hospitalar, pois reflete nas operações, elevando o tempo de espera para atendimento e de permanência dos pacientes internados, o que gera superlotação, situação a ser evitada nesse tempo. Essa demanda também faz com que as equipes médica e de enfermagem sejam consideradas grupos de risco. Assim, o Administrador Hospitalar deve lidar com a organização do atendimento, de forma que esses profissionais tenham chances próximas a zero de serem contaminados. Como a doença tem uma taxa de transmissibilidade considerada alta, a situação exige o distanciamento social, uso de máscara e de álcool em gel para higienização das mãos. Isso dificulta o andamento da organização hospitalar, além de gerar alto custo.

O Administrador Hospitalar deve ter habilidade para obter as melhores negociações e, consequentemente, os melhores preços, bem como prever custos de forma a atender a demanda. Os gestores são indispensáveis nesse momento, com o seu conhecimento de gestão, pois a organização das equipes de trabalho é feita por eles. Dessa forma, além de seu preparo técnico, eles devem ter estabilidade emocional para motivar suas equipes e não permitir que elas se deixem levar pelo medo ou pela insegurança nessa situação.

Esse é um momento de otimização e de gestão inteligente do espaço. Uma das ideias concebidas em ambientes hospitalares por gestores foi a instalação de áreas externas de triagem, adaptando ambientes livres para examinar pacientes que apresentem algum sintoma. Os casos considerados leves ou moderados são dispensados da possibilidade de internação e encaminhados para um período de quarentena em casa, geralmente 14 dias, além de tomar medicação específica para inibir dores e outros incômodos.

Além disso, devem fazer o exame que avaliará a real contaminação. Já para os pacientes que estão com sintomas mais graves, em geral a falta de ar, há o encaminhamento para unidades de saúde específicas.

Além disso, colocam-se em segurança os pacientes que não têm sintomas relacionados à Covid-19 e que, por estarem com outras patologias, não se expõem a ambientes em que poderiam contrair a doença. Por fim, deve-se ter atenção redobrada, já que muitas pessoas não apresentam sintomas. Um médico, por exemplo, que se contamine e não apresente sintomas, colocará em risco a vida de muitos pacientes, tanto os que até então estão internados por outra doença como aqueles que fazem exames de rotina. O Administrador Hospitalar nesse momento deve tomar medidas cautelares para assegurar que os profissionais de saúde não coloquem em risco a própria vida e a de outros, o que envolve a área de motivação de pessoas.

Na atualidade, nota-se cada vez mais a importância da Administração Hospitalar, que deverá apresentar estratégias para uma gestão inteligente de tempo e de espaço por conta da alta transmissão do vírus. Para se adaptar a esse "novo normal" foi necessário que o Administrador Hospitalar obtivesse uma visão geral sobre a pandemia, visando às medidas de precaução e também à possibilidade do contágio do vírus entre os agentes de saúde e os pacientes com outros tipos de doenças; e, a partir disso, colocar em prática as estratégias obtidas no seu planejamento, além do distanciamento social, do uso de equipamentos de proteção individual e da criação de áreas de triagem.

Apesar da lentidão no processo de vacinação da população por falta de doses de vacinas e da lentidão na fabricação das vacinas nacionais, as autoridades sanitárias e os epidemiologistas contam com melhores perspectivas a partir do avanço da vacinação da população.

Desde que a pandemia de Covid-19 avançou pelo Brasil, as unidades de terapia intensiva ganharam o noticiário. A UTI é uma instalação hospitalar importantíssima para o tratamento de doenças muito graves, que colocam em risco a vida do paciente. Na forma grave da doença causada pelo coronavírus, a Síndrome Respiratória Aguda Grave, elas são essenciais para os pacientes que precisam de respiradores. Essas pessoas precisam de uma atenção muito próxima das equipes de saúde, visto que a respiração é auxiliada por um aparelho mecânico.

Enquanto isso, a Administração Hospitalar é cada vez mais suplicada, visto que os hospitais em todo o país estão com as taxas de ocupação entre 90-100%, principalmente nos leitos de unidade de terapia intensiva.

REFERÊNCIAS

1. AZEVEDO, C. S. Liderança e processos intersubjetivos em organizações públicas de saúde. Ciência e Saúde Coletiva, 7(2):349-361, 2002.
2. CARRETEIRO, R. O gestor de resultados: como construir um perfil empreendedor. Ed. Impetus, 2003.
3. CHIAVENATO, I; SAPIRO, A. Planejamento estratégico. Rio de Janeiro: Elsevier, 2003.
4. DUBRIN, A. J. Fundamentos do comportamento organizacional. São Paulo: Thompson Learning, 2003.
5. DUTRA, J. S. Competências: conceitos e instrumentos para gestão de pessoas na empresa moderna. São Paulo: Atlas, 2004.
6. FERNANDES, B. R. Gestão estratégica de pessoas com foco em competências. Rio de Janeiro: Elsevier, 2013.
7. KUAZAQUI, E.; LISBOA; T. C.; GAMBOA, M. Gestão estratégica para a liderança em empresas de serviços públicos e privados. São Paulo: Nobel, 2005.
8. LIMONGI-FRANÇA, A. C. Stress e trabalho. 4.ed. São Paulo: Atlas, 2005.
9. LISBOA, T. C. Competências de gestores no processo de humanização em saúde. São Paulo: Laços, 2015.
10. MEDICINA S/A. Covid-19: custo médio de diária em UTI é de R$ 2.102, 2020. Disponível em: https://www.medicinasa.com.br/covid-custo-uti/#:~:text=Em%20unidades%20de%20internação%20crítica,1.426%20em%2027%20hospitais%20analisados. Acesso em: 04 maio 2021.

11. MEIRELES, M.; PAIXÃO, M. R. Teorias da administração: clássicas e modernas. São Paulo: Futura, 2003.
12. MOURA, A.; VIRIATO, A. Gestão Hospitalar: da organização ao Serviço de apoio Diagnóstico e Terapêutico. Barueri: Editora Manole, 2008. 200 p.
13. OLIVEIRA, A. C. C. L.; MAGALHÃES, N. C. V.; SILVA, P. A. A. A.; BARJA, P. R.; VIRIATO, A. Gestão hospitalar de equipamentos de proteção individual no enfrentamento à pandemia covid19, Brazilian Journal of Development, Curitiba, 7(3):23814-31, 2021.
14. OPAS – Organização Pan-Americana da Saúde. Folha informativa sobre Covid-19, 2021. Disponível em: https://www.paho.org/pt/covid19. Acesso em: 04 maio 2021.
15. PEREIRA, M. D.; OLIVEIRA, L. C.; COSTA, C. F. T.; BEZERRA, C. M. O.; SANTOS, C. K. A.; DANTAS, E. H. M. The Covid-19 pandemic, social isolation, consequences on mental health and coping strategies: an integrative review. Research, Society and Development, 9(7):1-35, 2020.
16. QUEIROZ, C. As competências das pessoas: potencializando seus talentos. 6.ed. São Paulo: DVS Editora, 2013.
17. ROBBINS, S.P. Administração: mudanças e perspectivas. São Paulo: Saraiva, 2000.
18. SCHUCHMANN, A. Z.; SCHNORRENBERGER, B. L.; CHIQUETTI, M. E.; GAIKI, R. S.; RAIMANN, B. W.; MAEYAMA, M. A. Isolamento social vertical X Isolamento social horizontal: os dilemas sanitários e sociais no enfrentamento da pandemia de Covid-19. Braz. J. Hea. Rev. 3(2):3556-76, 2020.
19. SILVA, C. dos S. Hospitalidade no gerenciamento de atendimento ao cliente. São Paulo: Laços, 2013.
20. SILVEIRA, M. Gestão hospitalar: os desafios na área da saúde em tempos de pandemia. 15 Jul. 2020. Disponível em: https://www.prosaude.org.br/noticias/gestaohospitalar-os-desafios-na-area-da-saude-em-tempos-de-pandemia/. Acesso em: 15 nov. 2020.
21. WANG, W.; XU, Y.; GAO, R.; LU, R.; HAN, K; WU, G. et al. Detection of SARS-CoV-2 in Different Types of Clinical Specimens. JAMA, 323(18):1843-4, 2020.
22. WHO, World Health Organization. (2020d). Q&A on coronaviruses (Covid-19). Disponível em: https://www.who.int/emergencies/diseases/novel-coronavirus-2019/question-and-answers-hub/q-a-detail/q-a-coronaviruses, 2020. Acesso em: 31 maio 2021.

2 ADMINISTRAÇÃO GERAL E PÚBLICA

Teresinha Covas Lisboa

INTRODUÇÃO

As organizações de saúde passaram por várias transformações, considerando seu histórico assistencial até os dias de hoje, em que a visão empresarial fortaleceu o conceito de administrar, objetivando atingir seus objetivos pelas estratégias desenhadas. Consequentemente, os líderes da área de saúde focaram o acompanhamento dos avanços tecnológicos e científicos.

Inicialmente, vemos a organização como uma unidade ou entidade social representada pelo espaço em que as pessoas interagem entre si para alcançar objetivos comuns.

Organização é, também, estudada como uma função administrativa; e faz parte do processo administrativo: planejar, organizar, dirigir e controlar.

Na Figura 1 observamos a composição de uma organização de saúde, com as áreas principais que fixam a responsabilidade da Administração Pública ou Privada e que objetivam prestar serviços com qualidade e excelência.

Para Lovelock e Wright (2002), serviços são atividades econômicas que criam valor e fornecem benefícios para clientes em tempos e lugares específicos, como decorrência da realização de uma mudança desejada no – ou em nome do – destinatário do serviço.

Os mesmos autores afirmam, com um breve conceito, que serviço é um ato ou um desempenho oferecido por uma parte a outra.

Os serviços podem ser divididos em subgrupos, tais como:

- serviços empresariais: consultorias, bancos, agências de turismo;
- serviços comerciais: varejo, manutenção, oficinas mecânicas;
- serviços de infraestrutura: telefonia, transporte, saneamento básico;
- serviços sociais e pessoais: restaurantes, academias, clínicas de estética;
- serviços públicos: segurança pública, educação, saúde.

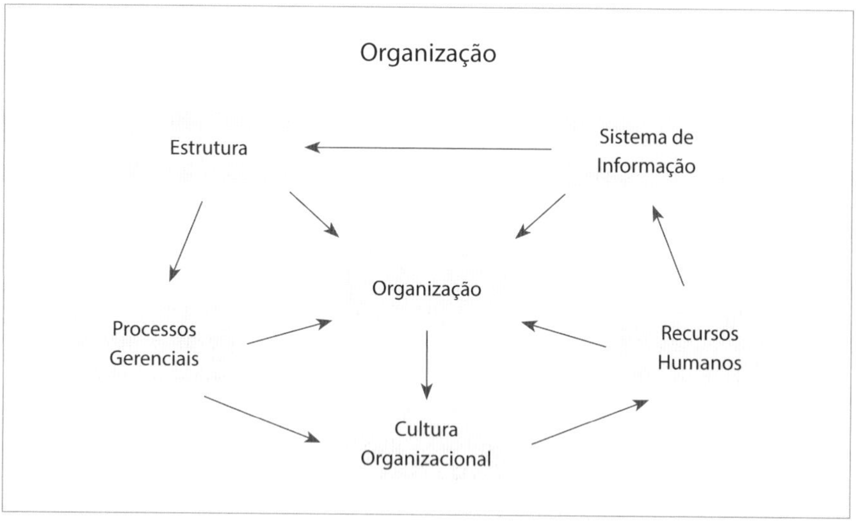

FIGURA 1 O que é uma organização.
Fonte: Elaborada pela autora.

Portanto, no cenário da Administração Geral, destacamos os serviços de saúde que, em seu contexto, atendem à demanda dos EAS – Estabelecimentos Assistenciais de Saúde caracterizados pelas Organizações de Saúde, onde as pessoas interagem com as equipes e buscam um acolhimento.

É considerada, também, como função administrativa no ato de organizar e parte do processo como unidade social que procura atingir objetivos específicos.

As organizações de saúde caracterizam-se por serem públicas, privadas, filantrópicas, com ou sem fins lucrativos.

Atualmente, os serviços de saúde ocupam uma posição de destaque no mercado nacional e, também, no internacional, o que é motivado pelas novas tendências de atendimento e de prestação de serviços. Para melhorar o atendimento dos clientes, em relação a preço e desempenho, grandes empresas utilizaram a estratégia de terceirização dos serviços, a fim de minimizar custo, tempo e melhorar o atendimento. Em consequência, ocorreu a disseminação da geração de prestação de outros serviços, como: lavanderia, limpeza, alimentação, clínicas de estética, manutenção, segurança, informática e outros.

Objetivou-se, consequentemente, contratar e preparar pessoas que se adequassem a esse novo momento.

Para a prestação de serviços com excelência foram criadas metodologias que se responsabilizam pela capacitação e educação continuada das pessoas que atuam no setor.

CARACTERÍSTICAS DAS ORGANIZAÇÕES

As organizações prestadoras de serviços de saúde se diferem das produtoras de bens e caracterizam-se pela intangibilidade, inseparabilidade, variabilidade e perecibilidade. A intangibilidade caracteriza-se pela ausência de aspectos físicos, que não permitem um exame prévio antes da aquisição. Conforme Cobra (2021), não pode ser armazenado, não tem aparência estética, gosto, cheiro etc.

A inseparabilidade é caracterizada pelo exercício do consumo, que não pode ser separado dos seus meios de produção. Cobra exemplifica com o produtor de serviços de saúde e o usuário, que interagem de uma forma que o serviço é consumido pelo paciente ao mesmo tempo que está sendo produzido (Figura 2).

A variabilidade corresponde ao não estabelecimento de padrões rígidos de desempenho, pois o serviço, ao mesmo tempo que é produzido, é consumido. Exemplos: atendimento em hospitais, laboratórios, clínicas de estética, serviços de informática, transportes públicos etc. A variação depende de alguns aspectos que se apresentam no momento da prestação do serviço. O comportamento do usuário/consumidor é o fator determinante da satisfação, da agregação de novos consumos, da reclamação e do retorno (COBRA, 2021).

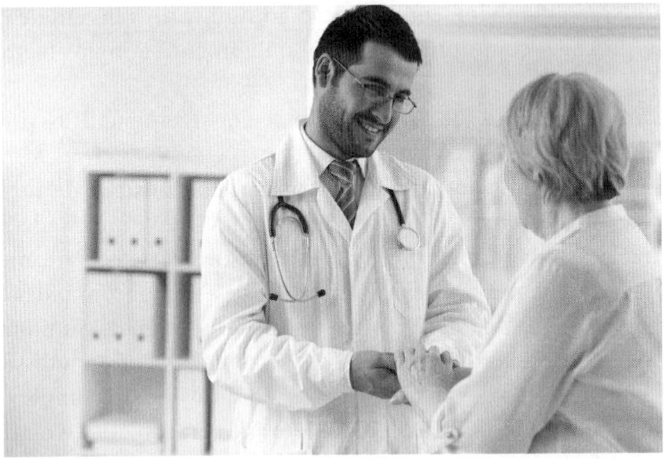

FIGURA 2 Prestação de serviços.

Fonte: Freepik.

A perecibilidade, segundo Cobra (2021), é o conceito de um serviço que não pode ser estocado, pois é preciso administrar a demanda em função da oferta. Se há disponibilidade de atendimento médico, laboratorial, de alimentação, de serviços telefônicos, hotelaria etc., é preciso estimular o consumo imediato e dentro dos padrões éticos.

O resultado, caracterizado pela qualidade dos serviços prestados, é observado pela confiabilidade, presteza, segurança, empatia e tangibilidade. Quando se trata de prestação de serviços em saúde, as características apresentadas necessitam de outros quesitos: habilidade, competência profissional, exatidão, excelência e humanização, pois a avaliação é medida pela aceitação social e comunitária. Caberá ao gestor investir nesse sentido, a fim de atingir, com êxito, seus objetivos.

Outra característica é a do envolvimento do cliente no processo de produção, em que o "vendedor" dos serviços necessita "encantar" e envolver o comprador pela educação, conscientização e, principalmente, pela repetição dessa compra.

Atualmente, verificamos que a melhor forma de atingir as metas de vendas de serviços é pelo diferencial oferecido. O cliente tem uma gama de opções e de escolhas de empresas prestadoras de serviços e de profissionais liberais, cujo atendimento é realizado em domicílio e no horário que o próprio cliente determina. Temos exemplos de escolas de idiomas que disponibilizam professores por 24 horas, a fim de manter sua carteira de negócios ativa e preferencial. Ou, também, o ensino a distância, que oferece a possibilidade de o consumidor acessar, de sua própria residência, serviços de qualquer natureza. Portanto, a flexibilidade desse mercado é grande e de forte expansão. A inovação e a criatividade caminham paralelamente, auxiliando os empreendedores em sua empreitada no mercado. Apela-se ao *marketing* de serviços para operacionalizar essas etapas.

GESTÃO DO CLIENTE EM SAÚDE

Nas linhas de atendimento, o cliente não tem a participação ativa como na prestação de serviços. Isso ocorre porque sua influência é muito grande no processo de prestação de serviços. Como podemos enxergar isso? No *check in* ou *check out* do hospital, em que o cliente, ao ser bem ou mal atendido, exterioriza seu contentamento ou descontentamento em relação a demora, presteza, filas ou não, cumprimento de horários.

É o que Gianesi e Corrêa (1994) denominam "cliente como mão de obra", cujo prestador obtém, também, redução das necessidades de recursos a serem providos. A gestão do cliente é avaliada pelas suas próprias expectativas, na ocasião da aquisição do serviço.

As empresas prestadoras de serviços utilizam estratégias, como atendimento personalizado, assistência técnica, "pacotes montados" de serviços, gerenciamento de contas, atendimento preferencial etc.

DIFERENCIAÇÕES ENTRE BENS E SERVIÇOS

Ao discutirmos as diferenciações entre bens e serviços vemos que o esforço dispensado para o atendimento ao cliente é muito maior, pois a diferenciação está presente nos valores, na cultura, nos sentimentos, na forma de pessoas atendendo pessoas. Conforme vimos, o serviço tem quatro características básicas: intangibilidade, inseparabilidade, perecibilidade e variabilidade (Quadro 1).

QUADRO 1 Diferenças entre bens e serviços

Bens	Serviços
Tangíveis	Intangíveis
Homogêneos	Heterogêneos
A produção antecede a distribuição, que antecede o consumo	A produção, a distribuição e o consumo são simultâneos
O valor principal é produzido em fábricas	O valor principal é produzido entre a interação das pessoas
O cliente em geral não participa do processo de produção	O cliente participa do processo de produção
Os bens podem ser estocados	Os serviços não podem ser estocados
Os bens podem ser transferidos	Os serviços não podem ser transferidos

Adaptado de Ambrósio e Siqueira, 2002.

GESTÃO DE SERVIÇOS PÚBLICOS

O serviço público é amparado nas formulações das políticas públicas e tem, como premissa estratégica, atender aos seus usuários com eficácia, eficiência e efetividade. Apesar das reclamações e críticas comumente existentes, os aspectos político-econômicos pesam nas decisões e ações dos gestores, impedindo-os, muitas vezes, do cumprimento dos planos de ação.

Os objetivos dos serviços públicos são fixados nos princípios de atender às necessidades da população e de defender os interesses do Estado no que tange ao presente e ao futuro (planejamento estratégico). A gestão de serviços públicos pode ser definida como:

> Um conjunto de atividades do Estado que auxiliam as instituições políticas de cúpula no exercício de funções do governo, que organizam a realização das finalidades públicas postas por tais instituições e que produzem serviços, bens e utilidades para a população (MEDAUAR, 2004).

Os serviços públicos englobam o atendimento da coletividade e destinam-se, por exemplo: ao ensino público, pavimentação de ruas, segurança, educação, saúde, coleta de lixo etc. Porém, as características se diferenciam em função das próprias esferas de poder (municipal, estadual e federal). Cada um possui a sua competência legal.

Sob a ótica da estrutura organizacional, a gestão pública é composta de um conjunto de órgãos e entidades estatais que produzem serviços, bens e utilidades para a comunidade. Esses órgãos possuem cargos, funções e atividades previamente criados por lei e que estão subordinados aos Poderes Executivo, Legislativo e Judiciário. Como se pode ver, a centralização de poder dificulta o processo de tomada de decisão, diferenciando-se da área privada, na qual a hierarquização é moderna e descentralizada.

De acordo com a Constituição Federal de 1988, artigos 37 e 38, os princípios referentes à administração pública são: legalidade, moralidade, impessoalidade, moralidade, publicidade e eficiência, referindo-se à administração pública direta e indireta de quaisquer Poderes da União, dos Estados, do Distrito Federal e dos Municípios.

As dificuldades encontradas nos aspectos de execução dos planos de ação apóiam-se no princípio da descontinuidade, ou seja, em que os dirigentes, com suas concepções e opções partidárias geram conflitos nas práticas e ações, na motivação dos trabalhadores e na própria confiança da população.

Consequentemente, o planejamento estratégico delineado para ser implementado encontra limitações e barreiras oriundas do ambiente externo. Nesse ponto, apresentamos as diferenciações entre organizações públicas e privadas (Quadro 2).

Outras características inerentes da própria administração privada são: métodos de contabilidade aplicados na sua totalidade; menores garantias e prerrogativas aos empregados; caráter não monopolístico.

QUADRO 2 Diferenciações entre organizações públicas e privadas

Organização pública	Organização privada
Regulamentação mais complexa	Regulamentação mais simples
Benefício social	Lucro comercial
Menor sensibilidade às depressões econômicas	Maior sensibilidade às depressões econômicas
Tarefas baseadas no custo real	Os lucros integram os preços
Funcionamento mesmo com ônus	Não funciona em regime deficitário
Participação do público pela presença de impostos	Participação voluntária do público
Financiamento pelos impostos e taxas	Financiamento de empréstimos ou venda de ações
Descontinuidade política	Não depende diretamente da continuidade política
Dependência de eleições	Independe de eleições

Fonte: Elaborado pela autora.

A gestão dos serviços públicos depende de uma revisão dos parâmetros estruturais, pois ainda são encontrados grandes níveis hierárquicos que comprometem e dificultam as comunicações, gerando conflitos e interferências que refletem no atendimento à população.

As organizações denominadas do "terceiro setor", que se distinguem daquelas com finalidades públicas e das finalidades privadas têm uma participação ativa, atualmente, na sociedade. Seus objetivos são considerados ambíguos, caracterizados pelo ideal da organização (visão) e de sua vocação (missão organizacional). Apesar das suas iniciativas, muitas vezes filantrópicas, as decisões gerenciais devem ser estruturadas, atuantes, políticas e estratégicas.

As organizações do terceiro setor são classificadas de acordo com a atividade que exercem. Podem ser:

Grupo 1 – Cultura e recreação
Grupo 2 – Educação e cultura
Grupo 3 – Saúde
Grupo 4 – Serviços sociais
Grupo 5 – Meio ambiente
Grupo 6 – Desenvolvimento e habitação
Grupo 7 – Lei, direito e política
Grupo 8 – Intermediários para filantropia e promoção de voluntários
Grupo 9 – Atividades internacionais

Grupo 10 – Religião
Grupo 11 – Negócios, associações profissionais e sindicatos
Grupo 12 – Não classificado

Como as demais organizações prestadoras de serviços públicos, sua existência se dá em função dos usuários. Seus gestores desenvolvem as atividades com os valores associados à sua causa. Há necessidade de forte liderança, habilidades e perspicácia política.

GESTÃO DE SERVIÇOS PRIVADOS

As atividades relacionadas com a gestão de serviços têm um papel de destaque na economia nacional, pois participam ativamente do PIB (produto interno bruto) e, também, da geração de empregos. Atualmente, têm sido um instrumento medidor e avaliador do crescimento econômico do país. Os serviços privados estão incluídos na seguinte classificação:

- **serviços empresariais**: consultorias, seguradoras, bancos;
- **serviços comerciais**: assistência técnica em geral, serviços de limpeza, lavanderias, alimentação, manutenção;
- **serviços de infraestrutura**: telefonia, transportes, postos de gasolina;
- **serviços sociais e/ou pessoais**: restaurantes, clínicas, clubes.

O processo de gestão de serviços privados está intimamente ligado ao grau de satisfação dos clientes, pois direciona seus esforços à vida das pessoas. Além de produtos, as pessoas adquirem, a cada minuto, uma variedade de serviços.

A área de serviços privados tem colaborado para o equilíbrio do emprego. Segundo Cobra (2021), a expansão da área de serviços é decorrente do desalento causado pelo desenvolvimento tecnológico e pela modernização das técnicas de administração.

Com isso, observa-se que a economia acelera a geração de novos serviços, levando as pessoas a consumirem mais e, consequentemente, elevando a produção.

Portanto, a gestão de serviços está alinhada com dois pontos básicos: inovação tecnológica e administração moderna.

O estudo preconiza dois princípios:

a. gestão de serviços;
b. gestão do consumo.

a. Gestão de serviços

A operacionalização do serviço é oficializada pelo encontro do prestador de serviços com o cliente.

organização do serviço → fornecedor do serviço → consumidor do serviço

A gestão de serviços caracteriza-se pela flexibilidade, diferenciação e criatividade. A flexibilidade acompanha as mudanças constantes de mercado. A ideia central é idealizar um planejamento que possa ser ajustável ou flexível, de acordo com as variáveis do ambiente externo. Os sistemas rígidos não se enquadram nas organizações prestadoras dos serviços de saúde; por exemplo, empresas que prestam serviços de informática aos hospitais, onde o gestor precisa ser flexível e suscetível às mudanças dos programas e sistemas.

Os gestores têm de se colocar à frente das mudanças contínuas, antecipando as necessidades de ajustes que devem ser feitos e superando o conservadorismo.

A diferenciação, segundo Fitzsimmons e Fitzsimmons (2014), é uma estratégia competitiva que oferece um serviço que é percebido como único, porque cria um diferencial. Por exemplo: coleta em domicílio, facilidade de marcação de consultas via telefone ou digital, obtenção de resultados de exames via digital etc.

A criatividade, acompanhada da inovação, pode ser considerada, também, uma estratégia. É a forma que o fornecedor do serviço encontra para "encantar" e "manter" seu cliente. Essa metodologia engloba o atendimento, o pós-venda, a embalagem, o acompanhamento do serviço etc.

E a hotelaria hospitalar humanizada figura como uma inovação e uma forma de fidelização do cliente.

b. Gestão do consumo

A tarefa do gestor, em relação ao consumo, é a de conhecer o cliente, de conhecê-lo em toda a sua esfera de existência. Primeiramente, conhecer os fatores culturais que envolvem o indivíduo, considerando seus valores e a relação com a sua comunidade.

Os outros fatores referem-se a grupo racial, nacionalidade, religião, região geográfica etc. Com os dados levantados, o administrador poderá questionar: este é o meu consumidor? O serviço pode ser oferecido a ele? A nova rede de laboratórios pode ser conveniente àquele determinado perfil de consumidor? É o caso de clínicas e laboratórios instalados em pontos de fácil acesso ao usuário.

Os fatores sociais são considerados como decisivos no consumo de bens e serviços. São os grupos de referência que direta ou indiretamente ordenam o consumo, pelo comportamento ou atitude.

Os fatores pessoais são divididos em dois tipos, conforme Gianesi e Corrêa (1994): demográficos (idade, gênero, ocupação e condição econômica) e psicográficos (estilo de vida, personalidade e autoconceito).

Finalmente, os fatores psicológicos, que são: a motivação, a percepção, o aprendizado e as convicções e atitudes.

A análise dos clientes tem a finalidade, também, de gerar a vantagem competitiva nas empresas de serviços. A manutenção da "carteira de negócios" do gestor dependerá de como este conduzirá seu plano de negócios.

HIERARQUIA NAS ORGANIZAÇÕES PÚBLICAS

Atualmente, além do atendimento oriundo do Sistema Único de Saúde (SUS), as operadoras e seguradoras também fornecem atendimento aos usuários, denominado de saúde complementar. É representada pelo Ministério da Saúde (MS), pela Agência Nacional de Saúde Suplementar (ANS) e pela Agência Nacional de Vigilância Sanitária (Anvisa), bem como por operadoras de planos privados, seguradoras e prestadores de serviço de assistência à saúde (https://limc.jusbrasil.com.br/artigos/208442559/a-saude-suplementar-no-brasil).

Os hospitais podem ter gestão própria ou ser geridos por Organizações Sociais (OS), que são uma qualificação, um título, que a Administração outorga a uma entidade privada, sem fins lucrativos, para que ela possa receber determinados benefícios do Poder Público (dotações orçamentárias, isenções fiscais etc.), para a realização de seus fins, que devem ser, necessariamente, de interesse da comunidade. Nos termos da Lei Federal n. 9.637, de 15 de maio de 1998, o Poder Executivo poderá qualificar como Organizações Sociais pessoas jurídicas de direito privado, sem fins lucrativos, cujas atividades sociais sejam dirigidas ao ensino, à pesquisa científica, ao desenvolvimento tecnológico, à proteção e preservação do meio ambiente, à cultura e à saúde, atendidos os requisitos previstos nesse mesmo diploma (AZEVEDO, 1999).

Atualmente, as Organizações Sociais estão gerenciando hospitais municipais e estaduais, bem como Unidades de Pronto Atendimento (UPA), visando a atender à atividade-meio que, no caso, é a administração dessas unidades.

A título de esclarecimento, existem também as Organizações da Sociedade Civil de Interesse Público (OSCIP), que se referem a outra espécie de organização. Ainda, serviços administrativos também podem ser terceirizados, tais como: informática, faturamento, administração de planos de saúde e gerenciamento dos serviços hospitalares.

No tocante às novas tendências na área hospitalar, a terceirização dos serviços de saúde, cuja gestão é praticada pelas Organizações Sociais, agrega profissionais especializados e com larga experiência de mercado.

Observa-se a presença de serviços disponibilizados nos hospitais, em áreas como arquitetura hospitalar, engenharia clínica, hotelaria hospitalar, gestão de riscos, *compliance*, governança etc. Por sua vez, as legislações federal, estadual e municipal passaram a ser mais rigorosas quanto à qualidade dos serviços de saúde, exigindo adequação no ambiente, bem como o treinamento e desenvolvimento de pessoas.

A própria tecnologia da informação gerou a oportunidade para novos profissionais, pois a informatização nos prontuários dos pacientes, no diagnóstico por imagens, nos laboratórios e na hotelaria, por exemplo, possibilitou a oportunidade de novos empregos.

Desde 2008, no Brasil, hospitais já praticam cirurgias com procedimentos pouco invasivos com recursos da robótica, como o Inca – Instituto Nacional de Câncer, entre outros, primeiro hospital federal a adquirir o equipamento (Figura 3).

O hospital, como sistema aberto, tem como entrada "pessoas doentes que, submetidas a processos de diagnósticos e tratamento, são transformadas em pessoas tratadas, que são a saída do sistema".

Os hospitais possuem uma pluralidade de autoridade formal, observada pelo desenho organizacional (organograma), bem como a autoridade informal – presente em qualquer ambiente. A autoridade formal, com raízes históricas, posicionava o médico apenas como visitante, e a enfermeira como residente. Ambas as vias de autoridade, atualmente, reúnem-se, no hospital moderno, acrescidas de outras, a saber: administração financeira, administração de suprimentos, administração hoteleira, administração de recursos humanos, administração de serviços de apoio etc. O hospital possui "características próprias, que o diferenciam de outras instituições: muitas áreas funcionais que são interdependentes e se inter-relacionam, necessitando um funcionamento eficiente de todos os seus componentes de maneira a compor um todo e não um somatório de partes desagregadas".

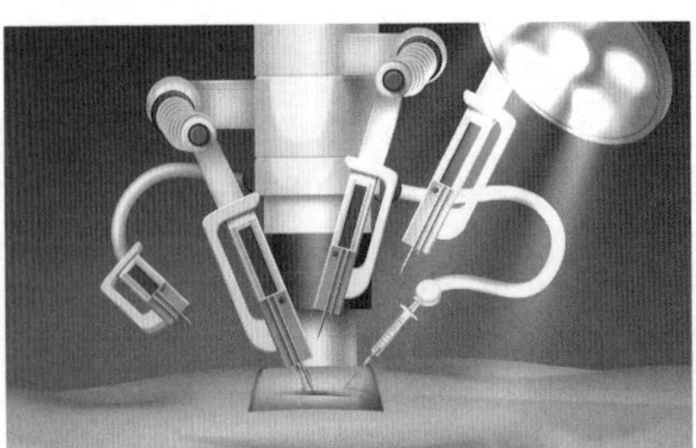

FIGURA 3 Equipamento de cirurgia robótica.

Fonte: Freepik.

A unidade administrativa e a harmonia de funcionamento entre as partes componentes do hospital são aspectos vitais na qualidade dos serviços ofertados. Infelizmente, existe um preconceito, naturalmente não explícito na organização formal, a respeito de certas áreas de apoio no hospital que, embora sejam fundamentais para o bom funcionamento deste, não são valorizadas de forma devida. Muitas vezes, pela falta de motivação e sem perspectiva por parte dos colaboradores, a rotatividade de mão de obra torna-se uma constante. Como exemplo do que foi citado, podemos apontar os setores de serviço de limpeza e serviço de processamento de roupas.

Somente na segunda metade do século XIX descobriu-se a relação entre higiene e o controle de infecções nos hospitais. Atualmente, embora existam legislações e a ciência comprove a importância da higiene e da limpeza hospitalar, encontramos instituições que necessitam de ações mais ativas e treinamentos permanentes na área. Com a criação do Serviço de Controle de Infecções Hospitalares (Brasil, 1998), a conscientização tornou-se maior, pois passaram a ser criadas comissões internas, além do desenvolvimento de interesse pelo conhecimento do uso de produtos químicos.

O hospital, apesar de ser uma organização humanitária, não deixa de ser burocrático, pois apresenta uma complexa divisão de trabalho e emprega indivíduos altamente especializados, bem como pessoas com pouca ou nenhuma especialização.

O regime de trabalho dos profissionais é bastante diversificado, até para os que atuam na mesma atividade. Como exemplo, podemos citar os médicos autônomos e outros que pertencem ao quadro do hospital.

O fluxo de trabalho do hospital, também, foge ao padrão do que ocorre em outras empresas, seja pela variação de seu volume, seja porque é responsável por vidas humanas.

É importante frisar que a estrutura hospitalar, apesar de seguir modelos flexíveis, depende do planejamento estratégico estabelecido, com o intuito de reconhecer as ameaças e oportunidades. O estudo dos pontos fortes e fracos fixa os processos e determina as funções de cada colaborador. E, assim, tanto as organizações públicas como privadas buscam selos de qualidade e acreditação, visando à melhoria dos processos e passando periodicamente por revisões a fim de melhorar o atendimento.

TERCEIRIZAÇÃO

Atualmente, as organizações buscam parcerias com o intuito de agilizar e modernizar as formas convencionais de administração. O próprio sentido de globalização estimula a participação das modernas tendências de mercado.

Assim, surge uma nova aspiração, a de criar um modelo de organização que acompanhe os critérios de modernidade.

A terceirização (Figura 4) "é uma técnica administrativa que possibilita o estabelecimento de um processo gerenciado de transferência, a terceiros, das atividades acessórias e de apoio ao escopo das empresas de sua atividade-fim, permitindo a esta se concentrar no seu negócio, ou seja, no objetivo final".

No caso dos EAS, o modelo proposto é mais ágil e especializado, voltado para a sua atividade-fim: o atendimento com qualidade.

As empresas de saúde adotaram a terceirização como estratégia, principalmente nas unidades de apoio: limpeza, segurança, manutenção, lavanderia, logística e nutrição. Outros serviços não estão sendo terceirizados, como: ressonância nuclear magnética, tomografia computadorizada, videoendoscopia, hemodinâmica, hemodiálise, angiografia digital, densitometria óssea, medicina nuclear, análises clínicas, anatomia patológica, ultrassonografia, ecocardiografia, entre vários outros.

Por que as organizações hospitalares optam pela terceirização?

Segundo Silva et al. (2011), porque:

- é saudável – oxigena a organização, refaz ambientes e a estrutura hierárquica, dá mais autoridade e responsabilidade ao corpo funcional; faz com que a organização tenha mais condições estruturais de atuar, uma vez implementado o processo;

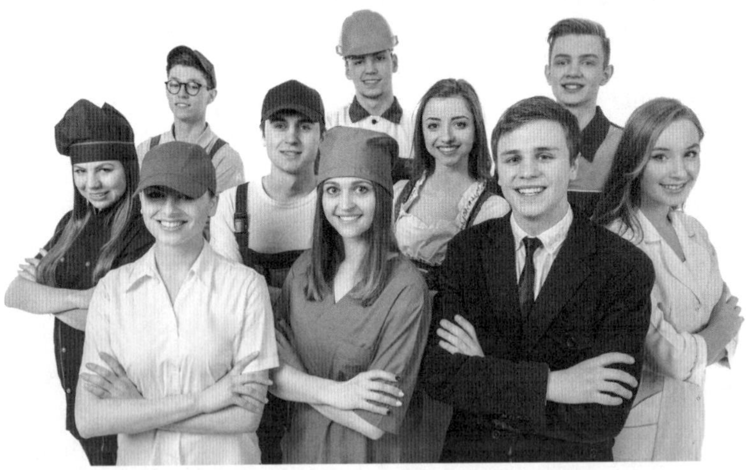

FIGURA 4 Terceirização de serviços.

Fonte: Freepik.

- é interessante como negócio – cada vez mais a organização precisa concentrar-se na atividade principal, buscando melhores resultados, mais positividade e produtividade, e contando com a sinergia dos esforços de empresas fornecedoras de bens e serviços;
- busca agilidade – com maior dinamismo, as transações internas, o corpo funcional, as relações com terceiros e a comunicação externa melhoram substancialmente a capacidade de interagir e competir nos mais diferentes mercados;
- tem caráter estratégico – cabe à organização perceber exatamente como colocar a terceirização a serviço do seu negócio, do ambiente organizacional.

Vantagens e desvantagens

Para que haja sucesso na terceirização, a administração deve estar consciente dos riscos e das oportunidades existentes. O primeiro passo é estabelecer a definição de sua atividade-fim. Em seguida, conscientizar os funcionários por meio da implantação de programas de comunicação e da importância da escolha desse novo sistema. A avaliação dos ganhos de qualidade e eficiência é um ponto importante, pois é preciso saber, com certeza, quanto a transferência do serviço para terceiros onerará para a organização (TORRES; LISBOA, 2014).

Ainda, Campos e Borba (2003) propõem que, no caso de terceirização de serviços médicos complementares, o contrato deve prever a obrigatoriedade de renovação técnica de equipamentos e tecnologias, além de definir muito bem a forma de coordenação, o controle de receitas e custos e as formas de relacionamento entre as partes. Finalmente, é importante que o administrador tenha sensibilidade e competência para escolher empresas que satisfaçam os objetivos da instituição e que apresentem uma parceria responsável e efetiva.

REFERÊNCIAS

1. AMBRÓSIO, V.; SIQUEIRA, R. Plano de marketing passo a passo: serviços. Rio de Janeiro: Rechmann & Affonso Ed., 2002.
2. AZEVEDO, E. de A. Organizações Sociais. Revista da Procuradoria Geral do Estado de São Paulo, São Paulo, n. 51-52, p. 1-260, jan./dez. 1999. Disponível em: http://www.pge.sp.gov.br/centrodeestudos/bibliotecavirtual/biblioteca.htm#Revista%C2%A0. Acesso em: 9 fev. 2021.
3. BORBA, V. R.; LISBOA, T. C. Teoria geral da administração hospitalar: estrutura e evolução do processo de gestão hospitalar. Rio de Janeiro: Qualitymark, 2010.
4. BORBA, V. R.; LISBOA, T. C.; ULHÔA, W. M. M. Gestão administrativa e financeira de organizações em saúde. São Paulo: Atlas, 2009.
5. CAMPOS, J. de Q.; BORBA, V. R. Marketing de relacionamento no campo da saúde: o desafio da década. São Paulo: Jotacê, 2003.
6. COBRA, M. Marketing de serviços. São Paulo: GEN Atlas, 2021.
7. COUTO, R. C.; PEDROSA T. M. G. Hospital: acreditação e gestão em saúde. 2.ed. Rio de Janeiro: Guanabara Koogan, 2007.

8. FITZSIMMONS, J. A.; FITZSIMMONS, M. J. Administração de serviços: operações, estratégia e tecnologia da informação. 7.ed. Porto Alegre: AMGH, 2014.
9. GIANESI, I. G. N.; CORRÊA, H. L. Administração estratégica de serviços. São Paulo: Atlas, 1994.
10. LOVELOCK, C. H.; WRIGHT, L. Serviços: marketing e gestão. São Paulo: Saraiva, 2002.
11. MACHADO, A. da C. Constituição Federal interpretada. 11.ed. Barueri: Manole, 2020.
12. MEDAUAR, O. Direito administrativo moderno. 8.ed. São Paulo: Editora Revista dos Tribunais, 2004.
13. PAIVA, C. Cirurgia robótica em urologia e ginecologia, 2015.
14. SAMPAIO, C. A. C. Gestão organizacional estratégica para o desenvolvimento sustentável. Itajaí: Editora da Univali, 2000.
15. SILVA, R. B.; PINTO, G. L. A.; AYRES, A. P. S.; ELIA, B. Logística em organizações de saúde. Rio de Janeiro: Editora FGV, 2010. Disponível em: http://bvsms.saude.gov.br/bvs/publicacoes/inca/Valdinea_Rodrigues_Funcoes_tecnico_enfermagem_INCA.pdf.
16. TORRES, S.; LISBOA, T. C. Gestão dos serviços: limpeza e desinfecção de superfícies e processamento de roupas em serviços de saúde. São Paulo: Sarvier, 2014.

3

PLANEJAMENTO FÍSICO DE HOSPITAIS

Fernanda Julio Barbosa Campos

INTRODUÇÃO

Um edifício hospitalar pode ser comparado a um corpo humano; e, como este, necessita de cuidados a fim de que possa contribuir para garantir um atendimento de qualidade e seguro ao paciente. Um bom planejamento físico evita interrupções no atendimento aos pacientes, facilita a manutenção, auxilia na segurança do atendimento e em decisões sobre investimentos financeiros.

A legislação brasileira que regula o Planejamento Físico nos Estabelecimentos de Saúde é a Resolução RDC n. 50/2002 da Anvisa. Essa resolução dispõe sobre o Regulamento Técnico para planejamento, programação, elaboração e avaliação de projetos físicos de estabelecimentos assistenciais de saúde, tendo sido complementada pela RDC n. 307/2002.

Essa resolução foi publicada em virtude da necessidade de atualizar as normas existentes na área de infraestrutura física em saúde para dotar o país de instrumento norteador das novas construções, reformas e ampliações, instalações e funcionamento de Estabelecimentos Assistenciais de Saúde e para que as secretarias estaduais e municipais contassem com um instrumento para elaboração e avaliação de projetos físicos de estabelecimentos assistenciais de saúde, adequado às novas tecnologias na área da saúde.

Antes dessa Resolução, era a Portaria n. 1.884/GM, de 11 de novembro de 1994, do Ministério da Saúde, que regulamentava o assunto, mas estava bem defasada diante dos avanços tecnológicos e da mentalidade do cuidado do paciente.

A principal aplicação dessa RDC compreende:

a. as construções novas de estabelecimentos assistenciais de saúde de todo o país;
b. as áreas a serem ampliadas de estabelecimentos assistenciais de saúde já existentes;

c. as reformas de estabelecimentos assistenciais de saúde já existentes e os anteriormente não destinados a estabelecimentos de saúde.

Ou seja, edificações já existentes deverão se adequar a essa resolução quando forem ampliadas ou reformadas, ou quando, anteriormente, não tenham sido destinadas a estabelecimentos de saúde. Já a edificação nova, deverá ser totalmente adequada à RDC n. 50.

A RDC n. 50 impõe que todos os projetos de EAS (Estabelecimentos Assistenciais de Saúde) deverão ser elaborados em conformidade com essa resolução, bem como devem atender a todas as prescrições estabelecidas em códigos, leis, decretos, portarias e normas federais, estaduais e municipais, inclusive normas de concessionárias de serviços públicos. Caso haja repetições de prescrições, embora exista uma hierarquia entre as três esferas (federal, estadual e municipal), deverá se considerar a prescrição mais exigente, porquanto atendendo a esta, as outras estarão atendidas, independentemente da hierarquia.

Conforme a RDC n. 50: "Os projetos para a construção, complementação, reforma ou ampliação de uma edificação ou conjunto de edificações serão desenvolvidos, basicamente, em três etapas: estudo preliminar, projeto básico e projeto executivo".

Como inicial do desenvolvimento do projeto, temos o Programa de Necessidades (físico-funcional) do EAS, que define todas as características dos ambientes necessárias ao desenvolvimento das atividades da edificação. Segundo a RDC n. 50, um Programa de necessidades é:

> Conjunto de características e condições necessárias ao desenvolvimento das atividades dos usuários da edificação que, adequadamente consideradas, definem e originam a proposição para o empreendimento a ser realizado. Deve conter a listagem de todos os ambientes necessários ao desenvolvimento dessas atividades.

Ou seja, para um melhor planejamento físico de estabelecimentos de saúde, em especial os hospitais, deverá ser desenvolvido um Programa de Necessidades (físico-funcional), que deverá ser baseado nas Tabelas da RDC n. 50, de acordo com a unidade que será reformada, e deverão ser listadas as características do que se quer reformar: quantos e quais ambientes, o tamanho adequado, quais as instalações obrigatórias.

Como exemplo, citamos a reforma de um atendimento de urgência e emergência (pronto-socorro). Para dar início ao programa de necessidades, extrai-se da RDC n. 50 a tabela de ambiente referente à Unidade Funcional: Atendimento de Urgência e Emergência (Tabela 1).

TABELA 1 Unidade funcional: atendimento de urgência e emergência

Unidade funcional: 2 – atendimento imediato				
N. ativ.	Unidade/ambiente	Dimensionamento		
		Quantificação (mín.)	Dimensão (mín.)	Instalações
2.1;2.2	Atendimento de urgência e emergência			
	Urgências (baixa e média complexidade)			
	Área externa para desembarque de ambulâncias	1	21 m² de área coberta	
2.1.1	Sala de triagem médica e/ou de enfermagem	1	8 m²	HF
2.1.2	Sala de serviço social	1	6 m²	
2.1.3;2.2.3	Sala de higienização		8 m²	HF;HQ
2.1.4;2.1.5	Sala de suturas/curativos	1	9 m²	HF;FAM;EE
2.1.4;2.1.5	Sala de reidratação		6 m² por leito	HF;FAM;EE
2.1.4;2.1.5	Sala de inalação	1	1,6 m² por paciente	HF;FAM;FO;EE
2.1.4	Sala de aplicação de medicamentos		5 m²	HF
2.1.4;2.1.5	Sala de gesso e redução de fraturas	1	10 m² quando houver boxes individuais = 4 m² por box	HF;HQ;CD;EE
2.1.5	Sala para exame indiferenciado	1. Cálculo do n. de salas: NAU = PG, CHA, A	7,5 m²	HF;EE;ADE
2.1.5	Sala para exame diferenciado (oftalmo, otorrino etc.)		A depender do equipamento utilizado	
2.1.5;2.1.7	Sala de observação	1. Quando não existir a unidade de emergência	8,5 m² por leito	HF;EE

(continua)

TABELA 1 Unidade funcional: atendimento de urgência e emergência *(continuação)*

Unidade funcional: 2 – atendimento imediato				
N. ativ.	Unidade/ambiente	Dimensionamento		
		Quantificação (mín.)	Dimensão (mín.)	Instalações
2.1.4	Posto de enfermagem e serviço		6 m^2	HF;EE

Ambiente de apoio:
Urgência (baixa e média complexidade)
– Área para notificação médica de pacientes
– Área de recepção de pacientes
– Sanitários para pacientes (geral – masculino e feminino e consultórios de gineco-obstetrícia, urologia e proctologia)
– Sala de utilidades
– Sala de espera para pacientes e acompanhantes
– Depósito de material de limpeza
– Área para guarda de macas e cadeira de rodas
– Rouparia
* – Sala administrativa
* – Copa
[1] NUA = n. de atendimentos de urgência
PG = população geral
CHA = n. de consultas/habitantes/ano
A = estimativa percentual do total de consultas que demandam atendimento de emergência

Fonte: RDC n. 50/2002 da Anvisa.

Seguindo as instruções para uso das tabelas de ambientes, de acordo com a RDC n. 50, os ambientes em cuja coluna-quantificação aparecerem numerais ou fórmulas identificando a quantidade mínima são obrigatórios, estes ambientes têm que estar presentes no projeto. Os demais ambientes serão optativos a depender do tipo de estabelecimento. Os ambientes de apoio podem ou não estar dentro da área da unidade, desde que de fácil acesso. As unidades de acesso restrito, tais como centro cirúrgico, UTI etc.) devem ter os ambientes de apoio dentro da própria unidade. Aqueles ambientes de apoio que estiverem assinalados com asterisco (*) não são obrigatórios. As dimensões expostas na coluna Dimensão são as mínimas necessárias a cada ambiente, e, para fins de avaliação de projeto, aceitam-se variações de até 5% nessas dimensões. A coluna Instalações indica as instalações obrigatórias para cada ambiente, como exemplo: HF – água fria (lavatório etc.), EE – elétrica de emergência (o ambiente deve ser ligado ao gerador).

Recomenda-se que esse Programa de Necessidades seja desenvolvido por uma equipe multidisciplinar, de preferência que participem os envolvidos da unidade, por exemplo, para o pronto-socorro, a equipe poderá ser composta por médicos, enfermeiros, assistente social, nutricionista, fisioterapeuta, pessoal administrativo, engenheiros, arquitetos e outros que entenderem necessários.

Dessa forma, se garantirá que grande parte das pessoas que trabalham no local sejam representadas, já que são as que conhecem o dia a dia do local e poderão auxiliar tanto na parte física, localização das áreas, quanto na parte funcional, para entender fluxos e funções das áreas.

No caso específico do exemplo, listaríamos no Programa de Necessidades as áreas obrigatórias que devem constar na reforma, observando a tabela, as áreas de apoio obrigatórias, em quais locais deveriam ficar as áreas obrigatórias, privilegiando-se o fluxo dos pacientes e o trabalho dos profissionais de saúde, procurando-se listar também equipamentos e mobiliários necessários.

A partir do programa de necessidades elaborado, parte-se para o estudo preliminar. Segundo a RDC n. 50, o estudo preliminar é: "O estudo efetuado para assegurar a viabilidade técnica a partir dos dados levantados no Programa de Necessidades, bem como de eventuais condicionantes do contratante. Visa à análise e escolha da solução que melhor responda ao Programa de Necessidades, sob os aspectos legais, técnicos, econômicos e ambientais do empreendimento".

Nessa parte, o arquiteto, de posse do Programa de Necessidades, começa a elaborar um estudo visando à escolha da solução arquitetônica que melhor se adequará às necessidades, obedecendo às leis, observando o valor financeiro a ser gasto com a viabilização do projeto e estudando os aspectos ambientais.

Na Figura 1, pode-se observar um estudo preliminar diagnóstico elaborado para uma futura reforma.

Tendo sido esse estudo terminado e devidamente aprovado pela Administração/Diretoria, parte-se para o desenvolvimento do Projeto Básico.

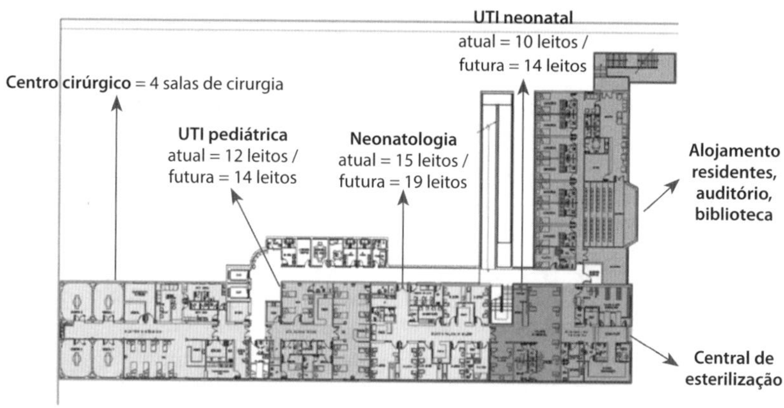

FIGURA 1 Estudo preliminar diagnóstico.

Fonte: Arquiteto Adhemar Dizioli Fernandes (legendas adaptadas).

Segundo a RDC n. 50, o Projeto Básico é um conjunto de informações técnicas necessárias e suficientes para caracterizar os serviços e obras, elaborado com base no Estudo Preliminar, e que apresenta o detalhamento necessário para a definição e quantificação dos materiais, equipamentos e serviços relativos ao empreendimento.

Nesse Projeto Básico, o arquiteto passa a detalhar o projeto de forma que, no próximo passo, os profissionais já consigam quantificar materiais para a realização do empreendimento, equipamentos e serviços necessários em cada especialidade: estrutura, hidráulica, elétrica, climatização. Nessa fase é importante que fique claro que qualquer modificação nos projetos a partir deste momento gera custos e grandes modificações nos Projetos de Instalações, por isso é importante que o projeto seja aprovado por todos os envolvidos e as Diretorias/Administração para que este seja o mais definitivo possível.

Na Figura 2 pode-se observar o projeto básico de uma Unidade de Internação de Adolescentes.

Após a aprovação do Projeto Básico, este é entregue para engenheiros de várias especialidades que irão definir a parte executória do empreendimento. Estes passam a detalhar cada parte de sua especialidade, por exemplo, o engenheiro civil vai cuidar da parte de estruturas e hidráulica, o engenheiro eletricista vai desenvolver as partes elétricas, o engenheiro mecânico vai cuidar dos sistemas de aquecimento de água e geração de vapor e do sistema de climatização. O engenheiro de tecnologia da informação cuidará da parte de informatização (redes lógicas, equipamentos de suporte etc.).

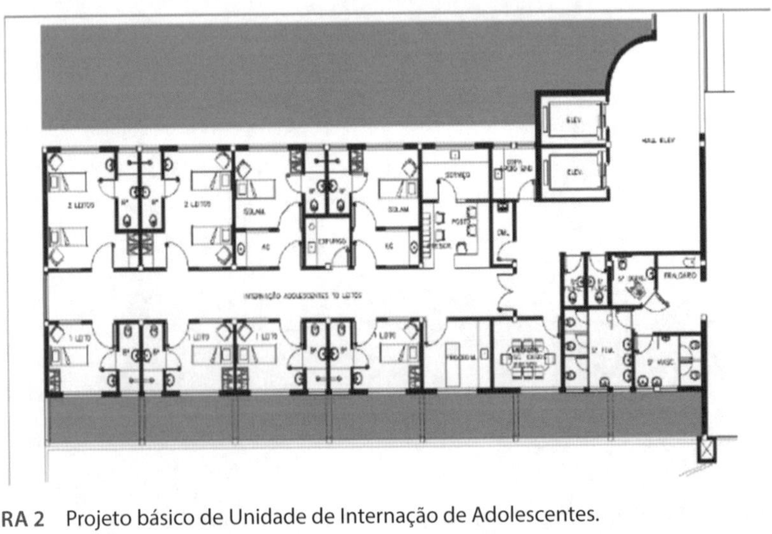

FIGURA 2 Projeto básico de Unidade de Internação de Adolescentes.
Fonte: Arquiteto Adhemar Dizioli Fernandes.

Passa-se, então, ao Projeto Executivo, que segundo a RDC n. 50 é: "o conjunto de informações técnicas necessárias e suficientes para realização do empreendimento, contendo de forma clara, precisa e completa todas as indicações e detalhes construtivos para a perfeita instalação, montagem e execução dos serviços e obras".

O Projeto Executivo é o que vai para o canteiro de obras, para que seja executada a obra ou a reforma, ou a ampliação. Ele é chamado Executivo porque permite ver detalhes construtivos, para facilitar a execução do empreendimento. Na Figura 3 pode-se observar um projeto executivo de arquitetura.

Para que haja melhor compreensão dos projetos, passaremos a falar sobre cada especificidade:

1. Arquitetura
2. Elétrica
3. Hidráulica (água fria, água quente, esgoto, gases medicinais)
4. Climatização
5. Estrutura

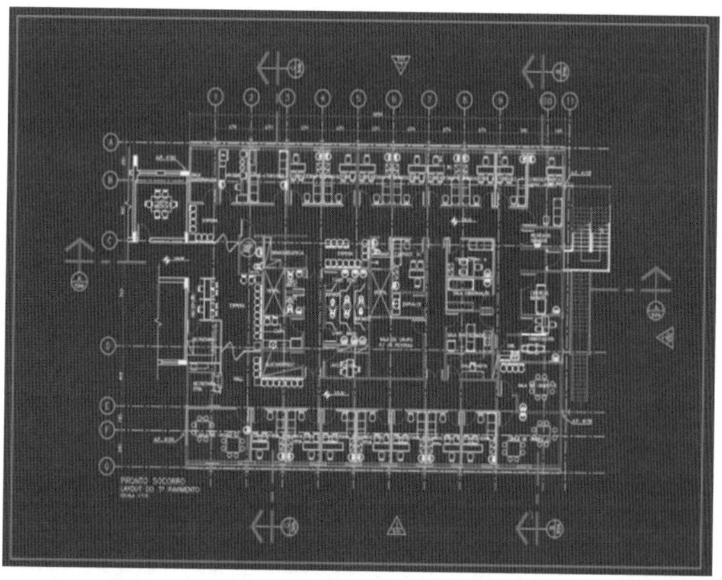

FIGURA 3 Projeto executivo de arquitetura.
Fonte: Gomes Machado, Rodrigues Arquitetos Associados Ltda.

No projeto de arquitetura, a definição gráfica é feita por meio de plantas, cortes e fachadas que contenham, segundo a RDC n. 50:

- a implantação da edificação ou conjunto de edificações;
- acessos, estacionamentos e expansões possíveis;
- a explicitação do sistema construtivo;
- o número de edificações, suas destinações;
- o número de pavimentos;
- os esquemas de infraestrutura de serviços;
- o atendimento às normas e índices de ocupação do solo.

Na Figura 4 pode-se observar um exemplo de fachada elaborada pelo Arquiteto Adhemar Dizioli Fernandes.

No projeto de elétrica deverá ser desenvolvido um programa básico das instalações elétricas e especiais do EAS, de acordo com o projeto de arquitetura e deverão ser observados:

- a interligação com a rede pública de fornecimento de energia elétrica;
- o sistema de proteção contra descargas atmosféricas;
- a interligação com a rede pública de telefonia;
- o desenvolvimento do sistema telefônico;
- o desenvolvimento do sistema de sinalização de enfermagem;

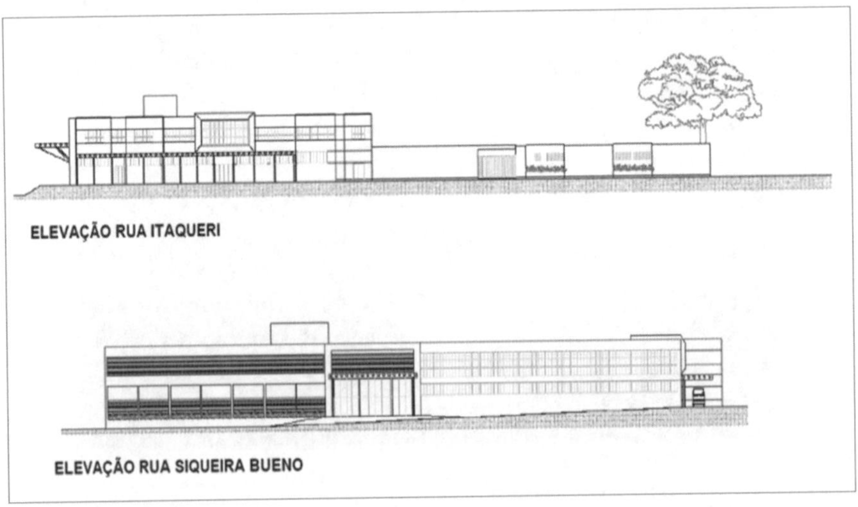

FIGURA 4 Fachada.
Fonte: Arquiteto Adhemar Dizioli Fernandes.

- o desenvolvimento do sistema de sonorização;
- o desenvolvimento do sistema de iluminação;
- o desenvolvimento do sistema de computadores;
- o desenvolvimento do sistema de radiologia;
- o desenvolvimento do aterramento das salas cirúrgicas (quando houver);
- o desenvolvimento do sistema de geração de energia de emergência (baterias ou grupo gerador);
- o desenvolvimento do sistema de alarme contra incêndios;
- a consulta prévia às concessionárias de energia elétrica e telefonia.

No projeto de hidráulica deverá ser desenvolvido um programa básico das instalações hidráulicas e especiais do estabelecimento, contendo, quando aplicáveis:

- a interligação da rede pública de fornecimento de água ou, quando necessária, a indicação de poço artesiano;
- o desenvolvimento do sistema de abastecimento de água: entrada;
- o desenvolvimento do sistema de reservação (enterrada e elevada) e casa de bombas;
- o desenvolvimento do sistema de aquecimento;
- o desenvolvimento do sistema de proteção e combate a incêndio;
- a interligação com a rede pública de fornecimento de gás combustível;
- a interligação com a rede pública de esgoto e/ou, quando necessária, a indicação de sistema de tratamento (fossa séptica, câmaras de decantação para esgoto radioativo, outros);
- o desenvolvimento do sistema de proteção e combate a incêndio;
- a interligação com a rede pública de fornecimento de gás combustível;
- a interligação com a rede pública de esgoto e/ou, quando necessária, a indicação de sistema de tratamento (fossa séptica, câmaras de decantação para esgoto radioativo, outros);
- o desenvolvimento do sistema de gases medicinais.

No projeto de climatização deverá ser desenvolvido um programa básico das instalações de ar-condicionado e ventilação mecânica do EAS, contendo, quando aplicáveis:

- proposição das **áreas a serem climatizadas** (refrigeração, calefação, umidificação, pressurização, ventilação e câmaras frigoríficas);
- desenvolvimento do sistema de climatização, mencionando: filtros, água gelada, *self* a ar etc.;

- definição da localização da central de casa de máquinas em função dos sistemas propostos;
- pré-localização do sistema de distribuição, prumadas dos dutos e redes de água em unifilares da alternativa proposta.

Para o projeto de climatização, a RDC n. 50 afirma:

> Os setores com condicionamento para fins de conforto, como salas administrativas, quartos de internação etc., devem ser atendidos pelos parâmetros básicos de projeto definidos na norma da ABNT NBR 6401.
>
> Os setores destinados a assepsia e conforto, tais como salas de cirurgias, UTI, berçário, nutrição parenteral etc., devem atender às exigências da NBR 7256.
>
> Para os setores que necessitam da troca de ar constante, tem de ser previsto um sistema energético, para atender às condições mínimas de utilização do recinto quando da falta do sistema elétrico principal, com o mínimo período de interrupção.

O projeto de estrutura e fundações, assim como os projetos de arquitetura e instalações, obedecerão as etapas de estudo preliminar, projeto básico e projeto executivo e deverão estar em perfeita sintonia com aqueles projetos, estimando as cargas de acordo com os ambientes e equipamentos propostos.

Cabe a cada área técnica o desenvolvimento do projeto executivo respectivo. O projeto executivo completo da edificação será constituído por todos os projetos especializados devidamente compatibilizados, de maneira a considerar todas as suas interferências.

A elaboração e avaliação dos projetos físicos serão de responsabilidade de técnicos ou firmas legalmente habilitados pelo Conselho Regional de Engenharia, Arquitetura e Agronomia – CREA/Conselho de Arquitetura e Urbanismo – CAU.

Cada projeto deverá ser assinado pelo autor, que deverá providenciar a ART (Anotação de Responsabilidade Técnica) correspondente, devidamente registrada no Conselho Regional onde o projeto for elaborado.

Assim como os projetos têm a ART correspondente, também a execução da obra tem um responsável ou responsáveis técnicos que deverão recolher a ART de execução.

Para a execução de qualquer obra nova, de reforma ou de ampliação de estabelecimento assistencial de saúde – EAS, é obrigatória a avaliação do projeto físico pela vigilância sanitária local (estadual ou municipal). A vigilância concede a licença de execução conforme o inciso II do art. 10 e o art. 14 da Lei n. 6.437/77, que configura as infrações à legislação sanitária federal e estabelece as respectivas sanções, Lei n. 8.080/90 – Lei Orgânica da Saúde e Constituição Federal.

Quando é finalizada a obra/reforma ou ampliação, deve-se solicitar a licença de funcionamento do estabelecimento, período então em que as vigilâncias sanitárias farão inspeção no local, verificando a conformidade do que foi executado com o projeto aprovado anteriormente.

A avaliação do projeto básico de arquitetura pelas vigilâncias sanitárias gera um parecer técnico. Esse parecer deverá descrever o objeto de análise e conter uma avaliação quanto a:

- **Adequação do projeto arquitetônico** às atividades propostas pelo EAS – será avaliado o projeto físico apresentado com a proposta assistencial pretendida, avaliando, inclusive, a tabela de ambientes da RDC n. 50, se foi atendida.
- **Funcionalidade do edifício** – serão verificados os fluxos de trabalho/materiais/insumos propostos no projeto físico, com foco em problemas futuros de funcionamento e de controle de infecção.
- **Dimensionamento dos ambientes** – serão verificadas as áreas e dimensões dos ambientes propostos em relação ao dimensionamento mínimo exigido nas Tabelas de Ambientes da RDC n. 50/2002 (Anvisa).
- **Instalações ordinárias e especiais** – serão verificados os pontos de instalações projetados em relação ao determinado nas tabelas de ambientes, assim como das instalações de suporte ao funcionamento geral da unidade, por exemplo, sistema de ar-condicionado adotado nas áreas críticas, sistema de fornecimento de energia geral e de emergência (transformadores e gerador de emergência e *no-break*), sistema de gases medicinais adotado, sistema de tratamento de esgoto e sistema de tratamento de resíduos de serviços de saúde (RSS), quando da instalação de sistemas para esses fins, e equipamentos de infraestrutura, tais como: elevadores, monta-cargas, caldeiras, visando a evitar futuros problemas decorrentes da falta dessas instalações.
- **Especificação básica dos materiais** – serão verificados os materiais de acabamento propostos com as exigências normativas de uso por ambiente e conjunto do EAS, visando a adequar os materiais empregados aos procedimentos a serem realizados.

No parecer emitido pelas vigilâncias deverão constar os problemas existentes e a solicitação de alterações ou complementações necessárias para a correção, bem como a necessidade de apreciação e aprovação do projeto pelos órgãos competentes do nível local para execução da obra (prefeituras, concessionárias etc). O administrador/proprietário deve manter arquivadas em conjunto com o projeto aprovado pela vigilância sanitária, as ART referentes aos projetos complementares de estruturas e instalações.

A aplicação da RDC n. 50 deverá se dar de forma total para edificações novas, sejam estabelecimentos completos ou partes a serem ampliadas.

Para obras de reforma e adequações, a RDC n. 50 abre a exceção de que, quando forem esgotadas todas as possibilidades de atendimentos integral da resolução, a orientação é privilegiar os fluxos de trabalho/material/paciente (quando houver), elaborando-se uma documentação complementar, a ser analisada em conjunto com o projeto básico de arquitetura, onde conste:

1. Planta baixa com leiaute dos equipamentos não portáteis (quando houver) e mobiliário principal, com as devidas dimensões consignadas ou representadas em escala;
2. Declaração do projetista e do responsável pelo EAS de que o projeto proposto atende parcialmente as normas vigentes para o desenvolvimento das atividades assistenciais e de apoio previstas, relacionando as ressalvas que não serão atendidas e o modo como estão sendo supridas no projeto em análise.

Na Figura 5 pode-se ver uma planta baixa com leiaute de equipamentos e mobiliário principal.

Quando se tratar da adoção de uma nova tecnologia não abordada pela legislação sanitária, deve-se proceder conforme exceção descrita anteriormente.

O administrador/proprietário do estabelecimento de saúde deve manter os projetos aprovados e as ART referentes a projetos executivos disponíveis para consulta, por ocasião das fiscalizações ou inspeções.

Toda vez que houver mudanças de fluxos ou alterações de leiaute substanciais ou incorporação de nova atividade, o administrador/proprietário deverá encaminhar, às vigilâncias sanitárias estaduais ou municipais, os projetos físicos referentes às modificações na estrutura física.

Para que o planejamento físico dos estabelecimentos de saúde, em especial os hospitais, se dê com a maior segurança possível para o paciente e possam orientar e regular as decisões a serem tomadas nas diversas etapas de desenvolvimento de projeto, são adotados critérios para os projetos, que são, conforme a RDC n. 50/2002 (Anvisa):

- circulações externas e internas;
- condições ambientais de conforto;
- condições ambientais de controle de infecção hospitalar;
- instalações prediais ordinárias e especiais; e
- condições de segurança contra incêndio.

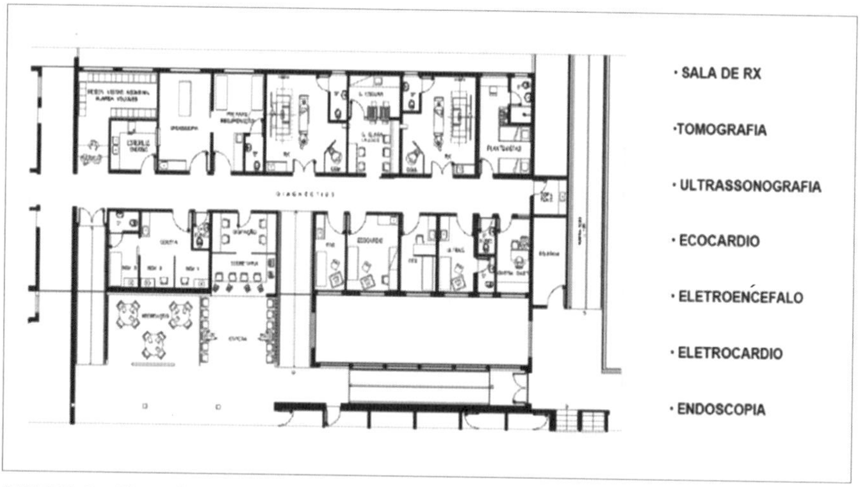

FIGURA 5 Planta baixa com leiaute de um centro de diagnósticos.
Fonte: Arquiteto Adhemar Dizioli Fernandes.

Passamos a descrever cada critério, mas enfatizando que o detalhamento dos critérios poderá ser consultado diretamente na RDC n. 50/2002 (Anvisa), por serem muito extensos.

CIRCULAÇÕES EXTERNAS E INTERNAS

As circulações externas e internas do EAS são seus acessos, estacionamentos e circulações horizontais e verticais e devem obedecer à norma NBR 9050 da ABNT, de acessibilidade de pessoas portadoras de deficiências a edificações, espaço, mobiliário e equipamentos urbanos.

Para a circulação de pessoas e materiais, deve-se restringir o número máximo de acessos, para maior controle da circulação de pessoas, evitando tráfego em áreas restritas e para maior segurança com relação aos materiais. Porém, é importante que se garantam acessos diferenciados para pacientes, suprimentos, transporte de cadáveres e resíduos. Na Figura 6 podem-se verificar a restrição e a individualização de acessos.

Os círculos vermelhos representam, respectivamente, do alto para a direita: acesso ao recolhimento de resíduos de serviços de saúde, acesso de funcionários e pacientes, acesso de suprimentos, acesso ao velório. Em um grande hospital, foram pensados quatro acessos, e independentes, para não haver o cruzamento de fluxos importantes.

Os estacionamentos devem prever locais para as viaturas de serviços e passageiros, obedecendo aos códigos de obra municipais, ficando estabelecido

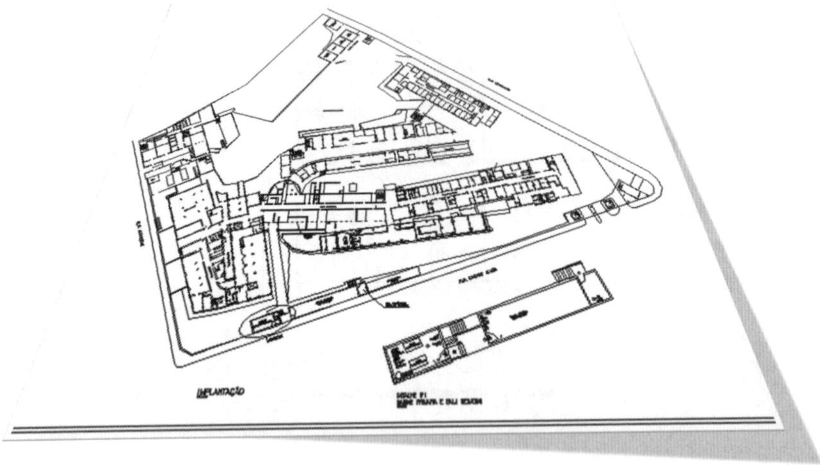

FIGURA 6 Planta baixa de implantação.
Fonte: Arquiteta Solange de S. A. Pinelli.

pela RDC n. 50/2002 (Anvisa) para os Estabelecimentos Assistenciais de Saúde (EAS) com internação, localizados em cidades nas quais o Código de Obras é omisso, uma área mínima de 12,00 m^2 ou uma vaga para veículo a cada quatro leitos. As calçadas e meios-fios (guias) devem ser rebaixados de modo a permitir o tráfego de cadeira de rodas ou macas.

Ainda conforme a resolução, para estacionamentos com até 100 vagas, devem existir duas vagas reservadas a deficientes ambulatórios, acima de 100 vagas, 1% das vagas devem ser destinadas a esses deficientes, conforme NBR 9050 da ABNT.

Existindo helipontos, deverão atender às normas do Ministério da Aeronáutica/Departamento de Aviação Civil – DAC, Instrução de Aviação Civil IAC-3134-135-1096 e Portaria n. 18/GM5, de 14 de fevereiro de 1974 (DOU 01/03/74).

As circulações horizontais devem seguir as orientações da RDC n. 50/2002 (Anvisa) quanto a:

- Corredores – corrimãos, bate-macas, largura mínima de corredores, áreas de circulação.
- Portas – dimensões, modo de abertura, tipos de abertura, visores e fechaduras.

As circulações verticais devem atender aos critérios, conforme a resolução, dependendo do número de pavimentos, como a instalação de elevadores de passageiros, de transportes de pacientes em macas, equipamentos portáteis ou plataformas mecânicas ou execuções de rampas.

Para o caso de escadas, a RDC n. 50/2002 (Anvisa) estabelece critérios para a construção, enfatizando a obediência ao código de obras da localidade e outras exigências legais supervenientes, mas estabelecendo especificações adicionais, tais como: larguras mínimas, corrimãos, distâncias entre escadas e porta do quarto ou enfermaria mais distante, revestimento dos degraus, altura máxima e profundidades mínimas destes.

As rampas para pacientes só podem ser utilizadas quando vencerem no máximo dois pavimentos, quando for o único meio de circulação vertical, quando complementada por elevadores para pacientes. Outras exigências e especificações, tais como larguras mínimas, patamares, tipo de piso, corrimãos, guarda-corpos, estão contidas na RDC n. 50/2002 (Anvisa).

Com relação aos elevadores, além da RDC n. 50/2002 (Anvisa), adotam-se também as normas da ABNT NBR 14.712 - Elevadores elétricos - Elevadores de carga, monta-cargas e elevadores de maca - Requisitos de segurança para projeto, fabricação e instalação e NBR NM 207 - Elevadores elétricos de passageiros – Requisitos de segurança construção e instalação e aos dispositivos legais do Ministério do Trabalho, bem como às seguintes especificações adicionais.

No caso de elevadores, ao menos um dos elevadores para passageiros do EAS deve obedecer aos dispostos na norma da ABNT NBR 13.994 - Elevadores para transporte de pessoas portadoras de deficiência.

Os tubos de queda só são permitidos para uso exclusivo de roupa suja, sendo proibida a utilização de tubulões ou tubos pneumáticos para o transporte de resíduos de serviços de saúde (RSS), devendo ser dotados de dispositivos que permitam sua total desinfecção.

Outras exigências e especificações com relação à capacidade dos elevadores, tempo de transportes, dimensões internas mínimas de cabine dos elevadores, volume de tráfego total, instalação de *no-breaks* para garantir energia dentro da cabine quando em falta de energia, comandos dos elevadores nos pavimentos etc., podem ser encontradas na RDC n. 50/2002 (Anvisa).

A instalação de monta-cargas deve obedecer à norma NBR 7192 da ABNT, bem como às especificações quanto às portas dos monta-cargas que devem abrir para recintos fechados e não diretamente para corredores, bem como dotar o monta-cargas com porta corta-fogo, automática, do tipo leve, em cada andar.

CONDIÇÕES AMBIENTAIS DE CONFORTO

Em função das atividades desenvolvidas nos EAS, das características dos equipamentos, bem como da população que o frequenta, os sistemas de controle das condições de conforto higrotérmico e de qualidade do ar são diferentes.

Na tabela de ambientes da RDC n. 50/2002 (Anvisa) podem ser encontrados os tipos de sistemas de controle de conforto higrotérmico (temperatura e umidade) e de qualidade de ar que deverão ser implantados para cada ambiente do EAS, na coluna Instalações.

São normas de controle acústico que devem ser observadas: ABNT: NBR 10.152 – níveis de ruído para conforto acústico e NBR 12.179 – Tratamento acústico em recintos fechados. Dependendo do tipo de atividade, dos equipamentos instalados nos ambientes e da população que os frequenta, devem-se adequar os sistemas de controle de suas condições de conforto acústico. Para ambientes que necessitam de melhoria nos níveis de ruído, devem-se criar barreiras ou isolamento sonoro especial, por exemplo, área de apoio ao diagnóstico e terapia, Métodos Gráficos: cabine de audiometria, as atividades e equipamentos geram altos níveis de ruído e o paciente necessita do menor ruído possível, logo, essas unidades necessitam de barreiras acústicas que garantam a não interferência desses ruídos em outros ambientes.

Outros ambientes geradores de ruído são: sala para grupo gerador; casa de bombas; área para ar comprimido; salas para equipamentos de ar-condicionado. Esses locais necessitam de isolamento acústico para evitar a propagação do ruído.

O conforto luminoso deve ser privilegiado em EAS. Deve-se procurar ao máximo a utilização de fontes naturais de iluminação.

A norma a ser seguida para o conforto luminoso, complementando a resolução da Anvisa, é a NBR 5413 – Iluminância de interiores. Existem ambientes em EAS que demandam controle das condições ambientais luminosas. Na RDC n. 50/2002 (Anvisa) podem ser vistas todas as áreas. Como exemplo, podem-se citar as que necessitam de iluminação artificial especial nos campos de trabalho: ambientes onde os pacientes são manipulados, como consultórios, salas de exames e terapias, salas de comando, salas de cirurgias e partos, quartos e enfermarias e salas de observação.

Também existem ambientes que demandam obscuridade, tais como consultórios de oftalmologia, salas de exames de diagnóstico etc.

CONDIÇÕES AMBIENTAIS DE CONTROLE DE INFECÇÃO

Deve-se obedecer a Portaria do Ministério da Saúde GM n. 2616, de 12 de maio de 1998 (DOU 13/05/98), Anexo II, que trata da prevenção e controle de infecção de origem interna ao EAS.

As condições ambientais interferem no controle de infecção nos EAS de duas formas, a primeira pelos procedimentos nos EAS, em relação a pessoas, utensílios, roupas e resíduos; e a segunda pelo componente arquitetônico, com relação aos elementos construtivos, tais como: características de circulação, sistemas de transporte de materiais, equipamentos e resíduos sólidos, pelos sistemas de circulação de ar, pelas facilidades ou dificuldades de limpeza de superfícies e materiais.

Com relação aos procedimentos, segundo a RDC n. 50/2002 (Anvisa), as precauções padrão constituem-se de barreiras e ênfase nos cuidados com certos procedimentos, visando a evitar que a equipe de assistência tenha contato direto ou indireto com os diversos líquidos corporais, agulhas, instrumentos e equipamentos contaminados.

Como elementos arquitetônicos para a prevenção das infecções nos serviços de saúde temos as barreiras, proteções, meios e recursos físicos, funcionais e operacionais, relacionados a pessoas, ambientes, circulações, práticas, equipamentos, instalações, materiais, RSS e fluidos. Porém, a RDC n. 50/2002 (Anvisa) enfatiza que o controle da infecção hospitalar depende fortemente de condutas, e as soluções arquitetônicas contribuem parcialmente no combate à moléstia.

Nos casos não previstos na RDC n. 50/2002 (Anvisa), deve-se adotar complementarmente a norma NBR 13.700 – Áreas limpas – Classificação e controle de contaminação.

Como elementos arquitetônicos, a resolução elenca:

- A localização dos EAS, afirmando ser proibida a localização de EAS em zonas próximas a depósitos de lixo, indústrias ruidosas e/ou poluentes.
- O zoneamento das unidades e ambientes funcionais, segundo sua sensibilidade a risco de transmissão de infecção que são:
  - áreas críticas – ambientes onde existe risco aumentado de transmissão de infecção, em que se realizam procedimentos de risco, ou onde se encontram pacientes imunodeprimidos;
  - áreas semicríticas – todos os ambientes ocupados por pacientes com doenças infecciosas de baixa transmissibilidade e doenças não infecciosas;
  - áreas não críticas – os demais ambientes dos EAS não ocupados por pacientes, onde não se realizam procedimentos de risco.

- As circulações de elementos limpos e sujos, afirmando que tratar os elementos contaminados na fonte é a melhor prevenção, se o material for transportado acondicionado dentro das técnicas adequadas, pode ser realizado por meio de qualquer ambiente e cruzar com pacientes ou material esterilizado sem risco. A resolução reforça que: "as circulações duplas em nada contribuem para melhorar sua técnica asséptica, podendo prejudicá-

-la pela introdução de mais um acesso, e da multiplicação de áreas a serem higienizadas", mesmo em locais destinados a procedimentos cirúrgicos.

- As barreiras físicas que são estruturas que, associadas a condutas técnicas, minimizam a entrada de microrganismos externos. São necessárias em áreas críticas. Correspondem a alguns compartimentos do EAS, em especial aos quartos privativos e aos vestiários.
- Os vestiários/banheiros/sanitários de barreira destinados à realização de procedimentos assépticos que devem existir em: centro cirúrgico, centro obstétrico, lactário/nutrição enteral, hemodinâmica, CME, diluição de quimioterápicos e preparo de nutrição parenteral, e sua composição pode ser encontrada na resolução em questão.
- Os sanitários nos compartimentos destinados ao preparo e cocção de alimentos, que não podem ser compartilhados pelo pessoal que manuseia alimentos.
- O banheiro na sala de recepção, classificação, pesagem e lavagem de roupas sujas, que deve servir de barreira ao acesso da sala de recepção e possuir saída e entrada distintas.
- O processamento de roupas (lavanderia), já que o fluxo da roupa nos estabelecimentos assistenciais de saúde pode ser agente de transmissão da infecção hospitalar, deve-se observar o exigido pela resolução.
- A colocação de lavatórios/pias/lavabos cirúrgicos, seguindo as orientações da resolução.
- A localização das salas de utilidades, afirmando que essas salas devem ser projetadas de tal forma que possam, sem afetar ou interferir com outras áreas ou circulações, receber material contaminado da unidade onde se encontram, receber o despejo de resíduos líquidos contaminados, além de abrigar roupa suja e, opcionalmente, resíduo sólido (caso não exista sala específica para esse fim), a serem encaminhados à lavanderia e ao abrigo de resíduos sólidos.
- Os acabamentos de paredes, pisos, tetos e bancadas. Os requisitos de limpeza e sanitização de pisos, paredes, tetos, pias e bancadas devem seguir as normas contidas no manual *Processamento de Artigos e Superfícies em Estabelecimentos de Saúde*, 2ª edição, Ministério da Saúde / Coordenação de Controle de Infecção Hospitalar. Brasília-DF, 1994, ou o que vier a substituí-lo. Os materiais adequados para o revestimento de paredes, pisos e tetos de ambientes de áreas críticas e semicríticas devem ser resistentes à lavagem e ao uso de desinfetantes, conforme preconizado no manual anteriormente citado. Os materiais de acabamento que tornem as superfícies monolíticas, com o menor número possível de ranhuras ou frestas devem

ser priorizados em áreas críticas e semicríticas. Outras exigências poderão ser observadas na resolução.

- Os rodapés – A execução da junção entre o rodapé e o piso deve ser de tal forma que permita a completa limpeza do canto formado. Afirma a resolução que rodapés com arredondamento acentuado, além de serem de difícil execução, são até mesmo impróprios para diversos tipos de materiais utilizados para acabamento de pisos, pois não permitem o arredondamento e em nada facilitam o processo de limpeza do local. Especial atenção deve ser dada à união do rodapé com a parede, de modo que os dois estejam alinhados, evitando-se o tradicional ressalto do rodapé que permite o acúmulo de pó e é de difícil limpeza.
- Os forros – Os tetos em áreas críticas (especialmente nas salas destinadas à realização de procedimentos cirúrgicos ou similares) devem ser contínuos, sendo proibido o uso de forros falsos removíveis, do tipo que interfira na assepsia dos ambientes. Nas demais pode-se utilizar forro removível, inclusive por razões ligadas à manutenção.
- Barreiras para entrada de animais sinantrópicos - Devem-se adotar elementos arquitetônicos para evitar a entrada de animais sinantrópicos nos ambientes do EAS, principalmente quando se tratar de regiões onde há incidência acentuada de mosquitos, por exemplo.
- Cuidados com as tubulações de instalações prediais – Nas áreas críticas e semicríticas todas as tubulações devem ser embutidas ou protegidas, de tal forma que permita a perfeita higienização da superfície que as recobre sem colocar em risco a integridade da tubulação.

INSTALAÇÕES PREDIAIS ORDINÁRIAS E ESPECIAIS

As instalações hidrossanitárias devem seguir a resolução da Anvisa e, complementarmente, as seguintes normas: ABNT, NBR 5626 – Instalação Predial de Água Fria e Portaria n. 82, de 3 de fevereiro de 2000, do Ministério da Saúde, publicada no DOU de 08/02/2000, sobre funcionamento dos serviços de terapia renal substitutiva.

Nelas podem ser encontradas formas de se efetuar o cálculo do consumo necessário ao dimensionamento dos reservatórios de água.

Para a água quente, nos casos não descritos na resolução da Anvisa, adota-se como complementar a norma da ABNT NBR 7198 – Projeto e execução de instalações prediais de água quente.

Para os esgotos sanitários, como complementos à resolução da Anvisa são adotadas as seguintes normas: ABNT, NBR 8160 – Sistemas prediais de esgoto sanitário – projeto e execução; NBR 7229 – Projeto, construção e operação de sistemas de tanques sépticos; NBR 13.969 – Tanques sépticos – Unidades de tratamento complementar e disposição final dos efluentes líquidos – Projeto, construção e operação; CNEN NE – 6.05 – Gerência de rejeitos radioativos em instalações radioativas; CNEN NE – 3.05 – Requisitos de radiação e segurança para serviços de medicina nuclear.

O esgoto do EAS pode ser lançado na rede pública de coleta, se essa rede tiver tratamento de esgoto; caso não haja tratamento, ele deve ser tratado antes de ser lançado em rios, lagos etc.

Para instalações elétricas e eletrônicas, nos casos não descritos nessa resolução, adotam-se como complementares as seguintes normas: ABNT NBR 13.534 – Instalações de elétrica em estabelecimentos assistenciais de saúde – requisitos de segurança e ABNT NBR 5413 – Iluminância de interiores.

As instalações de emergência requerem atenção especial, considerando que existem diversos equipamentos eletroeletrônicos de sustentação à vida dos pacientes. Além da resolução da Anvisa, deve-se complementar com a norma NBR 5410 quanto à fuga de pessoas em situações de emergência e a NBR 13.534, que divide as instalações de emergência em três classes, de acordo com o tempo de restabelecimento da alimentação.

A Iluminação, conforme RDC n. 50/2002 (Anvisa), em quartos, enfermarias ou áreas coletivas de unidade de internação intensiva, possui quatro tipos: iluminação geral em posição que não incomode o paciente deitado, iluminação de cabeceira de leito na parede (arandela) para leitura, iluminação de exame no leito com lâmpada fluorescente, que também pode ser obtida por meio de aparelho ligado à tomada junto ao leito e iluminação de vigília na parede (a 50 cm do piso) a depender do ambiente, inclusive nos banheiros.

Em sala de cirurgia e sala de parto, além da iluminação geral de teto com lâmpada fluorescente, existe a iluminação direta com foco cirúrgico, e em consultórios e salas para exames clínicos é colocada iluminação que não altere a cor do paciente.

A quantidade de tomadas por ambiente é descrita na resolução, é importante ressaltar as tomadas para aparelho transportável de raios X, que devem estar distantes, no máximo, 15 metros de cada leito; no caso das enfermarias e no caso de sala de cirurgia e sala de parto, deve haver uma tomada por aparelho transportável de raios X.

A sinalização de enfermagem deve se dar em cada leito e porta dos ambientes voltados para a circulação.

Todas as instalações elétricas de um EAS devem possuir um sistema de aterramento. Devem atender às normas da ABNT NBR 13.534 e NBR 5410 e

NBR 5419, no que diz respeito ao sistema de aterramento. Nenhuma tubulação destinada às instalações pode ser usada para fins de aterramento.

Os pisos condutivos são compostos por uma malha de cobre e piso vinílico. A malha de cobre é aterrada para dissipar a eletricidade e evitar danos a equipamentos eletrônicos usados em cirurgias e tratamentos. A utilização de piso condutivo fica estabelecida pela RDC n. 50/2002 (Anvisa) somente quando houver uso de misturas anestésicas inflamáveis com oxigênio ou óxido nitroso, bem como quando houver agentes de desinfecção. No caso da utilização de piso não condutivo no mesmo ambiente de piso condutivo, deve-se fazer uma marcação de distinção para ambos os pisos.

Para instalações de gases, além dessa resolução, adotam-se como complementares as seguintes normas: NBR 12.188 – Sistemas centralizados de oxigênio, ar comprimido, óxido nitroso e vácuo para uso medicinal em estabelecimento de saúde; NBR 13.932 – Instalações internas de gás liquefeito de petróleo (GLP) – Projeto e execução; NBR 13.933 – Instalações internas de gás natural (GN) – Projeto e execução; NBR 14.570 – Instalações internas para uso alternativo dos gases GN e GLP – Projeto e execução; NBR 14.024 – Centrais prediais e industriais de gás liquefeito de petróleo (GLP) – Sistema de abastecimento a granel; NBR 13.523 – Central predial de gás liquefeito de petróleo; e NBR 13.587 – Estabelecimento assistencial de saúde – Concentrador de oxigênio para uso em sistema centralizado de oxigênio medicinal.

Para instalações de caldeiras, além da resolução, elas devem atender à NR – 13 do Ministério do Trabalho, publicada no DOU de 26/04/96. As unidades funcionais que possuem equipamentos que demandam vapor são: cozinha, lactário, nutrição enteral, central de material esterilizado e lavanderia.

As instalações de gás combustível podem ser em recipientes (botijão ou cilindro) ou encanado (de rua), depende de onde se localizam os EAS. Em cidades de grande porte, o fornecimento é realizado por concessionárias.

Para o uso medicinal em EAS, os gases mais comumente empregados são o oxigênio, o ar comprimido e o óxido nitroso. São três os sistemas de abastecimento:

- cilindros transportáveis;
- centrais de reservação: com centrais de cilindros e tanques;
- usinas concentradoras de oxigênio.

O primeiro é utilizado em cilindros transportáveis até os pontos de utilização (enfermarias, pronto-socorro etc.), no caso de emergências e uso eventual. O segundo e terceiro sistemas são centralizados, em que o gás é conduzido por tubulação da central até os pontos de utilização. Devem ser instalados de forma que permitam fácil acesso dos equipamentos móveis, de suprimento e de pessoas autorizadas.

Para as instalações de climatização, além da resolução da Anvisa, devem ser obedecidas as normas complementares: ABNT/NBR 6401 – Instalações centrais de ar-condicionado para conforto – Parâmetros básicos de projeto, ABNT/NBR 7256 – Tratamento de ar em unidades médico-assistenciais, Portaria do Ministério da Saúde/GM n. 3.523, de 28 de agosto de 1998 (DOU de 31/08/98), Recomendação Normativa n. 004-1995 da SBCC – Classificação de filtros de ar para utilização em ambientes climatizados e ABNT/NBR 14.518 – Sistemas de ventilação para cozinhas profissionais.

Os setores como salas administrativas, quartos de internação etc. devem atender à Norma ABNT NBR 6401, aqueles destinados à assepsia e conforto (salas cirúrgicas, berçários, UTI etc. devem atender à NBR 7256, observando-se sistemas de filtragens, trocas de ar etc. Os ambientes compartimentados para evitar contatos de pacientes com doenças infecciosas também devem sofrer a setorização do sistema de ar-condicionado, para que o ar contaminado não circule para a área não contaminada.

As tomadas de ar não podem estar próximas de locais que emanam agentes infecciosos ou gases nocivos. A distância mínima desses locais deverá ser de 8 metros.

No caso de outros componentes como exaustão e ventilação, suas exigências poderão ser observadas também na resolução.

CONDIÇÕES DE SEGURANÇA CONTRA INCÊNDIO

É importante que o EAS assegure que o acesso dos veículos de extinção de incêndio fique livre de congestionamento e permitindo alcançar ao menos duas fachadas opostas.

De acordo com a RDC n. 50/2002 (Anvisa), os setores devem permitir a transferência das pessoas entre setores de incêndio no mesmo pavimento e entre diferentes pavimentos. Os setores de incêndio devem ser dotados de portas resistentes ao fogo com fechamento permanente, e as portas de proteção em zonas de alta circulação devem possuir dispositivos de retenção próprios que possam ser desligados automática ou manualmente em caso de incêndio.

Ao menos um elevador de emergência deve estar adaptado para as manobras do Corpo de Bombeiros.

A sinalização de segurança, dependendo do porte do EAS, pode ser feita nas paredes e pisos, porque a fumaça pode encobrir a sinalização mais alta. Sinais acústicos podem ser utilizados para atender aos pacientes com faculdades sensoriais diminuídas. Deve haver sinalização em todas as saídas de pavimento e setores de incêndio. Sinais indicativos de direção desde os pontos de origem de evacuação até os pontos de saída deverão constar nas circulações. Toda porta que não seja saída deve ser sinalizada com o rótulo "SEM SAÍDA".

Em complemento à resolução da Anvisa devem ser obedecidas as normas: NBR 9441 – Execução de sistemas de detecção e alarme de incêndio, NBR 8674 – Execução de sistemas fixos automáticos de proteção contra incêndio com água nebulizada para transformadores e reatores de potência, NBR 9441 – Execução de sistemas de detecção e alarme de incêndio - procedimento, NBR 14432 – Exigências de resistência ao fogo de elementos construtivos de edificações, NBR 5628 – Componentes construtivos estruturais. Determinação da resistência ao fogo, NBR 6125 – Chuveiros automáticos para extinção de incêndio, NBR 9077 – Saídas de emergência em edifícios, NBR 11785 – Barra antipânico - especificação, NBR 11742 – Porta corta-fogo para saídas de emergência, NBR 11711 – Portas e vedadores corta-fogo com núcleo de madeira para isolamento de riscos em ambientes comerciais e industriais, NBR 13714 – Sistemas de hidrantes e de mangotinhos para combate a incêndios, NB 98 – Armazenamento e manuseio de líquidos inflamáveis e combustíveis, NBR 10897 – Proteção contra incêndio por chuveiro automático, NBR 12693 – Sistemas de proteção por extintores de incêndio, NBR 13434 – Sinalização de segurança contra incêndio e pânico - Formas, dimensões e cores, NBR 13435 – Sinalização de segurança contra incêndio e pânico, NBR 13437 – Símbolos gráficos para sinalização contra incêndio e pânico, e NBR 11836 – Detectores automáticos de fumaça para proteção contra incêndio, bem como atualizações e demais normas publicadas posteriormente à RDC n. 50 de 2002.

CONSIDERAÇÕES FINAIS

Após a exposição do planejamento físico dos estabelecimentos de saúde, em especial dos hospitais, pode-se considerar que é complexo o planejamento, pois existem muitos detalhes a serem considerados em projetos e em edificações e instalações a serem executados, porém, o gestor/administrador hospitalar não tem que saber de tudo, é importante que ele tenha uma noção de que tudo isso existe, para que possa dialogar com os especialistas da área e, dessa forma, juntos, possam pensar e construir o melhor espaço para o atendimento ao paciente com qualidade, segurança e viabilidade econômica.

REFERÊNCIAS

1. BRASIL. Ministério da Saúde. RDC n. 50, de 21 de fevereiro de 2002. Dispõe sobre o Regulamento Técnico para planejamento, programação, elaboração e avaliação de projetos físicos de estabelecimentos assistenciais de saúde. Diário Oficial da República Federativa do Brasil. Brasília, 20 de março de 2002.
2. MALAGÓN-LONDOÑO, G.; MORERA, R. G.; LAVERDE, G. P. Administração hospitalar. In: Administração hospitalar, 2010.

4

SERVIÇO DE MANUTENÇÃO HOSPITALAR

Fernanda Julio Barbosa Campos

INTRODUÇÃO

A manutenção hospitalar, ao contrário do que muitos pensam, é atividade fundamental para o funcionamento de um hospital e, consequentemente, para o atendimento ao paciente, já que em decorrência de problemas nas edificações e em suas instalações o atendimento ao paciente pode ser interrompido ou ser feito sem segurança ou qualidade.

Executar uma boa manutenção aumenta a produtividade do hospital, reduz os custos da infraestrutura, gera maior qualidade e segurança no atendimento ao paciente, reduz a perda e os desperdícios de tempo e de materiais.

DEFINIÇÃO DE MANUTENÇÃO

É um conjunto de cuidados técnicos que permitem o funcionamento das edificações e suas instalações, garantindo a disponibilidade de funcionamento das instalações e assegurando o atendimento ao paciente sem interrupções, gerando mais confiança, segurança, qualidade e custos adequados.

Como manutenção entende-se adequação, conservação, substituição, restauração e prevenção.

Segundo a NBR 5462, a manutenção é uma combinação de todas as ações técnicas e administrativas, incluindo as de supervisão, destinadas a manter ou colocar um item em um estado no qual possa desempenhar uma função requerida.

Quando se diz "ações administrativas" é porque as ações englobam todo o gerenciamento da manutenção, ou seja, o controle dos serviços, os pedidos de serviços, a compra de materiais e equipamentos, o controle de estoque e logística e outros pertinentes.

MANUTENÇÃO NO CONTEXTO HOSPITALAR

No contexto hospitalar, a manutenção exige cuidados especiais, por se tratar de serviços em ambientes que podem estar contaminados e onde não deve haver descontinuidade dos serviços para não prejudicar o atendimento ao paciente. Existem diversos riscos no trabalho em manutenção em ambientes hospitalares; podemos citar alguns como:

- **Riscos físicos**
  São riscos físicos as diversas formas de energia, tais como ruído, pressão, umidade, calor, frio, vibração, radiações ionizantes e não ionizantes etc., a que possam estar expostos os funcionários.
- **Riscos químicos**
  São riscos químicos aqueles cujas substâncias, compostos ou produtos possam prejudicar o organismo pela via respiratória, pela pele ou por ingestão. Como exemplo, podem ser líquidos (gasolina, benzeno, ácidos etc.), podem ser gasosos (nitrogênio, propano, dióxido de carbono etc.), ou podem ser sólidos (poeira, fibras chumbo etc.).
- **Riscos biológicos**
  São considerados riscos biológicos os ambientes ou contatos com bactérias, fungos, parasitas etc.
- **Riscos ergonômicos**
  São considerados riscos ergonômicos fatores que possam causar desconforto e afetar a saúde do funcionário, tais como: esforço físico, postura inadequada, repetitividade, situação de estresse, monotonia, levantamento de peso etc.
- **Riscos de acidentes**
  São considerados riscos de acidentes situações e fatores que afetem sua integridade, seu bem-estar psíquico e físico (probabilidade de incêndio, armazenamento inadequado etc.).

Por outro lado, os serviços de manutenção também geram riscos, por fazerem uso de agentes químicos em suas atividades. São exemplos de agentes químicos utilizados: sabões e detergentes, ácidos para limpeza de aparelhos e equipamentos, solventes utilizados em pinturas, tintas e vernizes, óleos utilizados em máquinas e ferramentas, resinas e plásticos etc.

O gestor deverá verificar a forma correta de descarte desses produtos e a forma correta de manipulá-los, bem como deve solicitar ao Setor de Medicina e Segurança do Trabalho que fique atento quanto às orientações de medidas de proteção, caso a caso, visando à proteção dos funcionários, tais como: proteção das vias respiratórias, da pele, dos olhos etc.

MANUTENÇÃO NO CONTROLE DE INFECÇÃO HOSPITALAR

A manutenção no ambiente hospitalar tem que entrar em todas as áreas da edificação e lidar com todas as instalações do hospital, com esgotos de pacientes, com pias utilizadas por doentes, com vasos sanitários, com pontos de gases medicinais etc. São várias as possibilidades de o funcionário da manutenção se contaminar e levar contaminação aos pacientes internados ou que circulam no hospital.

As contaminações podem acontecer de várias formas, mas o contato das mãos com a boca, o contato das mãos com os olhos, cortes e feridas devem ser evitados, por serem fatores de maior possibilidade de contaminação.

Por isso é importante que o Serviço de Controle de Infecção Hospitalar oriente e treine os funcionários de manutenção, auxiliando-os a criarem procedimentos de trabalho, tais como:

- lavar as mãos antes e após saírem de áreas contaminadas;
- usar EPI (equipamentos de proteção individual): luvas, uniformes, óculos de proteção, calçados de proteção etc.);
- usar máscaras de proteção.

É muito importante a presença contínua das lideranças nos serviços, a fim de fiscalizarem e orientarem os funcionários, bem como efetuar o controle vacinal, conforme NR 32, para tétano, difteria, hepatite B e, agora, a Covid-19.

As contaminações podem derivar também de acidentes no trabalho, por isto deve haver vigilância e conscientização quanto aos riscos, por exemplo, com relação a acidentes com materiais perfurocortantes. É muito comum, em ambiente hospitalar, uma seringa com agulha ser descartada em locais equivocados, por exemplo, ser colocada e esquecida na janela do quarto, e quando o funcionário da manutenção for executar a manutenção na janela acabar se machucando e se contaminando.

O Serviço de Controle de Infecção Hospitalar deverá avaliar os manuais e protocolos dos serviços de manutenção, efetuar avaliação dos produtos utilizados pela manutenção, realizar treinamentos de capacitação sobre as boas práticas de controle de infecção, riscos e prevenção, vigilância de acidentes, técnicas de utilização de EPI, precauções de isolamento, conhecimento sobre o plano de gerenciamento de resíduos (PGRSS), bem como o acompanhamento do cumprimento das legislações pertinentes.

A capacitação dos funcionários de manutenção deve se dar de forma contínua e periódica e deverá ser de comprovação obrigatória, registrando-se data, horário, conteúdo ministrado, carga horária, nome e formação do instrutor e nome e capacitação dos funcionários treinados.

PARA QUE GERENCIAR A MANUTENÇÃO

É importante gerenciar um serviço em um ambiente em que se lida com o risco de morte de pacientes, há uma responsabilidade grande do gestor, sabendo que falhas técnicas podem provocar acidentes. Uma instalação elétrica malfeita, por exemplo, pode causar um incêndio em uma enfermaria onde se tem pacientes acamados com dificuldade de deambular.

Para bem gerenciar, o gestor deve ter conhecimentos mínimos de normas e legislações, tais como as dos Ministérios da Saúde e do Trabalho, da Vigilância Sanitária, da ABNT, NR 10, NR 13, NBR 6.492, RDC n. 50, Lei de Licitações (n. 8.666/93) e suas atualizações, para que se executem as exigências e obrigações mínimas necessárias.

O controle da gestão de contratos é essencial para um bom gerenciamento, bem como conhecer empresas e profissionais habilitados e qualificados do mercado para terceirizações e contratação de serviços. Um exemplo simples de controle de gestão de contratos, que pode ser feito, por exemplo, em planilha de Excel, está demonstrado na Tabela 1. Existem vários *softwares* no mercado, mais sofisticados, que podem efetuar esse controle também.

TABELA 1 Controle de gestão de contratos

Contratada	Objeto	Contrato	Dia do início	Dia do término	Periodicidade de visitas	Telefone	Contato

Fonte: Elaborada pela autora.

Como fazer?

Para que uma gestão seja eficaz, o gerenciamento deve ser planejado e programado. A falta de um plano de manutenção, que englobe planejamento e programação, pode causar sérios prejuízos em um ambiente hospitalar, já que ao ocorrerem falhas inesperadas nas instalações pode-se, por exemplo, ter que parar uma cirurgia, ou interromper um exame com contraste e ter que recomeçá-lo novamente etc.

O planejamento passa por conhecer os trabalhos que serão executados pela manutenção, os funcionários, materiais, ferramentas e equipamentos disponíveis, assim como os recursos financeiros.

A programação define o pessoal, local, dia e tempo para se executar os serviços.

Um bom plano de manutenção, programado e planejado, deve responder as seguintes perguntas:

- Como se deve fazer?
- O que se vai fazer?
- Em quanto tempo se deve fazer?
- Quem deve fazer?
- Quando se deve fazer?
- Quanto custa o que se deve fazer?

Uma boa gestão deve ser efetuada bem próxima aos funcionários, verificando processos e visitando os locais onde estão sendo efetuados os serviços, tal como o famoso "chão de fábrica", em que o gerente, para comandar, vai até as máquinas onde está acontecendo a produção, troca ideias com os funcionários, entendendo suas dificuldades e construindo soluções com quem trabalha no local.

Uma gestão eficaz de manutenção pode ser fonte de melhorias, pode reduzir custos, diminuir as perdas de peças e materiais e agilizar os serviços.

TIPOS DE MANUTENÇÃO

Podemos classificar os tipos de manutenção em *não planejadas* e *planejadas*.

As manutenções não planejadas são as que ocorrem sem que se espere. O problema acontece e tem que ser resolvido, como quando uma tubulação de água se rompe e a manutenção necessita atuar para resolver, por exemplo.

Já as manutenções planejadas apresentam uma constância de ocorrência, as ações conseguem acontecer com data marcada.

Como **manutenções não planejadas** temos os tipos:

- manutenção corretiva;
- manutenção vigilante.

Como **manutenções planejadas** temos os tipos:

- manutenção preventiva;
- manutenção preditiva.

Para entendermos melhor as manutenções, vamos estudá-las.

Manutenções não planejadas

Manutenção corretiva

É a manutenção que objetiva localizar e reparar defeitos em edificações e instalações que funcionam continuamente. Implica efetuar as manutenções quando a instalação está vazando ou rompida, ou com defeitos, ou não funcionante, ou quando a edificação necessita de intervenção urgente.

Segundo a NBR 5462, a manutenção corretiva é efetuada após a ocorrência de uma pane destinada a recolocar um item em condições de executar uma função requerida.

Manutenção vigilante

É um conjunto de procedimentos e ações efetuadas com uma equipe programada de plantão.

Normalmente, o gestor deixa de plantão técnicos especializados em hidráulica, elétrica, refrigeração e caldeira. Essa equipe vai trabalhar com as ocorrências não planejadas que acontecerem durante o plantão. Não deixa de ser uma manutenção corretiva, mas atendida por funcionários vigilantes, de plantão.

Manutenções planejadas

Manutenção preventiva

É um conjunto de procedimentos e ações antecipadas que visam a manter as edificações e suas instalações em funcionamento.

Conforme a NBR 5462, é a manutenção efetuada em intervalos predeterminados ou de acordo com critérios prescritos, destinada a reduzir a probabilidade de falha ou a degradação de um funcionamento de um item.

Manutenção preditiva

Segundo a NBR 5462, é a manutenção que permite garantir uma qualidade de serviço desejada, com base na aplicação sistemática de técnicas de análise, utilizando-se de meios de supervisão centralizados ou de amostragem para reduzir ao mínimo a manutenção preventiva e diminuir a manutenção corretiva.

São ações preventivas baseadas no conhecimento das condições de cada um dos componentes da edificação e das instalações.

Acompanha-se o desgaste de peças vitais da edificação, avaliam-se os projetos executivos e, com base neles, se estuda a necessidade de substituição de instalações/peças em determinado período de tempo.

COMO MONTAR UMA EQUIPE DE MANUTENÇÃO

A equipe de manutenção a ser montada poderá ser uma equipe própria ou contratada.

Há que se considerar:

- a criticidade dos serviços, ou seja, se são serviços simples e comuns, ou se exigem mão de obra especializada;
- o atendimento direto ao cliente, ou seja, se terão que lidar diretamente com o paciente, ou somente executar serviços em que não tenham contato com este;
- pessoal técnico habilitado, se os funcionários têm curso técnico na especialidade em que vão trabalhar;
- se há representante local na região, no caso de ser equipe contratada, a fim de que, ao serem chamados para uma manutenção emergencial, possam atender de forma rápida;
- a relação custo x benefício, em que se analisa o custo de contratar equipe própria ou terceirizada e avaliam-se os custos de ambas;
- a disponibilidade de pessoal do local em que se trabalha, ou seja, se é serviço público ou privado, se já possui em seu quadro mão de obra suficiente, se há possibilidade de concurso para contratação (no caso de serviço público) ou se há possibilidade de contratação (no caso de serviço privado).
- o número de funcionários compatível com a realidade institucional: de acordo com o tipo de ambientes, número de leitos, tipo e quantidade de equipamentos e instalações.

Sejam serviços próprios ou terceirizados, há necessidade de padronização de técnicas para a execução de cada serviço. As técnicas devem ser discutidas e aprovadas pelos funcionários de manutenção antes de serem padronizadas e implementadas pelos funcionários, bem como devem ser avaliadas pelo Serviço de Controle de Infecção Hospitalar, que analisa o risco de contaminação e indica medidas corretas para evitar o risco. Por fim, o gerente deve garantir que os serviços estão sendo executados conforme o padrão acordado.

Essa padronização é importante, considerando-se a necessidade de todos os funcionários trabalharem com a mesma qualidade e para garantir que a rotatividade de funcionários, por motivo de desligamentos, demissões ou mudança de setores, não atrapalhe o resultado final dos serviços.

No caso de contratação de serviços, antes deve-se definir o que se quer e, após a contratação, deve-se criar um *checklist* (lista de ações) para verificação dos serviços executados.

É muito importante, no caso de contratação de empresas terceirizadas, buscar referências dos serviços da empresa no mercado, a fim de evitar problemas futuros, bem como saber em quanto tempo, após o chamado técnico, a empresa poderá comparecer para atender a chamadas de manutenção corretivas e de emergências.

COMO EFETUAR O CONTROLE DOS SERVIÇOS DE MANUTENÇÃO

O controle dos serviços de manutenção poderá ser efetuado por meio de indicadores de qualidade no serviço, que são instrumentos de avaliação e desempenho.

Como sugestão de indicadores de controle de serviços de manutenção, listamos:

- Índices de satisfação do cliente e suas principais queixas

É importante criar uma pesquisa de satisfação sobre os serviços de manutenção, para que seja respondida pelos clientes internos e externos. Seus resultados contribuirão para pontuar a necessidade de melhoria dos serviços e verificar quais são os pontos fortes dos serviços.

Um exemplo de **índice de satisfação** pode ser visto na Figura 1 a seguir.

Com base nesse gráfico, pode-se, por exemplo, verificar pelos dados que geraram o gráfico por que houve queda da satisfação em agosto e setembro, quais as ações que mantêm o índice em torno dos 90% para que sejam reproduzidas etc.

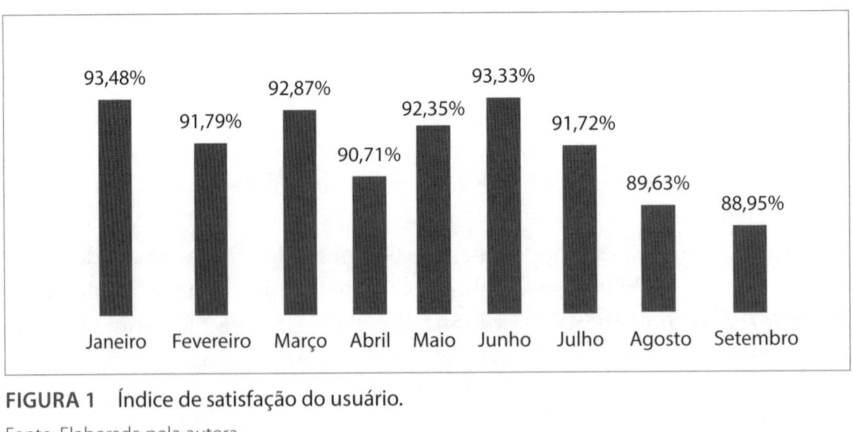

FIGURA 1 Índice de satisfação do usuário.

Fonte: Elaborada pela autora.

- Tempo médio de execução de cada serviço de manutenção
  Esse tempo de execução dos serviços permite monitorar a produtividade dos funcionários, bem como permite planejamento dos serviços, pois, sabendo a duração, pode-se, por exemplo, comunicar às áreas interessadas quanto tempo a área a sofrer intervenção terá que ficar interditada.

- Taxa de absenteísmo
  Permite compreender as faltas dos funcionários e adotar providências para diminuí-las. O absenteísmo pode estar sendo causado pela falta de segurança no trabalho, pela qualidade de vida que o funcionário tem, pelo clima no ambiente de trabalho etc.

- Taxa de acidentes do trabalho
  Permite mapear os problemas que estão causando acidentes, para que o gestor adote providências tais como: treinamentos, capacitações, campanhas de conscientização etc.

- Utilização de EPI
  Permite que se verifique se os funcionários estão se precavendo para evitar acidentes e afastamentos.

- Índice de capacitação e treinamento
  Permite avaliar, junto com a produtividade, se a capacitação e o treinamento estão sendo efetivos. Aliado a outros indicadores, permite saber, por exemplo, se com esse índice aumentando diminuiu-se o índice de acidentes no trabalho.

- Número de ordens de serviço solicitadas
  Permite verificar quais setores exigem maior número de serviços e verificar quais especialidades são mais demandadas, possibilitando, inclusive, direcionar as compras de peças de reposição. Permite dimensionar o número de funcionários por especialidade etc.

Na Figura 2, pode-se observar um exemplo de ordens de serviços recebidas por especialidade.

- Número de chamadas atendidas
  Permite medir a produtividade dos funcionários e analisar o porquê de as Ordens de Serviço (chamadas) não terem sido atendidas: se foi por falta de material, de pessoal, ou indisponibilidade do local, por estar com paciente inter-

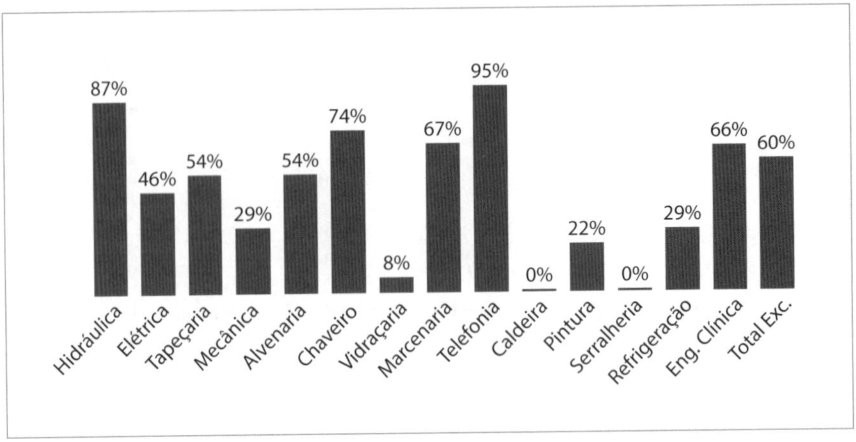

FIGURA 2 Ordens de serviço recebidas por especialidade.
Fonte: Elaborada pela autora.

nado, por exemplo. Dessa forma, podem-se implementar ações de melhorias dos serviços de manutenção.

A Figura 3 mostra um exemplo de comparativo entre ordens de serviço (chamadas) recebidas e executadas.

- Tempo máximo de espera para atendimento das chamadas
  Permite agilizar o atendimento às chamadas para os serviços de manutenção.

- Controle de peças em estoque
  Permite gerenciar as peças em estoque para os serviços de manutenção, verificando as de maior uso e qual a periodicidade para sua aquisição, evitando falta de peças de reposição e adiamento dos serviços.

- Custo dos serviços de manutenção
  Permite gerenciar os custos dos serviços de manutenção, analisando redução ou ampliação de serviços, viabilidade ou não de compra de equipamentos novos etc.

- Controle dos consumos de energia elétrica, água, gases naturais e gases medicinais
  Permite controlar gastos e consumos, efetuando análise de desperdícios ou vazamentos, ou utilização desnecessária.

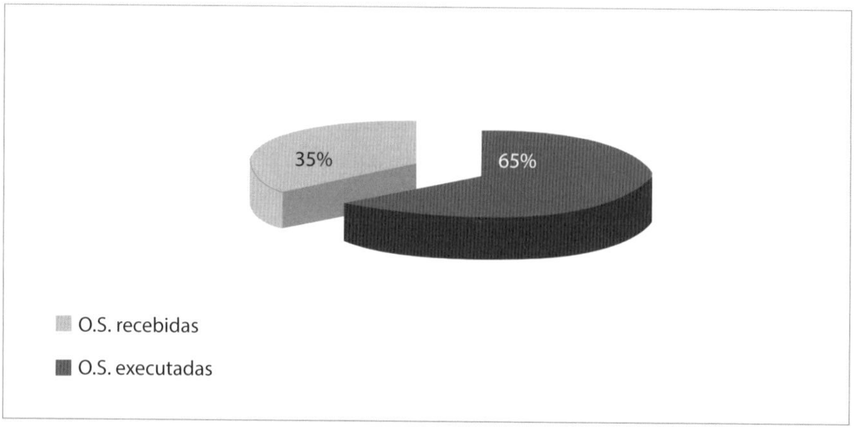

FIGURA 3 Ordens de serviço recebidas e executadas.
Fonte: Elaborada pela autora.

DETALHES QUE DIFERENCIAM OS SERVIÇOS DE MANUTENÇÃO

São detalhes que diferenciam os serviços de manutenção:

- Passagem de plantão

Permite que o funcionário que está saindo do trabalho passe para o que está entrando os problemas que ocorreram durante o período dele, para que fique ciente, atento e dê continuidade aos serviços.

- ***Checklist* após o processo de manutenção**

Consiste em elaborar uma lista com os principais serviços por especialidade, de forma que, ao término dos serviços, se faça a conferência do que foi realizado por essa lista e se constate o que falta fazer. Auxilia a padronização dos serviços de manutenção.

- Interface com a limpeza

Consiste em elaborar um fluxo, por exemplo, um impresso a ser preenchido após a limpeza, para que os funcionários da limpeza, ao terminar os serviços no local, auxiliem a verificar se há torneiras quebradas, lâmpadas queimadas, vasos sanitários sem tampa, falta de água etc. Dessa forma, os funcionários da limpeza preenchem o papel e encaminham para a manutenção, que poderá rapidamente liberar o local, após a realização dos serviços. No caso de enfermarias/quartos de internação, por exemplo, em que a limpeza terminal deve ser feita após a alta do paciente, esse tipo de comunicação estabelecida agiliza a liberação da enfermaria/quarto para a próxima internação.

- Disponibilizar um canal direto com o serviço de manutenção

Consiste em deixar o número de um ramal nos locais para fácil acesso dos pacientes e dos clientes internos, de modo que a manutenção seja acionada rapidamente quando se verifica a necessidade de serviços.

- Visitas periódicas do líder da manutenção

Consiste em fazer visitas periódicas onde os serviços estão sendo executados para verificar se os funcionários efetuaram os serviços a contento. Também podem ser feitas as visitas de forma preventiva, passando nos locais para verificar as necessidades de manutenção, antes que sejam acionados pelos clientes internos ou os pacientes.

- Equipamentos e materiais limpos e organizados com rotina de limpeza e desinfecção estabelecida

Consiste em criar uma rotina de limpeza e desinfecção de equipamentos, materiais e ferramentas. É importante, por exemplo, que antes de se efetuar o conserto de uma cama de paciente esta esteja desinfetada para evitar a contaminação do funcionário da manutenção. Também quando os funcionários terminam os serviços, efetuarem a limpeza dos materiais restantes ou retirados do local e das ferramentas, para que o próximo que irá utilizar não se contamine.

- Avaliação dos serviços

Consiste em dar um *feedback* aos funcionários da manutenção sobre como estes foram avaliados pelos clientes internos e pacientes, para que possam se motivar ou efetuar ações para melhoria dos serviços.

- Uniformes/discrição/gentileza

Esses itens fazem a diferença nos atendimentos aos clientes internos e pacientes. Transmite uma boa impressão portar uniformes limpos e bem cuidados, assim como discrição e gentileza. Por exemplo, quando o funcionário da manutenção tem que fazer um serviço em uma enfermaria ocupada por pacientes, se ele entra no quarto com uniforme sujo, não cumprimenta e fala muito alto, passa uma má impressão e o paciente se sente invadido. Já se o funcionário pede licença para entrar, fala baixo e porta um uniforme limpo, ele auxilia, inclusive, no bem-estar do paciente na instituição.

SISTEMAS DE INSTALAÇÕES E EQUIPAMENTOS QUE NECESSITAM DE MANUTENÇÕES ESSENCIAIS

Em um ambiente hospitalar existem sistemas de instalações e equipamentos que necessitam de manutenções essenciais, citamos alguns:

- Sistemas de climatização de ar
  Segundo a RDC n. 50/2002 (Anvisa):

> Os setores com condicionamento para fins de conforto, como salas administrativas, quartos de internação etc., devem ser atendidos pelos parâmetros básicos de projeto definidos na norma da **ABNT NBR 6401**.
>
> Os setores destinados a assepsia e conforto, tais como salas de cirurgias, UTI, berçário, nutrição parenteral etc., devem atender às exigências da **NBR 7256**.
>
> No atendimento dos recintos citados acima devem ser tomados os devidos cuidados, principalmente por envolver trabalhos e tratamentos destinados à análise e erradicação de doenças infecciosas, devendo portanto ser observados os sistemas de filtragens, trocas de ar etc. Toda a compartimentação do EAS estabelecida pelo estudo arquitetônico, visando atender à segurança do EAS e, principalmente, evitar contatos de pacientes com doenças infecciosas, deve ser respeitada quando da setorização do sistema de ar-condicionado.

Os sistemas de climatização com capacidade acima de 60.000 BTU devem possuir um PMOC (Plano de Manutenção, Operação e Controle). É um plano exigido pela Portaria n. 3.523/GM, de 28 de agosto de 1998, do Ministério da Saúde, e reforçado pela Resolução n. 9, de 16 de janeiro de 2003 - Anvisa, e pela Lei n. 13.589, de 4 de janeiro de 2018. Ele busca preservar a saúde das pessoas e garantir a qualidade dos ambientes.

Podem ser considerados equipamentos do sistema de climatização: aparelhos de ar-condicionado de janelas, aparelhos *split*, aparelhos de ar-condicionado central etc.

- Sistemas de geração de energia emergencial
  São sistemas que geram energia quando a energia principal falha ou é desligada. A NBR 13.534 divide as instalações de emergência em três classes, de acordo com o tempo de restabelecimento da alimentação. São elas:

  - Classe 0.5:

Trata-se de uma fonte capaz de assumir automaticamente o suprimento de energia em no **máximo 0,5 s e mantê-la por no mínimo 1 h**. Essa classe destina-se à alimentação de **luminárias cirúrgicas**.

– Classe 15:

Equipamentos eletromédicos utilizados em procedimentos cirúrgicos, sustentação de vida (p. ex. equipamentos de ventilação mecânica) e aqueles integrados ao suprimento de gases devem ter sua alimentação chaveada automaticamente para a fonte de emergência em no máximo **15 s**, quando a rede elétrica acusar queda superior a 10% do valor nominal **por um período superior a 3 s, devendo garantir o suprimento por 24 horas.**

– Classe > 15:

Equipamentos eletroeletrônicos não ligados diretamente a pacientes, por exemplo, equipamentos de lavanderia, esterilização de materiais e sistemas de descarte de resíduos, admitem um chaveamento automático ou manual para a fonte de emergência em um período superior a **15 s**, devendo garantir o suprimento por **no mínimo 24 h.**

- Sistema de recebimento e transformação de energia (cabine primária)

A energia elétrica dos hospitais de grande porte tem entrada pela edificação em alta tensão por meio de uma entrada na cabine primária da instituição. Nessa cabine, ela é transformada em baixa tensão para alimentar as instalações elétricas das unidades hospitalares. O equipamento que transforma a energia se chama transformador. Na Figura 4 pode-se ver uma cabine primária em seu interior, e na Figura 5 pode-se ver um exemplo de transformador.

A RDC n. 50/2002 (Anvisa) exige que: "*no caso de existir a necessidade de transformadores exclusivos para o EAS (Estabelecimento Assistencial de Saúde) esses devem ser, no mínimo, em número de 2 (dois), cada um com capacidade de, no mínimo, metade da carga prevista para a edificação*".

- **Sistemas de geração de vapor e aquecimento de água (caldeiras)**

As caldeiras são equipamentos que geram vapor por meio do aquecimento da água.

A produção de vapor alimenta:

- cozinha – para o preparo e cocção de alimentos, e lavagem de utensílios;
- lactário e nutrição enteral;
- central de material esterilizado;
- lavanderia;
- banho dos pacientes, quando o chuveiro não é elétrico.

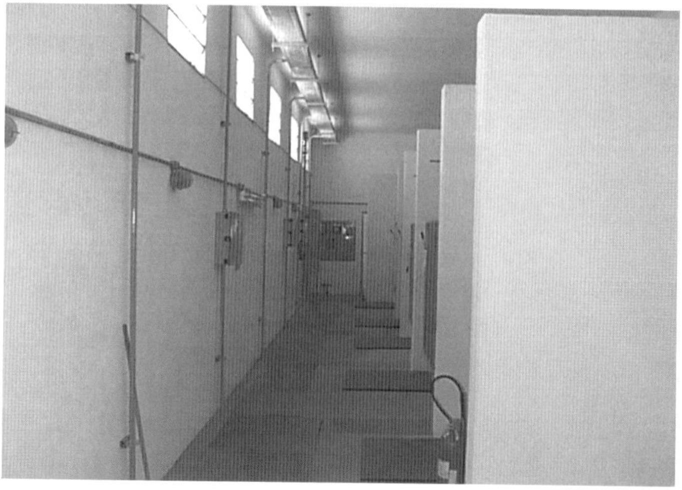

FIGURA 4 Interior de uma cabine primária.

Fonte: Acervo da autora.

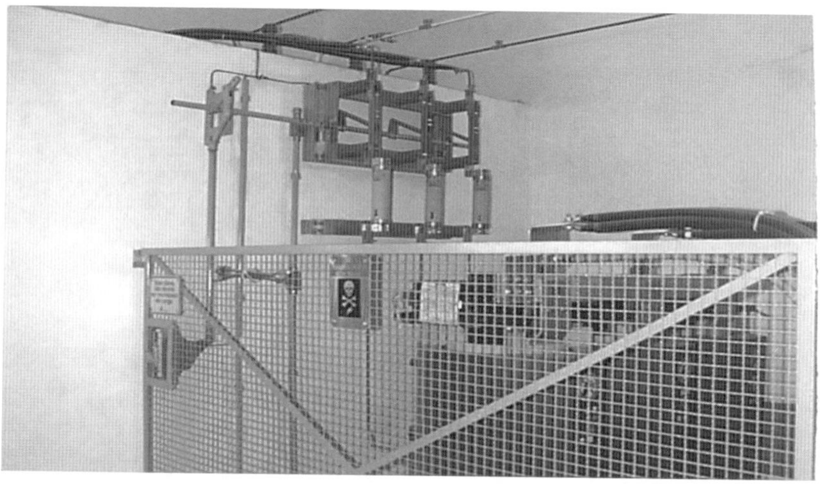

FIGURA 5 Transformador de energia.

Fonte: Acervo da autora.

A aquisição, instalação e utilização de caldeiras devem atender à NR 13 do Ministério do Trabalho, publicada no DOU de 26/04/96.

Na Figura 6, podem-se ver duas caldeiras, a primeira vertical, com alimentação por energia elétrica; e a segunda horizontal, com alimentação a gás.

- Sistemas de distribuição de água

O sistema de distribuição de água em um hospital é essencial, ele possui reservatórios necessários para garantir água suficiente para a realização das atividades da instituição.

Conforme a RDC n. 50/2002 (Anvisa), no caso de abastecimento a partir de rede pública, este deve ter autonomia mínima de dois dias ou mais, em função da confiabilidade do sistema. O reservatório deve possuir no mínimo dois compartimentos, de modo a permitir as operações de limpeza e manutenção.

Na Figura 7 pode-se observar o sistema de bombas de recalque, que leva a água de reservatórios inferiores a reservatórios superiores de uma edificação.

- Sistemas de gases medicinais

Podemos citar três sistemas de abastecimento de gases medicinais, conforme a RDC n. 50/2002 (Anvisa):

a. Centrais de suprimento com cilindros:

Contêm oxigênio no estado gasoso mantido em alta pressão. Devem ser duas baterias de cilindros, sendo um de reserva, que fornecem o gás à rede de

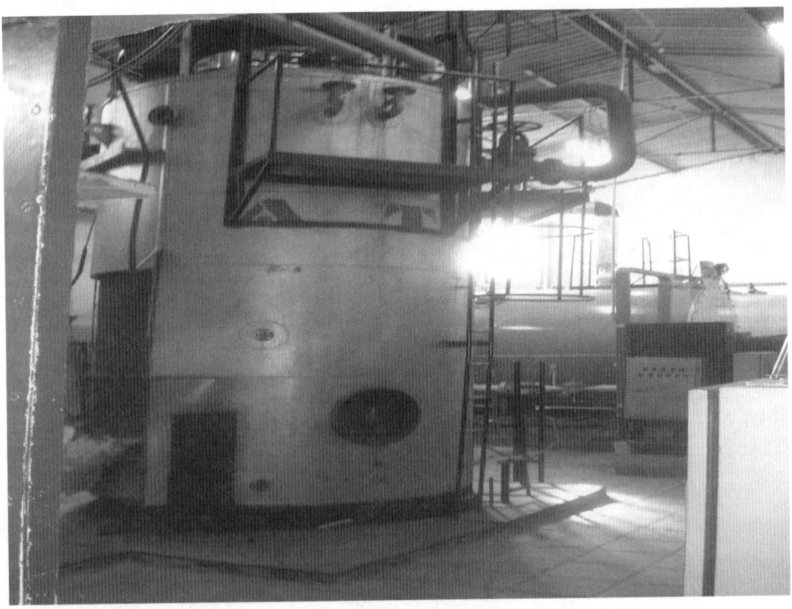

FIGURA 6 Caldeira vertical elétrica e caldeira horizontal a gás.

Fonte: Acervo da autora.

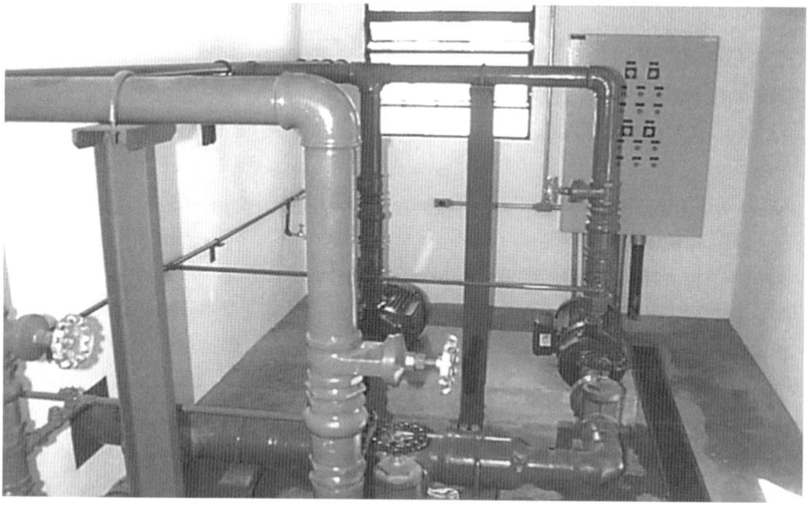

FIGURA 7 Sistema de bombas de recalque.
Fonte: Acervo da autora.

distribuição sem interrupção. A capacidade da central deve ser dimensionada de acordo com o fator de utilização previsto e a frequência do fornecimento, sendo no mínimo igual ao consumo normal de dois dias, a não ser nos casos de fornecimento comprovado mais frequente ou mais dilatado.

b. Centrais de suprimento com tanque criogênico:

   Contêm o oxigênio no estado líquido que é convertido para o estado gasoso por meio de um sistema vaporizador. Esse tipo de instalação tem uma central de cilindros como reserva para atender a possíveis emergências, com um mínimo de dois cilindros, e ambos dimensionados de acordo com o fator de utilização proposto e a frequência do fornecimento.

c. Usinas concentradoras: o terceiro sistema é constituído de máquinas acionadas por energia elétrica que obtêm o oxigênio medicinal a no mínimo 92%, a partir do ar atmosférico através de peneiras moleculares, necessitando de um outro tipo de sistema como reserva. Nos postos de utilização de oxigênio gerado por usinas concentradoras localizados nas áreas críticas de consumo, deve haver identificações do percentual de oxigênio. O sistema deve interromper automaticamente o funcionamento da usina quando o teor do oxigênio na mistura for inferior a 92%. O sistema reserva deve entrar em funcionamento automaticamente, em qualquer instante em que a usina processadora interrompa sua produção.

A Figura 8 ilustra um sistema de fornecimento de gases medicinais por tanques criogênicos.

A RDC n. 50 (Anvisa) ainda exige o sistema de alarmes e monitorização dos sistemas de gases medicinais, explicitando:

- Todos os alarmes devem ser precisamente identificados e instalados em locais que permitam a sua observação constante e total.
- Nos sistemas centralizados deve haver um alarme operacional que indique quando a rede deixa de receber de um suprimento primário, tanto de uma bateria de cilindros quanto de tanque, e passa a receber de um suprimento secundário ou de um suprimento reserva.
- Esse alarme deve ser sonoro e visual, sendo que este último só pode ser apagado com o restabelecimento do suprimento primário.
- Nos centros cirúrgicos, obstétricos, de terapia intensiva e onde tenha equipamentos de suporte à vida instalados, devem ser instalados, obrigatoriamente, alarmes de emergência que atuem quando a pressão manométrica de distribuição atingir o valor mínimo de operação.
- Devem existir alarmes de emergência e esses devem ser independentes dos alarmes operacionais e de fácil identificação.

Esses sistemas possuem normas e legislações pertinentes, bem como exigências e obrigações a serem obedecidas. O gestor deve estar atento a essas instalações e cuidar de forma bem próxima da manutenção delas, exigindo, inclusive, caso os serviços sejam contratados, o recolhimento e a apresentação

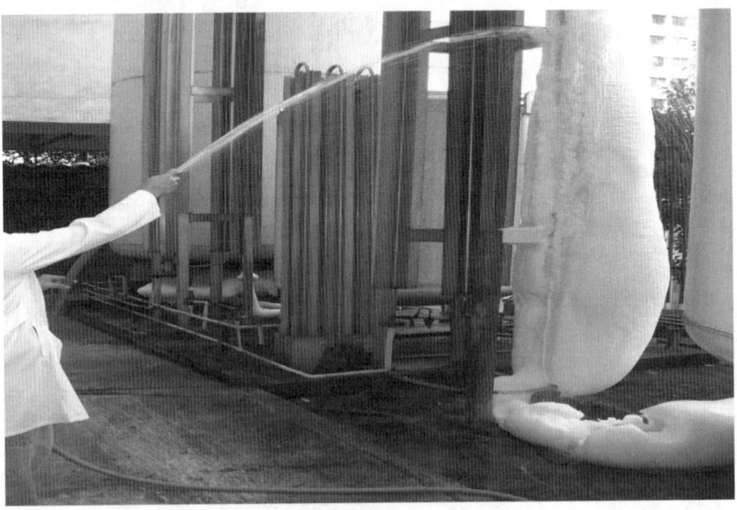

FIGURA 8 Central de suprimentos com tanque criogênico.

Fonte: Acervo da autora.

de anotação de responsabilidade técnica do engenheiro/arquiteto responsável pelo contrato, perante o Conselho Profissional e a entrega das documentações mínimas exigidas por lei.

É importante que se priorizem compras de peças para a manutenção, ferramentas e equipamentos para a realização dos serviços, que se cuidem dos trabalhadores ou de contratos terceirizados, para que esses não faltem em serviços de manutenção essenciais.

CONSIDERAÇÕES FINAIS

O gestor deve procurar sempre focar a prevenção, já que esta, quando bem-feita, reduz as ocorrências de manutenção corretiva, evitando interdições de locais por mais tempo e prejuízo no atendimento aos pacientes, como a interdição de uma enfermaria por causa de falta de lâmpadas ou por causa de uma torneira que está espanada e se tem que fechar todo o registro do local para comprar uma peça simples.

Os serviços de manutenção nas instituições sempre foram relegados a segundo plano. Há que se mudar esse pensamento, já que são serviços tão essenciais quanto o atendimento ao paciente, uma vez que, sem que as instalações funcionem normalmente, não se consegue prestar assistência aos pacientes ou podem ocorrer mortes por falta de energia, ou falta de gases medicinais etc.

REFERÊNCIAS

1. BRASIL. Ministério da Saúde. RDC n. 50, de 21 de fevereiro de 2002. Dispõe sobre o Regulamento Técnico para planejamento, programação, elaboração e avaliação de projetos físicos de estabelecimentos assistenciais de saúde. Diário Oficial da República Federativa do Brasil. Brasília, 2002.
2. CALIL, S. J.; BOTTESI, M. S. T. Gerenciamento da manutenção de equipamentos hospitalares. In: Gerenciamento da manutenção de equipamentos hospitalares, 2002.
3. FUNDAÇÃO JORGE DUPRAT FIGUEIREDO. Introdução à Engenharia de Segurança e de Sistemas, 1998.
4. KARMAN, J. Manutenção incorporada à arquitetura hospitalar. In: Manutenção incorporada à arquitetura hospitalar, 1995.
5. KARMAN, J. Manutenção hospitalar preditiva. Ed. Pini, 1994.
6. MALAGÓN-LONDOÑO, G.; MORERA, R. G.; LAVERDE, G. P. Administração hospitalar. In: Administração hospitalar, 2010.
7. MANUAL BÁSICO de proteção contra incêndios, riscos químicos e acessos temporários de madeira, 1999.
8. OYAMA, C. Palestra Gerenciamento da Manutenção. HSPM, 2001.

5 SERVIÇO DE LIMPEZA E HIGIENE HOSPITALAR

Silvana Torres

INTRODUÇÃO

A limpeza de superfícies ambientais tem como objetivo proporcionar aos usuários um ambiente com menor carga de contaminação possível, contribuindo na redução da possibilidade de transmissão de patógenos oriundos de fontes inanimadas, por meio das boas práticas de limpeza e desinfecção de superfícies. Além disso, objetiva a remoção de sujidades de superfícies do ambiente, materiais e equipamentos, mediante a aplicação e ação de produtos químicos, ação física, aplicação de temperatura ou combinação de processos.

Apesar de as superfícies terem um risco mínimo de transmissão direta de infecção, podem contribuir para a contaminação cruzada secundária por meio das mãos, luvas, superfícies de materiais e equipamentos contaminados, sendo consenso que a limpeza ambiental faz parte de um conjunto de medidas relacionadas ao controle das infecções.

Infecções Relacionadas à Assistência à Saúde (IRAS) continuam sendo uma das principais causas de morbidade e mortalidade dos pacientes. Embora a principal fonte de patógenos hospitalares seja a flora endógena do paciente, cerca de 20-40% das IRAS têm sido atribuídas às mãos de profissionais de saúde que se tornaram contaminadas pelo contato direto com o paciente, ou indiretamente por tocar em superfícies do ambiente contaminadas.

Microrganismos patogênicos podem sobreviver em superfícies do ambiente por horas, dias ou até mesmo meses, como no caso do *Clostridium*, aumentando o risco de transmissão cruzada.

Um fato alarmante é a resistência bacteriana global, pois o ambiente ocupado por pacientes pode funcionar como reservatório para microrganismos resistentes, favorecendo a disseminação desses agentes.

Um artigo de revisão identificou a relação entre a ocorrência da contaminação de superfícies do ambiente e a disseminação de bactérias resistentes. Os estudos encontrados e analisados apontaram evidências dessa relação, encontrando bactérias em monitores, grades de cama, mesas, torneiras, telefones, teclados de computador e outros objetos. Os microrganismos predominantes foram *Staphylococcus aureus* resistente à meticilina, *Clostridium difficile*, *Acinetobacter baumannii* e *Enterococcus* resistentes à vancomicina, sendo fator preditivo a ocupação prévia por pacientes colonizados por tais microrganismos. Foi constatada a semelhança entre as cepas isoladas de pacientes colonizados e/ou infectados e as cepas do ambiente por tipificação molecular.

Estudos têm demonstrado que menos de 50% das superfícies de um quarto de paciente têm limpeza e desinfecção adequadas, mesmo com a utilização de desinfetantes. Além disso, outros estudos concluem que pacientes internados em quartos onde o ocupante anterior foi colonizado ou infectado com um microrganismo patogênico têm maior risco de serem colonizados ou infectados pelo mesmo microrganismo. Isso prova que a contaminação das superfícies persistiu mesmo após uma limpeza terminal, ou seja, a limpeza e desinfecção não foram adequadas.

PRINCIPAIS MEDIDAS PREVENTIVAS PARA CONTROLE DA TRANSMISSÃO DE PATÓGENOS PROVENIENTE DE SUPERFÍCIES

As principais medidas que previnem a transmissão de patógenos, inclusive os microrganismos multirresistentes, referem-se não só às superfícies ambientais, como também às superfícies de equipamentos e materiais. As medidas são embasadas nas precauções padrão e precauções de contato, que devem se basear no modo de transmissão dos microrganismos.

Higiene das mãos

Considerada a principal via de transmissão de microrganismos, as mãos têm impacto direto na disseminação de microrganismos, quando contaminadas, e na redução de transmissibilidade quando higienizadas corretamente.

A higienização das mãos pode ser feita com água e sabonete ou com produto alcoólico.

O produto alcoólico é indicado quando não há sujidade visível nas mãos, entre um procedimento e outro, e a concentração ideal é de 70-90%. A fricção mecânica do produto deve abranger toda a superfície das mãos.

A lavagem das mãos com sabonete deve ser realizada sempre que houver sujidade visível nas mãos, quando não houver produto alcoólico disponível próximo ao local da execução de algum processo de limpeza, antes de iniciar o turno de trabalho, após tratamento de superfícies que contenham matéria orgânica, antes e após as refeições e utilização do banheiro, antes de entrar no quarto do paciente, após manusear roupas sujas etc.

Uso adequado de luvas

As mãos devem ser higienizadas antes da colocação das luvas e após a retirada. Frequentemente os trabalhadores da limpeza contaminam suas mãos ao retirá-las de forma incorreta. O uso de luvas não substitui a higiene das mãos!

O uso inadequado de luvas poderá desencadear a contaminação de múltiplas superfícies, por esse motivo recomendam-se exaustivos treinamentos para colocação e retirada das luvas, tanto descartáveis como reusáveis.

Aumento da frequência da limpeza e desinfecção de superfícies que tenham maior grau de contato com as mãos

Todas as superfícies com maior possibilidade de contato com as mãos deverão ser limpas e desinfetadas com maior frequência, preferencialmente a cada turno.

- Exemplos de superfícies com alto grau de toques *próximas* ao paciente: superfícies de equipamentos, mesa de cabeceira e de refeições, régua de gases, grades da cama, colchão, controle remoto, chamada de enfermagem etc.
- Exemplos de superfícies com alto grau de toques *distantes* do paciente: botões de elevadores, maçanetas, interruptores, válvula de descarga, *laptops*, *tablets*, corrimãos, dispensadores de álcool em gel, cadeiras e bancadas da recepção etc.

Utilização adequada dos panos de limpezas manuais

Frequentemente os panos destinados às limpezas manuais transferem microrganismos de uma superfície para outra quando não utilizados de forma correta. Em se tratando de superfícies próximas a pacientes que estejam com precauções de contato, a opção por panos descartáveis impregnados com solução detergente/desinfetante pode ser uma boa alternativa, desde que utilizados de forma adequada.

Um exemplo do mau uso do pano descartável (e também do pano reutilizável) ocorre principalmente em enfermarias. Por exemplo, se temos dois pacientes em uma enfermaria e ambos estão com precauções de contato, não significa que o mesmo pano pode ser utilizado para as duas mesas de cabeceira, pois um paciente pode ter um microrganismo diferente do outro e, mesmo que fosse igual, o pano deveria ser trocado. Infelizmente, nem sempre o funcionário da limpeza tem capacitação adequada e acaba usando o mesmo pano e, com isso, transfere os patógenos de uma superfície para outra. O correto seria utilizar um pano (ou mais) para cada zona de pacientes (mesa de cabeceira, de refeições, grades da cama, painel de gases, controles etc.). Ao final, o pano (ou os panos) deverá ser substituído (descartado ou enviado para o reprocessamento).

Limpeza rigorosa das superfícies antes da desinfecção

Caso não utilize um produto que tenha ambas as propriedades, ou seja, detergente e desinfetante, a limpeza sempre deverá preceder a desinfecção. É frequente a utilização de álcool diretamente nas superfícies sem que ocorra uma limpeza prévia, o que está errado, pois o álcool é um desinfetante e não limpador.

Tempo de contato do desinfetante com a superfície

O tempo de ação do desinfetante é determinado pelo fabricante. Apenas depois do tempo necessário a superfície poderá ser considerada desinfetada e ser liberada.

Limpeza e desinfecção de materiais e equipamentos de limpeza

Deve-se assegurar que após as limpezas, tanto concorrentes como terminais, todos os materiais e equipamentos (utilizados na limpeza) sejam limpos e desinfetados antes de uma nova utilização. Não só cabeleiras e fibras de *mops* e panos deverão ser alvos desse processo, mas também carros funcionais, baldes, cabos e manoplas de equipamentos etc.

Educação permanente da equipe de limpeza

A capacitação deve ser contínua e permanente. Os treinamentos devem ser teóricos e práticos, ou seja, devem ser realísticos, com demonstração e devolução da técnica *in loco*. O programa de treinamento deve comtemplar higiene pessoal, microrganismos multirresistentes, boas práticas na limpeza e desinfecção de superfícies, técnicas de limpeza, prevenção de acidentes com materiais perfurocortantes, importância da imunização e, principalmente, paramentação e desparamentação.

Monitorar a qualidade da limpeza de superfícies

O monitoramento da qualidade da limpeza deve ser feito, independentemente de ser após uma limpeza terminal ou concorrente (ver em tema específico).

BOAS PRÁTICAS PARA LIMPEZA E DESINFECÇÃO DE SUPERFÍCIES

Não usar vassouras

A varredura deve sempre ser úmida e nunca seca. De acordo com a Norma Regulamentadora n. 32, é vetado o uso de vassouras em serviços de saúde. O ato de varrer favorece a dispersão de microrganismos e contaminação do ambiente, podendo ser inalados ou depositados em superfícies fixas.

Alguns materiais podem substituir o uso de vassouras, tais como fibras descartáveis com ou sem adesivo, fibras reprocessáveis de microfibra ou não microfibra etc.

Sequência e sentidos corretos da limpeza

- Sentidos da limpeza
  - Teto

  Sentido: unidirecional, ou seja, não realizar movimentos circulares ou de vaivém.
  - Paredes e portas

  Sentido: unidirecional, de cima para baixo.
  - Piso de quartos ou enfermarias

  Sentido: unidirecional, do fundo para a porta de entrada.
  - Piso de corredores, saguões etc.

  Sentido: unidirecional, de dentro para fora e de trás para a frente, tendo como referência a porta de entrada.

- Sequência da limpeza

  Tanto na limpeza concorrente como na limpeza terminal de um quarto ou enfermaria, a limpeza deve ser iniciada pela área ou superfície mais limpa (menos contaminada) para a mais suja (mais contaminada).

  A sequência correta para a limpeza terminal é:

1. teto;
2. paredes e portas;
3. mobiliário;

4. piso;
5. banheiro.

Utilizar uma cabeleira ou fibra para cada ambiente

O objetivo da utilização de fibras ou cabeleira do *mop* em um único ambiente é evitar a transferência de microrganismos de um ambiente para outro.

As fibras têm grande vantagem quando comparadas aos *mops* cabeleiras, pois requerem menos tempo e energia dos trabalhadores da limpeza, são mais leves quando molhadas e diminuem a incidência de lesões por esforços repetitivos e doenças musculoesqueléticas relacionadas ao trabalho. Portanto, devem ser consideradas em uma próxima compra.

Separar panos, fibras, baldes e luvas por tipo de superfície e área

A diferenciação de fibras, baldes, luvas e panos de quartos, banheiros, paredes, pisos, móveis e pias pode ser feita e padronizada por cores, tarjas ou marcas. Cada área necessita de materiais exclusivos para limpeza do ambiente, por exemplo, o que limpa banheiro não limpa quarto.

Desprezar a água e a solução dos baldes a cada ambiente limpo [H3]

Tanto a água para enxaguar como a solução detergente/desinfetante tornam-se contaminadas após o primeiro enxague da cabeleira. Uma opção econômica e ambientalmente correta seria o uso de *mops* planos, que dispensam o uso de baldes e são mais fáceis de serem reprocessados.

Encaminhar cabeleiras, fibras e panos de limpeza manual para o processamento após utilização

Após utilização (em cada ambiente), as cabeleiras, fibras e panos de limpeza manual devem ser encaminhados para processamento (lavanderia própria ou terceirizada) e só poderão ser utilizados em qualquer área se forem limpos, desinfetados e secos.

Utilizar apenas produtos químicos regularizados pela Anvisa

Os desinfetantes com atividade antimicrobiana utilizados para desinfecção de superfícies ambientais devem ter registro na Anvisa.

Não misturar produtos de limpeza e/ou desinfecção

A mistura de produtos pode provocar danos, não só à saúde do colaborador da limpeza como também para outros funcionários e até mesmo para o paciente. Entre os principais problemas temos reações alérgicas e problemas respiratórios.

Além dos efeitos adversos à saúde do trabalhador, a incompatibilidade entre diferentes produtos pode resultar em inativação e comprometer a eficácia e estabilidade destes. Antes da utilização, os rótulos devem sempre ser conferidos.

Carros funcionais limpos, organizados e padronizados

A cada troca de plantão, os carros funcionais devem ser entregues aos colaboradores que assumirão o plantão seguinte, limpos, desinfetados, organizados e sem itens faltantes.

Os itens do carro funcional devem ser padronizados para todas as áreas.

Obs.: carros funcionais não devem entrar no quarto ou enfermaria durante a execução do processo de limpeza, independentemente de se tratar de área de isolamento ou não. A equipe de limpeza não deve utilizar luvas ao conduzir o carro.

Saneantes

Saneantes são substâncias ou preparações destinadas à aplicação em objetos, tecidos, superfícies inanimadas e ambientes, com finalidade de limpeza e afins, desinfecção, desinfestação, sanitização, desodorização e odorização, além de desinfecção da água para o consumo humano, hortifrutícolas e piscinas (Anvisa, 2010).

O que deve nortear a indicação e uso (ou não) de desinfetantes é a classificação por tipo de superfície, as que oferecem maior ou menor risco de contaminação e potencial para a transmissão de patógenos.

Classificação de áreas

- Superfícies de grande extensão
  Poe exemplo: teto, paredes, pisos etc.

Nesse caso a decisão de utilizar ou não um desinfetante dependerá da análise de alguns fatores: se é uma situação de surto, se contém matéria orgânica, se o quarto é ocupado por pacientes colonizados ou infectados por microrganismos multirresistentes ou por pacientes imunocomprometidos etc. Nessas situações é indispensável a limpeza seguida de desinfecção. Fora essas situações de exceção, pode-se realizar apenas a limpeza com detergente neutro rotineiramente.

- Superfícies de toques frequentes

  São as superfícies tocadas frequentemente por profissionais de saúde e pacientes, por exemplo, grades da cama, mesa de cabeceira, painel de gases, mesa de refeições, chamada de enfermagem, pia, válvula de descarga, bancada, maçaneta, interruptores, botões de elevadores, corrimão etc.

  Essas superfícies devem ser limpas e desinfetadas rotineiramente e ter sua frequência aumentada para pelo menos três vezes ao dia, pois oferecem maior risco de infecções cruzadas.

- Superfícies de equipamentos

  Por exemplo: monitores, bombas de infusão, aparelhos de raio X etc.

  Para essas superfícies a recomendação é a mesma das superfícies frequentemente tocadas, ou seja, devem ser limpas e desinfetadas de modo rotineiro e ter sua frequência aumentada para pelo menos três vezes ao dia, pois oferecem maior risco de infecções cruzadas.

A classificação convencional por áreas críticas, semicríticas e não críticas continua sendo válida, mas não nortear o uso ou não de desinfetantes nas superfícies, mas sim para nortear os líderes de equipes de higienização para otimizar a distribuição de recursos humanos, materiais e equipamentos e também a organização dos processos de limpeza.

De acordo com o manual da Anvisa: "Segurança do paciente em serviços de saúde: limpeza e desinfecção de superfícies", 2012, a responsabilidade na seleção, escolha e aquisição dos produtos saneantes deve ser do SCIH, conjuntamente com o Serviço de Limpeza e Desinfecção de Superfícies ou Hotelaria Hospitalar, sendo os princípios ativos mais comuns, e respectivas concentrações, utilizados para desinfecção de superfícies ambientais:

- álcool: 60-90% em solução de água v/v;
- compostos liberadores de cloro ativo inorgânicos, por exemplo, hipocloritos de sódio, cálcio e de lítio: 0,02-1,0%;
- compostos liberadores de cloro ativo orgânicos, por exemplo, ácidos dicloroisocianúrico – DCCA e tricloroisocianúrico – TCCA: 1,9-6,0%;
- compostos quaternários de amônio: em geral variam de 1.000-5.000 ppm;
- monopersulfato de potássio: 1%;
- ácido peracético: 0,5% (pode ser utilizado em associação com o peróxido de hidrogênio);
- glucoprotamina: 0,5-1%;
- biguanida polimérica (PHMB): conforme recomendação do fabricante.

A necessidade de aplicação de produto germicida para desinfecção está restrita a algumas superfícies e condições das áreas assistenciais, o que deve ser avaliado mediante o risco de contaminação e potencial para transmissão de patógenos.

Os desinfetantes podem ser simples ou compostos, sendo estes últimos com mais de um pricípio ativo.

Recomendações para padronização de desinfetantes

- A limpeza deve sempre preceder a desinfecção, exceto nos casos de produtos que contenham detergente e desinfetante na mesma formulação.
- Seguir rigorosamente as recomendações do fabricante quanto a diluição, utilização e equipamentos de proteção individual (EPI) necessários.
- Identificar as embalagens de borrifadores e bombonas por meio do rótulo, que deve conter todas as informações necessária (princípio ativo, concentração de uso, validade, data etc.).
- Não misturar produtos e também a sobra com outro produto, nem adicioná-la a produtos abertos.
- Ter o procedimento operacional padrão (POP) do processo de trabalho de desinfecção para cada tipo de área e superfície do serviço de saúde.
- Certificar-se com o fabricante sobre a forma de descarte de desinfetantes.
- Não reutilizar embalagens vazias.
- Registrar efeitos adversos.

PROCESSOS DE LIMPEZA

Todos os processos de limpeza devem ser padronizados e o instrumento para isso é o POP – procedimento operacional padrão, que descreve o passo a passo de cada procedimento de limpeza.

Os POP não devem ser realizados por consultores ou pessoas que não estejam envolvidas diretamente com os processos de limpeza. O ideal é que a liderança se envolva na escrita.

TIPOS DE LIMPEZA

Limpeza concorrente

É a limpeza diária que deve ser realizada em todas as dependências dos serviços de saúde, independentemente da criticidade da área: quartos ou enfermarias, banheiros, bloco operatório, UTI, central de material esterilizado, corredores, elevadores, áreas administrativas etc.

Em um quarto, enfermaria ou box de atendimentos, a limpeza concorrente deve contemplar o mobiliário, todas as superfícies com alto grau de toques, piso e banheiro (pia, box, vaso sanitário e piso).

Limpeza imediata

É a limpeza realizada sempre que ocorra derramamento de matéria orgânica ou fluidos corpóreos em superfícies do ambiente ou de equipamentos. Deve ser realizada a qualquer momento, independentemente de ter sido realizada a limpeza concorrente ou terminal em momento anterior. A matéria orgânica deve ser removida imediatamente após o derramamento e depois a superfície deve ser limpa e desinfetada.

Limpeza terminal

Deve ocorrer sempre que ocorram saídas de pacientes: alta, óbito ou transferência.

A limpeza terminal envolve todas as superfícies do ambiente: horizontais, verticais, armários (dentro e fora), mobiliários em geral etc.

Sequência da limpeza terminal: teto, janelas, portas e paredes, mobiliário, piso e banheiro.

IMPORTANTE!

A limpeza e a desinfecção de superfícies só devem ser feitas por pessoal capacitado na teoria e na prática, não só quanto às técnicas, como também quanto ao uso de EPI (paramentação e desparamentação).

A limpeza sempre deve preceder a desinfecção!

MONITORAMENTO DA QUALIDADE DA LIMPEZA

Foi-se o tempo em que apenas a observação direta e o *checklist* eram aceitos como parâmetro de avaliação da qualidade da limpeza. Esses métodos são subjetivos e falhos. No caso da observação direta e *checklist*, os métodos são subjetivos, pois os critérios visuais variam de indivíduo para indivíduo, o que para um é considerado sujo, para outro é limpo. Além disso, se a superfície tiver sido submetida a uma desinfecção, quem garante que os microrganismos ainda não permanecem ali?

Hoje, as agências acreditadoras não aceitam critérios subjetivos, é preciso provar que está limpo ou desinfetado. Para provar precisamos de instrumentos que validem a limpeza e gerem indicadores.

O *checklist* é um método muito utilizado, mas não é considerado satisfatório como um instrumento de monitoramento único, mas sim como um método auxiliar, o qual deve ser combinado com instrumentos mais eficazes.

Instrumentos mais utilizados para o monitoramento

- Marcadores fluorescentes

Consistem em marcadores em gel transparente aplicados em superfícies antes de serem limpas. Após a limpeza uma luz ultravioleta irá detectar se o gel foi ou não removido. O parâmetro do sucesso é sua remoção durante o processo de limpeza. Quem limpa não deve saber em qual local o gel foi aplicado.

Geralmente, os pontos escolhidos para aplicação do gel são os das superfícies mais tocados, ou seja, aquelas que representam maior risco de contaminação.

É importante ressaltar que esse método não identifica o patógeno.

- Adenosina trifosfato (ATP)

O instrumento quantifica a matéria orgânica residual de superfícies em unidades relativas de luz por meio de um luminômetro portátil. Esse método também não identifica o patógeno.

- Culturas ambientais

O método consiste em coletar amostras de superfícies ambientais por meio de um *swab* e encaminhar a amostra para o laboratório com a finalidade de identificar o patógeno.

Embora atrativo e eficaz, não deve ser utilizado rotineiramente em virtude dos custos do processo e demora para receber os resultados. O método é indicado em casos de surtos ou pesquisa clínica.

Todos esses instrumentos, aliados ao *checklist*, são muito úteis para apresentar *feedback* aos trabalhadores da limpeza durante um treinamento.

REFERÊNCIAS

1. AGÊNCIA NACIONAL DE VIGILÂNCIA SANITÁRIA (Anvisa). Brasília. RDC n. 59/2010. Dispõe sobre os procedimentos e requisitos técnicos para a notificação e o registro de produtos saneantes e dá outras providências. [Internet]. 2010. Disponível em: http://antigo.anvisa.gov.br/documents/10181/2718376/RDC_59_2010_COMP.pdf/2977c62f-a7c7-48a4-ad95-f74ba37b302a. Acesso em: 06 maio 2021.
2. AGÊNCIA NACIONAL DE VIGILÂNCIA SANITÁRIA (Anvisa). Brasília. Segurança do paciente em serviços de saúde: limpeza e desinfecção de superfícies, 2012 [Internet]. Dis-

ponível em: https://www20.anvisa.gov.br/segurancadopaciente/index.php/publicacoes/item/seguranca-do-paciente-em-servicos-de-saude-limpeza-e-desinfeccao-de-superficies. Acesso em: 06 maio 2021.
3. BRASIL. Ministério do Trabalho. Norma Regulamentadora n. 32 de 11 de novembro de 2005.
4. CARLING, P. C.; BRIGGS, J. L.; PERKINS, J.; HIGHLANDER, D. Improved cleaning of patient rooms using a new targeting method. Clin Infect Dis., 42:385-8, 2006.
5. CARLING, P. C.; PARRY, F.; VON BEHEREN, M. Identifying opportunities to enhance environmental cleaning in 23 acute care hospitals. Infect Control Hosp Epidemiol, 29:1-7, 2008.
6. CENTER FOR DISEASE CONTROL AND PREVENTION (CDC). Recommendations of CDC and Healthcare Infection Control Practices Advisory Committee (CICPAC), 2003. Disponível em: https://www.cdc.gov/infectioncontrol/pdf/guidelines/environmental-guidelines-P.pdf. Acesso em: 06 maio 2021.
7. KRAMER, A.; SCHWEBKE, I., KAMPF, G. How long do nosocomial pathogens persist on inanimate surfaces? A systematic review. BMC Infect Dis., 6:1-8, 2006.
8. OLIVEIRA, A. C.; DAMASCENO, Q. S. Superfícies do ambiente hospitalar como possíveis reservatórios de bactérias resistentes: uma revisão. Rev Esc Enferm USP, 44(4):1118-23, 2010.
9. PYREK, K. M. Primer on hospital pathogens: a review of key bugs and the need for environmental hygiene. Infection Control Today, dec, 2013.
10. SECRETARIA DE ESTADO DA SAÚDE. Centro de Vigilância Epidemiológica "Prof. Alexandre Vranjac". Divisão de Infecção Hospitalar. Coordenadoria de Controle de Doenças. Melhores práticas para higiene e limpeza em ambiente hospitalar. Proqualis, 2020.
11. TORRES, S. Limpeza e desinfecção de superficies ambientais em tempos de pandemia de COVID-19. São Paulo: São Paulo: Sarvier, 2020.
12. TORRES, S.; LISBOA, T. C. Gestão dos serviços: limpeza e desinfecção de superficies e processamento de roupas em serviços de saúde. 4.ed. São Paulo: Sarvier, 2014.
13. WEBER, D. J. Role of hospital surfaces in the transmission of emerging health care-associated pathogens: norovirus, Clostridium difficile, and Acinetobacter species. Am J Infect Control. 38(5):25-33, 2010.
14. WEBER, D. J.; ANDERSON, D.; RUTALA, W. A.; The role of the surface environment in healthcare-associated infections. Curr Opin Infect Dis. 26(4):338-44, 2013.

6 HOTELARIA HOSPITALAR

Teresinha Covas Lisboa
Fernanda Di Cunto

INTRODUÇÃO

A empresa hoteleira, segundo a Embratur (Empresa Brasileira de Turismo), "é a pessoa jurídica que explora ou administra meios de hospedagem, e que tem em seus objetivos sociais o exercício de atividades hoteleiras" (art. 5º do Regulamento de Meios de Hospedagem).

A hotelaria hospitalar tem como finalidade oferecer aos pacientes condições de bem-estar, assistência, segurança e qualidade no atendimento, incorporando todas as práticas profissionais existentes nas instituições.

Para Boeger (2003), "hotelaria hospitalar é a reunião de todos os serviços de apoio que, associados aos serviços específicos, oferecem aos clientes internos e externos conforto, segurança e bem-estar durante seu período de internação". Taraboulsi (2009) complementa afirmando que "é a arte de oferecer serviços repletos de presteza, alegria, dedicação e respeito, fatores que geram a satisfação, encantamento do cliente e, principalmente, a humanização do atendimento e do ambiente hospitalar".

Na hotelaria tradicional, todos os serviços de organização são disponibilizados aos clientes. Nos hospitais isso também ocorre, pois não se pode fragilizar a cadeia de gestão de serviços existentes em todas as unidades. É assim que se concretiza o real conceito de gestão de serviços de hotelaria hospitalar e, da admissão até a alta, o paciente necessita perceber e avaliar o serviço prestado, mesmo após o seu atendimento (Figura 1).

Na hospitalização, nota-se que as pessoas se afastam de seu ambiente de trabalho, social e familiar. Além de estarem "hospedadas" em um ambiente considerado estranho e distante de suas rotinas, necessitam de um atendimento humanizado, representado pela equipe que as atende.

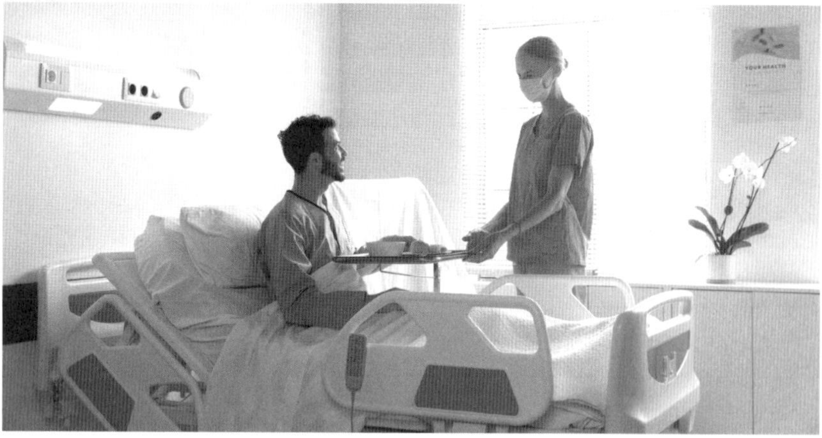

FIGURA 1 Modelo de internação.
Fonte: Freepik.

PLANEJAMENTO E IMPLANTAÇÃO DO SERVIÇO DE HOTELARIA HOSPITALAR

Segundo Torres e Lisboa (2001), os seguintes fatores levaram ao desenvolvimento do serviço de hotelaria hospitalar:

- o paciente/cliente externo começou a sentir necessidade de exigir que a empresa hospitalar lhe oferecesse segurança, conforto e bem-estar para si mesmo, para a sua família e os visitantes;
- os grupos de medicina privada, pela necessidade de oferecer aos seus clientes uma diferenciação nos serviços prestados pela empresa hospitalar;
- a equipe multidisciplinar/cliente interno, a quem a empresa hospitalar teve de oferecer melhores condições de trabalho, no tocante ao ambiente onde atua, e no sentido de especializar cada vez mais essa equipe.

O planejamento e a implantação de um processo de hotelaria hospitalar passam por três fases básicas, a saber:

- Concepção do projeto – é a fase do diagnóstico que define os passos a serem seguidos. Nessa fase, são detectadas as necessidades dos clientes internos e externos, bem como as deficiências físicas (ambiente e recursos materiais).
- Revisão de fluxos – entende-se por fluxo o processo interno dos locais por onde o paciente circula. O processo corresponde a cada etapa: recuperação, internação (se for o caso), procedimentos, recuperação e alta. Desde a

internação até a alta, todas as unidades devem ter interação, considerando os recursos físicos, materiais e humanos. As informações precisam estar disponíveis a todos os funcionários, para que se possa avaliar o serviço prestado.

- Revisão das interfaces – é a avaliação da inter-relação entre as unidades de serviço. A revisão corresponde a "o que" cada unidade executa, como executa e quais interações precisam ser reavaliadas. Além de verificar os recursos físicos e materiais, é necessário que os funcionários e/ou colaboradores passem por treinamento. Nele, devem estar presentes conceitos tradicionais, bem como a implantação de programas de sensibilização e humanização para todos os funcionários envolvidos. Quando planejamos o serviço, imediatamente estabelecemos instrumentos de controle, avaliação de desempenho e pesquisas de opinião.

Depois de detectadas as deficiências, as necessidades e estabelecido o diagnóstico do processo, a fase seguinte é o estabelecimento de metas para o desenvolvimento, a implantação e a adequação do processo.

Estabelecimento do fluxo e das interfaces

Primeiro, é preciso estabelecer fluxos adequados com relação aos recursos físicos, materiais e humanos, definindo, ao mesmo tempo, as interfaces entre os serviços em cada fase do fluxo.

Acompanhamento/avaliação/ajustes

O acompanhamento do processo tem início logo após as primeiras etapas desenvolvidas e implantadas; é realizado por meio de avaliações, seguidas de ajustes necessários.

De acordo com Torres e Lisboa (2001), os recursos utilizados para avaliação do processo são:

- entrevistas com os clientes internos e externos;
- aplicação de questionário avaliativo quanto ao nível de satisfação e insatisfação, e consultivo sobre os pontos fortes e fracos existentes na empresa hospitalar para os clientes internos e externos;
- pesquisa de observação em campo, acompanhando in loco o fluxo existente. Assim, é possível confrontar as informações obtidas nas entrevistas e questionários com o que acontece realmente.

O processo de implantação e desenvolvimento da hotelaria hospitalar pode ser visualizado na Figura 2.

Prazo de desenvolvimento do processo

O tempo necessário para se fazer o diagnóstico varia de acordo com as características da instituição; e o tempo necessário para o desenvolvimento e implantação do projeto também depende da realidade encontrada, dos aspectos administrativos, financeiros e do mercado (Figura 2).

ACESSO

De acordo com a RDC n. 50/2002 da Agência Nacional de Vigilância Sanitária (Anvisa), que estabelece as normas e padrões para projetos físicos de estabelecimentos assistenciais de saúde, os acessos externos às instituições estão relacionados diretamente com a circulação de usuários e de materiais. O acesso aos hospitais, pela via pública, deve possibilitar uma sinalização perfeita, no que diz respeito ao trânsito, com placas indicativas, fluxo direto etc.

No tocante ao acesso interno, é importante restringir o número desses acessos, evitando-se o cruzamento desnecessário de pessoas e serviços diferenciados. É importante, também, pelos aspectos de segurança no edifício, dos pacientes, acompanhantes e colaboradores (Figura 3).

As áreas de ingresso ao hospital precisam ser claras, desimpedidas e ventiladas. A Anvisa propõe, no Manual de Conforto Ambiental em Estabelecimentos

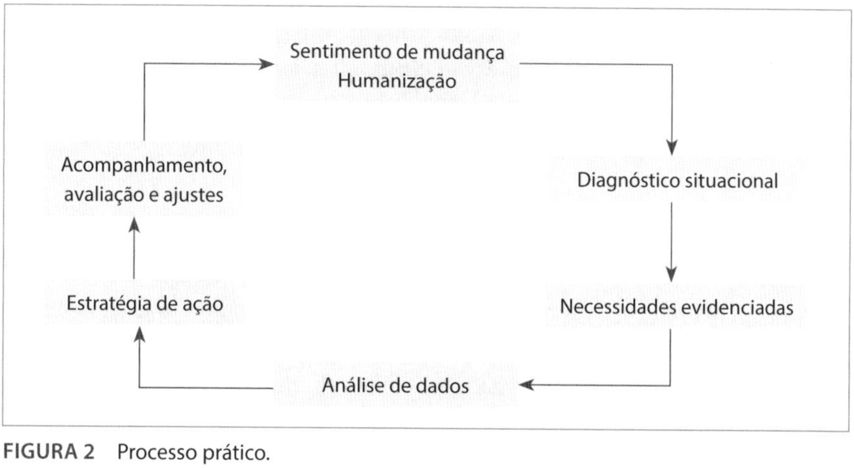

FIGURA 2 Processo prático.

Fonte: Torres, Lisboa, 2001.

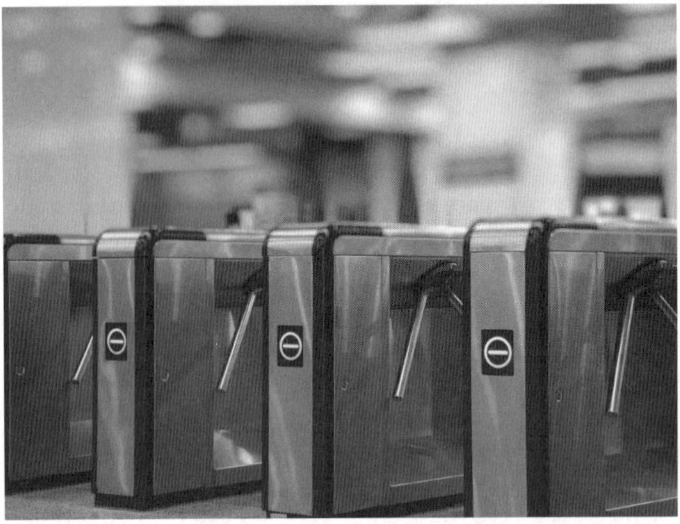

FIGURA 3 Acesso.
Fonte: Freepik.

Assistenciais de Saúde (2014), as questões pertinentes ao conforto ambiental, considerando o conforto em suas sensações e percepções: sustentabilidade, conforto hidrotérmico, acústico, visual (iluminação e cores), ergonômico e olfativo.

ESTACIONAMENTO

O local escolhido para o estacionamento deve quantificar vagas para viaturas de serviços e de passageiros. Ainda, é necessário que, para estacionamentos com até 10 vagas, duas sejam reservadas para deficientes físicos.

A existência de heliportos obedece às normas do Ministério da Aeronáutica/Departamento de Aviação Civil (Figura 4).

RECEPÇÃO

Quando o objetivo é humanizar o atendimento, a recepção assume um importante papel dentre os serviços necessários ao funcionamento do hospital. É o primeiro contato que o paciente estabelece e, por isso, tem grande peso na avaliação que ele fará ou em suas expectativas em relação aos outros serviços.

O funcionário da recepção deve ser muito bem preparado e demonstrar cordialidade, respeito, educação e simpatia para com os clientes, os colegas

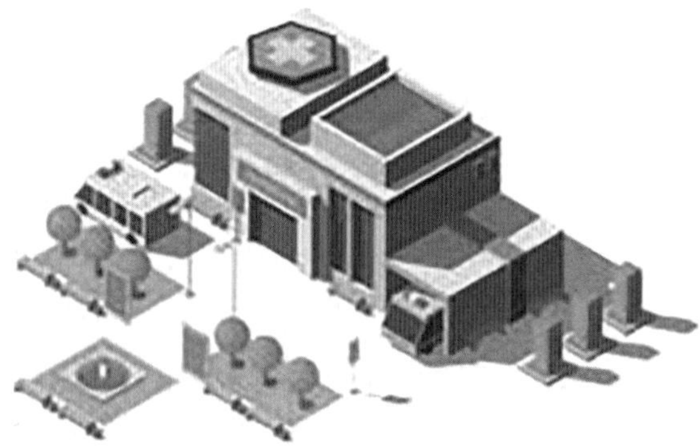

FIGURA 4 Estacionamento.
Fonte: Freepik.

e seus supervisores. Ele deve ser capaz de dar informações seguras e sempre verdadeiras e mostrar-se eficiente na solução de problemas.

Outra função importante é a de encaminhar os pacientes para a unidade de internação, clínicas, exames etc.

A recepção tem a responsabilidade de direcionar os visitantes ao local de visitas ou fornecer a eles as informações solicitadas (Figura 5).

Alguns hospitais têm optado pela presença do capitão-porteiro, figura conhecida na hotelaria tradicional. É um serviço típico, cuja função é restrita à parte frontal do hospital e à porta principal de entrada. É o primeiro funcionário com quem o paciente e o visitante entram em contato, ao chegar ao hospital. Trata-se da acolhida com humanização e educação, tratamento indispensável àquela pessoa que precisa de boa receptividade.

Em seguida, o mensageiro encaminha as pessoas à recepção, carregando as malas até o seu destino. O recepcionista deve colocar-se de forma receptiva, apresentar-se com boa aparência, ser cortês, discreto e ágil nas respostas. A recepção está inter-relacionada com outros setores do hospital.

Há necessidade de um profissional especializado na Língua Brasileira de Sinais (Libras) como meio de comunicação e expressão.

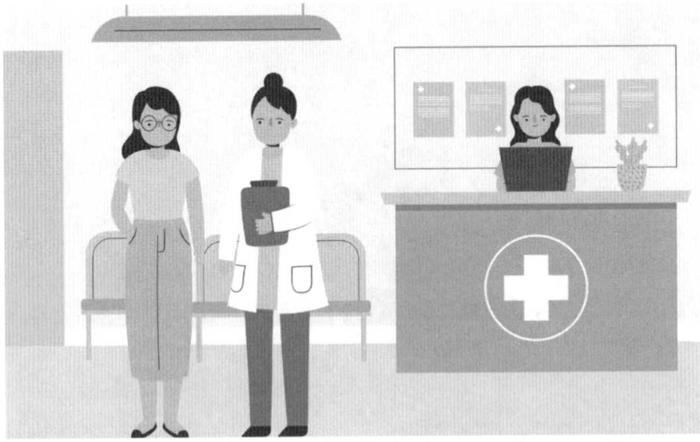

FIGURA 5 Recepção hospitalar.
Fonte: Freepik.

SINALIZAÇÃO

A sinalização interna do hospital objetiva atender às necessidades dos pacientes e de seus acompanhantes, quanto à localização dos serviços externos e internos, ao que se denomina de "comunicação silenciosa" (Figura 6).

Um hospital bem sinalizado evita trânsito desnecessário e acúmulo de pessoas em unidades que necessitam de silêncio.

Alguns serviços de saúde utilizam serviços terceirizados que diagnosticam as necessidades, planejam, implantam e fazem a manutenção.

INTEGRAÇÃO ENTRE OS SERVIÇOS

Deve haver integração entre os diversos serviços oferecidos no hospital, de forma que o cliente tenha continuidade no nível de atendimento recebido em cada setor.

O processo começa desde que o cliente chega ao hospital e é recebido pelo capitão-porteiro: depois, se dirige à recepção e dali é encaminhado para a unidade determinada. Se a maioria desses serviços é de qualidade e apenas um é ruim, será suficiente para que o cliente forme uma péssima imagem do serviço. Todos os serviços têm que seguir no mesmo compasso, buscando cooperação entre os setores e considerando que um setor é prestador de serviços de outros. Somente assim a somatória dos serviços será avaliada com qualidade.

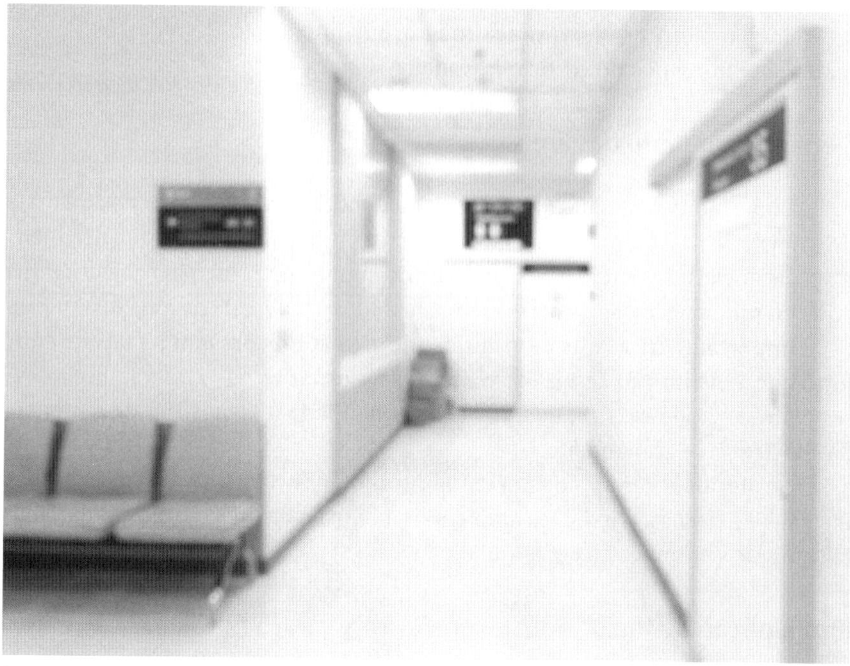

FIGURA 6 Sinalização.
Fonte: Freepik.

A implantação da Gestão de Leitos é uma forma de controlar as internações e possibilitar a melhoria do atendimento.

ASPECTOS FÍSICOS

Construção do edifício

A construção do edifício em saúde está embasada em critérios legais que visam a minimizar os índices de infecção hospitalar, observando um estudo detalhado de cada unidade projetada. No caso, a RDC n. 50/2002 da Agência Nacional de Vigilância Sanitária.

O dimensionamento das áreas e os aspectos espaciais devem estar contidos em especificações dos órgãos competentes.

Apesar de não estabelecer uma tipologia de edifícios de saúde, apresentam de maneira genérica as formas de adequar peculiaridades epidemiológicas, populacionais e geográficas da região.

A implantação do fluxo prevê toda a movimentação de recursos físicos, materiais e humanos no edifício hospitalar (Figura 7).

Dimensionamento das áreas

O dimensionamento das áreas deve estar contido em especificações sanitárias do Ministério da Saúde, a fim de normatizar os projetos físicos de estabelecimentos assistenciais de saúde. Trata-se de um conjunto de princípios que criam os critérios funcionais básicos para serem adaptados à realidade de cada instituição.

É importante frisar que os critérios sobre as condições ambientais de conforto que a instituição deseja oferecer aos seus usuários não poderão fugir desses padrões. Pode-se, sim, buscar melhor qualidade na aquisição de materiais de construção e acabamento.

Os critérios a serem considerados no dimensionamento são: circulações internas e externas, condições ambientais, controle de infecção hospitalar, instalações de segurança etc. (Figura 8).

Implantação do fluxo

Entende-se por fluxo o processo interno dos locais por onde o paciente circula. Desde a internação até a alta, todas as unidades devem estar interagidas, considerando os recursos físicos, materiais e humanos.

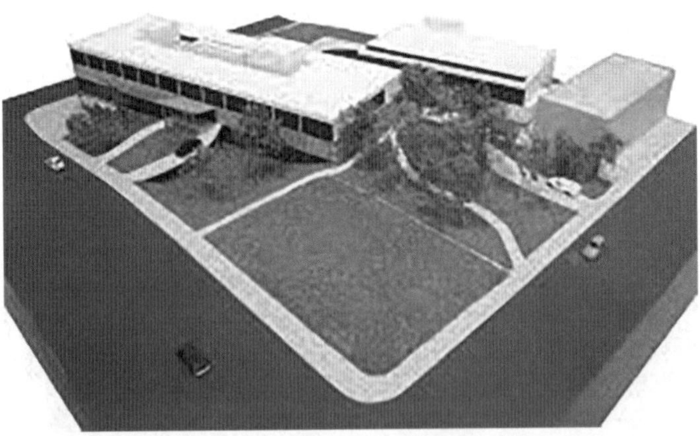

FIGURA 7 Projeto de arquitetura hospitalar.

Fonte: http://www.iph.org.br.

O processo corresponde às seguintes etapas:

recepção → internação → procedimentos → recuperação → alta

O fluxo existente considera, também, a classificação de áreas hospitalares como premissa importante para o controle das infecções hospitalares. São elas:

- áreas críticas: oferecem maior risco de transmissão de infecções (unidade de terapia intensiva, centro de quimioterapia, isolamentos, necrotério etc.);
- áreas semicríticas: oferecem menor risco de transmissão de infecções (unidade de internação e ambulatórios);
- áreas não críticas: são áreas ocupadas por pacientes (áreas administrativas).

Mobiliário e decoração

A escolha do mobiliário requer critérios que contenham: bom gosto, funcionalidade, durabilidade, facilidade de limpeza e remoção.

O cuidado com as cores é outro quesito, tendo em vista que, em um ambiente hospitalar, as cores escuras tornam o ambiente triste e pouco acolhedor.

Nas pediatrias, procura-se usar móveis e decoração eminentemente com motivos infantis, a fim de que os pacientes se sintam distantes do ambiente que causa medo, intranquilidade e insegurança.

As circulações horizontais precisam ser seguras: corrimões, pisos antiderrapantes, bebedouros, telefones, áreas de conforto para os familiares. Nas circulações verticais, observar a construção de escadas, rampas e elevadores,

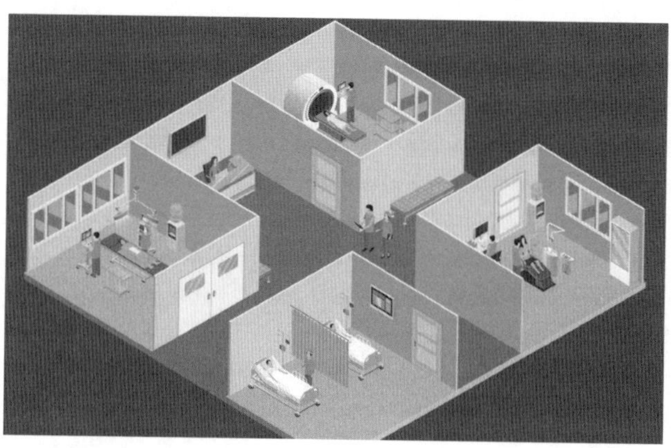

FIGURA 8 Dimensionamento de áreas.

Fonte: Freepik.

visando à segurança e obediência às normas legais. A decoração dos ambientes requer a presença de especialista para aconselhamento dos mobiliários (Figura 9).

Os quadros devem ser de motivos e cores suaves. Aos idosos e deficientes deve-se dar a atenção necessária, buscando-se recursos facilitadores e que promovam a segurança deles nos recursos oferecidos.

GASTRONOMIA HOSPITALAR

Há muitos anos, a associação entre alimentação equilibrada, técnica dietética e saúde é considerada um recurso terapêutico, principalmente no âmbito hospitalar. Com o aprimoramento do atendimento hospitalar, avanços clínicos, equipamentos modernos, métodos de diagnóstico, hospitalidade e hotelaria, surge a necessidade de melhorias no setor de nutrição. Apesar da longa história da ciência da nutrição e suas evidências dietoterápicas, somente depois do século XX ela passou a ter seu destaque no âmbito hospitalar. O setor de nutrição passou a ter influência em duas frentes: no diferencial para fidelizar o cliente e na satisfação das necessidades nutricionais do cliente internado, oferecendo não somente uma refeição adequada ao quadro clínico e histórico do paciente, como também uma refeição prazerosa ao seu paladar. Não podemos deixar de considerar o fator emocional que uma refeição representa. Quando vamos visitar uma pessoa querida ou enferma, levamos algo "gostoso" ou de sua preferência para ela comer; quando comemos um prato que nos remete à

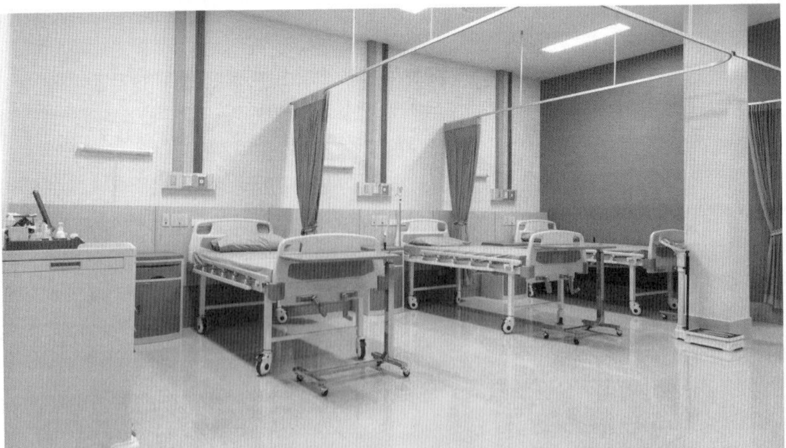

FIGURA 9 Mobiliário hospitalar.

Fonte: Freepik.

infância ou a algum momento feliz de nossa existência, nos sentimos confortados; da mesma forma, só que negativamente, quando comemos algo que não nos "caiu bem", se lembrarmos dele, sentiremos repugnância e sensações ruins.

O hospital é um local onde os pacientes estão fora do seu local de vida habitual, com rotina e horários diferentes dos que estão acostumados. Muitas vezes, entrar nessa rotina pode ser custoso, por isso é muito comum ouvirmos que comida de hospital não é boa. Devemos considerar alguns pontos para tal afirmação:

1. Dentro da rotina hospitalar, o paciente tem pouca chance de optar sobre o que deve ser feito; ele tem que fazer exames, tem que ser examinado, tem que tomar a medicação, tem que fazer fisioterapia etc.; mas, se ele não quiser, ele não come, então fica claro que o único momento que ele pode ser atuante é o momento da refeição.
2. A patologia deve ser considerada um fator muito importante na influência da aceitação alimentar, pincipalmente no caso de pacientes oncológicos. A terapêutica envolvida na doença, alterações gastrointestinais (obstipação ou diarreia), náuseas, vômitos e alteração do paladar em virtude das medicações interferem na aceitação da dieta.
3. A apresentação das refeições merece uma atenção especial, os pratos devem ser decorados, coloridos e com consistências variadas, além de ter um aroma agradável. Mas a apresentação não envolve só a aparência da comida, deve-se levar em conta, também, a arrumação da bandeja, com os itens bem postos e utensílios de qualidade.

A humanização e individualidade devem ser os propósitos de uma Unidade de Nutrição e Dietética para aliar a dietoterapia com a gastronomia.

É muito importante o atendimento individualizado na nutrição, como um grande diferencial para o alcance do conceito de gastronomia hospitalar, respeitando as preferências e aversões alimentares, bem como os hábitos regionais, sem, contudo, perder a função terapêutica da dieta.

O cardápio deve respeitar as seguintes diretrizes:

a. os hábitos alimentares do paciente (ponto preferido de cocção das carnes, temperos habituais , consistências de sua preferência, hábitos regionais e culturais etc.;
b. a necessidade nutricional do paciente em termos da quantidade e nutrientes servidos;
c. dar opções de escolha ao paciente, conciliando sua vontade com as suas possibilidades dentro da dieta indicada;

d. a variedade das preparações deve ser implementada com a aplicação de um cardápio rotativo, tentando garantir a menor repetição possível durante o período de internação;
e. por fim, as preparações devem ser nutritivas, dentro das necessidades nutricionais, com boa aparência e sabor e higienicamente seguras para o consumo.

O nutricionista deve estar atento para a resto da ingestão das refeições, a fim de poder avaliar a aceitação do paciente. Uma vez detectada uma baixa aceitação, cabe a esse profissional encontrar outras alternativas além das citadas anteriormente, oferecendo mais opções ou incluindo suplementos alimentares a fim de evitar a desnutrição.

O investimento em atendimento humanizado cresceu muito nos últimos anos, tornando-se um diferencial de mercado e fazendo com que o usuário se sinta cada vez mais cliente e menos paciente.

Os nutricionistas têm investido recursos e aprimoramento profissional para mudar o antigo conceito de que comida de hospital é ruim.

A dieta hospitalar está expandindo suas formas e opções de ofertas e hoje está um pouco mais flexível (dietas muito restritas dificultam a aceitação), além de adaptada às tendências inovadoras da gastronomia atual. É importante aliar a prescrição dietética e restrições alimentares a refeições atrativas e saborosas, dessa maneira, consegue-se atingir o objetivo de unir o Setor de Nutrição e Dietética ao Setor de Hotelaria Hospitalar.

O respeito ao paciente deve incluir a oferta de alimentos adequados ao seu quadro clínico e satisfatórios aos seus hábitos e paladar.

O papel do nutricionista nessa nova era da hospitalidade é garantir a oferta de alimentos adequados ao quadro clínico, aplicando a ciência da nutrição a fim de promover e/ou manter a saúde do indivíduo, além de promover uma agradável experiência gastronômica ao paciente internado, unindo objetivos dietéticos, clínicos e sensoriais. A nutrição hospitalar e a gastronomia agregam valor ao cenário atual e resultam no aprimoramento contínuo da assistência nutricional, além de ajudar a mudar a ideia de que comida de hospital é ruim e sem graça.

Sendo assim, diversas instituições vêm buscando aprimorar os serviços, transformando o paciente em cliente, e esse cliente mostra-se cada vez mais participativo, crítico e atuante, respondendo às pesquisas de satisfação e fazendo sugestões.

Uma dieta composta de preparações servidas com arte, na temperatura correta, ativando órgãos dos sentidos pela aparência, pela cor, pelo aroma, pelo sabor e pela textura, aumenta as chances de uma melhor aceitação.

DESNUTRIÇÃO HOSPITALAR

Antes de entrarmos na questão da gastronomia hospitalar, é necessário entendermos a desnutrição hospitalar, que é um problema significativo e sempre presente em pacientes internados.

Desnutrição é um termo amplamente difundido, que pode ser definido como um estado de nutrição no qual a deficiência de energia, proteína ou outros macro e micronutrientes causa efeitos indesejáveis ao organismo, com consequências clínicas e funcionais.

A gastronomia está diretamente ligada à saúde e recuperação do doente, uma vez que, quando empregada, garante a melhor aceitação das refeições, contribuindo para a sua saúde.

Os dados são preocupantes, principalmente em dois grupos: pacientes idosos e pacientes oncológicos.

Segundo a Organização Mundial da Saúde (OMS) são considerados idosos, nos países em desenvolvimento, pessoas com idade superior a 61 anos. A previsão é de que, em 2025, existirá 1,2 bilhão de idosos no mundo.

No Brasil, em 2000, o número de pessoas acima de 61 anos era de 15 milhões (8,6% da população geral); já em 2025, esse número será de 32 milhões (13% da população geral).

O envelhecimento populacional acelerado faz crescer o número de idosos institucionalizados; esses idosos apresentam alterações metabólicas, fisiológicas, anatômicas e psicossociais pertinentes à idade.

Do ponto de vista nutricional, são indivíduos considerados vulneráveis à desnutrição, o que contribui de forma negativa em todos os aspectos, pois piora o quadro clínico, prolonga o tempo de internação, aumenta a taxa de readmissão, aumenta o índice de mortalidade, aumenta sobremaneira os custos em hospitalização.

Como sabemos, o envelhecimento é um processo natural do ciclo da vida, que traz uma série de modificações globais, entre elas:

- alterações anatômicas e funcionais, como perda dos dentes, diminuição do paladar e do olfato, deficiência visual, auditiva e sensorial, perda de massa muscular e perda cognitiva;
- problemas socioeconômicos, comportamentais e isolamento social;
- quadros depressivos, de ansiedade e confusão mental;
- excesso de uso de medicamentos que acaba comprometendo o estado nutricional e a saúde do idoso;

- acometimento por patologias crônicas.

O ambiente hospitalar é considerado de grande risco para a instalação do quadro de desnutrição, especialmente para a população acima de 61 anos, em virtude da associação das comorbidades e alterações próprias da faixa etária.

Para a OMS, a desnutrição é o estado nutricional do indivíduo caracterizado pela ingestão insuficiente de energia, micronutrientes e proteínas que resulta de complexa interação entre a sua alimentação, condições econômicas, estado de saúde e condições sociais em que vive.

Alguns estudos mostram que, dependendo do local onde o idoso está inserido (hospital, domicílio ou instituição de longa permanência) e da técnica de avaliação nutricional aplicada para o diagnóstico nutricional, a prevalência de desnutrição oscila entre 15-60% dos pacientes.

É de extrema importância estabelecer o diagnóstico nutricional do paciente precocemente a fim de que medidas terapêuticas possam ser aplicadas o mais rápido possível para a recuperação do doente.

Existem vários métodos de avaliação nutricional para os pacientes internados de todas as faixas etárias, cabe à equipe de nutrição aplicá-los de forma adequada e precoce, a fim de iniciar a intervenção nutricional sempre que necessária.

A triagem nutricional precoce pode dar um prognóstico quanto às probabilidades de desnutrição que o indivíduo apresenta, para isso, em ambiente hospitalar, essa triagem deve ser realizada no máximo em 72 horas após a internação.

A desnutrição é vista com frequência e, principalmente, em pacientes oncológicos, idosos, com doenças degenerativas, hepatopatas, nefropatas, síndrome da imunodeficiência adquirida (AIDS), pneumopatas, entre outras, pois esses quadros levam ao aumento significativo do comprometimento do estado nutricional, consequentemente, ao aumento da morbimortalidade, redução da resposta ao tratamento, diminuição da qualidade de vida e aumento do risco de infecção pós-operatória.

Observamos a seguir a relação de algumas patologias com o quadro de desnutrição hospitalar:

- Diabetes 7,6-7,8%
- Insuficiência cardíaca 13,2%
- Hipertensão arterial 22-44%
- Câncer 25%

Nos últimos 30 anos, a desnutrição hospitalar mundial vem crescendo, e no Brasil não é diferente. A prevalência de desnutrição hospitalar tem aumentado, variando em pacientes clínicos e cirúrgicos entre 19-80%, sendo destacada a desnutrição proteica, um problema prevalente nos hospitais, pois afeta entre 30-60% dos pacientes. De maneira geral, o quadro de desnutrição em pacientes internados abrange percentual entre 2-80%, e essas variações ocorrem em virtude da heterogeneidade da população envolvida nos diversos estudos.

Segundo estimativas do início da década de 1990, o Brasil tinha uma proporção de baixo peso entre homens idosos em torno de 20,7%, e, para mulheres idosas, em torno de 17%. Em números absolutos, isso representava na época cerca de 1.300.000 idosos abaixo do peso ideal.

Existia a prevalência de desnutrição em idosos vivendo em domicílio entre 1-15%; já para idosos internados em hospitais, essa porcentagem variava entre 35-65%; e para os idosos institucionalizados, foi observada uma prevalência entre 25-60%.

Sabe-se que, quanto maior o tempo de internação maior a possibilidade de o paciente se desnutrir, gerando impacto financeiro para o serviço de saúde, em razão do custo da permanência hospitalar; pacientes em risco nutricional têm um tempo de hospitalização de 50% maior do que pacientes não desnutridos, e a permanência de hospitalização por 15 dias ou mais está associada ao risco três vezes maior de desnutrição. O problema é que nem sempre a desnutrição é identificada nos primeiros momentos da internação, fazendo com que o doente evolua para um quadro mais grave, não pela patologia, mas sim pelo estado nutricional debilitado. O Inquérito Brasileiro de Avaliação Nutricional Hospitalar (Ibranutri), em um estudo realizado em 2001 nos hospitais públicos da rede do SUS de todo o Brasil, envolvendo 4 mil pacientes adultos, mostrou que 48,1% da população estudada encontrava-se desnutrida, sendo 12,6% com desnutrição grave e 35,5% com desnutrição moderada (WAITZBERG et al., 2001).

A prevalência de desnutrição foi maior nas regiões Norte e Nordeste do país; em Belém (PA), 78,8% dos pacientes internados encontram-se desnutridos; já em Salvador (BA), verificou-se a prevalência de 76% de pacientes internados desnutridos; e em Natal (RN) esse percentual chegou a 67,6%. Na região Sul, a prevalência de desnutrição entre os internados foi de 38,9%; e na região Centro-Oeste, que inclui o Distrito Federal, 34,8% de desnutridos. O idoso brasileiro tem o risco de morrer de desnutrição 71% maior do que nos EUA. O paciente desnutrido apresenta maior risco de queda, maior chance de desenvolver depressão, maior chance de apresentar anorexia, requer mais cuidados, mobilizando por mais tempo toda a equipe multidisciplinar, permanece mais tempo internado, necessita de mais exames e mais medicamentos, bem como a necessidade de suplementos nutricionais, dietas enterais e parenterais. Todos esses fatores oneram o serviço de saúde, tanto o público como o privado. Diante desses dois quadros, o investimento em profissionais, equipamentos e ingredientes é mais satisfatório não só aos hospitais, mas também aos pacientes. Todo esforço é válido quando o objetivo é combater a desnutrição hospitalar..

HISTÓRIA DA GASTRONOMIA

Essa história teve início há cerca de 3,5 milhões de anos, quando os primeiros mamíferos semelhantes aos homens começaram a caminhar com os pés. Suas formas de alimentação sofreram mudanças significativas, uma vez que, agora, tinham suas mãos livres para pegar frutos nas árvores, tirar caracóis das conchas e até alcançar algum animal e capturá-lo com as mãos.

O alimento não tem somente a função de nutrir o corpo, fornecendo nutrientes essenciais para nossa sobrevivência, nem tampouco apenas saciar nossa fome; o ato de alimentar-se vai muito além. Envolve fatores sociais, culturais, emocionais e também biológicos.

Quando se deu início ao uso do fogo para assar (há cerca de 1,5 milhão de anos), iniciou-se também uma importante forma de conservação dos alimentos, pois passaram a ser preparados com antecedência e não mais assados logo após o abate da caça (LEAL, 2002).

O fogo estava constantemente aceso e a panela continha água fervida indefinidamente, onde a caça era misturada a diversos tipos de cereais, vegetais e tubérculos, compondo um caldo que era espessado com pão, trigo, milho ou farinha, constituindo, assim, um caldo substancial, rico e saudável, que se tornou indispensável e típico da alimentação diária dos povos agricultores.

O pão teve seu preparo iniciado há mais de dois mil anos pelo povo egípcio, e por vários séculos foi a base da alimentação sólida em todas as classes sociais da civilização ocidental. Mais tarde, o pão foi substituído pela carne, que até então era um produto caro e reservado aos dias e situações especiais.

Na Idade Média, a maior parte das pessoas concentrava-se no campo, onde havia uma forma de hierarquia peculiar, dividida entre ricos (senhores feudais e os clérigos) e os miseráveis (agricultores e servos). Esse período foi marcado por guerras, fome e epidemias de doenças, em que o luxo era mais comum na gastronomia do que a sabedoria. A forma de apresentação e as combinações dos alimentos eram mais importantes do que o modo de preparo.

Também nessa época o uso de condimentos e especiarias (Figuras 10 e 11) era grande, a noz-moscada e a pimenta-do-reino eram consideradas produtos primordiais e, assim como o açúcar, estavam restritos ao consumo dos mais abastados, pois tinham alto custo e eram raros.

No Oriente, a classe rica saboreava carneiros, tâmaras, frutas secas, berinjela, iogurtes, sorvetes e melão. Os orientais preparavam conserva de pepino, pimentão, cebola e aspargo com vinagre. Geleias eram feitas de pétalas de rosas, violetas e frutas, assim como os bolos e doces. Criaram uma técnica de destilação de bebidas que propiciou a produção de aguardentes e vinhos.

Os islâmicos consumiam café doce e forte pelo fato de a bebida alcoólica ser proibida pelo islamismo. O uso de talheres teve início somente na Idade

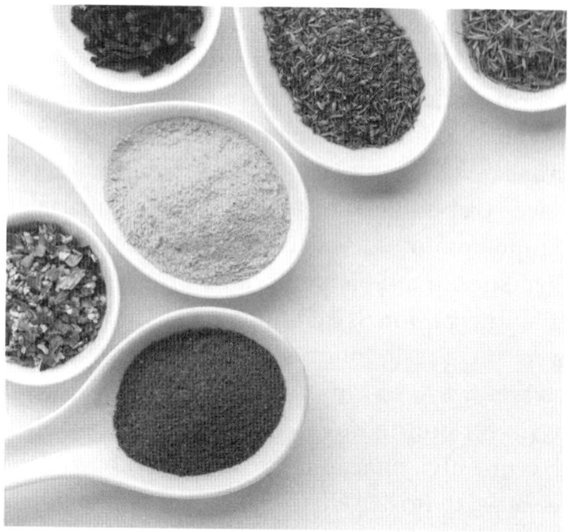

FIGURA 10 Condimentos e especiarias.

Fonte: Freepik.

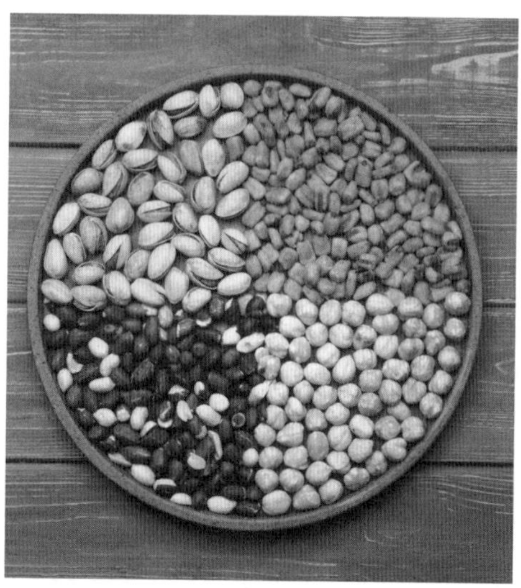

FIGURA 11 Sementes e castanhas.

Fonte: Freepik.

Moderna (séculos XV e XVIII), antes a comida era consumida com as mãos, e essa era também foi marcada pelas navegações portuguesas e espanholas, bem como pelo Renascimento, que foi um movimento intelectual e cultural, em que as músicas e artes plásticas foram muito admiradas, englobando aí o interesse pelo prazer gastronômico. Os europeus eram grandes admiradores de especiarias que eram amplamente usadas para intensificar o sabor dos alimentos, para a conservação destes, além de serem aplicadas para a cura de doenças. Além disso, foram de certa forma responsáveis pelas grandes navegações, nas quais comerciantes saíam em busca de iguarias mais baratas. No período da restauração francesa, as preparações se tornaram cada vez mais artísticas e luxuosas.

Após a afirmação da burguesia (classe média), a culinária passou a mesclar os aromas do campo com o requinte da gastronomia, dessa forma a cozinha da terra misturava-se com a de laboratório, a profissional com a amadora, a provinciana com a internacional, e a antiga com a moderna. Quando os portugueses colonizaram o Brasil, foram se instalando nas terras brasileiras com suas famílias e traziam os escravos da África para servi-los. Foi da mistura destes três povos (índio, português e negro) que nasceu a gastronomia brasileira. O negro tinha uma alimentação imposta pelo colonizador português, que trazia da Europa vacas, touros, ovelhas, cabras, carneiros, porcos, galinhas, patos, gansos, bem como grande variedade de frutas, legumes, verduras, cereais e temperos. A gastronomia sempre acompanhou a cultura, religião e geografia dos povos, considerando sempre sua regionalização, o que a tornava limitada àquele povo específico. Atualmente, com o advento da internet, ingredientes, receitas e segredos viajam pelo mundo praticamente em tempo real, adaptando formas e temperos, de maneira rápida. A gastronomia contemporânea foca o desenvolvimento de novas técnicas e inovações em virtude da acirrada concorrência nos dias atuais, fazendo com que sejamos apresentados constantemente a novas preparações, bem como a novas formas de usar os ingredientes. A globalização trouxe para a cozinha novas formas de tecnologia, processos e ingredientes, instigando os cozinheiros e chefs mais tradicionais.

COMIDA E AFETO

O ato de comer traz consigo uma série de sentimentos e isso exerce uma função importante para a nossa sobrevivência. O alimento pode despertar uma quantidade considerável de memórias e sentimentos. Características organolépticas dos alimentos podem aflorar memórias afetivas. Tomemos como exemplo o cheiro de café quentinho, de rosquinhas ou de bolo saindo do forno etc. Esse despertar sensorial leva a outra etapa; cheiro de café pode ser o convite para uma pausa no trabalho, para ter uma conversa ou mesmo para um momento confortante (Figura 12).

Entender que a comida pode expressar algo importante é compreender que ela desperta sentimentos e, dessa forma, pode também ser utilizada como parte da hospitalidade.

O termo *comfort food* significa "comida confortável", que aguça as sensações de conforto e bem-estar do indivíduo, proporcionando a esse comensal uma experiência afetiva e aconchegante, trazendo à tona memórias de momentos especiais de sua vida. Esse conceito surgiu nos Estados Unidos em contrapartida ao movimento de *fast-food*, no final dos anos 1980, com refeições congeladas e industrializadas que se tornavam cada vez mais frequentes na alimentação usual. A definição do que é ou não *comfort food* para um indivíduo depende de conteúdos ligados à sua memória pessoal e a suas vivências, por isso um atendimento hospitalar individualizado e humanizado pode proporcionar em partes ou até totalmente tais experiências agradáveis ao paciente (Figura 13).

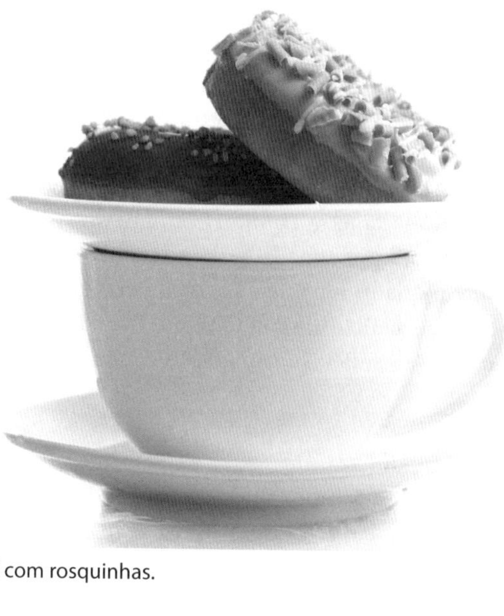

FIGURA 12 Café com rosquinhas.

Fonte: Freepik..

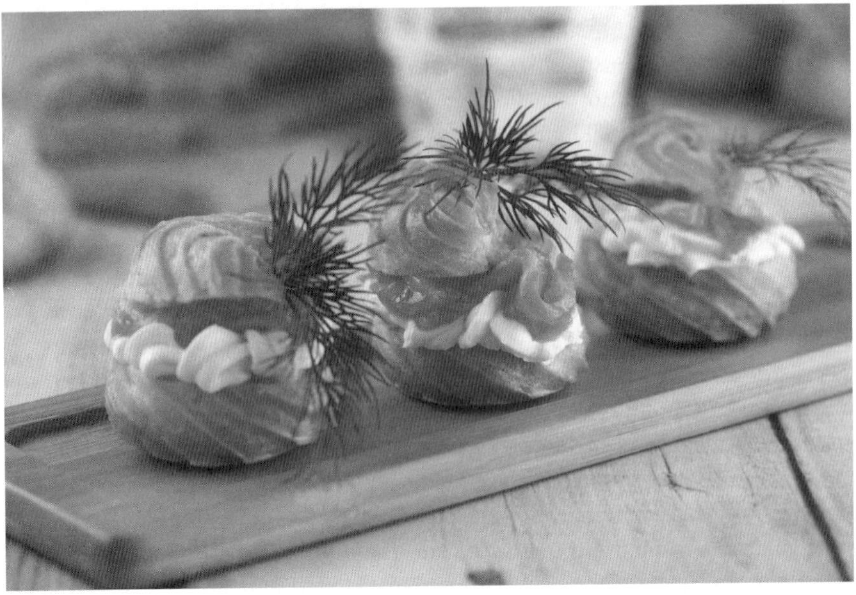

FIGURA 13 Alimentos preparados delicadamente com motivação.

Fonte: Freepik.

O PAPEL DA GASTRONOMIA NO ÂMBITO HOSPITALAR

O ponto de partida é a elaboração do cardápio para as diversas patologias. Essa é uma função exclusiva do nutricionista, pois é no setor de nutrição que todas as refeições serão preparadas, baseadas nesse cardápio preestabelecido, de onde também serão baseadas as compras de matérias-primas e insumos.

O cardápio é composto por uma lista de preparações culinárias que compõem uma refeição e o quadro de refeições de determinado período, uma vez que os cardápios são na sua maioria rotativos.

Para o planejamento das dietas hospitalares e cardápios, deve-se levar em conta:

- perfil da clientela atendida;
- preferências regionais onde o hospital está inserido;
- verba disponível para que o setor desenvolva as refeições;
- tipo de serviço oferecido (serviço próprio ou terceirizado);
- número de refeições a serem preparadas;
- horário em que as refeições serão servidas;
- equipamentos e utensílios disponíveis;

- qualificação da mão de obra;
- política de compras e capacidade de estocagem;
- estrutura física da cozinha.

Além dos fatores citados, o cardápio deve englobar:

- harmonia de cores, que devem ser contrastantes e vivas;
- diferentes formas de apresentação de um mesmo alimento (p. ex.: cenoura ralada, cenoura cozida em rodelas, cenoura em cubos, cenoura na forma de purê etc);
- variação de sabores, com o uso de ervas e temperos naturais;
- diversificação dos ingredientes (p. ex.: macarrão ao sugo, macarrão na manteiga, macarrão com molho branco, sopa de macarrão etc.);
- variedade de texturas, evitando que o prato contenha somente preparações secas ou somente preparações pastosas;
- tipos de preparo (assado, cozido, ensopado, grelhado);
- garantia da temperatura certa na hora da refeição, pois existem dietas que devem ser servidas frias ou devem ser adequadas à preferência do paciente.

TIPOS DE DIETA

Existem alguns tipos de dietas padrão na maioria das instituições, porém, como já foi mencionado, o atendimento individualizado e personalizado abre o leque de opções para a composição da dieta.

Dieta livre ou geral

Objetivo: fornecer proporções adequadas de macro e micronutrientes e garantir uma alimentação equilibrada sem modificações na consistência dos alimentos.

Indicação: pacientes com mastigação e funções gastrointestinais preservadas, que não necessitam de modificações significativas na consistência dos alimentos.

Características: consistência normal, fracionada em 6 refeições/dia.

Alimentos não recomendados: sem restrições.

Dieta branda

Objetivo: oferecer alimentos que facilitem a mastigação, macios ou abrandados pela cocção, pouco condimentados, subdivididos (picados), porém não necessariamente moídos ou triturados.

Indicação: alterações orgânicas e funcionais do trato gastrointestinal; serve como intermediária entre a dieta líquida para progressão para a dieta livre.

Características: consistência branda/macia, pobre em resíduos celulósicos e tecido conjuntivo, modificados por cocção e/ou subdivisão.

Alimentos não recomendados: frituras em geral, vegetais crus, alimentos duros ou crocantes, condimentos picantes, oleaginosas.

Dieta pastosa

Objetivo: minimizar o esforço da mastigação, deglutição e digestão dos alimentos.

Indicação: pacientes com dificuldade de mastigação e/ou deglutição em virtude de inflamação, danos neurológicos, distúrbios neuromotores, alterações anatômicas da boca ou esôfago e uso de próteses dentárias, evolução pós-cirúrgica ou para proporcionar repouso gastrointestinal.

Características: dieta de transição entre a líquida e a branda. Contém preparações cremosas, líquidas, papas, purês e alimentos bem macios.

Alimentos recomendados: chás, sucos de frutas coados, água de coco, vitaminas de frutas, mingaus, iogurtes, arroz-doce, canjica, frutas macias, frutas cozidas, papa de frutas, cremes, sorvetes, gelatinas, pudins liquidificados e geleias, leite, curau , sopas, canjas, arroz papa, feijão batido e coado, carnes desfiadas ou moídas, purês de vegetais, suflês, ovos (quente, pochê, cozido, mexido, omelete), pães macios (brioche, pão careca), bolos, biscoitos doces, sagu, doces em pasta, flãs.

Dieta líquida completa

Objetivo: excluir a função mastigatória, facilitar a deglutição, digestão e absorção dos alimentos.

Indicação: anorexia, dificuldade de mastigação, disfagia, lesões obstrutivas do trato gastrointestinal, pré e pós-cirúrgicos, preparo de determinados exames.

Características da dieta: composta de alimentos líquidos e de substâncias que em contato com o líquido se dissolvem, conservando as características da dieta.

Dieta líquida restrita (ou pobre em resíduos)

Objetivo: saciar a sede, evitar a desidratação, evitar acidose, manter a função renal, repousar o trato gastrointestinal e amenizar a sintomatologia.

Indicação: pré-preparo de determinados exames, pré e pós-cirúrgicos.

Características da dieta: composta de líquidos claros e coados, sem fibras, geralmente utilizada por 2-3 dias em virtude de seu reduzido valor nutritivo e inadequação nutricional.

Volume: 200 mL por refeição, 8 vezes/dia.

Dieta líquida de prova

Objetivo: saciar a sede, evitar a desidratação, evitar acidose, manter a função renal, repousar o trato gastrointestinal e amenizar a sintomatologia.

Indicação: cirurgias de cabeça e pescoço, pós-operatório, transtornos intestinais e preparo de exames.

Características da dieta: composta de líquidos transparentes como água, água de coco, chás, isotônicos e gelatina diet. Baixo valor nutritivo e inadequação nutricional.

Volume: 200 mL por refeição, 8 vezes/dia.

Dieta laxante

Objetivo: auxiliar o trânsito intestinal.

Indicação: casos de obstipação intestinal.

Características: oferta de fibras 25-30 g por dia (insolúvel e solúvel). Ofertar frutas com casca ou bagaço, vegetais folhosos crus, frutas ricas em fibras. Substituição de alimentos pobres em fibras e refinados por alimentos ricos em fibras e laxativos, como cereais integrais, frutas laxantes in natura e salada crua. Ofertar alimentos de acordo com a consistência da dieta.

Alimentos não recomendados: alimentos pobres em fibras e frutas obstipantes, como caju, goiaba, maçã, banana. Observação: a critério da nutrição clínica, haverá inclusão de coquetel laxativo, com acréscimo ou não de módulo de fibras.

Dieta obstipante

Objetivo: atuar no alívio dos sintomas da diarreia, prevenir desidratação e perda de peso.

Indicação: pacientes com diarreia (6-8 episódios de fezes líquidas/dia).

Características da dieta: oferta de fibras solúveis e alimentos obstipantes: batata, cenoura, chuchu, maçã, caju, banana, goiaba. Ofertar líquidos e eletrólitos (água de coco, chás, sucos coados) para repor as perdas intestinais e a desidratação.

Observação: em caso de diarreia persistente, excluir alimentos com lactose.

Dieta hipercalórica

Objetivo: fornecer aporte calórico elevado, em quantidades acima do valor energético total (VET) do paciente; minimizar a resposta catabólica da doença e/ou maximizar a recuperação da desnutrição; gerar balanço energético positivo e ganho de peso.

Indicação: desnutrição, politraumas e queimaduras (de moderadas a graves), sepse.

Características: aumento das porções do desjejum, almoço e jantar. Oferta de alimentos com densidade calórica elevada.

Dieta hiperproteica

Objetivo: fornecer aporte proteico elevado, em que a relação caloria/proteína deve ser adequada, a fim de minimizar a resposta catabólica da doença e/ou maximizar a recuperação da desnutrição.

Indicação: pacientes desnutridos, em estado de hipercatabolismo, queimados, politraumatizados, pós-operatórios.

Características: aumentar a oferta de alimentos ricos em proteínas de alto valor biológico (leite e derivados, ovos, carnes, leguminosas).

Dieta hipoproteica

Objetivo: diminuir o aporte proteico a fim de reduzir o trabalho renal.

Indicação: pacientes com insuficiência renal crônica em tratamento conservador e outras patologias cujo catabolismo proteico possa interferir na evolução do quadro clínico. Características: predomínio de proteína de alto valor biológico (60% PAVB).

Dieta hipossódica

Objetivo: controlar a pressão arterial sistêmica e o balanço hídrico.

Indicação: na insuficiência renal aguda e crônica, insuficiência cardíaca congestiva, hipertensão arterial, retenção hídrica (ascite, edema), cirrose e encefalopatia hepática, tratamentos com corticoide etc.

Características: restrita em alimentos ricos em sódio; exclusão de alimentos processados, enlatados, conservas, embutidos, temperos e molhos industrializados. A dieta é preparada apenas com temperos naturais, sem o acréscimo de sal.

Dieta hipolipídica

Objetivo: fornecer baixa quantidade de gordura (de 20-25% do valor calórico total da dieta) e com perfil lipídico adequado.

Indicação: prevenir e/ou aliviar sintomas gastrointestinais (dor abdominal, diarreia, flatulência, esteatorreia), tratamento de doenças hepáticas, pancreáticas, da vesícula biliar, obesidade, síndrome de má absorção, doenças cardiovasculares e dislipidemias.

Características: com baixo teor de gorduras, principalmente as gorduras saturadas.

Dieta sem irritantes gástricos

Objetivo: fornecer alimentos que não provoquem irritação na mucosa gastrointestinal.

Indicação: pacientes com comprometimentos gástricos e intestinais (gastrites, úlceras), desconforto ou dor gástrica.

Características: isenta de alimentos fonte de cafeína (chá preto, mate, café, chocolate), frutas e sucos ácidos (de acordo com tolerância individual do paciente), condimentos industrializados e pimenta; menor quantidade de gorduras, óleos, leite e derivados, sobremesas à base de leite.

Dieta pobre em vitamina K

Objetivo: oferecer alimentos pobres em vitamina K.

Indicação: pacientes em uso de anticoagulante.

Características: utilizando quantidades mínimas de alimentos fontes de vitamina K, como óleos de soja, canola, algodão e oliva, margarina e maionese à base de óleos vegetais, vegetais folhosos verde-escuros, alface romana e alimentos conservados em óleo vegetal.

Dieta sem flatulentos

Objetivo: dieta com redução de alimentos fermentativos.

Indicação: pacientes com desequilíbrio da microbiota intestinal, distensão e desconforto abdominal causados por gases; pacientes em pós-operatório, conforme prescrição dietética.

Características: isenta de alimentos flatulentos, como condimentos, leguminosas, leite e derivados, vegetais crucíferos (brócolis, couve-flor, couve etc.), alho, milho, pimentão, repolho, batata-doce, rabanete, nabo, cebola, melão, melancia, abacate, maçã crua, nozes, ovos e uva-passa.

Dieta ovolactovegetariana

Objetivo: suprir as necessidades nutricionais dos pacientes ovolactovegetarianos. Indicação: pacientes ovolactovegetarianos por opção.

Características: com exclusão de carne bovina, frango e peixe. Substituição por preparações com proteínas vegetais (como soja), ovos e/ou lácteos.

Dieta com restrição hídrica

Objetivo: reduzir a oferta de líquidos.

Indicação: pacientes renais em diálise, hepatopatas, portadores de insuficiência cardíaca congestiva.

Características: redução na oferta hídrica (sucos, vitaminas, caldos, leite), substituição por alimentos sólidos (fruta).

Dieta para diabetes

Objetivo: controle da glicemia, prevenir, retardar ou tratar complicações ligadas à progressão da doença.

Indicação: pacientes com diabetes tipo 1 e tipo 2 ou com hiperglicemias decorrentes de outras patologias.

Características: restrita em açúcar simples, pobre em gordura saturada, rica em fibras; cereais integrais, aveia, frutas e verduras cruas, leite e iogurtes desnatados.

Dieta para doença renal crônica em tratamento conservador

Objetivo: fornecer uma dieta hipoproteica.

Indicação: para pacientes com nefropatia crônica e que estão em tratamento conservador (fase não dialítica).

Características: pobre em proteínas animal e vegetal.

Dieta para doença renal crônica em tratamento dialítico

Objetivo: fornecer uma dieta hiperproteica, hipossódica, hipocalêmica, hipofosfatêmica e com restrição de líquidos; controle da ingestão de sódio, potássio e líquidos; evitar ou retardar o desenvolvimento de osteodistrofia renal, por meio do controle da ingestão de cálcio, fósforo e vitamina D.

Indicação: pacientes com nefropatia crônica e que estão em tratamento de hemodiálise.

Características: proibido o consumo da fruta carambola.

Observação: para pacientes em diálise peritoneal, deve-se observar a necessidade de reduzir carboidratos e não há alta restrição de potássio.

Dieta para hepatopata

Objetivo: suprir as necessidades nutricionais dos pacientes com hepatopatia.

Indicação: pacientes com alterações nas funções hepáticas.

Características: dieta hipolipídica e hipossódica e com restrição hídrica, se necessário.

Dieta isenta de lactose

Objetivo: excluir a oferta de alimentos com lactose.

Indicação: pacientes com intolerância à lactose por deficiência da enzima lactase, doenças inflamatórias intestinais, ressecções intestinais e outros casos.

Características: isenta de alimentos que contêm lactose, o leite de soja pode ser usado como opção.

Dieta para alergia à proteína do leite de vaca

Objetivo: fornecer dieta isenta de proteína do leite de vaca.

Indicação: pacientes que apresentam alergia à proteína do leite de vaca, ou mães que estão amamentando bebês com alergia à proteína do leite de vaca.

Características: exclusão total do leite de vaca (inclusive do leite sem lactose) e de todos os derivados do leite. Não manipular essa dieta nos mesmos equipamentos e utensílios que já foram utilizados com leite de vaca.

Dieta isenta de glúten

Objetivo: fornecer uma dieta isenta de glúten.

Indicação: pacientes que apresentam alergia ao glúten (doença celíaca), alguns casos de diarreia crônica e doenças inflamatórias intestinais.

Características: exclusão de alimentos à base de farinha de trigo e daqueles que contém glúten (trigo, aveia, cevada e centeio) em seus ingredientes.

Observação: não manipular essa dieta nos mesmos equipamentos e utensílios que já foram utilizados com alimentos que contêm glúten.

Dieta para paciente disfágico

Objetivo: fornecer uma dieta com consistência adequada à condição disfágica do paciente.

Indicação: pacientes que apresentam alteração na deglutição, por anormalidades anatômicas ou funcionais (neuromuscular).

Características: a consistência da dieta poderá variar entre: rala, néctar, mel e pudim. Poderá ser indicado o uso de espessantes.

Observação: no caso de dietas com líquidos espessados, deverá ser entregue o espessante no leito do paciente para a ingestão de água.

Refeição da pediatria (Figuras 14 a 17)

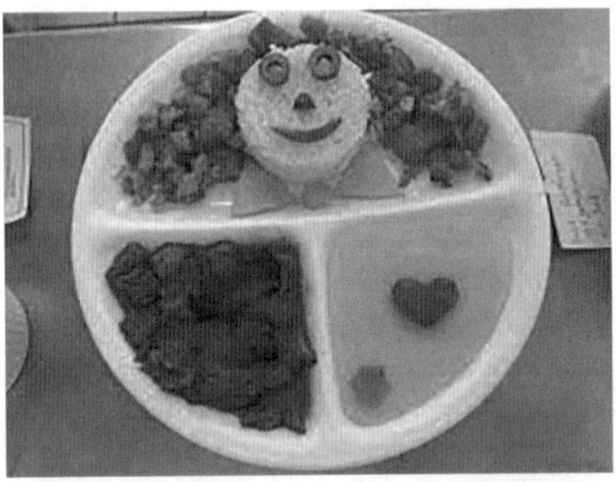

FIGURA 14 Decoração a fim de estimular a aceitação da dieta e despertar a curiosidade da criança de experimentar novos alimentos.

Fonte: Hospital das Clínicas.

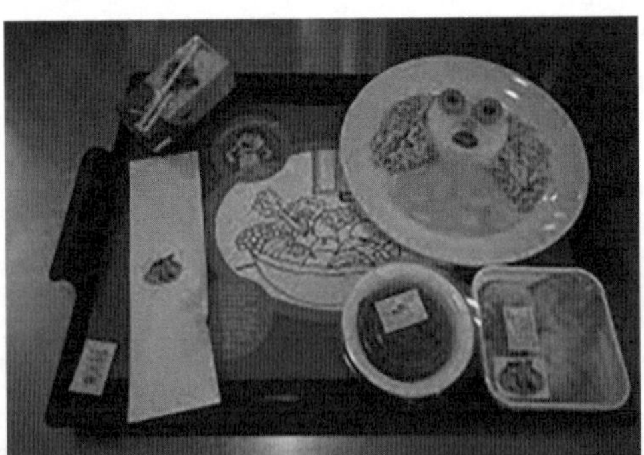

FIGURA 15 Além da decoração atrativa, um item lúdico de pintura da refeição no forro da bandeja.

Fonte: https://portalhospitaisbrasil.com.br.

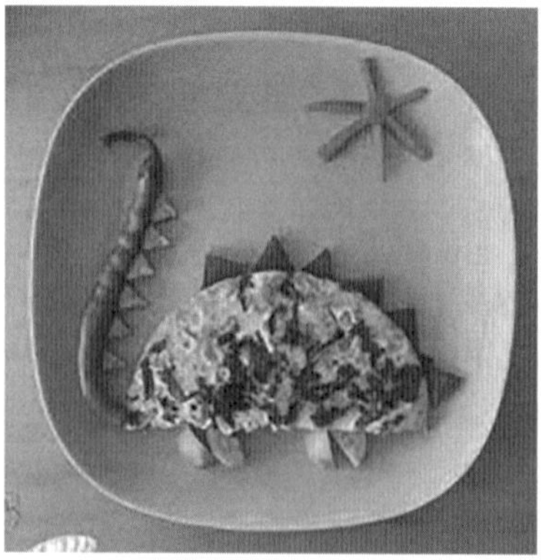

FIGURA 16 Forma divertida de apresentação.

Fonte: Hospital das Clínicas.

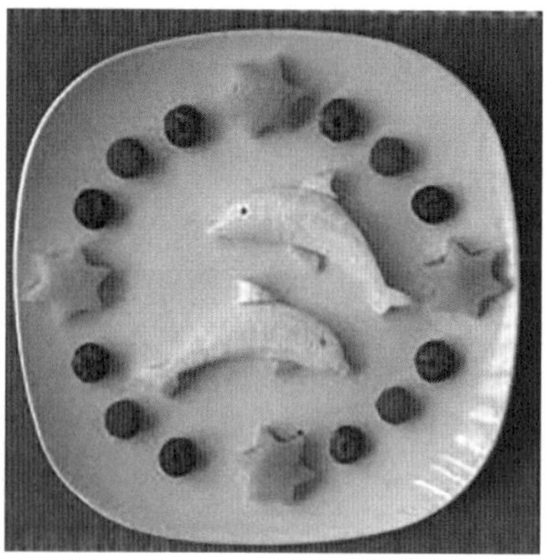

FIGURA 17 Maneira de estimular a ingestão de frutas.

Fonte: https://portalhospitaisbrasil.com.br

Formas de apresentação (Figuras 18 a 22)

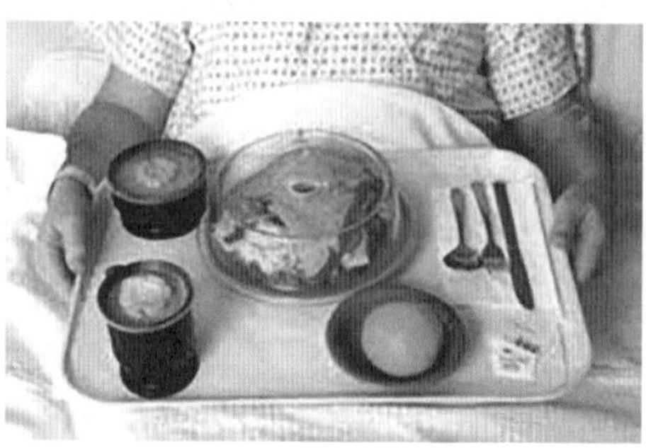

FIGURA 18 Bandeja com itens dispostos de forma organizada.

Fonte: Universidade do Amazonas.

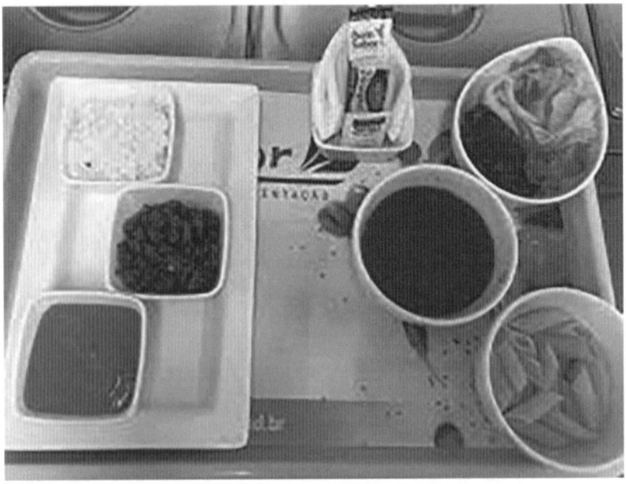

FIGURA 19 Bandeja com itens agrupados sem critério de organização.

Fonte: Universidade do Amazonas.

Formas de apresentação que não estimulam a aceitação da dieta (Figuras 20 a 22)

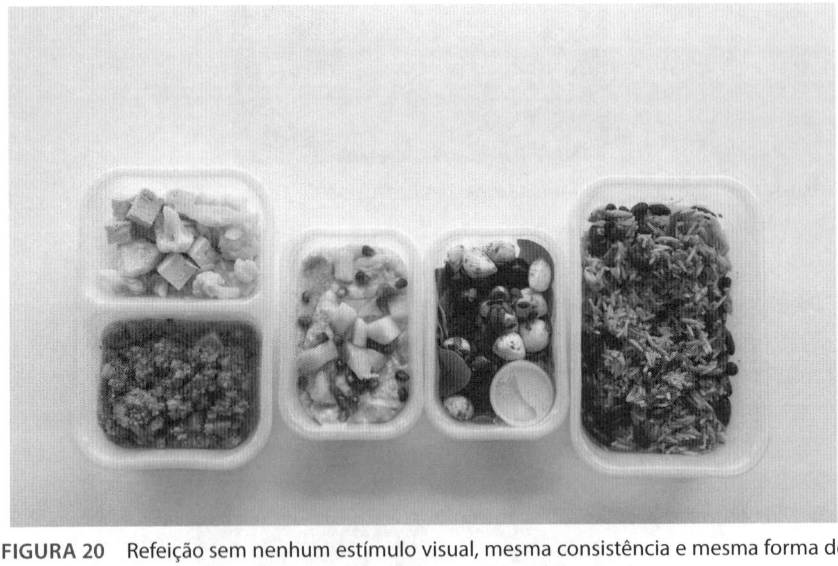

FIGURA 20 Refeição sem nenhum estímulo visual, mesma consistência e mesma forma de apresentação.

Fonte: Freepik.

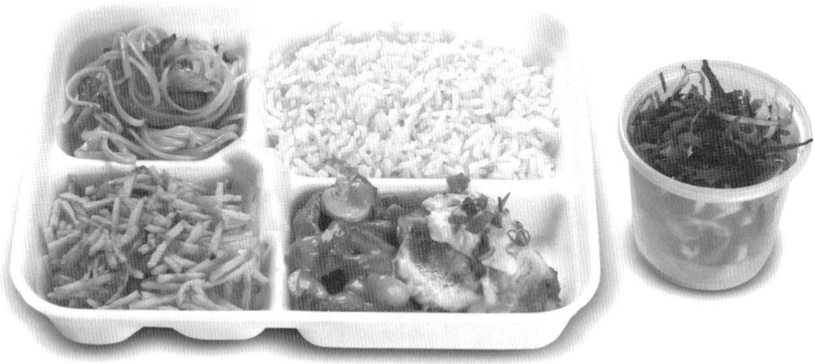

FIGURA 21 Monotonia de cores e apresentação desumanizada.

Fonte: Freepik.

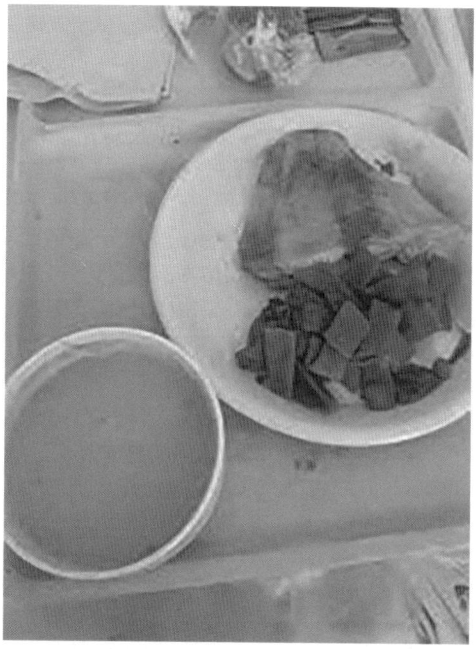

FIGURA 22 Apesar de ser servida em louça, as cores e a forma de apresentação não incentivam o paciente a alimentar-se.

Fonte: Universidade de São Paulo (USP).

Forma mais humanizada e agradável de apresentação empregando a gastronomia hospitalar (Figura 23)

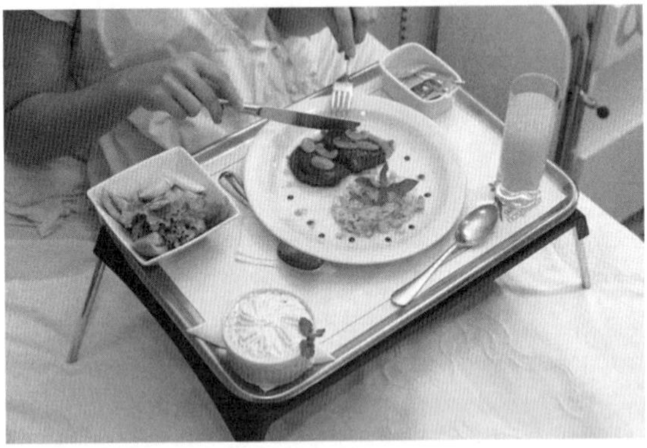

FIGURA 23 Bandeja montada de forma organizada, preparações coloridas e decoradas.
Fonte: http://gehosp.com.br.

Considerações finais sobre a gastronomia hospitalar

A gastronomia hospitalar é um tema ainda pouco explorado nos dias atuais em termos de publicações científicas, principalmente no que tange à utilização desse tipo de serviço perante o cliente/paciente. Devemos lembrar que instituições públicas e privadas podem e devem adotar esse tipo de estratégia, já que algumas técnicas gastronômicas não necessitam de grandes investimentos, pois têm seu foco na criatividade. A gastronomia hospitalar pode ser considerada uma estratégia relevante quando associada à dietoterapia, podendo influenciar positivamente o quadro clínico do paciente, uma vez que promove melhor aceitação alimentar. Essa estratégia possibilita diversos benefícios, tais como reduzir o índice de desnutrição intra-hospitalar, diminuir o desperdício de alimentos e humanizar o atendimento ao cliente/paciente no momento da refeição.

GOVERNANÇA

O setor de governança é responsável pelos serviços de lavanderia, rouparia, jardinagem, limpeza e arrumação dos apartamentos e áreas sociais e pelos serviços gerais na área sob sua responsabilidade.

É um setor formado por funcionários com atividades diversas. A Figura 24 mostra, por meio de um organograma, as categorias de profissionais que o compõem e a hierarquia entre eles.

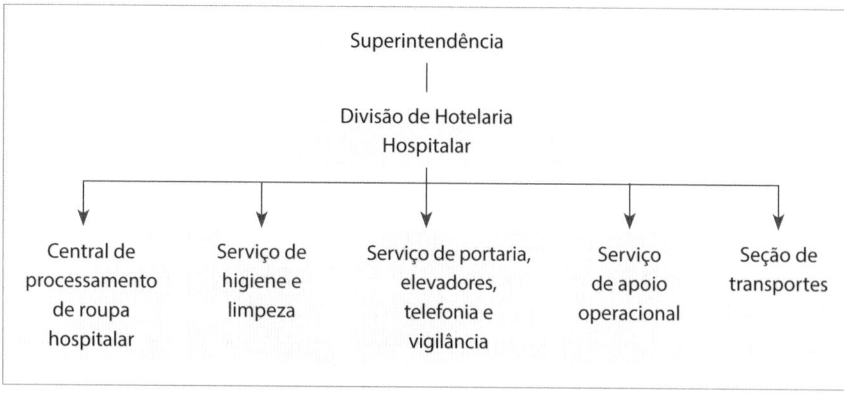

FIGURA 24 Organograma do serviço de hotelaria hospitalar.
Fonte: Adaptada de Divisão de hotelaria hospitalar do Hospital das Clínicas de Ribeirão Preto.

É responsabilidade do setor de governança o conforto e o bem-estar do cliente. A principal função é a limpeza dos apartamentos, dos corredores e das áreas sociais. Outras funções são o fornecimento de uniformes, controle de roupas dos apartamentos, achados e perdidos, requisição de serviços de manutenção, atividades do setor de costura, preparação de orçamentos anuais, controle das despesas do departamento, pesquisas para novos equipamentos e produtos, colaboração com o decorador na decoração e preservação do inventário.

Resíduos

De acordo com a Resolução Anvisa n. 222/2018, definem-se como geradores de RSS todos os serviços cujas atividades estejam relacionadas com a atenção à saúde humana ou animal, inclusive os serviços de assistência domiciliar; laboratórios analíticos de produtos para saúde; necrotérios, funerárias e serviços onde se realizem atividades de embalsamamento (tanatopraxia e somatoconservação); serviços de medicina legal; drogarias e farmácias, inclusive as de manipulação; estabelecimentos de ensino e pesquisa na área de saúde; centros de controle de zoonoses; distribuidores de produtos farmacêuticos, importadores, distribuidores de materiais e controles para diagnóstico *in vitro*; unidades móveis de atendimento à saúde; serviços de acupuntura; serviços de *piercing* e tatuagem, salões de beleza e estética, entre outros.

O sistema de tratamento de resíduos sólidos é um conjunto de unidades, processos e procedimentos que visam a alterar as características físicas, químicas ou biológicas dos resíduos, conduzindo à minimização dos riscos e à qualidade do meio ambiente.

A classificação dos resíduos corresponde a:

- **Grupo A** – engloba os componentes com possível presença de agentes biológicos que podem apresentar risco de infecção: placas, lâminas de laboratório, carcaças, peças anatômicas (membros), tecidos, bolsas transfusionais contendo sangue etc.
- **Grupo B** – contém substâncias químicas que podem causar riscos à saúde pública ou ao meio ambiente: medicamentos apreendidos, reagentes de laboratório, resíduos contendo metais pesados etc.
- **Grupo C** – apresenta materiais resultantes de atividades humanas contendo radionuclídeos em quantidades superiores aos limites de eliminação especificados nas normas da Comissão Nacional de Energia Nuclear (CNEN). Exemplos: serviços de medicina nuclear e radioterapia.
- **Grupo D** – correspondem aos resíduos comuns: sobras de alimentos e do preparo de alimentos, resíduos das áreas administrativas etc.
- **Grupo E** – são materiais perfurocortantes ou escarificantes: lâminas de barbear, agulhas, ampolas de vidro, pontas diamantadas, lâminas de bisturi, lancetas, espátulas etc.

O sistema de disposição final de resíduos sólidos é um conjunto de unidades, processos e procedimentos que visam ao lançamento de resíduos no solo, oferecendo a garantia de proteção à saúde pública e à qualidade do meio ambiente.

Esse conjunto de ações merece uma reflexão por parte de todos os gerentes de hotelaria hospitalar, pois são responsáveis pelo treinamento e educação continuada da governança, que é responsável pela operacionalização do plano de gerenciamento de resíduos.

A legislação federal, estadual e municipal é implantada de forma obrigatória por todas as instituições de saúde, e são responsáveis desde sua geração até o destino.

O tratamento dos resíduos pode ser realizado por: incineração, autoclavagem e micro-ondas.

Segurança patrimonial

No hospital, uma das tarefas do setor de segurança é fazer um trabalho administrativo por meio da checagem da entrada e saída de funcionários e fornecedores, na portaria de funcionários. A segurança também atua nos pontos estratégicos do hospital para prevenir roubos, atos de violências e sequestros.

Atualmente, o setor tende a utilizar mais os recursos tecnológicos. Para isso, é instalado um circuito interno de televisão, fechado, que é monitorado em uma sala técnica; e são colocados funcionários em lugares estratégicos.

Os funcionários da segurança têm, também, um importante papel como prestadores de informações, uma vez que grande parte dos clientes recorre a eles quando precisa de informações (Figura 25).

Para facilitar o trabalho dos seguranças, os clientes devem receber um crachá colorido, na recepção, restringindo o acesso a determinadas áreas do hospital. Pela cor do crachá, o segurança sabe visualmente que essa pessoa não terá acesso a determinados locais.

Formação e informação

Pesquisa de opinião

Todos os serviços prestados deverão ser avaliados por usuários, por meio de pesquisas de opinião, junto ao paciente e seus acompanhantes. Os instrumentos de pesquisa não devem ser longos e as respostas serão discutidas com as equipes (Figura 26).

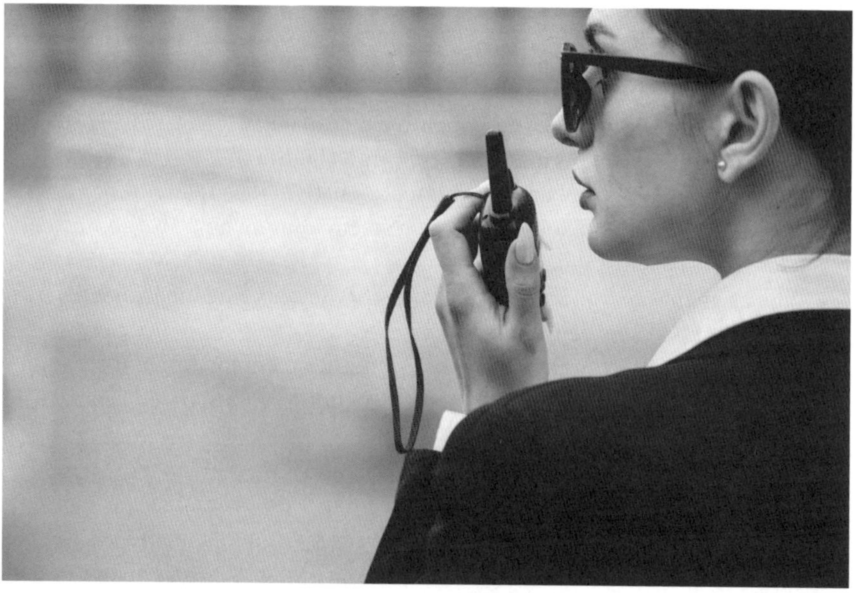

FIGURA 25 Segurança patrimonial.
Fonte: Freepik.

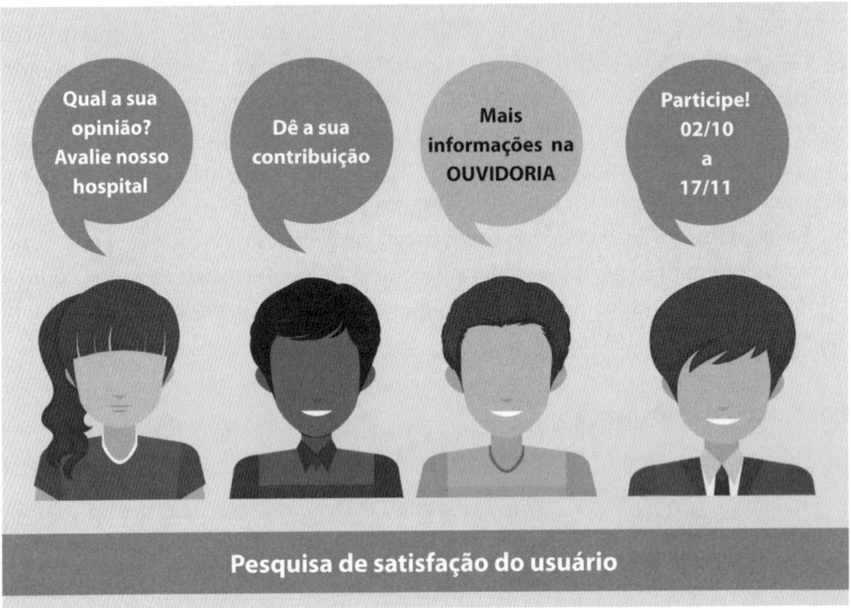

FIGURA 26 Pesquisa de satisfação.

Fonte: Freepik.

Treinamento e capacitação

As equipes necessitam de treinamento e de capacitação, a partir da sua admissão e durante toda a permanência no cargo (Figura 27).

Os treinamentos englobam não somente as atividades referentes às tarefas executadas, mas também aquelas que se referem à saúde no trabalho e ao controle das infecções hospitalares.

Cabe às chefias a avaliação de desempenho de seus funcionários e a verificação das necessidades de treinamento.

Na área de Hotelaria Hospitalar o sistema de recursos humanos abrange o planejamento, programas de treinamento contínuo, cursos de capacitação técnica e avaliação por indicadores.

A avaliação do treinamento ministrado é realizada periodicamente, dependendo da iniciativa da organização. É o feedback do programa que foi estudado e implantado. Nesse caso são considerados: comportamento do colaborador, resultados do treinamento, alinhando-o com a missão, os valores e os objetivos da organização. O desenho das habilidades e competências também é considerado.

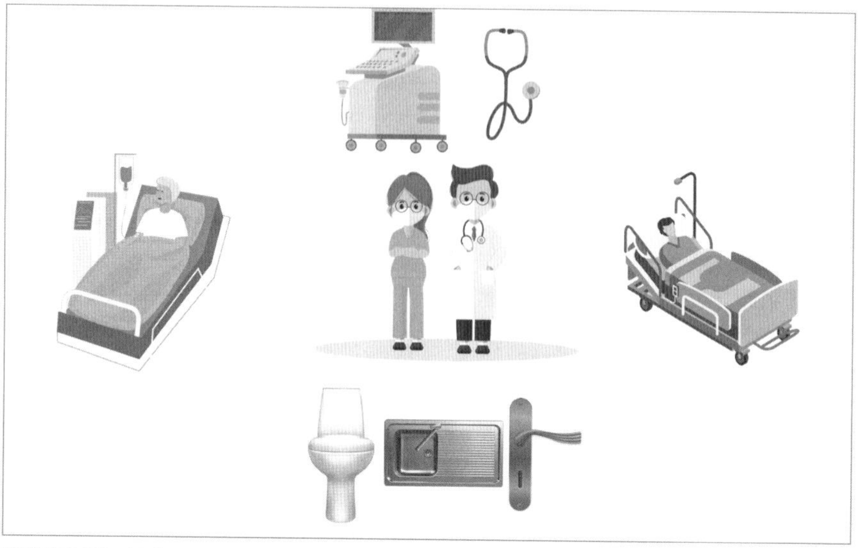

FIGURA 27 Treinamento em Hotelaria Hospitalar.
Fonte: Freepik.

As avaliações existentes são encaminhadas às lideranças, a fim de corrigir determinados pontos e, assim, atingir a qualidade do atendimento.

SERVIÇO DE LAVANDERIA E ROUPARIA HOSPITALAR

Para discutirmos o serviço de lavanderia e rouparia hospitalar, é necessário analisar a organização do serviço em processamento de roupas dos serviços de saúde, a gestão de recursos humanos e o controle das infecções.

O serviço pode se próprio ou terceirizado. Porém, é importante frisar que as legislações vigentes amparam ambas as situações. A instituição de saúde escolherá a alternativa que for mais viável em termos de espaço físico, mão de obra e custos. A Agência Nacional de Vigilância Sanitária preconiza essas ações no sentido de fiscalização e de implementação das boas práticas do serviço (Figura 28).

Organização do serviço

Primeiramente, analisa-se a distribuição física do serviço que é amparada pela Resolução 50/2002, que regulamenta o planejamento, programação, elaboração e avaliação de projetos físicos de estabelecimentos assistenciais de saúde (EAS).

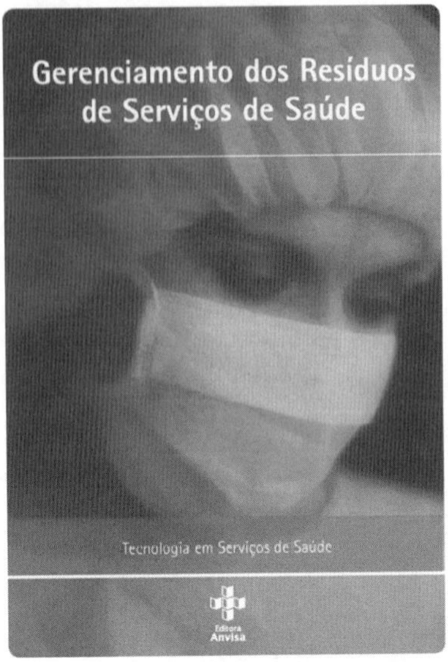

FIGURA 28 Manual de PRSS.

Fonte: https://www.anvisa.gov.br.

A denominação "Unidade de Processamento de Roupas" substituiu a de "Lavanderia Hospitalar", pela Anvisa – Agência Nacional de Vigilância Sanitária, sob a justificativa de que "tanto os hospitais quanto todos os serviços que utilizam algum tipo de roupa ou tecido na assistência à saúde necessitam submetê-los ao processamento em um serviço especializado e com profissionais capacitados" (Anvisa, 2009).

As funções do serviço são: coleta, pesagem, separação, processamento, confecção, marcação, reparo, reforma, fornecimento e distribuição em condições de uso, higiene, quantidade e qualidade necessárias.

O trabalho vincula-se a duas situações: serviço próprio (interno) e terceirizado (interno e externo), e as normas e rotinas devem ser cumpridas para ambas as situações.

É importante que o SCIH – Serviço de Controle de Infecção Hospitalar acompanhe as atividades desenvolvidas pela empresa prestadora de serviço.

Um aspecto importante é que as atividades relacionadas com as roupas de serviços de saúde estão associadas a riscos, "que é a probabilidade de ocorrência de evento danoso à saúde, relacionado com objetos concretos sob controle sanitário" (Anvisa, 2009).

Atualmente, a Resolução RDC n. 6, de 30/01/2012, estabelece as Boas Práticas de Funcionamento para as Unidades de Processamento de Roupas e Serviços de Saúde e deve ser obedecida, na íntegra, pois o descumprimento constitui infração sanitária.

O serviço pode ser próprio ou terceirizado (Figura 29). No caso da terceirização, as vantagens são as seguintes:

- liberação do espaço físico;
- diminuição de encargos trabalhistas;
- eliminação de rotatividade, absenteísmo, dispensas etc.
- eliminação de despesas com compras de maquinários, equipamentos, produtos, luz, água, manutenção etc.
- menor manipulação do enxoval na instituição.

Algumas desvantagens são apontadas, no caso da terceirização: ausência da qualidade do serviço prestado, não cumprimento de legislações, preço excessivo, inobservância de ações preventivas de controle das infecções hospitalares.

O contrato entre as partes reveste-se de conteúdo ético, cultural e jurídico, e a parceria verificará a melhor estrutura do instrumento.

Procedimentos com a roupa hospitalar e a minimização de riscos

Os procedimentos com a roupa estão contidos em: coleta, pesagem, separação e lavagem, secagem, armazenamento e distribuição. A característica principal desse serviço é a divisão das áreas suja e limpa.

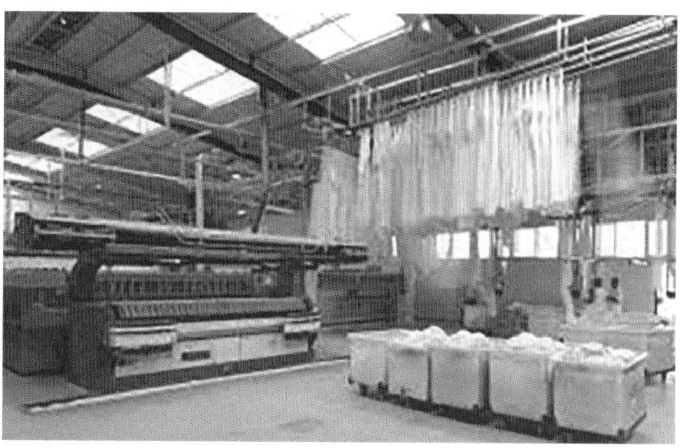

FIGURA 29 Visão geral do SPRSS.
Fonte: http://www.ebserh.gov.br.

As roupas hospitalares são normatizadas pela Norma da ABNT 13.734, de 01/12/2016, que estabelece as características de lençóis, fronhas e pijamas hospitalares.

Coleta, separação e operação na área suja

Na coleta da roupa na unidade geradora, a roupa de ser agitada e manuseada o mínimo possível, sendo colocada em sacos *hamper* de tecidos ou plásticos (diferenciados dos sacos de resíduos), onde permanecerá até recebimento e pesagem. Segundo orientação da Anvisa, se houver grande quantidade de sujeira sólida, como fezes e coágulos presentes na roupa, estes devem ser removidos com as mãos enluvadas e jogados no vaso sanitário, dando descarga com a tampa fechada.

Atualmente, não há necessidade da segregação de roupa em função da unidade geradora, tais como: isolamento, neonatologia, unidade de queimados e unidade de nutrição e alimentação.

O importante é que a equipe de saúde da unidade geradora evite que objetos perfurocortantes, instrumentos ou outros artigos estejam presentes na roupa. A minimização de riscos evita acidentes com os trabalhadores durante a remoção.

Os carros usados no transporte da roupa suja não devem ser usados para a distribuição da roupa limpa. Em hospitais de vários andares aconselha-se a previsão de dois elevadores de serviço, um para roupa suja e coleta de lixo e outro para distribuição de roupa limpa e para o Serviço de Nutrição e Dietética.

A roupa suja deve ser transportada de tal forma que seu conteúdo não provoque contaminação do ambiente ou do trabalhador que a transporta. O trabalhador que efetua o transporte deve utilizar equipamentos de proteção individual - EPI, sempre considerando a NR 32 – Norma Regulamentadora 32 – Segurança e Saúde no Trabalho em Serviços de Saúde.

Os sacos de roupa suja ou usada, quando chegam à lavanderia, são pesados, e o resultado do peso é registrado por centro de custo. A pesagem é importante para indicar a carga correta que a máquina suportará e o peso da roupa recebida de cada unidade para controle dos custos, bem como facilitar a determinação de fórmulas de lavagem.

Após essa operação, as peças são abertas, retirando-se os instrumentos cirúrgicos, peças anatômicas e objetos estranhos, agrupando-as de acordo com o tipo, grau de sujidade e tipo de tecido. A roupa contendo sangue, fezes, levemente suja, sujidade média, sujidade pesada, de cores firmes e/ou desbotáveis, de fibras, deve ser separada com o mínimo de agitação.

Os carros de transporte (Figura 30) devem ser submetidos à limpeza com água e sabão e sofrer desinfecção com álcool a 70% ou hipoclorito de sódio a 1% (acompanhar a padronização da CCIH), conforme preconiza a Anvisa (2009).

É importante que os carros sejam diferenciados daqueles utilizados para recolhimento de resíduos.

A Resolução 06/2012 dispõe sobre as Boas Práticas de Funcionamento para as Unidades de Processamento de Roupas de Saúde e preconiza ações direcionadas às unidades terceirizadas, que devem possuir licença atualizada de acordo com a legislação sanitária local. A licença deve estar afixada em local visível ao público e as unidades só podem processar roupas provenientes dos serviços de saúde.

Porém, é permitido o processamento de outras atividades, desde que sejam em ciclos diferenciados (Figuras 31 a 37).

Apesar de ser uma atividade terceirizada, a instituição contratante não fica isenta da responsabilidade pelos padrões sanitários da contratada.

A qualidade da roupa é obtida pelos fatores: ação química, ação mecânica, tempo e temperatura. É importante lembrar que a qualidade da água usada no processo de lavagem interfere no resultado. Para tanto, é necessário que se faça a análise, a fim de que possa atender aos parâmetros físico-químicos e bacteriológicos preestabelecidos pela Portaria/MS n. 518, de 25 de março de 2004.

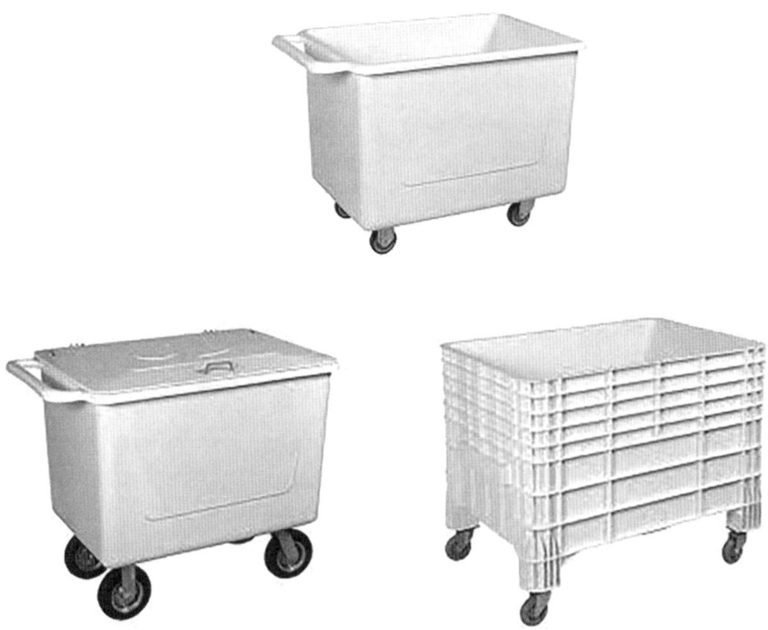

FIGURA 30 Carros de transporte de roupa.
Fonte: www.suzuki.ind.br.

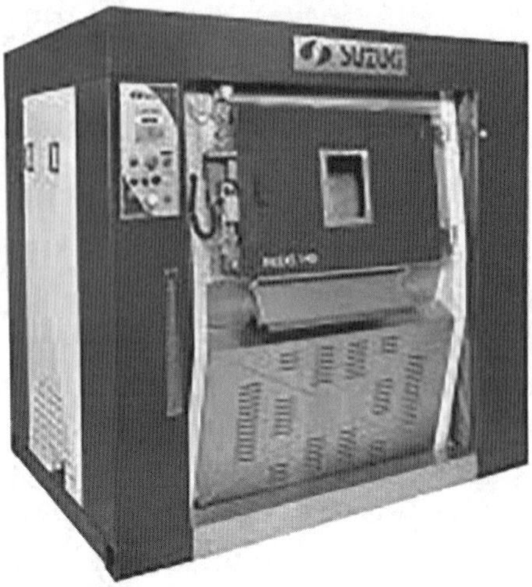

FIGURA 31 Lavadora extratora com barreira.
Fonte: www.suzuki.ind.br.

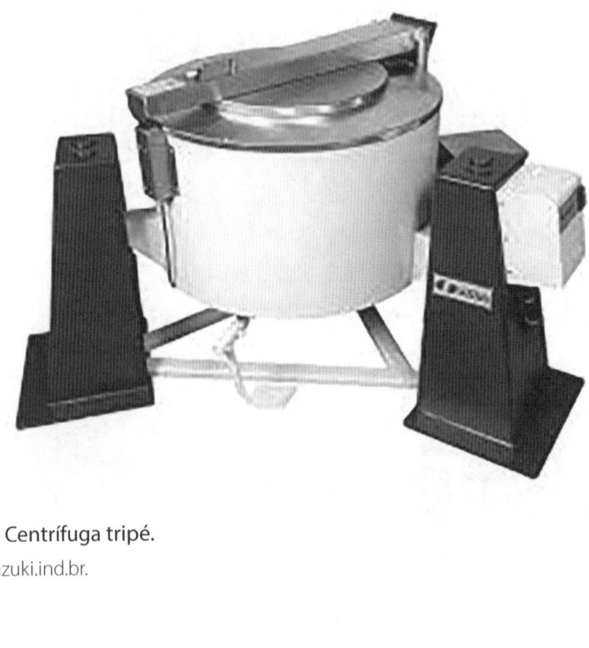

FIGURA 32 Centrífuga tripé.
Fonte: www.suzuki.ind.br.

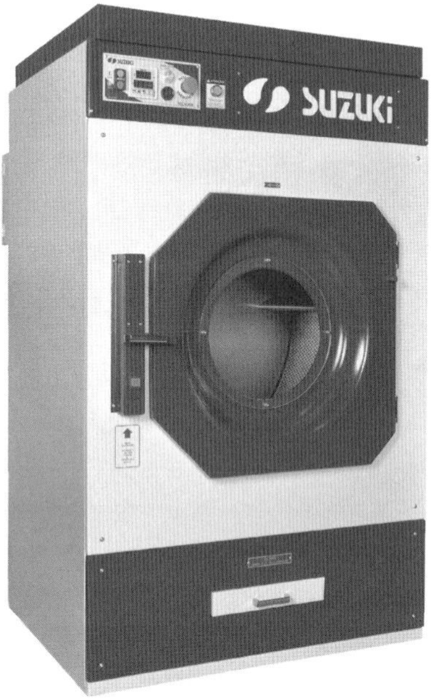

FIGURA 33 Secador rotativo.

Fonte: www.suzuki.ind.br.

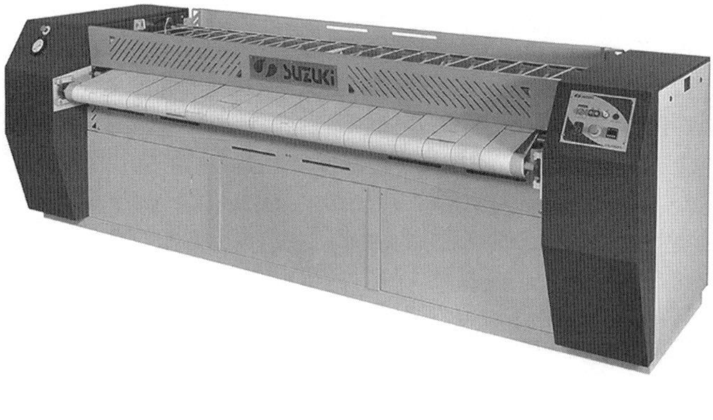

FIGURA 34 Calandra multirrolo.

Fonte: www.suzuki.ind.br.

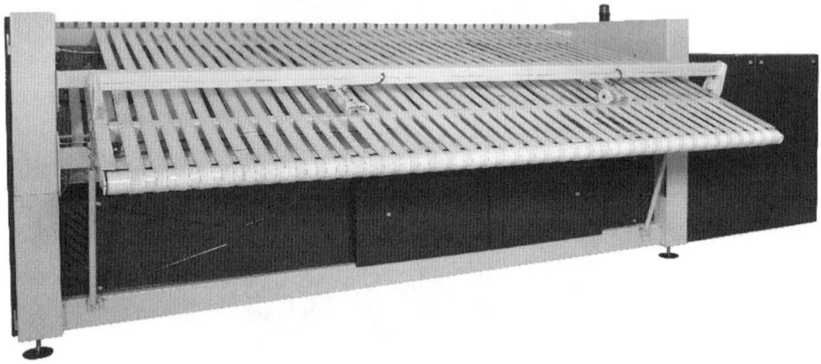

FIGURA 35 Dobradeira de lençóis – 5 dobras.
Fonte: www.suzuki.ind.br.

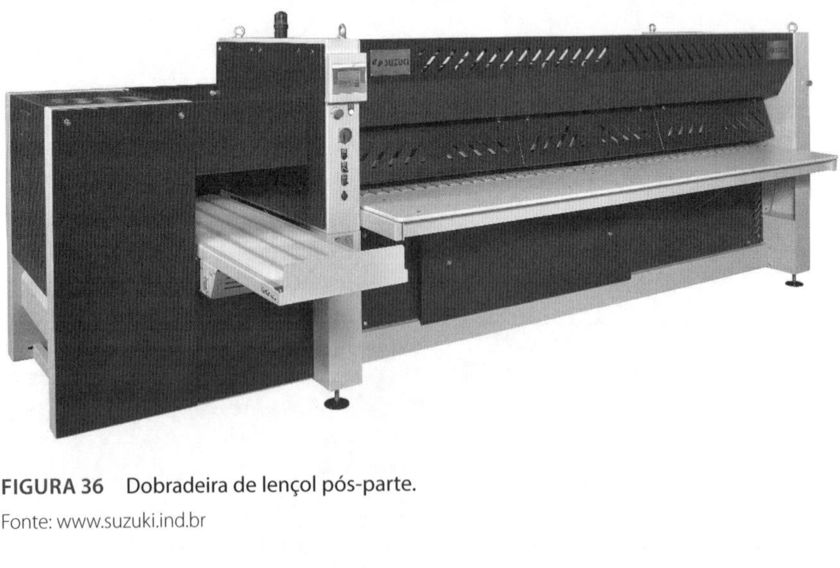

FIGURA 36 Dobradeira de lençol pós-parte.
Fonte: www.suzuki.ind.br

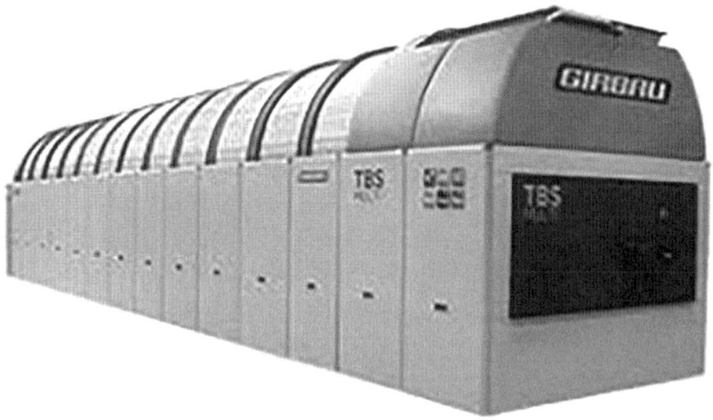

FIGURA 37 Túnel de lavagem.
Fonte: www.girbau.com.br.

A lavagem da roupa é realizada em máquinas de barreira, podendo ser em dois ciclos:

- ciclo para lavagem de roupa com sujidade leve;
- ciclo para lavagem de roupa com sujidade pesada.

É importante que seja estabelecida uma interface entre as áreas que utilizam a roupa e o serviço de lavanderia em relação às manchas encontradas nos tecidos. Assim, haverá a possibilidade de detectar, junto à enfermagem, os medicamentos utilizados nos procedimentos clínicos e/ou cirúrgicos.

Processamento da roupa na área limpa

Terminada a operação ou ciclo de lavagem, a roupa passa por um processo que consta de: centrifugação, calandragem, secagem, prensagem e passagem a ferro.

O túnel de lavagem, segundo Torres e Lisboa (2014), é um equipamento para lavanderias profissionais, com necessidade de processar acima de 40 toneladas de roupas. Esse equipamento é composto de 18 módulos. A carga de roupa passa de um módulo para outro, e cada módulo tem capacidade de 50 kg de carga de roupa. A boa produtividade do equipamento é acompanhada por um elevador que eleva a carga de roupa para o processo de lavagem.

Finalizado o processo na calandragem e prensagem, a roupa limpa é dobrada, podendo ser armazenada ou embalada.

O processamento na rouparia complementa o trabalho na área limpa e centraliza o movimento de toda a roupa hospitalar. Na rouparia faz-se a estocagem ou repouso da roupa, distribuição, costura, conserto, marcação, baixa e reaproveitamento. A roupa submetida a conserto deve voltar para a lavagem, e não existe um processo de lavagem considerado padrão. Cada serviço de saúde possui sua realidade e, assim, adapta os processos às necessidades encontradas, como: maquinário, produtos, número de funcionários etc. (Figuras 38 e 39).

As roupas que passarão pelo processo de esterilização, como campos cirúrgicos, capotes etc., não deverão ser submetidos a calandragem ou passagem a ferro.

A RDC n. 6 proíbe o processamento de roupas descartáveis em seu art. 8º (Capítulo II da Resolução).

Os sacos plásticos ou de tecidos podem ser utilizados para embalar roupas separadamente ou em forma de kits. As vantagens em embalar a roupa são: segurança do serviço, redução do risco de contaminação e controle mais rígido. É importante que as roupas de inverno (cobertores, edredons etc.) também sejam embaladas, a fim de não ficarem expostas a contaminação e poeira.

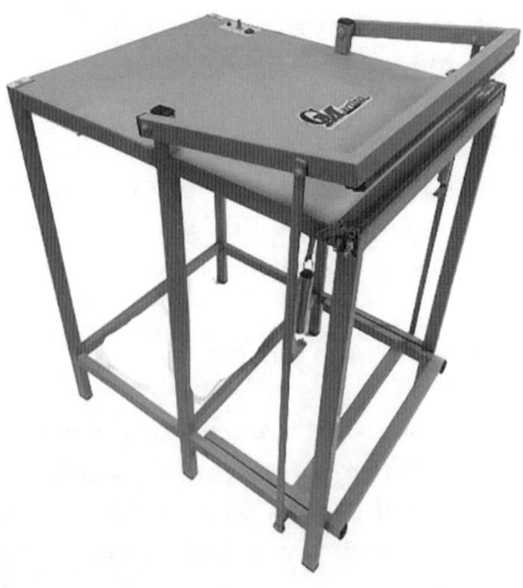

FIGURA 38 Seladora para roupas.

Fonte: www.selaplastinox.com.br.

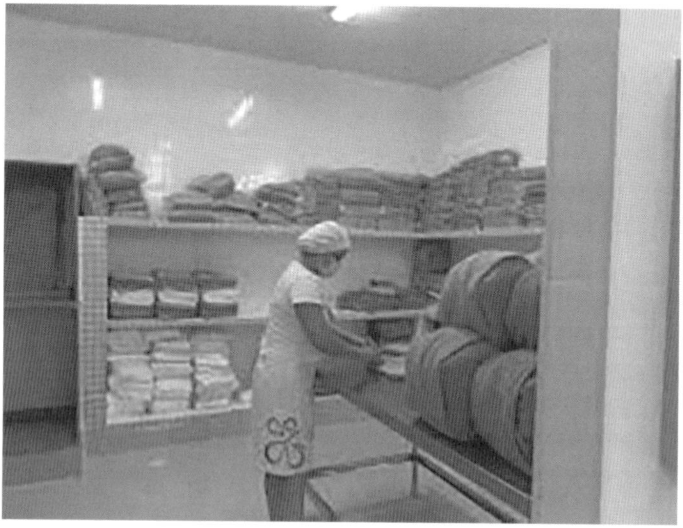

FIGURA 39 Rouparia hospitalar.
Fonte: www.folhamax.com.

É importante ressaltar que o trânsito entre as áreas suja e limpa deve ser evitado. O trabalhador da área suja deve tomar banho, sempre que se ausentar de sua área.

A higienização das mãos, nessa área, deve ser controlada: após o uso de banheiro, após a alimentação, no contato com objetos estranhos ao setor etc.

É importante a utilização de toucas ou redes para proteção dos cabelos; e deve-se evitar a utilização de brincos, anéis, pulseiras, *piercings* etc. (Figura 40).

Deve-se evitar o transporte manual da roupa limpa, pois poderá ocorrer a contaminação com microrganismos presentes nas mãos ou nas roupas dos profissionais.

No caso de unidades externas, a roupa deve ser embalada e transportada em contêineres fechados e em caminhões higienizados.

- A RDC n. 6 também proíbe a quantificação por contagem de roupa. O veículo utilizado para transporte da roupa necessita possuir uma área de carga isolada da área do motorista e dos demais ocupantes (art. 21, § 1º).

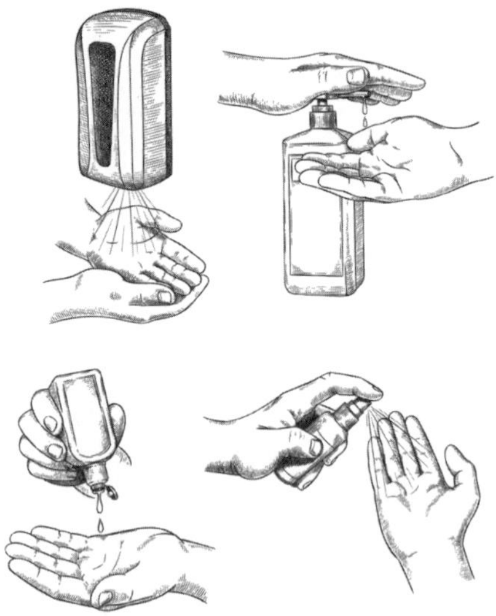

FIGURA 40 Higienização de mãos.

Fonte: Freepik.

A estimativa de roupa, de acordo com o tipo de hospital, é a que consta do Quadro 1, abaixo:

QUADRO 1 Carga de roupa de acordo com o tipo de hospital

Tipo de hospital	Carga de roupa
Hospital de longa permanência para pacientes crônicos	2 kg/leito/dia
Hospital geral, estimando-se uma troca diária de lençóis	4 kg/leito/dia
Hospital geral de maior rotatividade com unidades de pronto-socorro, obstetrícia, pediatria e outras	5 kg/leito/dia
Hospital especializado de alto padrão	6 kg/leito/dia
Hospital escola (universitário)	8-15 kg/leito/dia

Fonte: Anvisa, 2009.

Para calcular o peso de roupa a ser processada por dia, a Anvisa sugere a seguinte fórmula:

$$\frac{\text{nº de leitos* } \times \text{ carga de roupa (kg/leito/dia)} \times 7 \text{ (dias)}}{\text{jornada de trabalho (dias/semana)}} = \text{kg/dia}$$

* O número de leitos pode ser considerado o número de leitos do hospital – caso seja uma unidade de processamento intra-hospitalar – ou o número de leitos total de todos os serviços atendidos, caso seja uma unidade de processamento terceirizada.

Ainda, segundo a Anvisa (2009), a fórmula geralmente é usada para as unidades de processamento de roupas que atendem a um único serviço de saúde. Porém, pode ser adaptada às unidades que atendem vários serviços de saúde. É importante, também, conhecer o número de procedimentos/dia para obtenção de uma maior precisão de cálculo.

Procedimentos com a gestão de pessoas

A lavanderia ou serviço de processamento de roupa é uma das unidades de apoio logístico que trabalha com o objetivo de atingir resultados, com mão de obra treinada e comprometida com suas tarefas.

Os procedimentos praticados na lavanderia devem ser uniformes e representados sob a forma de regimento e procedimentos operacionais padrão – POP, nos quais estão contidos todos os aspectos normativos que envolvem o serviço, apresentados em forma de capítulos no tocante a estrutura, finalidades, atribuições orgânicas e funcionais, lotação quantitativa e qualitativa do pessoal, jornada de trabalho, impressos utilizados, normas técnicas e administrativas. É considerado um instrumento administrativo formal de grande valia, pois contém os objetivos e as obrigações do serviço, que devem ser divulgados a todos os funcionários da lavanderia.

Os critérios utilizados para dimensionar o pessoal da lavanderia, seja própria ou terceirizada são:

- tipo de hospital;
- número de leitos, incluindo-se retaguarda, ambulatórios, emergências;
- quilos/toneladas de roupa lavada;
- tipo de equipamento;
- média de produção diária;
- tipo e quantidade de roupa;
- número de trocas por leito
- absenteísmo;
- rotatividade;
- jornada de trabalho;
- horário de funcionamento;
- montagem dos pacotes cirúrgicos;
- férias, folgas e licenças de funcionários;
- desenvolvimento de tarefas de costura.

O art. 12 da RDC n. 6/2012 determina que a unidade própria de processamento de roupas e a unidade terceirizada devem promover a capacitação dos profissionais antes do início das atividades e de forma permanente, em conformidade com as atividades desenvolvidas.

O conteúdo deve contemplar:

- etapas do processamento de roupa;
- segurança e saúde ocupacional;
- prevenção e controle de infecção (Figura 41);
- uso de produtos saneantes.

As capacitações devem ser comprovadas com documentos que informem a data, a carga horária e o conteúdo ministrado.

Controle de roupa X rouparia

O serviço de processamento de roupa necessita criar meios de controlar a roupa que é processada e distribuída nas unidades. Para tanto, o trabalho integrado com a hotelaria, na pessoa de governantas ou camareiras, é uma alternativa. Caso o serviço não esteja implantado, é necessário que a gerência de enfermagem esteja comprometida com essa unidade, bem como com as demais.

A rouparia é uma atividade-meio que auxilia a gestão do serviço de governança e tem a responsabilidade de controlar o enxoval e da gerência de pessoal. Deve ser localizada de forma centralizada para que possam ser supervisionados todas as atividades e os registros de controle (CARRAPATEIRA, 2008). É composta de estocagem, distribuição e possui uma intimidade com a costura e a marcação da roupa.

Alguns formulários impressos são utilizados e podem ser criados para melhorar o controle interno desse serviço: controle diário de roupas coletadas, controle diário de roupas lavadas, controle mensal de roupas lavadas, controle de evasão da roupa, controle de produção do setor de costura e confecção, controle da rouparia.

É importante que, semestralmente, seja realizado o inventário físico da quantidade de roupa de cada unidade. Compara-se a quantidade atual com a do semestre anterior e, assim, obtêm-se: evasão, estragos, confecções.

A evasão de roupas é decorrente da ausência de mecanismos de controle da administração, tanto para o serviço próprio como para o terceirizado. O desvio ocorre pelos seguintes motivos: remoção, necrotério, furtos pelos clientes externos e internos, danos, desgaste natural etc.

Também é importante que a administração das instituições de saúde estabeleça regras e rotinas de conscientização de que a roupa é um patrimônio, desde a admissão dos funcionários, em níveis estratégicos, táticos e operacionais.

Recomendam-se:

- controle na entrada e saída do paciente, denominados "check-in" e "check-out", respectivamente;
- compromisso e colaboração da equipe de enfermagem obtidos pelo treinamento, desenvolvimento e conscientização;
- implantação de rouparia central sob a responsabilidade de camareiras que efetuem o controle, guarda e distribuição de todo o enxoval;
- utilização de código de barras;
- utilização de chips;
- personalização da roupa com a logomarca da instituição;
- utilização de cores diferenciadas por unidades;
- utilização de recibos de entrega, recebimento e recolhimento;
- utilização de indicadores de controle da roupa;
- etiquetas nos sacos hampers pelas unidades.

A montagem dos pacotes cirúrgicos garante o controle da roupa do centro cirúrgico. Os pacotes pré-montados dos enxovais destinados aos apartamentos e enfermarias também constituem um controle de peças. Cada leito recebe os respectivos pacotes de acordo com o número de trocas disponíveis.

Atualmente, o controle cruzado é importante. Trata-se da terceirização do serviço e locação da roupa. Assim, hospital e lavanderia contratada estabelecem rotinas e metodologias de controle de perdas e evasão da roupa.

Norma Regulamentadora 32

Essa Norma Regulamentadora (NR) tem por finalidade estabelecer as diretrizes básicas para a implementação de medidas de proteção à segurança e à saúde dos trabalhadores em estabelecimentos de assistência à saúde, bem como daqueles que exercem atividades de promoção e assistência à saúde em geral.

Para fins de aplicação dessa Norma, entende-se por estabelecimentos de assistência à saúde qualquer edificação destinada à prestação de assistência à saúde da população, em qualquer nível de complexidade, em regime de internação ou não. A todo trabalhador dos serviços de saúde deve ser fornecido, gratuitamente, programa de imunização ativa contra tétano, difteria, hepatite B e os estabelecidos no PCMSO (Programa de Controle Médico de Saúde Ocupacional). Sempre que houver vacinas eficazes contra outros agentes biológicos a que os trabalhadores estão, ou poderão estar, expostos, o empregador deve fornecê-las gratuitamente. O empregador deve fazer o controle da eficácia da vacinação sempre que for recomendado pelo Ministério da Saúde e seus órgãos, além de providenciar, se necessário, seu reforço (Figura 41).

Prevê, também, o Programa de Prevenção de Riscos Ambientais (PPRA) e que considera risco biológico a probabilidade da exposição ocupacional a agentes biológicos. Consideram-se agentes biológicos os microrganismos, geneticamente modificados ou não; as culturas de células; os parasitas; as toxinas e os príons. A lavanderia deve possuir duas áreas distintas, sendo uma considerada suja e outra limpa, devendo ocorrer na primeira o recebimento, classificação, pesagem e lavagem de roupas, e na segunda a manipulação das roupas lavadas. Independentemente do porte da lavanderia, as máquinas de lavar devem ser de porta dupla ou de barreira, em que a roupa utilizada é inserida pela porta situada na área suja, por um operador e, após lavada, retirada na área limpa, por outro operador. A comunicação entre as duas áreas somente é permitida por meio de visores ou intercomunicadores.

As infecções, a roupa e os cuidados preventivos

Apesar de a roupa suja possuir muitos microrganismos patogênicos, o risco de transmissão de doenças é praticamente inexistente se ela for corretamente manipulada, processada e não possui papel relevante na cadeia epidemiológica das infecções hospitalares (Anvisa, 2009).

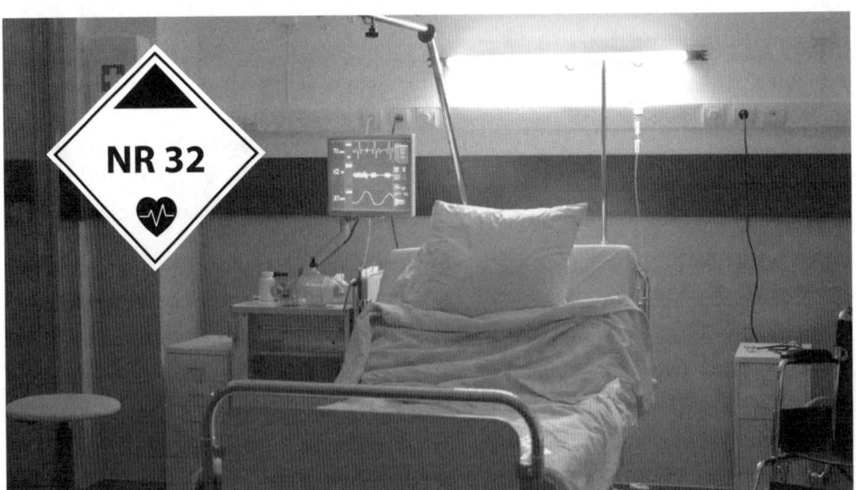

FIGURA 41 Norma Regulamentadora 32.

Fonte: Freepik.

Porém, deve-se obedecer ao preconizado pelas precauções padrão que objetiva evitar a exposição de profissionais a materiais contaminados com fluidos corporais, visando à prevenção de transmissão de patógenos como HIV, HBV. As precauções são indicadas na assistência aos pacientes e no manuseio de artigos, equipamentos ou roupas usadas por pacientes. Segundo a Anvisa (2009), as infecções adquiridas pelos trabalhadores na unidade de processamento de roupas estão relacionadas, principalmente, à não adesão às precauções padrão. As principais são: higienização das mãos e o uso de EPI (Figura 42).

O trabalhador que coleta, separa e opera a máquina na área contaminada necessita de conhecimentos de precauções para evitar riscos de acidentes e de doenças ocupacionais.

É necessário que se apresente paramentado, portando EPI: gorro, máscara, luvas, botas, macacão. A não utilização desses recursos preventivos possibilita a manipulação direta com roupa suja e contaminada. Alguns sacos de roupa, oriundos de centros cirúrgicos ou enfermarias, podem conter instrumentos perfurocortantes que resultarão em acidentes graves.

As precauções materializam-se pelos programas preventivos implantados, direcionando-os para conscientizar sobre o fornecimento de roupas sanitizadas. A higiene pessoal é parte do processo e os critérios abrangem, principalmente, a lavagem de mãos após o manuseio de roupas sujas.

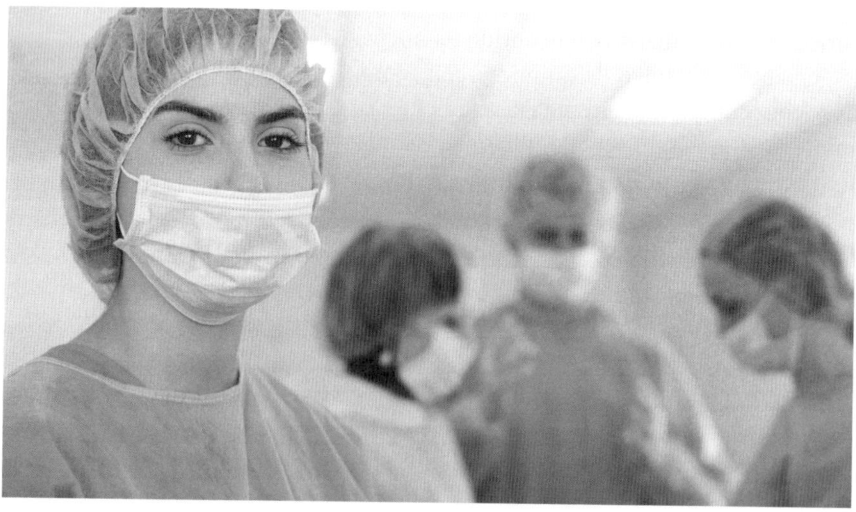

FIGURA 42 Profissionais do SPRSS.

Fonte: Freepik.

Riscos no trabalho

- Físicos: correspondem às variações atmosféricas, como calor, frio e pressão, ruído e vibrações, iluminação, umidade, vapores, choques etc.
- Biológicos: expõem o indivíduo a doenças transmissíveis agudas e crônicas, parasitoses, reações tóxicas e alérgicas.
- Químicos: compostos que causam prejuízo à saúde do trabalhador, como alvejantes, desinfetantes, inseticidas, limpadores especiais, medicamentos, solventes, detergentes, sabões desincrustantes, gases, poeiras e vapores.
- Fisiológicos: referem-se à manipulação de peso excessivo, como saco de hamper, movimentação de carros de coleta e entrega.
- Psíquicos: incluem-se em razão de tarefas cansativas, pesadas, repetitivas e monótonas que são executadas nas áreas de trabalho.

Cuidados diferenciados

As roupas utilizadas em instituições comunitárias, internação domiciliar e outros, segundo a Anvisa, podem ser processadas em máquinas domésticas. Caso observe-se a presença de fezes, urina, sangue ou lesões de pele, devem ser processados separadamente. Alerta-se sobre as roupas de pacientes atendidos em suas residências e que são encaminhadas às lavanderias comerciais, que não possuam infraestrutura para esse tipo de processo.

A Comissão Nacional de Energia Nuclear (CNEN) apresenta as normas específicas sobre os procedimentos de radioproteção para peças de roupas, e o processo a ser utilizado está contido na norma CNEN-NE 6.05.

Quanto ao serviço de quimioterapia, conforme RDC/Anvisa n. 220/2004, as roupas contaminadas com excretas e fluidos corporais de pacientes em quimioterapia precisam ser acondicionadas e identificadas para encaminhamento à unidade de processamento de roupas, conforme definido na norma da ABNT específica.

É importante que as instituições criem e apliquem instrumentos de avaliação, a fim de obter os comentários e sugestões dos clientes a respeito do serviço de governança. Recomenda-se que incluam os seguintes itens: conforto do leito, qualidade do enxoval, qualidade da cama, qualidade do colchão, qualidade do travesseiro, atendimento das camareiras, atendimento da governança.

Assim, tem-se uma apreciação qualitativa e sistemática do desenvolvimento das tarefas. Representa, também, um instrumento estimulador voltado para qualidade da produção e, principalmente, para toda a equipe.

Gestão de enxovais

A rouparia cumpre as especificações da RDC n. 50 de 2002, com a quantificação de uma unidade onde tenha paciente. A dimensão mínima é de 2,2 metros quadrados, podendo ser substituída por armários exclusivos ou carros roupeiros.

A sala de armazenagem geral da roupa limpa ou rouparia geral é encontrada em EAS que não possuam lavanderia própria. É importante que a área possua um espaço para manter dois carros de roupa limpa e, também, uma área para armazenagem de dois carros de roupa suja.

As características do enxoval envolvem:

- Rouparia: é o setor onde são armazenadas as roupas, considerando: dimensionamento de acordo com a legislação, controle, distribuição e separação para reparos.
- Tecidos: seguir especificações da ABNT.
- Produtos têxteis para saúde: características de lençóis, fronha e pijama hospitalar (NBR 13.734/2016).
- Escolha do tipo de tecido e gramatura: 100% algodão, misto.
- Escolha das cores: verificar a aparência após inúmeras lavagens, dificuldade de eliminação de manchas e, também, de reposição.

Na rouparia encontram-se cinco tipos de roupas:

- peças armazenadas;
- peças a serem confeccionadas;
- peças novas;
- peças processadas;
- peças que retornam para consertos ou reparos, ou para descarte.

O sistema de controle é realizado por setor (POP – procedimento operacional padrão), controle pela requisição, pelo número de trocas no leito, numeração, peso, código de barras e *chips* ou *tags*.

Ainda, como medidas de controle, usa-se o sistema Lean, gerência integrada (lavanderia × rouparia), *check-out*, compromisso e colaboração com a enfermagem e treinamento com conscientização da importância da roupa como patrimônio do hospital.

O conceito de Lean – que pode ser traduzido como "enxuto" – é bastante conhecido na gestão e indústria tradicional e envolve a identificação e a eliminação sistemática de desperdícios. De modo geral, qualquer método Lean usa a estratégia de atuar localmente em cada item de desperdício de tempo, custo ou recursos para chegar a uma qualidade maior em um tempo mais rápido.

O cálculo do número de peças do enxoval deve considerar:

- tipo de hospital;
- nº de leitos;
- taxa de ocupação;
- demanda de atendimento ambulatorial e cirúrgico;
- atenção: maternidade e alta complexidade;
- número de trocas;
- evasão constante;
- desgaste;
- transferências.

O cálculo do número de peças da roupa hospitalar está embasado no seguinte:

- tipo de hospital;
- nº de leitos;
- taxa de ocupação;
- demanda de atendimento ambulatorial e cirúrgico;
- atenção: maternidade e alta complexidade;
- número de trocas;
- evasão constante;
- desgaste;
- transferências.

É importante que sejam gerados indicadores para avaliar a eficiência, eficácia e segurança do setor, tais como:

- Em produtividade: qualidade, quantidade, evasão, desgaste, relavagem, resíduos encontrados na roupa.
- Em análises: afastamentos, perdas, preços, confecções, insumos, afastamentos, acidentes de trabalho.

Portanto, a gestão de enxovais oferece grande contribuição financeira e de qualidade aos EAS, pois oferece uma revisão constante dos POP, verificação efetiva das legislações vigentes, qualidade dos serviços prestados e participação nos processos de acreditação.

Nova tendência: o ozônio na lavagem e desinfecção de roupas

O ozônio é gerado no local onde será aplicado e sua passagem é realizada por um equipamento denominado "gerador de ozônio". É considerado como uma forma de economia, sendo uma tecnologia que reduz substancialmente o uso de produtos químicos, não produzindo impacto ambiental na lavagem de roupas.

O que diferencia o ozônio dos diversos agentes desinfetantes é o seu mecanismo de destruição dos microrganismos.

Por eliminar etapas nos processos de lavagens e enxagues, é possível obter uma redução média de 30% no consumo de água, podendo ser superior no caso de roupas pouco sujas.

O uso é opcional, ficando a cargo do gestor da lavanderia escolher a utilização do ozônio.

REFERÊNCIAS

1. ABNT – Associação Brasileira de Normas Técnicas. NBR 13734 – Produtos têxteis para saúde – Características de lençóis, fronha e pijama hospitalar. São Paulo, 2016.
2. ANASTÁCIO, N.; BANDO, A. M. N.; BONELLI, I. C.; KISHIMOTO, M. Y.; CASTRO, M. H. T.; GOMES, M. M. et al. Manual de Dietas Hospitalares – Hospital Municipal e Maternidade Escola Dr. Mário de Moraes Altenfelder Silva – Vila Nova Cachoeirinha – Coleção Protocolos HMEC, 2012.
3. ANDRADE, J. V. Turismo: fundamentos e dimensões. São Paulo: Editora Ática, 2002.
4. BACKES, D. S; LUNARDI, V. L.; LUNARDI FILHO, W. D. A humanização hospitalar como expressão da ética. Revista Latino-Americana de Enfermagem, 14(1):132-5, 2006.
5. BARBOSA, G. M. O. As representações da alimentação no ensino fundamental. 2007. 233 f. Tese de Doutorado – Universidade Federal do Ceará, Fortaleza, 2007.
6. BARBOSA, L. N. F.; COSTA, V. A. S. Atuação do psicólogo em hospitais. In: BARBOSA, L. N. F.; Francisco, A. L. (Orgs.). Modalidades clínicas de práticas psicológicas em instituições. Recife: FASA, 2008. p.21-32.
7. BARBOSA, V. C.; RADOMILE, M. E. S. Ansiedade pré-operatória no hospital geral. Psicópio: Revista Virtual de Psicologia Hospitalar e da Saúde, 2(3):45-50, 2006.
8. BERTOLINO, M. T. Gerenciamento da qualidade na indústria alimentícia: ênfase na segurança dos alimentos. Porto Alegre: Artmed, 2010.
9. BERTOTTI, F. Comida que emociona. Revista Vida e Saúde, 2010.
10. BITTENCOURT, R. E. Identidade profissional na geração de negócios em alimentos e bebidas. In: Furtado, S. M.; Vieira, F. (Orgs.). Hospitalidade: turismo e estratégias segmentadas. São Paulo: Cengage Learning, 2011.
11. BOEGER, M. A. Gestão em hotelaria hospitalar. São Paulo: Editora Atlas, 2008.
12. BOEGER, M. A. Gestão em hotelaria hospitalar. São Paulo: Atlas, 2003.
13. BRASIL. ABNT – Associação Brasileira de Normas Técnicas. NBR 13734 de 01/12/2016. BRASIL. Agência Nacional de Vigilância Sanitária. Boas práticas de gerenciamento de resíduos de serviços de saúde. Brasília: Anvisa, 2018.
14. BRASIL. Agência Nacional de Vigilância Sanitária. Conforto ambiental em estabelecimentos assistenciais de saúde. Brasília: Anvisa, 2015.

15. BRASIL. Agência Nacional de Vigilância Sanitária. Conforto ambiental em estabelecimentos assistenciais de saúde. Brasília: Anvisa, 2014.
16. BRASIL. Agência Nacional de Vigilância Sanitária. Processamento de roupas dos serviços de saúde: prevenção e controle de riscos. Brasília: Anvisa, 2009.
17. BRASIL. Agência Nacional de Vigilância Sanitária. RDC n. 6 de 30 de janeiro, dispõe sobre as boas práticas de funcionamento para as unidades de Processamento de Roupas de Serviços de Saúde e dá outras providências, 2012.
18. BRASIL. Agência Nacional de Vigilância Sanitária. Segurança do paciente em serviços de saúde: limpeza e desinfecção de superfícies. Brasília: Anvisa, 2012.
19. BRASIL. Empresa Brasileira de Turismo. Regulamento Geral dos Meios de Hospedagem. Brasília: 2002.
20. BRASIL. Lei n. 11.771, de 17 de setembro de 2008. Política Nacional de Turismo. Disponível em http://www.planalto.gov.br/ccivil_03/_ato2007- 2010/2008/lei/l11771.htm. Acesso em: 21 set 2017.
21. BRASIL. Ministério da Saúde e Departamento Nacional de Saúde. Divisão de Organização Hospitalar. História e evolução dos hospitais. Rio de Janeiro, 1965.
22. BRASIL. Ministério da Saúde. Agência Nacional de Vigilância Sanitária. Resolução de Diretoria Colegiada n. 216, de 15 de setembro de 2004. Regulamento técnico de boas práticas para serviços de alimentação. Disponível em: http://portal.anvisa.gov.br/en/registros-e-autorizacoes/alimentos/empresas/boaspraticas-de-fabricacao. Acesso em: 21 set 2017.
23. BRASIL. Ministério da Saúde. Política de humanização de assistência à saúde. Manual de humanização. 2015. Disponível em: http://www.humanizasaude.rs.gov.br/site/artigos/manual/. Acesso em: 12 set 2017.
24. BRASIL. Ministério da Saúde. Secretaria de Assistência à Saúde. Programa Nacional de Humanização da Assistência Hospitalar. 2001. Disponível em: http://bvsms.saude.gov.br/bvs/publicacoes/pnhah01.pdf. Acesso em: 14 set 2017.
25. BRASIL. Ministério do Trabalho. Norma Regulamentadora n. 32. Segurança e Saúde no Trabalho em Serviços de Saúde. Brasília: 2005.
26. CAJAIBA, A. P. S.; ARAUJO, J. M. E.; BARBOSA, M. F. Utilização de ervas e especiarias em gastronomia hospitalar. 2007. Universidade Anhembi Morumbi, São Paulo, SP, 2007. Disponível em: http://periodicos.anhembi.br/arquivos/trabalhos/364066.pdf. Acesso em: 27 nov 2017.
27. CAMARGO, L. O. L. Os domínios da hospitalidade: cenários e oportunidades. São Paulo: Pioneira Thomson Learning, 2003.
28. CARRAPATEIRA, Y. R. Rouparia hospitalar: gestão e montagem. São Paulo: Atheneu, 2008.
29. CARVALHO, W. L. A Gastronomia Hospitalar sob o olhar dos alunos de Hotelaria Hospitalar da Faculdade Hotec, São Paulo. In: Semana Paranaense de Turismo da UFPR, 2015.
30. CASCUDO, L. C. A História da Alimentação no Brasil. Ed. Global, 2011.
31. CAVENDISH, T. A.; ASSIS, V. C.; LOGRADO, M. H. G.; USTRA, E. O. Avaliação nutricional do paciente pediátrico internado. Comunicação ciência e saúde, 21(2):151-64, 2010.
32. COLLAÇO, J. H. L. Gastronomia: a trajetória de uma construção recente. Habitus, 11(2):203-22, 2013.
33. CORDEIRO, A. S.; FERNANDES, K. S.; PHILIPPI, M. D. M. Comfort Food: Alimento para alma (Monografia) Centro Universitário de Brasília – UniCEUB Faculdade De Ciências Da Educação e da Saúde – FACES, Brasília, 2016.
34. CORREIA, M. I.; WAITZBERG, D. L. The impact of malnutrition on morbidity, mortality, length of hospital stay and costs evaluated through a multivariate model analysis. Clinical Nutrition, Edinburgh, Scotland, 22(3):235-9, 2003.
35. CORREIA, M. I. T. D. Desnutrição. In: TEIXEIRA N. F. Nutrição clínica. Rio de Janeiro: Guanabara Koogan, 2003.
36. D'ENCARNAÇÃO, J. Cidade, gastronomia e patrimônio. Revista Memória em Rede, Pelotas, 2012.
37. DAVIES, C. A. Manual de hospedagem: simplificando ações na hotelaria. Caxias do Sul: Educs, 2007.

38. DEMÁRIO, R. L.; SOUSA, A. A.; SALLES, R. K. Comida de hospital: percepções de pacientes em um hospital público com proposta de atendimento humanizado. Ciênc. Saúde Coletiva 2010. Disponível em: http://dx.doi.org/10.1590/S1413-81232010000700036. Acesso em: 21 set 2017.
39. DESLANDES, S. F. Humanização dos cuidados em saúde: conceitos, dilemas e práticas. Rio de Janeiro: Editora Fiocruz, 2006.
40. ESTEVES, C. H.; ANTUNES, C.; CAIRES, S. Humanização em contexto pediátrico: o papel dos palhaços na melhoria do ambiente vivido pela criança hospitalizada. Interface-Comunicação Saúde Educação, 18(51):697-708, 2014.
41. FONSECA, P. C. Estado nutricional e adequação da ingestão alimentar em pacientes submetidos a laparotomia. Dissertação (mestrado) – Universidade Federal de Minas Gerais, 2006.
42. LEAL, M. L. M. S. A história da gastronomia. São Paulo: Senac, 2002.
43. TARABOULSI, F. A. Administração de hotelaria hospitalar. 4.ed. São Paulo: Atlas, 2009.
44. TORRES, S.; LISBOA, T. C. Gestão dos serviços: limpeza, higiene e lavanderia em estabelecimentos de saúde. 4.ed. São Paulo: Sarvier, 2014.
45. TORRES, S.; LISBOA, T. C. Limpeza e higiene, lavanderia hospitalar. 2.ed. São Paulo: Balieiro, 2001.
46. TORRES, S.; LISBOA, T. C. Gestão dos Serviços de Limpeza e desinfecção de superfícies e processamento de roupas em serviços de saúde. 4.ed. São Paulo: Sarvier, 2014.
47. WAITZBERG, D. L; CAIAFFA, W. T.; ISABEL, M.; CORREIA, T. D. Hospital malnutrition: the Brazilian national survey (Ibranutri): a study of 4000 patients. Nutrition, 17(8):573-80, 2001.

7 SERVIÇO DE NUTRIÇÃO E DIETÉTICA HOSPITALAR

Cristiane Zago Zácari

INTRODUÇÃO

No Serviço de Nutrição e Dietética Hospitalar, a Unidade de Alimentação e Nutrição (UAN) é a organização que atua na produção e distribuição de alimentações seguras, sob o ponto de vista higiênico-sanitário, nutricional e organoléptico, objetivando a promoção (população enferma) e manutenção (população sadia) da saúde, atuando de forma positiva na vida das pessoas.

O responsável técnico pela UAN é o nutricionista, que deverá atuar no **planejamento** (recursos materiais, humanos, financeiros, cardápios, compras etc.), na **organização** (dimensionamento de pessoal, definição de cargos e funções etc.), na **direção** (supervisão das atividades operacionais, de higiene, educativas etc.), no **controle** (processos, pessoal, financeiros, materiais, desenvolvimento de manuais, normas, rotinas de trabalho, entre outros), no **acompanhamento** (das inspeções realizadas pelas autoridades sanitárias e prestação de informações necessárias sobre o processo de produção e procedimentos adotados) e na **notificação** (ao órgão de vigilância epidemiológica dos surtos de doenças transmitidas por alimentos).

As UAN (Figura 1) podem ser estabelecidas em indústrias, escolas, empresas, restaurantes universitários, creches, entre outros, com administração própria (autogestão) ou com concessão (gestão terceirizada).

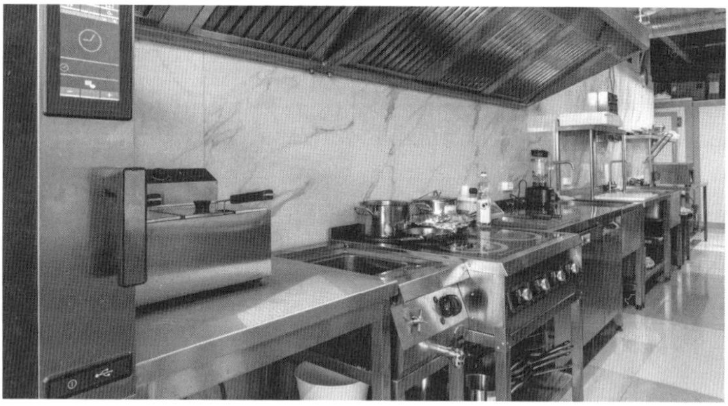

FIGURA 1 Unidade de alimentação e nutrição.
Fonte: Freepik.

Na administração própria, a organização possui seu próprio refeitório e, assim, produz suas refeições; enquanto na concessão a organização concede o espaço físico para que uma empresa especializada contratada administre e produza as suas refeições.

Já os sistemas de distribuição poderão ser: descentralizado, centralizado ou misto. O sistema descentralizado conta como característica o preparo das refeições em um espaço físico diferente daquele em que serão distribuídas; e, assim, as refeições já prontas deverão ser transportadas para as copas das unidades de internação, onde serão porcionadas, identificadas e distribuídas. Esse sistema apresenta algumas limitações, como a exigência de carros térmicos providos de cubas e balcões para as copas; o alimento sofre várias manipulações, o que levará a um maior risco de contaminação; a distribuição é morosa; o porcionamento poderá ser inadequado; problemas na identificação das dietas.

Em contrapartida, o sistema centralizado é considerado o mais prático e funcional, pois nele as refeições são preparadas, porcionadas e identificadas no mesmo espaço físico e somente transportadas para as unidades de internação. Como características do sistema, a refeição chegará até o paciente/cliente com suas propriedades organolépticas asseguradas; a distribuição é mais rápida; os alimentos são menos manipulados, o que reduz o risco de contaminação e torna o processo mais fácil quanto ao controle higiênico-sanitário; o porcionamento ocorre de forma adequada; permite melhor supervisão pelo nutricionista, porém exige maior área física.

Já o sistema misto é a combinação dos dois sistemas anteriores e, como característica, as refeições são porcionadas e identificadas em espaço físico diferente de onde ocorrerá a montagem das bandejas, sendo a distribuição descentralizada para pacientes com dieta geral e centralizada para pacientes com dietas especiais. Pode ocorrer, também, a distribuição descentralizada para alimentos frios e centralizada para alimentos quentes.

Independentemente do formato administrativo, as UAN, quando são organizações estruturadas com objetivos claros e específicos para realizarem a entrega de um produto final seguro, tornam-se importantes não somente na promoção da saúde, mas também no desenvolvimento socioeconômico. Em 2019, esse setor faturou 21 bilhões de reais, segundo a Associação Brasileira de Refeições Coletivas, movimentando a agroindústria, a indústria de alimentos, a de produtos de higiene e limpeza, a de logística, entre outras.

Quando a UAN está localizada no ambiente hospitalar, o objetivo torna-se a recuperação da saúde do paciente, a recuperação e a atenção integral deste, em um conjunto de cuidados. Além da oferta de alimentos seguros, a UAN também terá como objetivo a produção e a distribuição de refeições que auxiliem na correção e na prevenção de carências nutricionais que possam levar a complicações do quadro clínico e da mortalidade, ou seja, deve-se proporcionar acesso à terapia nutricional para que seja ofertada uma alimentação individualizada e especializada que contribua ou amenize a recuperação do paciente/cliente.

Dessa forma, a UAN hospitalar destaca-se na atuação para a recuperação, manutenção e/ou prevenção da saúde da população enferma ali hospitalizada, fazendo-se necessário estabelecer uma cultura de segurança e comprometimento da gestão, juntamente com a segurança do paciente, para melhorar a atenção à saúde.

GESTÃO DE CARDÁPIOS

Segundo o dicionário Priberam, cardápio significa a relação de pratos de uma refeição, lista de pratos. Esse significado parte do ponto de vista do comensal/cliente, pois, para o administrador de uma UAN, cardápio é o documento de trabalho que demonstrará como o processo de compra deverá ocorrer, qual será a ordem de trabalho na cozinha, como será a gestão do estoque, o dimensionamento de pessoal, dimensionamento/*layout* da cozinha, equipamentos necessários, entre outros.

O cardápio tem os objetivos de:

- oferecer uma alimentação saudável e segura do ponto de vista higiênico-sanitário;
- fornecer refeições adequadas quanto às necessidades nutricionais dos comensais (levando em consideração seus estados clínicos);

- considerar os fatores culturais, sociais e psicológicos dos comensais;
- satisfazer seus clientes;
- ajustar-se à disponibilidade financeira.

O ponto de partida no planejamento e desenvolvimento de um cardápio é o estudo da população a que se destina e também ter em consideração fatores como estado nutricional dos comensais, disponibilidade de alimentos, sazonalidade e necessidade, disponibilidade de mão de obra, espaço físico e equipamentos disponíveis.

Quando se tratar de cardápios hospitalares, ainda deverão ser levados em consideração: a consistência das preparações, ou seja, composição para um cardápio para dieta normal, dieta branda, dieta pastosa, dieta semilíquida, dieta líquida; os nutrientes, ou seja, hipo ou hiperproteica, calórica, lipídica, sódica, calêmica e dietas especiais, como para úlceras, alergias, obstipantes, restrição hídrica, preparo de exames, entre outras.

Porém, independentemente das características que nortearão a elaboração do cardápio, este deverá seguir as leis da alimentação de Pedro Escudeiro: **quantidade** (quantidade de nutrientes suficientes para manter o organismo em equilíbrio), **qualidade** (cardápio variado e rico em nutrientes), **harmonia** (proporcionalidade entre os alimentos energéticos, reguladores e construtores) e **adequação** (respeitar as necessidades nutricionais da população, as características individuais e de ciclo de vida).

Algumas dicas para a elaboração dos cardápios:

- variar receitas diferentes para alimentos iguais, bem como o tipo de corte e apresentação (também pensando no rodízio dos equipamentos);
- evitar cardápios com alimentos com a mesma característica: todos os alimentos cozidos ou todos pastosos, por exemplo;
- variar o sabor entre doce, salgado, ácido e apimentado;
- observar a padronização das receitas e dos utensílios;
- não repetir cores e observar a textura dos pratos;
- respeitar a sazonalidade.

A seleção e a aquisição de alimentos são fatores na composição do cardápio e, dessa forma, deve-se ter atenção nos seguintes pontos:

- disponibilidade dos alimentos;
- verba disponível;
- safra dos alimentos escolhidos e mercado fornecedor;
- aceitação por parte da clientela;

- alternância e balanço de nutrientes;
- tipo de preparação.

Receituário padrão

O receituário padrão terá como objetivo a padronização da elaboração de cada preparação, ou seja, o desenvolvimento da receita padrão que deverá conter o nome da preparação, modo de preparo, rendimento, ingredientes e suas respectivas quantidades (em medidas caseiras, peso bruto e peso líquido), fatores de correção e cocção. Dessa forma, o receituário padrão deverá conter todas as fichas técnicas utilizadas e pensadas para a unidade.

A ficha técnica pode ser definida como um instrumento gerencial de apoio operacional, pois é utilizada para realizar o levantamento de custos, ordem de preparo, valor nutricional das preparações, volume de compras e controle de gastos, sendo útil na elaboração do cardápio, no treinamento dos colaboradores e na determinação da rotina de produção, garantindo a reprodução de preparações com qualidade e características organolépticas desejadas, independentemente do colaborador que realize a produção.

Para facilitar a utilização do receituário padrão é importante organizá-lo pelos tipos de preparações, ou seja, pratos principais, opções, guarnições, acompanhamentos, entradas, bebidas e sobremesas.

GESTÃO DE ESTOQUE E MATÉRIA-PRIMA

A gestão de estoque nasce da diferença do ritmo entre fornecimento e demanda. Se o ritmo de consumo de qualquer item ocorresse exatamente como o ritmo de demanda, a gestão de estoque não seria necessária. Uma boa gestão de estoque levará a uma redução dos custos envolvidos, buscando mantê-los o mais baixo possível, com um volume de segurança e com controle de acúmulos e recursos transformados.

Nesse sentindo, o gerente de produção poderá ficar hesitante na tomada de decisão sobre como gerir o estoque, pois pode ter um alto custo e assim empatar capital, mantê-lo também apresenta risco, uma vez que os materiais se degradam com o passar do tempo, ocupam espaços valiosos, mas concedem segurança de produção. Dessa forma, a gestão se torna uma parte importante no controle dos custos e do impacto financeiro.

O estoque pode ser avaliado por três métodos: Peps – primeiro que entra, primeiro que sai; Ueps – último que entra, primeiro que sai; Custo médio. Peps é o que segue a ordem da saída pelo valor de entrada, baseando-se na cronologia das entradas e saídas. Já o Ueps segue que o primeiro a sair deverá ser o último que entrou, facilitando, assim, a valorização do saldo e o custo médio com que se trabalha, dividindo o custo total do estoque pelas unidades nele existentes e, assim, ele terá o valor médio entre as entradas e as saídas.

A curva ABC (Custeio Baseado em Atividades) é um importante método de classificação que permite a ordenação das informações quanto ao grau de importância e que auxilia o gerente a identificar aqueles itens que merecem atenção e tratamento adequado.

Nesse sistema o estoque é classificado em três grupos por ordem decrescente de importância no investimento realizado. São eles:

- A – 20% dos itens representam 80% do valor;
- B – 30% dos itens representam 15% do valor;
- C – 50% dos itens representam 5% do valor.

Vale lembrar que esses valores não são fixos, podendo, assim, variar conforme a situação analisada.

Em uma UAN existirão dois tipos de materiais a serem adquiridos e estocados, os materiais alimentares e os não alimentares. Os materiais alimentares serão aqueles que irão compor a entrada, o prato base, o prato principal, a sobremesa, as bebidas e os temperos. Já os não alimentares são divididos em quatro tipos:

- **diretos:** materiais utilizados pelos usuários, como copos, guardanapos, forro de bandeja, palito de dente, talheres, sacos de lanches, entre outros;
- **indiretos:** materiais utilizados durante a produção e distribuição das refeições, como papel-alumínio, luvas descartáveis, papel-filme, papel-manteiga, entre outros;
- **produtos de higiene e limpeza:** produtos utilizados para higienização pessoal e ambiental, para limpeza em geral, sanitizantes, bacteriostáticos, detergentes, secantes, vassoura, papel higiênico, entre outros;
- **equipamento de proteção individual:** luvas de borracha, luvas térmicas, luvas contra agentes cortantes e perfurantes, protetores auditivos, jaquetas térmicas, manga térmica, calçados de segurança, entre outros.

Os materiais estocados deverão sempre apresentar os dados referentes ao produtor, como nome do produtor, inscrição estadual, CNPJ, registro no Ministério da Saúde, data de fabricação, data de validade e descritivos dos ingredientes.

Como função, o estoque deverá ser responsável por determinar os itens que devem permanecer estocados, quando se deverá reabastecer e a quantidade necessária. Assim como receber e armazenar os materiais, liberá-los para a produção, controlar a quantidade e o valor dos estoques, manter um inventário periódico, bem como identificar e retirar do estoque os itens obsoletos e danificados.

Vale ressaltar que, durante o recebimento de materiais, o responsável pelo estoque deverá confrontar o que foi pedido com o que está sendo entregue seguindo três passos:

1. verificar se a nota fiscal corresponde ao pedido realizado (quantidade, preço e condições de pagamentos);
2. verificar a qualidade dos materiais;
3. liberar a guarda dos materiais, se estiverem em conformidade, ou providenciar a substituição daqueles que não estiverem.

Outra importante questão é a administração de compras para que seja possível a obtenção de matéria-prima de qualidade, que atenda a requisitos mínimos, que não tenha excesso ou falta em estoque e, assim, orçamento desperdiçado.

Para tanto, vale ressaltar alguns pontos importantes:

- cadastrar fornecedores, realizar processos de compra, negociação e diligenciamento de compras;
- suprir as necessidades de materiais e serviços, planejá-las quantitativamente, satisfazê-las no momento certo, na qualidade correta e providenciar seu armazenamento;
- comprar materiais e insumos, obedecendo os padrões de qualidade requeridos;
- colocar os materiais à disposição do usuário na quantidade solicitada;
- procurar, dentro de uma negociação justa e honrada, os melhores preços para a empresa;
- coordenar para que os materiais estejam à disposição do usuário no prazo.

E a determinação da política de compra e entrega deverá levar em conta a localização dos centros de abastecimento, facilidade de transporte, disponibilidade financeira, planejamento dos cardápios, características dos materiais, sazonalidade e espaço disponível para armazenamento dos materiais.

GESTÃO DE RECURSOS HUMANOS

Encontram-se com facilidade várias revisões que abordam a gestão de recursos humanos (GRH) e sua evolução, a qual aconteceu, em grande parte, para a manutenção dos funcionários, de forma a gerar baixo impacto financeiro e aumento na competitividade das instituições, pois é notório o impacto na *performance* organizacional.

É reconhecido nos dias atuais que o trabalhador não representa apenas uma força de trabalho, mas uma matéria-prima de alta complexidade, pois seu comportamento (temperamento, personalidade, motivação, ambiência, entre outros) afeta os resultados nos lucros, nas vendas, na qualidade do produto final, no crescimento na instituição. Ou seja, de forma estratégica, a GRH agrega valor à organização; uma vez que os trabalhos são qualificados, motivados e alinhados com a cultura organizacional, promovem um ativo necessário para o crescimento econômico.

Esse formato mais atual de ver a GRH vem como resposta pelo longo período da desvalorização da área, ou seja, da antiga percepção de que a GRH é geradora de custos e não agregadora de valores. As alterações ocorridas nos setores industriais também afetaram o setor de alimentação coletiva, o que levou os profissionais atuantes no segmento a irem além de suas funções, desenvolvendo competências gerenciais.

Independentemente da abordagem escolhida (das competências, da qualidade de vida no trabalho, da autoavaliação, do desempenho, da delegação do poder, entre outras), a GRH ocorrerá quando for compartilhada por toda organização em que os colaboradores envolvidos conheçam as diretrizes, os objetivos e os planos estratégicos, e, claro, que se sintam motivados a adotar as práticas implementadas.

Em uma UAN, os cargos operacionais são:

- Administração;
- Recebimento e estocagem;
- Preparo de gêneros;
- Cocção;
- Cafeteria;
- Copas de distribuição;
- Lavagem de louças e limpeza;
- Serviço noturno.

O papel do administrador, nutricionista, é o de planejamento, organização, acompanhamento e controle da produção, sempre com um olhar eficiente para que possa alcançar o resultado esperado com qualidade. Para isso, espera-se que, para ocupar esse cargo, habilidades como bom senso, conhecimentos das técnicas de dimensionamento, recrutamento, treinamento e avaliação sejam de extrema importância.

DIMENSIONAMENTO DO PESSOAL

Fatores que interferem no dimensionamento:

- tipo de hospital – oficial ou particular, geral ou especializado;
- tipo de pacientes – particulares, conveniados ou acompanhantes;
- número de refeições;
- padrão de atendimento – tipo de cardápio: padronizado ou *a la carte*;
- sistema de distribuição das refeições – centralizado, descentralizado ou misto;
- quantidade e qualidade das instalações e equipamentos;
- qualificação dos colaboradores disponíveis;
- jornada de trabalho.

Para o dimensionamento do pessoal, a literatura traz as duas principais referências, Gandra (1986) e Mezomo (2002).

Para Gandra (1986), o cálculo a ser seguido é:

$$\text{IPT} = \text{IPF} + (\text{IAD de IPF})$$

Onde:

- IPT – Índice de Pessoal Total
- IPF – Índice de Pessoal Fixo (não inclui nutricionistas e lactário)
- IPS – Índice de Pessoal Substitutivo
- IAD – Índice de Absenteísmo Diário

Cálculo para IPF:

$$\text{IPF} = \frac{\text{número de refeições servidas} \times \text{IR}}{\text{Jornada diária de trabalho} \times 60}$$

- Número de refeições servidas – somatória das refeições.
- 15 minutos ou IR – tempo médio necessário na produção e distribuição de uma refeição.
- Jornada diária de trabalho – horas diárias de trabalho multiplicadas por 60 minutos.
- IR – indicador de tempo operacional ou de rendimento de mão de obra.

Cálculo IAD:

$$\text{IAD} = (\text{média diária de servidores ausentes/IPF}) \times 100$$

- Média diária de servidores ausentes: soma dos dias de absenteísmo no mês dividida pelo número de dias do mês considerado.

Já para Mezomo (2002), o cálculo é mais simples:

- Número de leitos do hospital: 1 colaborador para cada 8 leitos somado a 20% para substituir a ausência imprevista (faltas e licenças).

GESTÃO DE CUSTOS

Estudos relacionados a esse tema para UAN ainda são pouco encontrados. Para a discussão dos custos é preciso considerar todos os itens já tratados até aqui, como matéria-prima, estoque, cardápio, contrato com fornecedores, tipos de serviços, tipos de distribuição, localização da UAN, recursos humanos, infraestrutura, equipamentos, entre outros.

Majoritariamente, os administradores de UAN, quando não conseguem atingir a meta de custos, optam por recuperar os gastos modificando os cardápios, na busca por preparações e matérias-primas mais simples e menos dispendiosas, porém essa é a pior atitude a ser tomada, pois modificará o padrão e a qualidade das refeições.

Ao longo da cadeia produtiva é possível tomar decisões que, ao final, levarão a um maior controle de custos. Pode-se citar a compra de matéria-prima imperfeita, mas com condições higiênicas sanitárias, como os vegetais e frutas, que levam a uma redução de 10-15% dos custos, além de ser uma atitude sustentável. Ainda como atitude sustentável, dar preferência a produtores locais, o que além de reduzir o custo das entregas melhora a qualidade dos alimentos recebidos.

O uso das fichas técnicas, assim como treinamentos constantes no pré-preparo também auxiliam na diminuição do desperdício de alimentos, impactando diretamente o custo final. No pré-preparo, o monitoramento dos fatores de correção e cocção faz com que também ocorra a redução dos custos.

Outros fatores importantes:

- *per capita*;
- embalagens;
- utensílios utilizados na distribuição;
- aceitação do cardápio pela clientela;
- qualidade da matéria-prima recebida;
- armazenamento;
- preparo dos alimentos;
- matérias-primas minimamente processadas (cortadas, higienizadas, entre outras);
- porcionamento;
- monitoramento do número real de refeições servidas.

CONTROLE HIGIÊNICO E SANITÁRIO

Em se tratando do controle higiênico e sanitário na manipulação de alimentos e na produção de refeições, devem-se seguir as normativas determinadas pela legislação brasileira, a vigilância sanitária nutricional, epidemiológica e a vigilância na saúde do trabalhador. Para tanto, devem ser seguidas as legislações, resoluções e portarias federais, estatuais e municipais.

O monitoramento periódico das publicações da Agência Nacional De Vigilância Sanitária (Anvisa), do Centro e das Secretarias de Vigilância Sanitária faz com que o administrador nutricionista estabeleça as medidas necessárias para a manipulação e produção de alimentos de forma segura. Em casos de dúvidas, se faz necessário entrar em contato com o serviço de vigilância sanitária do município ou estado onde se encontra a UAN. Os endereços desses órgãos estão disponíveis no *site* da Anvisa (www.anvisa.gov.br).

Os principais documentos a serem elaborados para um adequado funcionamento da UAN é o Manual de Boas Práticas de Manipulação de Alimentos (MBP) e os Procedimentos Operacionais Padrão (POP).

O principal objetivo do Manual de Boas Práticas de Manipulação de Alimentos é apresentar as regras de higiene que visam a evitar e reduzir a contaminação dos alimentos, seja ela física, química ou biológica. Dessa forma, o manual guiará os colaboradores quanto a:

- garantia da qualidade da matéria-prima e da sua procedência;
- armazenamento adequado dos alimentos;
- prevenção da contaminação dos alimentos por utensílios, equipamentos e ambientes;
- prevenção da contaminação no preparo dos alimentos;
- fracionamento;
- adequação e manutenção das condições de distribuição e transporte de produtos;
- higiene e saúde dos trabalhadores;
- controle de pragas;
- qualidade da água de consumo;
- adequação, manutenção e higienização das instalações;
- descarte de resíduos.

Já o Procedimento Operacional Padrão (POP) é, segundo a Anvisa, "procedimento escrito de forma objetiva que estabelece instruções sequenciais para a realização de operações rotineiras e específicas na produção, armazenamento e transporte de alimentos".

Atualmente, a RDC vigente é a de número 275, de 21 de outubro de 2002, e nela encontra-se a lista dos POP que os estabelecimentos produtores/industrializadores de alimentos devem desenvolver, implementar e manter. São eles:

- higienização das instalações, equipamentos, móveis e utensílios;
- controle da potabilidade da água;
- higiene e saúde dos manipuladores;
- manejo de resíduos;
- manutenção preventiva e calibração de equipamentos;
- controle integrado de vetores e pragas urbanas;
- seleção de matérias-primas, ingredientes e embalagens;
- programa de recolhimento de alimentos.

Ambos, Manual de Boas Práticas e Procedimento Operacional Padrão são desenvolvidos de forma individualizada para cada UAN, pois deverão levar em consideração a realidade de cada instituição. Também se faz necessário realizar o monitoramento, a avaliação, o registro e a manutenção destes pelo responsável técnico, responsável pela operação, responsável legal e/ou proprietário do estabelecimento. Tais documentos deverão estar à disposição dos colaboradores da unidade, assim como estes deverão receber treinamentos sobre cada um dos documentos.

REFERÊNCIAS

1. ABERC. Associação Brasileira das Empresas de Refeições Coletivas. Mercado Real. Disponível em: https://aberc.com.br/mercadoreal.asp?IDMenu=21. Acesso em: 20 fev 2021.
2. ANSALONI, J A. Situação de trabalho dos nutricionistas em empresas de refeições coletivas de Minas Gerais: trabalho técnico, supervisão ou gerência? Rev. Nutr., Campinas, 12(3):241-60, 1999.
3. ABREU, E. S.; SPINELLI, M. G. N; PINTO, A. M. S. Gestão de unidades de alimentação e nutrição: um modo de fazer. 3.ed. São Paulo: Metha, 2009.
4. ABREU, E. S.; SPINELLI, M. G. N; PINTO, A. M. S. Gestão de Unidades de Alimentação e Nutrição: um modo de fazer. São Paulo: Metha, 2016.
5. AKUTSU, R. C.; BOTELHO, R. A.; CAMARGO, E. B.; SÁVIO, K. E. O.; ARAÚJO, W. C. A ficha técnica de preparação como instrumento de qualidade na produção de refeições. Revista de Nutrição. Campinas, 18(2):277-9, 2005.
6. BORGES C. T.; CAMPOS S. M.; BORGES C. E. Implantação de um sistema para o controle de estoques em uma gráfica/editora de uma universidade. Revista Eletrônica Produção & Engenharia, 3(1):236-47, 2010.
7. BRASIL. Ministério da Saúde. Fundação Oswaldo Cruz. Documento de referência para o programa nacional de segurança do paciente. Brasília: Ministério da Saúde, 2014.
8. BRASIL. Resolução - RDC n. 275, de 21 de outubro de 2002. Disponível em: http://bvsms.saude.gov.br/bvs/saudelegis/anvisa/2002/anexos/anexo_res0275_21_10_2002_rep.pdf. Acesso em: 05 mar 2021.

9. CABRAL, H. C. C.; MORAIS, M. P.; CARVALHO, A. C. M. S. Composição nutricional e custo de preparações de restaurantes por peso. Demetra: Alimentação, Nutrição e DOMENE, S. M. A. Técnica dietética: teoria e aplicações. Rio de Janeiro: Guanabara Koogan, 2011.
10. CASTRO, D. S. Implantação de fichas técnicas de preparo para a padronização de processos produtivos em UAN. INTESA, 7(1):106-10, 2013.
11. DE SETA, M. H. et al. Cuidado nutricional em hospitais públicos de quatro estados brasileiros: contribuições da avaliação em saúde à vigilância sanitária de serviços. Ciên. Saúde Coletiva, 15(3):3413-22, 2010.
12. GARCIA, R. W. D. A dieta hospitalar na perspectiva dos sujeitos envolvidos em sua produção e em seu planejamento. Rev. Nutr., 19(2):129-44, 2006.
13. FONSECA, K. Z.; SANTANA, G. R. O Nutricionista como promotor da saúde em unidades de alimentação e nutrição: dificuldades e desafios do fazer. Enciclopédia Biosfera, Centro Científico Conhecer - Goiânia, 7(13):1467, 2011.
14. FONSECA, K. Z.; SANTANA, G. R. Guia prático para gerenciamento de unidades de alimentação e nutrição. 1.ed. Cruz das Almas: UFRB, 2012.
15. LIBERATO, K. B. L.; LANDIM, M. C.; COSTA, E. A. Estrutura física da área de produção de uma unidade de alimentação e nutrição (UAN) localizada em Fortaleza, CE. Dissertação. Universidade Federal do Ceará, 2012.
16. RABELO, N. M. L.; ALVES, T. C. U. Avaliação do percentual de resto-ingestão e sobra alimentar em uma unidade de alimentação e nutrição institucional. Revista Brasileira de Tecnologia Agroindustrial, Ponta Grossa, 10(1):2039-2052, 2016.
17. REIS, H. F.; FLÁVIO E. F.; GUIMARÃES, R. S. P. Avaliação das condições higiênico-sanitárias de uma unidade de alimentação e nutrição hospitalar de Montes Claros, MG. Unimontes Cient., 17(2):68-81, 2015.
18. SILVA, N. M. Diagnóstico situacional das ferramentas de segurança na produção de alimentos das unidades de alimentação e nutrição dos Hospitais de Brasília - DF. 107 f. Dissertação (Mestrado) – Universidade de Brasília, Brasília, 2006.
19. SILVA, C. S.; JESUS, J. C.; SOARES, L. S. Fator de correção de frutas e hortaliças em Unidades de Alimentação e Nutrição de Salvador - BA. Higiene Alimentar. Bahia, 30(262):26-31, 2015.
20. SLACK, N.; CHAMBERS, S.; JOHNSTON, R. Administração da Produção. 2.ed. São Paulo: Atlas, 2009.
21. SLACK, N.; CHAMBERS, S.; JOHNSTON, R.; BETTS, A. et. al. Gerenciamento de operações e de processos: princípios e práticas de impacto estratégico. Porto Alegre: Bookman, 2008.
22. VIEIRA, M. N. C.; JAPUR, C. C. Gestão da qualidade na produção de refeições. Rio de Janeiro: Guanabara. In: Japur, C. C.; PEREIRA, T. S.; VIEIRA, M. N. C. M. Ficha técnica de preparação 217-224, 2012.

8 SERVIÇO DE ENFERMAGEM HOSPITALAR

Flávia Pereira Carnauba

INTRODUÇÃO

Há muito tempo já se sabe que as organizações de saúde possuem normas, regras e protocolos que são elaborados com base na cultura e no poder da instituição à qual pertence. A estruturação dos serviços de saúde pode ser dividida de forma primária em aspectos formais, incluindo manuais, regulamentos, organogramas e protocolos operacionais; e em aspectos informais, cuja principal representante é a dinâmica organizacional, incluindo subjetividade, intersubjetividade, valores e crenças. É importante que os profissionais reconheçam que os aspectos de cultura e poder não são explícitos nas organizações, mas sim representados na sua forma de agir e de estar naquele nicho de atuação. A grande relevância desse assunto pode ser percebida respondendo à seguinte questão: na área da saúde a subjetividade, os valores e as crenças são importantes?

Certamente você respondeu que sim, mas é possível que algumas pessoas digam que depende de onde você trabalha, porque algumas instituições dão mais ou menos espaço para a atuação e expressão de valores subjetivos. E isso é verdade! Na enfermagem, em especial, existe um termo que é muito utilizado para se contrapor à expressão diferente, que é "rotina". É comum ouvir o enfermeiro dizer que a rotina da instituição impede a manifestação da subjetividade e das diferenças entre os diversos clientes atendidos.

Quando se pensa em compreender a forma de organização de um serviço de saúde é importante observar como ele se posiciona no mercado. Qual é a imagem que ele deixa? Qual a percepção das pessoas que passam por aqui? Como se sentem os funcionários que aqui atuam? Qual o propósito de existência desta instituição?

Esses aspectos podem ser mais simples do que se pensa. A forma como uma pessoa se veste, como fala, a cor do esmalte que utiliza, a cor com que pinta uma parede ou que adorna um ambiente, tudo isso fala acerca da forma como aquele local quer ser visto e lembrado pelas pessoas. Isso é a cultura organizacional.

Dito isso, é importante descrever também as relações de poder que estão diretamente relacionadas à cultura organizacional. As relações de poder podem ser observadas na construção do organograma da instituição. Para auxiliar nessa compreensão observe os esquemas a seguir (Figura 1).

A enfermagem vem passando por muitas e importantes mudanças desde que se tornou profissão e assumiu que os princípios científicos constituem a base da assistência que é prestada aos pacientes.

Muitas inovações tecnológicas foram incorporadas à prática de cuidar e isso levou às mudanças no contexto de trabalho dos profissionais. Na década de 1950, no Brasil, havia poucas enfermeiras e as que existiam exerciam papéis quase que exclusivos de chefia. Na época os salários eram atrativos até mesmo porque o número de enfermeiros por instituição de cuidado era bem pequeno.

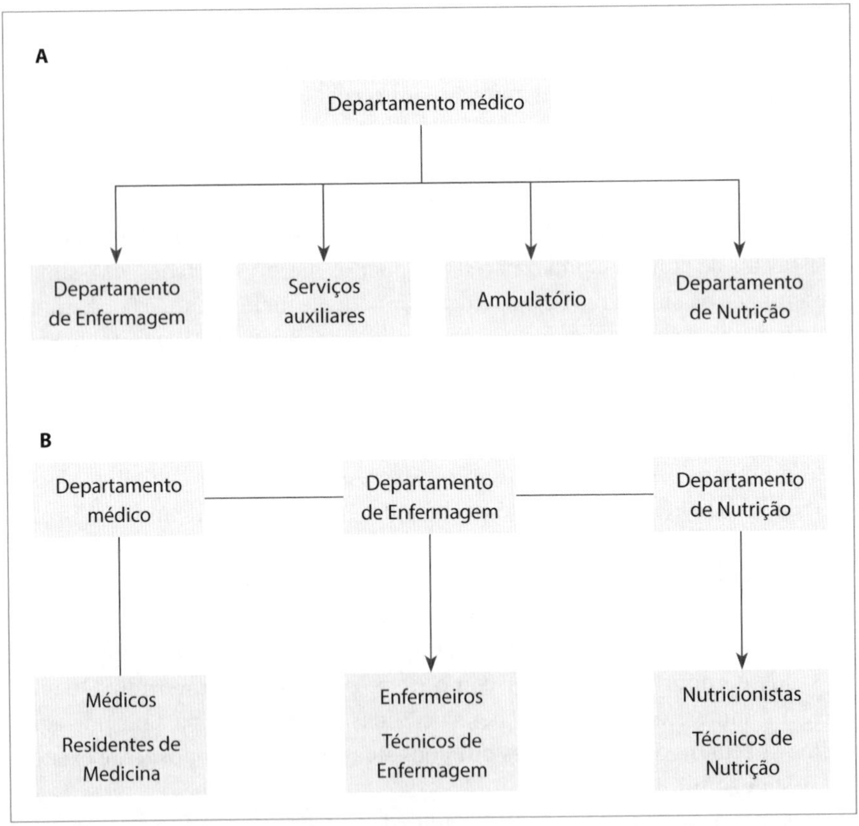

FIGURA 1 Diferentes estruturas de organogramas.

Fonte: Elaborada pela autora.

Essa situação durou até a década de 1990. Depois disso houve a abertura de diversas escolas com cursos superiores de enfermagem e, com isso, ocorreu a formação de um número muito maior de enfermeiros que foram absorvidos pelo mercado de trabalho. E então houve um redesenho do papel do enfermeiro na assistência à saúde. Surgiram subdivisões do papel do enfermeiro: enfermeiro-chefe, enfermeiro gerente, enfermeiro assistencial e podemos falar ainda de muitos outros.

Essa mudança exigiu uma adaptação dos profissionais, um investimento no desenvolvimento pessoal e profissional e constituiu-se em um desafio do mundo moderno da assistência de enfermagem. Foi necessário repensar o papel profissional e redefinir as funções como modo de assegurar o seu papel no cuidado e seu compromisso com a sociedade. O foco de todo o investimento na mudança sempre foi a maior qualidade na prestação da assistência à saúde.

É preciso lembrar que na década de 1990 já existia o SUS, criado em 1988, bem como os serviços privados de atenção à saúde. Na época ainda não se falava muito em convênios médicos ou planos de assistência à saúde por intermédio de operadoras.

Para atuar no SUS, o enfermeiro necessitava, além de sua formação, entender as fortes implicações sociopolíticas, econômicas e sociais que estavam entrelaçadas na assistência à saúde e compreender que a gerência do trabalho era uma característica essencial no enfrentamento dos desafios.

O ENFERMEIRO NA GESTÃO

O enfermeiro é o profissional da saúde que possui a maior carga horária de gestão no currículo do ensino superior dentre os cursos da saúde. Por isso muito se fala do papel gestor do enfermeiro.

O currículo do ensino superior de enfermagem vem passando por muitas remodelações no decorrer dos anos. Essas mudanças fazem com que ele seja cada vez mais adaptado à necessidade de profissionais que o mercado de trabalho requer e também refletem as mudanças de papéis da profissão. É interessante ressaltar que, apesar das remodelações, a gestão continua a fazer parte desse currículo. Por quê? Porque as aptidões de gestão são, cada vez mais, necessárias para adequação às necessidades atuais, para melhoria dos programas de qualidade, para agilidade no processo de cuidar e para a autonomia dos profissionais. Esse é o investimento em uma política do saber e do fazer críticos. Entendemos o papel do enfermeiro gestor como aquela função que consegue aglutinar esforços de uma equipe para alcançar as metas propostas, sejam elas em relação à qualidade, aos gastos ou à satisfação da clientela interna e externa. Isso posto, precisamos lembrar daquela enfermeira com chapéu e com o dedo na boca pedindo silêncio. Uma imagem (Figura 2) que, por muito tempo, representava o papel do enfermeiro. Dizia-se que ele era quem "colocava ordem", quem "sabia de tudo", quem "mandava na unidade" e que ele era o "ditador" da unidade.

Vamos aqui explorar um pouco essa situação.

A ENFERMAGEM AO LADO DO PACIENTE

O enfermeiro é o profissional que passa 24 horas do tempo ao lado de seu paciente, pois as equipes se revezam, mas sempre tem um enfermeiro ali para atender aos pacientes, o que não ocorre com os demais profissionais, como nutricionistas, fisioterapeutas, médicos... (na maioria dos locais, porque há exceções sim!). Essa situação já coloca o enfermeiro no centro do cuidado, porque ele fica mais tempo, tem mais informações, é mais facilmente encontrado tanto pela família como pelos demais membros da equipe e acaba que essa situação já conduz o enfermeiro à gestão.

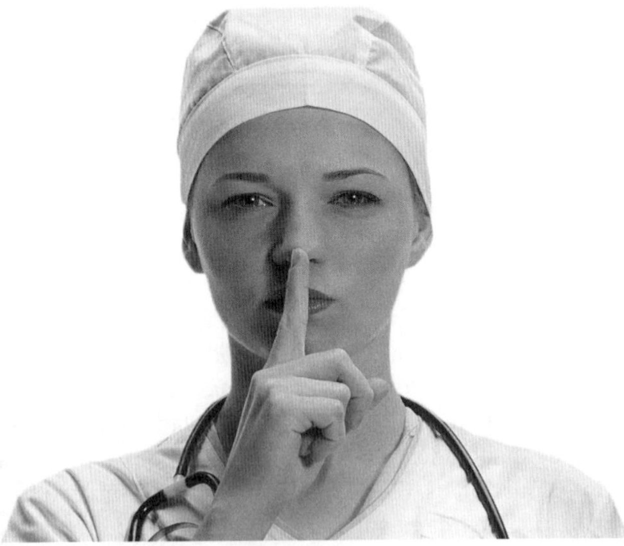

FIGURA 2 Enfermeira sinalizando silêncio.
Fonte: Freepik.

Eu gosto de dizer que ser enfermeiro é ser um gerente de cuidado. Parece simples, mas não é! Gerir cuidado passa por: gestão de equipe, gestão de recursos físicos, materiais, financeiros, gestão de crises, de relacionamento entre os diversos membros das equipes, gestão de estresse com o sofrimento, gestão de tempo, gestão de qualidade e poderia incluir mais e mais itens aqui, mas creio que você já entendeu. É fácil? Não, não mesmo! Por isso é preciso estudar, investir na aquisição de estratégias que tornem um papel tão denso uma atividade profissional plausível e que não destrua a qualidade de vida dos profissionais enfermeiros.

Quando o número de profissionais para realizar a gestão é muito reduzido os enfermeiros enfrentam dificuldades para conseguir atingir os resultados desejados e acabam tendo que optar por uma gestão mais direta, no estilo "fez e não fez". Não dá tempo de entender cada situação e por isso ele é entendido como mais duro e menos compreensivo. A intenção aqui não é defender este ou aquele estilo de gestão, mas mostrar que o meio interfere na escolha do modo de gerenciar. Um exemplo seria aquele enfermeiro que divide e distribui as tarefas, que possui um planejamento das diferentes funções, que conhece bem a descrição dos cargos e que verifica a qualidade do trabalho por meio da conferência com manuais de tarefas ou procedimentos. Normalmente é um profissional bem organizado e justo, mas que possui um padrão mais rígido, permanente e fixo de atuação.

E o que fazer com esse modelo de gerir cuidado/equipe? Já se sabe que desconstruir um modelo e começar do zero não é a melhor estratégia, pois, por mais que haja críticas quanto ao modelo engessado, certamente ele possui algum ponto positivo.

As estratégias de mudanças que mais agradam aos estudiosos são aquelas que mantêm os pontos positivos e reformulam aquilo que estava muito bom. É isso que chamo aqui de "ir além", "avançar" o modelo. Assim as mudanças passam a investir em adaptações necessárias para gerar uma organização com estrutura mais flexível e que aceite uma contínua mutação do estado atual.

O enfermeiro é um profissional que lida com diferentes ambientes de gestão. O enfermeiro gerente de uma unidade ou setor hospitalar vai se preocupar com a gestão da unidade. Um enfermeiro assistencial vai ter como foco a gestão do cuidado, um enfermeiro da educação continuada está direcionado para os programas de admissão e capacitação de funcionários, e poderíamos citar diversos outros focos de atuação.

ENFERMEIRO GESTOR X ASSISTENCIAL

Assim, vamos agora entender um pouco do foco de quem atua na gestão de uma unidade hospitalar. Eu sempre gosto de falar que esse é um dos gestores que mais trabalha, não menosprezando a atuação dos demais, mas ele não tem o seu trabalho visto e reconhecido.

É comum que o chamem de enfermeiro-chefe, o que anda em cima do salto. Mas isso é verdade? O título de enfermeiro-chefe até é, mas isso só aumenta, ainda mais, a responsabilidade que esse profissional possui em relação ao desempenho da sua equipe. Vou aqui citar algumas das ações que um enfermeiro gerente de unidade faz e que não se fala muito, por exemplo, a previsão e provisão de recursos materiais. Essa é uma etapa essencial para que o paciente seja bem cuidado, a fim de que não faltem os recursos que ele necessita e que a nossa equipe possua as condições necessárias de segurança e de qualidade do cuidado prestado.

Uma outra ação é o controle e manutenção dos equipamentos. Algo muito ruim é descobrir na hora de uma emergência, ou de um exame, que o equipamento necessário não está funcionando. O gerente da unidade também cuida disso, mas ninguém vê enquanto ele faz tudo certo, mas se ele não o fizer rapidamente haverá uma enxurrada de reclamações. O gerente cuida das escalas de pessoal, escala de férias, avaliações de desempenho, admissão e dispensa de funcionários. Então, o gerente de unidade possui uma enorme responsabilidade, e, embora esteja nos bastidores, pode refletir no bom, ou não tão bom assim, desempenho da equipe de cuidado.

O enfermeiro assistencial tem outro foco: o cuidado de seus pacientes. Ele é responsável pela avaliação, planejamento e execução das ações de cuidado, quer sejam realizadas por ele ou delegadas aos demais membros da equipe. A lei brasileira exige que todos os auxiliares e técnicos de enfermagem sejam supervisionados pelo enfermeiro enquanto realizam ações de cuidado, então o enfermeiro também deve supervisionar e acompanhar a sua equipe. Também deve atender às famílias e suas dúvidas, admitir os novos pacientes, liberar as altas do dia, reservar ambulâncias para as transferências, dividir as tarefas entre os membros da equipe e muitas outras tarefas que existem nas diferentes instituições.

É pouco? Não, não mesmo! É uma grande carga de trabalho e também exige muita dedicação e responsabilidade. A diferença é que aqui tanto pacientes quanto familiares e equipe conseguem enxergar diretamente o enfermeiro atuando.

Então surge uma questão que muito incomoda os gestores, pois se sabe que os enfermeiros assistenciais cuidam dos pacientes. E o enfermeiro gerente, ele cuida? E eu ouso dizer que sem ele não haveria nenhum cuidado!

O enfermeiro gerente cuida indiretamente quando garante profissionais qualificados, materiais com qualidade que atendam às necessidades da unidade, equipamentos que funcionam, recursos materiais para a execução dos cuidados e de muitas outras formas. Assim, é preciso entender que cuidar não é apenas aquilo que se faz diante de um paciente. Resumindo, os gerentes cuidam enquanto planejam, organizam, avaliam e coordenam as mais diversas ações.

A gerência deve ser entendida pelos profissionais como uma posição intermediária na hierarquia institucional. Geralmente fica a cargo dos gestores a implementação das políticas institucionais, de forma que os gestores estão entre quem define as políticas e quem irá executar as ações. Assim, o gestor precisa compreender plenamente as diretrizes políticas adotadas e as possibilidades e limites de ações de sua instituição. Um gestor precisa pensar em estratégias (ações) que atendam à política adotada, mas que sejam plausíveis de acordo com os recursos humanos e materiais que a unidade possui. É por isso que é muito difícil que o planejamento de um gestor na unidade X possa ser compartilhado com outra realidade.

Vamos pensar que você seja gestor de uma unidade pública pela manhã e de outra privada à tarde (um desafio que eu ouso chamar de "insano"). Você precisará compreender, sem misturar, as políticas adotadas por ambos, deverá conhecer as capacidades e limites de ambas as equipes e os recursos disponíveis para cada unidade. O que você planejará para uma pode até ajudar no planejamento da outra, mas certamente não será o mesmo planejamento, porque este não deve ter o que este ou aquele gestor gosta, mas sim o que é possível fazer para atingir os objetivos e metas de cada unidade.

Eu gosto de repetir uma frase da professora Raquel Gaidzinski (2004): "gerência é como a arte de pensar, de decidir e de agir; é a arte de fazer acontecer e de obter resultados". A gerência requer não apenas conhecimentos científicos e racionais, mas também habilidades de relacionamento, de gestão de crise e utiliza recursos internos que mobilizam a dimensão psicológica, tanto quanto a emocional e a intuitiva.

Espera-se de um gestor que ele possua um caráter articulador e integrativo, pois a obtenção de resultados é um processo que resulta da dedicação e envolvimento de diversas pessoas. É importante lembrar que as ações da gerência são determinadas, e ao mesmo tempo determinantes, do processo de organização dos serviços de saúde.

Um bom gerente é aquele que consegue articular diversas competências para atingir um objetivo proposto. É aquele que consegue fazer o que foi proposto com qualidade, de forma que não foi apenas uma missão cumprida, mas um desafio superado com qualidade.

Entendemos por competência a capacidade de reconhecer e atuar frente às diversas situações. Para isso é preciso articular habilidades, fazer um bom planejamento das ações, acompanhar o andamento de todas as etapas do processo, avaliar os resultados previstos não apenas de forma quantitativa, mas de forma qualitativa e não punitiva, mas com enfoque na correção e no desenvolvimento de ações mais efetivas. É assim que um gerente adquire experiência: fazendo e pensando sobre o que foi feito, pensando e corrigindo aquilo que não saiu como o desejado.

É preciso mencionar que um excelente enfermeiro assistencial, com larga experiência e com anos de atuação pode não estar preparado para ser gerente. Ser competente em uma área de atuação não garante sucesso em cargos de gestão. Algumas pessoas entendem que todas as pessoas possuem as aptidões necessárias à gestão, mas isso não verdade. Mais importante do que estar em um cargo de gestão é estar atuando em uma área onde você se sinta confortável e possa desenvolver as suas habilidades.

Um gestor deve possuir e desenvolver continuadamente suas habilidades técnico-científicas.

Deve respaldar suas ações em conhecimentos fundamentados na literatura, nas melhores práticas e na medicina baseada em evidências. Isso não evitará que algo não saia como o desejado, mas certamente irá evitar erros primários.

O gestor deve também compreender muito bem as competências éticas e políticas do macro e do microespaço. É preciso compreender a repercussão de cada ação no mundo, no país, na sua instituição, na sua equipe e nos sujeitos da ação. Projetos que fazem sentido para um número muito restrito de pessoas ou de situações precisam estar muito bem alinhados para que as suas repercussões não sejam negativas, tanto para a empresa como para o profissional gestor.

Um gestor precisa pensar e compreender que saúde é um direito e que suas ações devem trabalhar em prol desta premissa: garantir a qualidade da assistência em todos os níveis de atenção à saúde. Uma meta ousada e possível, porém complexa.

O mercado espera de um gestor nada menos do que tudo que foi apresentado, acrescido de: capacidade de lidar com conflitos, resolver problemas, negociar, dialogar, argumentar, propor e alcançar mudanças com estratégias que o aproximem da equipe e do cliente.

Conhecido o que se espera de um gestor, vamos agora pontuar algumas dificuldades desse processo. Uma das mais frequentes situações é aquela que resulta da tensão entre o direito dos pacientes e aquilo que é prerrogativa do profissional.

Muitas vezes o paciente não entende que cada profissão possui um limite de atuação e que nem tudo que é pedido a um profissional ele poderá fazê-lo, pois todas as profissões possuem um limite de atuação, mas isso não é claro para todos os clientes. Assim, o gerente deve equacionar a questão, considerando-a delicada e importante na assistência à saúde.

Outro ponto delicado na gestão de saúde é a limitação de recursos, sejam eles materiais ou humanos, porque é responsabilidade da instituição prestadora organizar-se para a assistência aos seus clientes, no entanto, por mais organizada que uma instituição seja, ela poderá passar por imprevistos, e o gerente deve estar apto a minimizar o impacto e prevenir os danos ao cliente.

Os profissionais precisam perceber que o mundo de trabalho atual valoriza muito as atitudes e os comportamentos positivos, que sejam leves e inclusivos. Para isso torna-se essencial aprender a controlar a impulsividade e ampliar a consciência acerca de si mesmo.

É preciso pensar antes de falar; ser persistente, mesmo com aquele que resiste às orientações, porque talvez ele não tenha compreendido a importância da sua solicitação; mostrar-se motivado diante das dificuldades, para evitar que todos desanimem; ser empático com as dificuldades e falhas; ser zeloso pelo melhor resultado e possuir habilidades sociais diversas e resistência psicológica.

Durante algumas décadas o SUS enfatizou o investimento nas estratégias diagnósticas e terapêuticas da população, deixando em segundo plano o investimento na capacitação de gerentes para os milhares de unidades assistenciais que possui espalhadas pelo país todo.

Assim, os profissionais que atuavam na área clínica destinavam parte de sua carga horária para a gestão das situações mais críticas, mas estes nem sempre possuíam o perfil necessário para a referida atuação. Outras vezes os cargos de gestão eram vistos como presentes para aliados políticos, gerando situações ainda mais difíceis de serem manejadas.

Com a ampla divulgação da Cartilha de Direitos do Paciente, os clientes das unidades de saúde tiveram acesso ao material e começaram a exigir uma mudança de postura dos gestores, que, em alguns casos, mostravam uma postura centralizadora e autoritária.

O país viu-se diante de um dilema, pois possuía muitos profissionais sem capacitação em cargos de gestão e que, por motivos específicos de regime de contratação, não poderiam ser substituídos. A solução encontrada foi oferecer capacitações e investimentos na formação de gestores, incluindo iniciativas de desenvolvimento de competência interpessoal.

Ser gestor é atuar em equipe com pessoas diferentes, e que possuem recursos internos diferentes também, para manejar as situações de adversidade. Por isso o gestor deve ser capaz de estabelecer relações verdadeiras com os membros das equipes e investir no desenvolvimento de uma compreensão de grupo entre as pessoas, em que o sucesso será de todos e não deste ou daquele.

É preciso abandonar as competências formais, estereotipadas e artificiais e investir em competências que sejam mais funcionais, espontâneas e criativas.

Empresas que investiram nesse modelo apresentaram melhora no desempenho global das organizações, gerando mais lucros e serviços de qualidade. É estudando o que esses *cases* de sucesso fizeram que compreendemos que é preciso analisar os desafios e os problemas e suas soluções, sejam boas ou ruins. Se forem boas aprendemos algo que pode dar certo, se a solução não foi boa devemos compreender por que não deu certo para evitar que cometamos o mesmo erro novamente. Outro ponto que aprendemos foi a potencialização dos talentos.

Existem pessoas que nasceram com espírito de gerência: atuam em clima de confiança e satisfação, não focam o olhar apenas em suas tarefas e conseguem compreender que relações humanas serão sempre complexas, mas isso não as torna ruins ou descartáveis. É preciso investir nas pessoas criativas, pois os caminhos conhecidos levarão aos mesmos resultados. Se queremos ser diferentes – uma necessidade premente deste mundo competitivo – precisamos ser criativos, apresentar projetos inovadores com possibilidades de novos resultados e que acabam modificando o comportamento individual e organizacional.

É necessário abrir-se ao novo em busca de um realinhamento coletivo que seja mais produtivo e prazeroso. Palavras como emoção, inteligência emocional e intuição começaram a aparecer com frequência nos treinamentos de gestores e isso não significa que a competência técnica especializada e a necessidade de manter-se atualizado tenham sido deixadas de lado, mas ocorreu um processo de agregação. Para gerir é preciso fazer parcerias, ser competitivo e investir na qualidade de vida no trabalho. Uma equipe que gosta de estar no trabalho, que aprecia o ambiente de trabalho, que se sente valorizada quando está ali tem maiores chances de encontrar soluções mais criativas e inovadoras para os desafios.

A grande pergunta que fica aqui então é: e como conseguir fazer o que foi dito? Já deve ser esperado que não há uma receita a ser apresentada aqui, mas sim algumas estratégias interessantes que podem ajudar. É preciso atualizar-se na área de atuação; instrumentalizar-se com cursos, pesquisas, visitas a outras instituições... e é preciso desenvolver novas habilidades com foco na intersubjetividade. Não podemos esperar que a graduação em algum curso superior seja capaz de desenvolver tudo isso em um estudante. Assim, o mercado não deve apenas olhar os currículos para escolher o melhor, mas precisa saber o perfil que se espera e buscar conhecer o perfil dos candidatos para que a seleção corresponda ao perfil desejado. No entanto, a graduação deve apresentar a questão dos conteúdos relacionais, na tentativa de estimular os alunos a investirem neste caminho. Para isso as academias de ensino superior estão investindo no ensino contextualizado, em aprendizagens mais significativas e no fortalecimento do papel do aluno como sujeito de sua formação e de sua vida.

EQUIPES DE ENFERMAGEM

Os enfermeiros podem investir em suas equipes, estimulando o desenvolvimento de cada um por meio de iniciativas que demonstrem que todos são importantes e que todos possuem potencial que pode ser estimulado e desenvolvido. Oferecer capacitações para suas equipes, permitir que cada membro demonstre aquilo que faz bem, promover um ambiente criativo, estimular as iniciativas criativas, pensar junto com a equipe alguma mudança que possa ser implementada rapidamente pode ser o ponto de partida para a mudança. Para que a mudança das estratégias de gestão aconteça é importante se permitir entrar por esse caminho. É preciso experimentar, acreditar, desejar algo novo. Uma boa imagem de gestão participativa é aquela em que o enfermeiro fica no centro de uma rede de decisões e não no ápice de uma pirâmide. Ele se entende como o receptor de ideias, o articulador de possibilidades e não como o detentor do saber e do poder de decisão.

Uma outra sugestão é começar a pensar as mudanças nas estratégias de gestão de dentro para fora da organização. É sempre melhor começar no espaço micro localizado, como se fosse um piloto, e, depois de alguma experiência, então amplia-se para toda a instituição ou, ainda, extramuros.

Ao gerenciar uma equipe o enfermeiro também está cuidando dessa equipe. Essa atitude estimula o gerenciamento produtivo, pois gera confiança, respeito e valorização dos diversos membros da equipe. Um gestor nunca caminha sozinho. Ele precisa assumir os riscos e os desafios em conjunto com sua equipe e trabalhar para transformar ideias que moram no papel em ações que melhorem a qualidade do produto final.

Para aqueles gestores que desejam iniciar o caminho da mudança, mas não sabem por onde começar, a sugestão é começar ouvindo o cliente interno. O que dizem os nossos colegas? Quais mudanças foram sugeridas? Quem pode ajudar nessa mudança?

Essa estratégia visa a envolver a equipe no processo de mudança e desenvolve uma satisfação crescente de fazer parte dessa equipe e dessa instituição. Estamos falando de *endomarketing*. A literatura demonstra que esse investimento interno tem se revelado nas ações de cuidado com os clientes e estes se sentem mais satisfeitos, além de aumentar a produtividade do funcionário em função de seu bem-estar.

REFERÊNCIAS

1. ALVES, M.; PENNA, C. M. M.; BRITO, M. J. M. Perfil dos gerentes de unidades básicas de saúde. Brasília (DF). Revista Brasileira de Enfermagem, 57(4):441-6, 2004.
2. AZEVEDO, S. C. O Processo de gerenciamento x gestão no trabalho do enfermeiro. 2000. 24p. Dissertação de Mestrado em Enfermagem. Faculdade de Enfermagem, Universidade do Rio Grande do Norte, Natal (RN).
3. CIAMPONE, M. H. T.; KURCGANT, P. O ensino de administração em enfermagem no Brasil: o processo de construção de competências gerenciais. Brasília (DF). Revista Brasileira de Enfermagem. 57(4):401-7, 2004.
4. FERNANDES, M. S.; SPAGNOL, C. A.; TREVIZAN, M. A., HAYASHIDA, M. A conduta gerencial da enfermeira: um estudo fundamentado nas teorias gerais da administração. Ribeirão Preto (SP). Revista Latino-americana de Enfermagem, 11(2):161-7, 2003.
5. GAIDZINSKI, R. R.; PERES, H. H. C.; FERNANDES, M. F. P. Liderança: aprendizado contínuo no gerenciamento em enfermagem. Brasília (DF). Revista Brasileira de Enfermagem, 57(4):464-6, 2004.
6. GRECO, R. M. Ensinando a administração em enfermagem através da educação em saúde. Brasília (DF). Revista Brasileira de Enfermagem, 57(4):504-7, 2004.
7. GUIMARÃES, R. M.; MUZI, C. D.; MAURO, M. Y. Tendências modernas da gerência do trabalho da enfermagem: o caso das cooperativas. Brasília (DF). Revista Brasileira de Enfermagem, 57(4):472-4, 2004.
8. KURCGANT, P. Gerenciamento em enfermagem. 3.ed. Rio de Janeiro: Guanabara Koogan, 2016.
9. MAGALHÃES, A. M. M.; DUARTE, E. R. M. Tendências gerenciais que podem levar a enfermagem a percorrer novos caminhos. Brasília (DF). Revista Brasileira de Enfermagem, 57(4):408-11, 2004.
10. MARQUIS, B. L., HUSTON, C. J. Administração e liderança em enfermagem: teoria e aplicação. 8.ed. Porto Alegre: Artmed, 2015.
11. MUNARI, D. B.; BEZERRA, A. L. Q. Inclusão da competência interpessoal na formação do enfermeiro como gestor. Brasília (DF). Revista Brasileira de Enfermagem, 57(4):484-6, 2004.
12. WEIRICH, C. F.; MUNARI, D. B.; BEZERRA, A. L. Q. Endomarketing: ensaio sobre possibilidades de inovação na gestão em enfermagem. Brasília (DF). Revista Brasileira de Enfermagem, 57(6):754-7, 2004.

9

GESTÃO DO SERVIÇO DE ARQUIVO MÉDICO E ESTATÍSTICA – SAME

Flávia Pereira Carnauba

INTRODUÇÃO

Com o passar dos tempos o homem foi percebendo que era necessário registrar os eventos que aconteciam para que as informações e suas histórias não se perdessem nem caíssem no esquecimento. Esse foi o princípio do arquivamento de informações.

Os arquivos garantem a guarda, armazenamento e conservação das informações, além de atestar a legalidade e permitir a pesquisa de informações. Esse aprendizado rapidamente foi absorvido pelas diferentes áreas da ciência, como política, economia, religião e saúde. Na área da saúde o arquivamento de informações, inicialmente, tinha por objetivo permitir que cálculos estatísticos fossem feitos e quase não se percebia preocupação com a qualidade da assistência prestada à saúde das pessoas. Essa realidade perdurou até o século XX.

No Brasil, até 1943, os arquivos médicos eram separados da estatística e, a partir desse ano, reformulou-se a estatística hospitalar, juntando-se a ela os registros médicos (como eram chamados os registros clínicos ou registros da assistência à saúde). Vale ressaltar que esse avanço teve sua origem no Hospital das Clínicas da Universidade de São Paulo, o maior hospital da América Latina, e foi dirigido pela Dra. Lourdes de Freitas Carvalho.

SERVIÇO DE ARQUIVO MÉDICO E ESTATÍSTICA

Foi a partir da centralização desses setores e do registro geral, e em um único órgão, que nasceu o Serviço de Arquivos Médicos e Estatística (Same). Na época ele era chamado de “memória do hospital”. Esse modelo de organização das informações passou a ser adotado por muitas instituições de saúde. Em 1987, nos Estados Unidos, o Hospital Geral de Massachusetts começou a arquivar dados clínicos, tornando-se o primeiro hospital americano a organizar um Serviço de Arquivo Médico Estatístico.

A partir de então muitas questões começaram a surgir e, entre elas, o questionamento de por que as instituições de saúde precisavam ter Same. A resposta que melhor justificava sua existência era que o Same atenderia à administração nas várias atividades, de acordo com as necessidades de pesquisa técnica, administrativa e financeira, estando apto ao atendimento às consultas internas e externas, de maneira rápida e precisa.

Na sequência o Same passou então a ser adotado tanto pelas instituições públicas quanto privadas que tivessem mais de dois anos de existência, pois entendia-se que após esse período seria impossível localizar informações se elas não estivessem devidamente documentadas em um setor específico. Até dois anos de existência as instituições não precisavam possuir Same e poderiam guardar os documentos em um local por elas designado.

Não passou muito tempo e surgiu uma outra questão a respeito do Same: o que fazer com a documentação acumulada no decorrer de suas funções? Porque quanto maior fosse a instituição maior seria o volume de documentos para serem arquivados e essa situação começou a superar, e muito, a capacidade de controle e organização das empresas; e foi nesse contexto que se desenharam as regras de organização do Same. É sabido que essas regras foram se modificando com a aquisição de conhecimentos, sobretudo da área de tecnologias, e as regras atuais já estão completamente reformuladas.

O Same é um serviço imprescindível ao hospital, permitindo estimar o valor do trabalho profissional e o grau de eficiência com que são tratados os pacientes que recorrem a ele.

FINALIDADE DO SAME

Em linhas gerais o Same é responsável pela guarda e preservação do prontuário médico (dados pessoais, evolução clínica, exames, radiografias etc.), permitindo sua rastreabilidade sempre que necessário, e pela elaboração de relatórios e boletins estatísticos referentes ao movimento hospitalar (elaboração dos indicadores estatísticos no âmbito técnico e de produção/produtividade, visando à avaliação da demanda e do desempenho das unidades hospitalares).

Vamos agora descrever as atribuições do Same:

- Retirar (e arquivar) prontuário para atendimento de ambulatório e/ou internação;
- Localizar e fornecer prontuários solicitados para consultas ambulatoriais, internação, estudos, pesquisa, auditoria;

- Receber, revisar e ordenar os prontuários de pacientes que saírem de alta;
- Manter o controle de saídas e devolução de prontuários médicos, fornecidos para consultas ambulatoriais, unidades de internação e/ou setores do hospital;
- Manter sempre atualizada a documentação do prontuário do paciente;
- Revisar periodicamente as seções de arquivamento, corrigindo eventuais falhas;
- Selecionar prontuários para uso da comissão de investigação hospitalar, entre outros;
- Colaborar nas pesquisas científicas e trabalhos de investigação, quando solicitado;
- Atender aos pacientes e/ou familiares, prestando-lhes as informações solicitadas;
- Arquivar e custodiar os prontuários de internações e ambulatoriais;
- Manter o registro numérico nos prontuários médicos (sistema informatizado);
- Receber, conferir e manter o censo diário atualizado;
- Receber, controlar e resumir, diária ou mensalmente, as informações estatísticas de consultas externas (ambulatoriais) e dos serviços auxiliares de diagnóstico, tratamento e hospitalização;
- Preparar os relatórios estatísticos mensais, trimestrais e anuais, de interesse do hospital;
- Calcular os indicadores de saúde requeridos pelos setores do hospital;
- Encaminhar ao setor de contas médicas os dados estatísticos, para efeito de apuração dos custos hospitalares;
- Receber e providenciar respostas de informações aos interessados, quando autorizado;
- Fornecer atestados ou declarações de caráter legal baseados na documentação do prontuário médico, dentro do que preceitua a ética profissional, as autoridades legais e sanitárias, aos próprios pacientes ou responsáveis;
- Cooperar no estudo ou alteração dos formulários relacionados com a assistência prestada ao paciente;
- Colaborar em programas de ensino e pesquisa.

Todas as ações citadas corroboram para que "(...) com isso, consegue que esta informação esteja disponível para o tratamento do usuário, uso administrativo, controle, avaliação de serviços médicos e epidemiológicos, pesquisa médica e planejamento em saúde" (MALAGÓN-LONDONO et al., 2003).

Agora serão destacadas algumas características do prontuário médico que precisam ser muito claras para que o Same possa desempenhar suas tarefas de modo eficiente, pois o Same abriga em seus arquivos (ativo e estabilizado) milhares de prontuários e manuseia, diariamente, muitos prontuários que saem para consultas ambulatoriais, internações, pesquisa científica, entre outras solicitações.

O prontuário médico é um documento de manutenção permanente pelos médicos e estabelecimentos de saúde (art. 8° da Resolução n. 1.821/2007 do CFM). Ele pode ser, posteriormente, utilizado pelos interessados como meio de prova até que transcorra o prazo prescricional de 20 (vinte) anos para efeitos de ações que possam ser impetradas na Justiça.

Segundo a Resolução CFM n. 1.638, de 10 de julho de 2002:

> [...] o médico tem o dever de elaborar o prontuário para cada paciente a que assiste, conforme previsto no art. 69 do Código de Ética Médica; considerando que o prontuário é documento valioso para o paciente, para o médico que o assiste e para as instituições de saúde, bem como para o ensino, a pesquisa e os serviços públicos de saúde, além de instrumento de defesa legal.

PRONTUÁRIO MÉDICO

Em seu art. 1º, a Resolução CFM n. 1.638 define prontuário médico como:

> [...] o documento único constituído de um conjunto de informações, sinais e imagens registradas, geradas a partir de fatos, acontecimentos e situações sobre a saúde do paciente e a assistência a ele prestada, de caráter legal, sigiloso e científico, que possibilita a comunicação entre membros da equipe multiprofissional e a continuidade da assistência prestada ao indivíduo.

VOCÊ SABIA?

- O prontuário do paciente é o conjunto de documentos que relatam a história e a vida clínica do paciente.
- O prontuário do paciente tem um valor imensurável para a instituição, para o próprio paciente, para os membros da equipe de saúde e é de grande utilidade para o ensino e para a pesquisa.
- O prontuário do paciente deve receber um tratamento diferenciado, ou seja, ser bem elaborado e manuseado com mais cuidado, zelando-se pela integridade dos seus componentes.
- O prontuário do paciente pode ser um instrumento de defesa ou acusação, dada a sua elaboração. É um instrumento legal que comprova o atendimento prestado ao paciente e possibilita uma análise acurada dos fatos ocorridos com ele.

Os principais objetivos da existência do prontuário médico são:

- facilitar a assistência ao paciente;
- promover meios de comunicação entre os profissionais de saúde;
- assegurar a continuidade do atendimento;
- oferecer suporte para a área administrativa do hospital, nos aspectos financeiros e legais.

VOCÊ SABIA?

- "O prontuário do paciente representa segurança para os médicos cultos e conscienciosos, ameaça constante para audazes sem escrúpulos, ignorantes incorrigíveis e uma barreira intransponível contra reclamações e caprichos de clientes descontentes." (Lacassagne)

Vamos agora apresentar os principais dados de um prontuário médico que o Same deve checar e ordenar para que as informações possam ser mais facilmente localizadas.

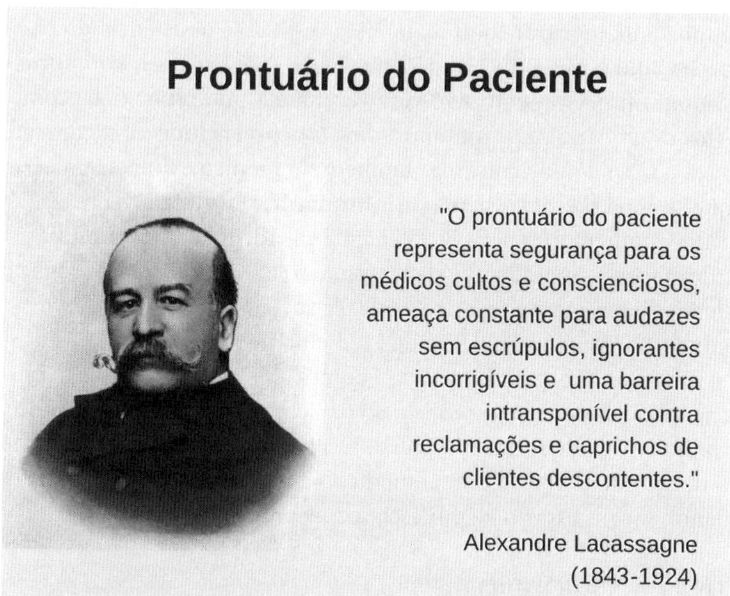

FIGURA 1 Definindo o prontuário do paciente.

Fonte: Conselho Regional de Medicina do Espirito Santo.

- Dados de identificação do paciente (nome, sexo, data do nascimento, filiação, endereço e outros que a instituição julgar necessário).
- Anamnese, exame físico e exames complementares.
- Diagnóstico: lista de problemas encontrados.
- Prescrição e detalhamento das condutas.
- Evolução médica: tratamento, anotações diárias sobre a evolução do estado do paciente.
- Sumário de alta ou relato de desfecho (resolução ou encerramento de caso).

O médico assistente e todos os demais profissionais que compartilham do atendimento de um cliente são responsáveis pelo preenchimento adequado do prontuário. A instituição, local onde a assistência está ocorrendo, é responsável pela qualidade da prática médica ali desenvolvida e por isso deve utilizar-se de estratégias para a conferência periódica, mas contínua, do preenchimento dos prontuários médicos.

É constante a queixa dos profissionais de saúde quanto ao tempo despendido no registro da assistência prestada. No entanto, essa não é mais uma pauta de discussão e sim uma obrigatoriedade, em virtude da importância inquestionável na compreensão, identificação, acompanhamento e elaboração de estratégias de intervenção que se pautam em dados registrados em prontuários.

É importante registrar tudo o que diga respeito à assistência do paciente e não apenas aquilo que interfira na geração de receita (custo-cobranças), pois mesmo que o procedimento não gere receita ele pode funcionar como indicador (produtividade). O prontuário deve ser preenchido corretamente para segurança não só do paciente, mas também do médico e do hospital. É importante que se construa um sistema de informações confiável.

O Same também é responsável pela guarda adequada dos prontuários e de suas informações, de modo que deve respeitar as orientações do Conselho Federal de Medicina acerca de quem pode ter acesso a eles.

Segundo o Conselho Regional de Medicina do Estado de São Paulo – Cremesp, o acesso ao prontuário médico é competência exclusiva dos médicos, da equipe médica, da equipe de saúde e do paciente ou seu representante legal. O Poder Judiciário pode solicitar o acesso ao prontuário de um paciente mediante a nomeação de um profissional médico, também sujeito ao sigilo profissional, quando for necessário algum esclarecimento.

ESTATÍSTICA X ARQUIVO MÉDICO

Para tratar desse assunto é preciso primeiro entender o que é a ciência chamada de estatística.

Estatística é uma ciência que utiliza porcentagens e probabilidades para explicar a frequência de determinados eventos.
É uma parte da matemática que trata da coleta, da análise, da interpretação e da apresentação de massas de dados numéricos, resumindo informações e permitindo a compreensão de ocorrência dos eventos.

Diante disso é possível compreender que os dados numéricos serão retirados dos prontuários dos pacientes e, considerando que os prontuários não devem sair do Same, faz todo sentido associar os setores e garantir que os prontuários sejam manuseados no interior do setor.

Vamos citar algumas atribuições do serviço de estatística:

- compaginar e fazer revisão de identificação dos prontuários médicos dos pacientes egressos;
- manter o controle do uso das informações dos diferentes índices;
- codificar diagnósticos existentes no prontuário;
- manter índices de doenças (arquivo nosológico), segundo normas estabelecidas;
- processar informações coletadas e revisadas (censo diário de internação, agenda de consultas ambulatoriais) para o relatório mensal; e
- preparar relatório estatístico mensal e anual.

Existe uma grande importância ao analisar os indicadores em números absolutos ou porcentagem. Os indicadores são instrumentos valiosos para a gestão e avaliação da situação de saúde, em todos os níveis. Ao mesmo tempo os indicadores evidenciam uma situação sanitária e suas tendências, como base empírica para identificar grupos humanos com maiores necessidades de saúde, estratificar o risco epidemiológico e identificar áreas críticas.

Os indicadores produzidos pelo Same traduzem diretamente a situação de saúde (ou sua falta) em um grupo populacional, ao mesmo tempo que associam as condições ambientais que influenciam os resultados obtidos e medem os recursos materiais e humanos relacionados às atividades de saúde, identificando a aplicação dos recursos em saúde.

Um dos grandes desafios dos Same é a guarda de grande quantidade de papéis, já que os prontuários precisam permanecer arquivados por 20 anos a partir da última data de seu preenchimento. Alguns serviços destinaram parte do espaço físico do prédio para essa tarefa, outros alugaram imóveis para essa guarda, outros locaram serviços especializados nessa guarda e outros, ainda, estão digitalizando esses prontuários para que a documentação fique em forma digital. No entanto, tudo isso necessita de investimento e gera uma demanda de atenção da gestão em saúde.

Para auxiliar nesse processo existem diversas iniciativas no mercado de tornar todo o prontuário médico em meio eletrônico, com assinatura digital e segurança para a sua utilização. Assim, o acesso ao prontuário se daria por senha, pessoal e intransferível, que permitiria os registros e as análises em tempo real. Mas aqui também é necessário que haja investimento e não seria algo muito barato. Eis o porquê de muitas instituições ainda não possuírem tal recurso. Outra vantagem do uso de prontuários eletrônicos é que neles será possível ler, sem dificuldades, os registros feitos, pois a caligrafia dos profissionais é, em alguns casos, um dificultador para a compreensão da escrita, gerando até mesmo insegurança no momento de cumprimento das prescrições.

REFERÊNCIAS

1. CARVALHO, L. F. Serviço de arquivo médico e estatística de um hospital. São Paulo: LTr. Editora da Universidade de São Paulo, 1973.
2. CONSELHO FEDERAL DE MEDICINA. Resolução n. 1821/2001. Aprova as normas técnicas concernentes à digitalização e uso dos sistemas informatizados para a guarda e manuseio dos documentos dos prontuários dos pacientes, autorizando a eliminação do papel e a troca de informação identificada em saúde. Brasília: Diário Oficial da União, 2007.
3. CONSELHO REGIONAL DE MEDICINA DO DISTRITO FEDERAL. Prontuário médico do paciente: guia para uso prático. Brasília: Conselho Regional de Medicina, 2006.
4. MALAGÓN-LONDONO, G.; MOREIRA, R. G.; LAVERDE, G. P. et al. Administração hospitalar. 2.ed. Rio de Janeiro, Editora Guanabara Koogan S.A., 2003.
5. MASSAD, E.; MARIN, H. de F.; AZEVEDO NETO, R. S. (eds.); LIRA, A. C. O. et al. (cols.). O prontuário eletrônico do paciente na assistência, informação e conhecimento médico. São Paulo: H. de F. Marin, 2003. 213 p.
6. ROAHSA. Manual de organização e procedimentos hospitalares. São Paulo, FGV/EAESP/HC/FMSP, 1987.
7. ROUSSEAU, J. Y.; COUTURE, C. Os fundamentos da disciplina arquivística. Lisboa: Dom Quixote, 1998.
8. SCHELLENBERG, T. R. Arquivos modernos: princípios e técnicas. Tradução: Nilza Teixeira Soares. Rio de Janeiro: Fundação Getúlio Vargas, Editora FGV, 1974.
9. SCHELLENBERG, T. R. Arquivos modernos: princípios e técnicas. Rio de Janeiro: Editora FGV, 2006.
10. SOUNIS, E. Organização de serviço de arquivo médico e estatística (Same). São Paulo: Ícone, 1993.

10

GESTÃO DO SERVIÇO DE APOIO DIAGNÓSTICO E TERAPÊUTICO – SADT

Alexandre Torchio Dias

INTRODUÇÃO

O serviço de apoio diagnóstico e terapêutico (SADT) é uma das divisões de uma unidade hospitalar que contempla as áreas diagnósticas (serviços de laboratório clínico, imagem e métodos gráficos) de tratamento (medicina física e reabilitação, com os serviços de fisioterapia, fonoaudiologia, terapia ocupacional e psicologia) e de apoio ao diagnóstico e tratamento, como o serviço de hemoterapia. O SADT tem a finalidade de apoiar o diagnóstico clínico, desenvolvendo atividades auxiliares de diagnóstico e terapia, fornecendo suporte técnico especializado às atividades auxiliares na assistência aos pacientes do hospital, colaborando para o desenvolvimento dos colaboradores da unidade hospitalar, incentivando a pesquisa científica, controlando e monitorando a qualidade dos serviços prestados, elaborando relatórios e expedindo resultados de exames.

No contexto dos processos gerenciais hospitalares, o SADT presta serviços a diferentes clientes (diretos e indiretos), destacando-se o paciente, os médicos solicitantes de exames e procedimentos terapêuticos, os serviços de planos de saúde (unidades referenciadas) e, em muitos casos, o próprio Sistema Único de Saúde (SUS).

A sua estrutura organizacional, física, de recursos humanos e de aspectos legais, deve seguir as legislações vigentes e as determinações específicas de cada área de atuação.

Com relação ao organograma do SADT, esta divisão hospitalar é composta por serviços especializados, conforme ilustrado na Figura 1.

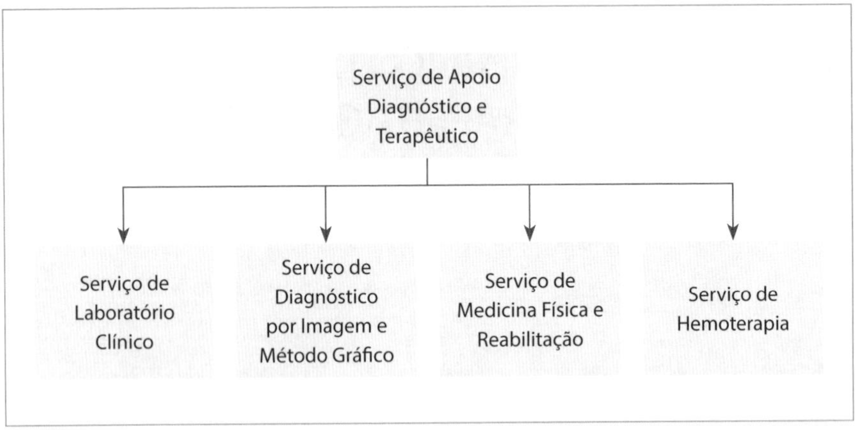

FIGURA 1 Estrutura organizacional e os serviços especializados do SADT.
Fonte: Elaborada pelo autor.

Ainda, por ser uma divisão muito diversificada, conta com a colaboração de diferentes profissionais da saúde e de áreas administrativas, por exemplo: administradores hospitalares, biomédicos habilitados em diferentes áreas de atuação (laboratório clínico, laboratório de especialidades, serviço de hemoterapia, imagenologia), biólogos, farmacêuticos laboratoristas, fisioterapeutas, fonoaudiólogos, médicos patologistas clínicos, hemoterapeutas, hematologistas e imagenologistas, oficiais administrativos, psicólogos, técnicos de diferentes áreas e tecnólogos, terapeutas ocupacionais. Cada atividade de exercício exclusivo de uma determinada categoria de classe está vinculada a um conselho profissional, e suas normas devem ser observadas e cumpridas pelo SADT.

A estrutura física de edificação do SADT está inserida no contexto hospitalar e tem como base, até o presente momento, a Resolução Anvisa RDC n. 50/2002, de 21 de fevereiro de 2002. Essa resolução dispõe sobre o planejamento, programação, elaboração e avaliação de projetos físicos de estabelecimentos assistenciais de saúde (disponível em: http://bvsms.saude.gov.br/bvs/saudelegis/anvisa/2002/rdc0050_21_02_2002.html).

O gestor do SADT deve ater-se a diversos aspectos relacionados aos processos gerenciais para a manutenção e administração dos serviços prestados: a elevada oferta de serviços de diagnóstico no mercado global, o nível de exigência elevado dos pacientes na prestação dos serviços e a promoção da educação continuada e da qualificação profissional dos colaboradores.

De acordo com Leandro Ortigoza Martins, em *O segmento da medicina diagnóstica no Brasil*, em 2013 o CNES (Cadastro Nacional de Estabelecimentos de Saúde) apresentava 19.243 serviços de apoio diagnóstico e terapêutico no Brasil, sendo 3.553 somente no estado de São Paulo.

A busca pela melhor qualidade e a excelência no atendimento no SADT são alvos certeiros para o gestor. E, afinal, em que cenário citamos qualidade? A qualidade tem dois focos importantes: o foco comercial e o foco técnico-operacional. A qualidade, do ponto de vista comercial, está intimamente relacionada com a **expectativa** dos nossos pacientes. Assim, identificar e conhecer o perfil do público que atendemos é primordial para o sucesso do SADT. Já a qualidade técnica-operacional dos diferentes serviços do SADT são essenciais para o cumprimento da missão do serviço, a qual deve estar alinhada com os valores e visão do SADT. Qualidade técnica é fundamental para a prestação do serviço de saúde.

GESTÃO FINANCEIRA NO SADT

Com a evolução tecnológica, o mercado diagnóstico e terapêutico nos serviços hospitalares passou por muitas transformações. Por exemplo, o serviço de laboratório clínico, atualmente, dispõe de cerca de 95% dos seus processos técnicos-operacionais automatizados. Com equipamentos robustos, os exames laboratoriais são realizados de maneira mais rápida e eficiente, minimizando as falhas analíticas e diminuindo os recursos financeiros destinados para sua efetivação. Outro exemplo é o serviço de imagem e métodos gráficos. Com o advento da telemedicina, os laudamentos dos exames e análises de imagens permitiram a otimização dos profissionais médicos em uma única central, os quais prestam atendimento remoto para todas as suas filiais, minimizando o impacto financeiro na folha de pagamento.

Dessa forma, com planejamento estratégico podem-se calcular os riscos e os caminhos financeiros pelo qual o SADT percorrerá. Assim, provisionar os custos diretos, indiretos, fixos e variáveis é fundamental para a saúde desses serviços.

Os custos indiretos são compostos pelos serviços de apoio à execução do serviço, ou seja, aqueles que não estão integrados diretamente no objeto de venda. São eles: despesas dos setores administrativos, lavanderia, suprimentos (energia elétrica, água e esgoto, telefone, infraestrutura de informática, taxas e impostos. Temos ainda nessa categoria os custos fixos, tais como folha de pagamento, aluguel, benefícios, coleta e transporte de materiais e aparelhos. Os custos diretos são aqueles que estão relacionados ao atendimento do paciente. São eles: recepção, coleta – para o laboratório clínico, execução dos exames e tratamentos. Esses custos são variáveis, pois dependem da demanda de atendimento do SADT. Para se ter uma gestão efetiva do SADT, é de suma importância a identificação do perfil do nosso paciente, conforme citado anteriormente. Assim, podemos planejar a aquisição de materiais sem perdas e desperdícios de insumos e reagentes.

Com relação ao faturamento das contas dos pacientes, esse processo dependerá da característica do SADT: serviço público ou privado. Entretanto, ambos devem faturar todos os procedimentos diagnósticos e terapêuticos, de acordo com a legislação vigente. O faturamento deverá ser realizado para o SUS, para os planos de saúde ou diretamente ao paciente. Outro aspecto de extrema relevância para o SADT é a seleção dos fornecedores que atendem aos serviços. Os fornecedores devem ser acompanhados em todo o processo, desde a aquisição até a entrega do produto (reagentes para laboratório, insumos para imagem e métodos gráficos, equipamentos diagnósticos, equipamentos para terapêutica, entre outros). As aquisições devem ser feitas pelo setor comercial do SADT, seguindo os preceitos éticos, legais e regimentais aos quais o serviço está inserido.

Ainda nos processos de aquisição de materiais para o SADT, o gestor deverá avaliar custos de estocagem dos materiais e equipamentos. Para isso, identificar as necessidades destacadas pelo fabricante de cada produto a ser adquirido é crucial para se verificar a viabilidade da aquisição. Não menos importante, o controle do estoque deve contar com ferramentas gerenciais, como as curvas de controle de estoque ABC e XYZ.

GESTÃO DE RECURSOS HUMANOS NO SADT

A gestão de recursos humanos no SADT é uma tarefa complexa. A gestão eficiente é dependente do conhecimento das atribuições e habilidades de cada um dos colaboradores que atuam nas áreas do SADT, a saber: laboratório clínico, serviço de imagem e métodos gráficos, serviço de medicina física e reabilitação e serviço de hemoterapia.

No SADT temos muitos profissionais de classes distintas, conforme mostra a Figura 2.

Nesse cenário, a escala de colaboradores do SADT deve seguir as leis e decretos, respeitando sempre as atribuições de cada categoria, a carga horária permitida e o regime de contratação de cada colaborador.

No processo de gestão de pessoas, o SADT deve contar com o estímulo à capacitação especializada de sua equipe. Além disso, a meritocracia deve prevalecer, possibilitando a ascensão dos colaboradores com progressão salarial e de carreira por mérito e competência. Os colaboradores do SADT atuam na área diagnóstica e terapêutica, com acesso a prontuários e resultados de exames. Em tal contexto, a confidencialidade e os preceitos éticos devem sempre ser vislumbrados pelos colaboradores. As unidades do SADT devem possuir um termo de confidencialidade, sigilo e discrição, que deve ser assinado no ato da contratação.

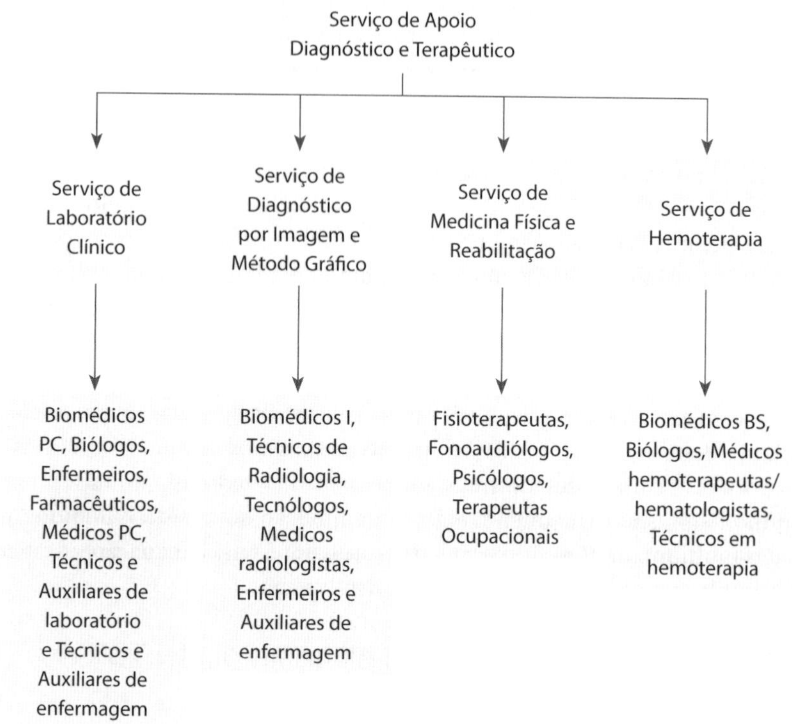

Biomédico PC: biomédico habilitado em patologia clínica; médico PC: médico patologista clínico; biomédico I: biomédico habilitado em imagenologia; biomédico BS: biomédico habilitado em banco de sangue.

FIGURA 2 Categorias profissionais do SADT.
Fonte: Elaborada pelo autor.

O GERENCIAMENTO DOS RESÍDUOS GERADOS NO SADT E AS *GREEN BUILDINGS*

O SADT é uma ampla fonte geradora de resíduos em um ambiente hospitalar, destacando-se os produtos gerados pelo serviço de laboratório clínico, serviço de imagem e serviço de hemoterapia. No Brasil, os órgãos e agências fiscalizadoras, como a Agência Nacional de Vigilância Sanitária (Anvisa) e o Conselho Nacional do Meio Ambiente (Conama) regulamentam a prática de descarte de resíduos de serviços de saúde.

Entre as etapas cruciais para o correto manejo desses resíduos, destacam-se a classificação dos resíduos gerados pelos diversos serviços, a segregação dos descartes conforme legislação vigente, o acondicionamento do resíduo gerado, a formalização de coleta (interna e externa - contratual), o transporte dos resíduos (interno e externo), o armazenamento do resíduo gerado no âmbito hospitalar, o tratamento e descaracterização dos resíduos gerados (principalmente no serviço de laboratório clínico e serviço de hemoterapia – antes do descarte e no local de sua incineração). Destaca-se, ainda, que as empresas fornecedoras dos insumos para o SADT são corresponsáveis pelos resíduos gerados pelos serviços.

A responsabilidade para com o meio ambiente é fundamental para a sustentabilidade do meio em que vivemos. Assim, nesse contexto, surge um jeito diferente de se preparar serviços de saúde: a *green building*. Esse conceito preconiza um espaço mais agradável, econômico e sustentável para o meio ambiente, com sistema de aproveitamento e captação da água da chuva, descaracterização de resíduos do SADT, utilização de insumos cianeto *free* no serviço de laboratório clínico, descontinuação do uso de reveladoras manuais de filmes de radiodiagnóstico, tratamento e descontaminação dos resíduos líquidos, utilização de luz natural e vidros nas divisórias internas, adequação acústica e acessibilidade a pacientes com necessidades especiais.

ASPECTOS TÉCNICOS DO SERVIÇO DE APOIO DIAGNÓSTICO E TERAPÊUTICO

Cada serviço do SADT tem suas características funcionais, técnicas e operacionais específicas e inerentes às atividades e atendimentos prestados. A seguir, apresentam-se cada um dos serviços dessa divisão hospitalar.

ASPECTOS TÉCNICOS DO SERVIÇO DE LABORATÓRIO CLÍNICO

O serviço de laboratório clínico (SLC) é uma das principais áreas do SADT. Com finalidade diagnóstica, o SLC dá suporte ao corpo clínico hospitalar com resultados e laudos de exames laboratoriais, que são cruciais para a tomada de decisão e conduta clínica adequada.

Cerca de 70% dos diagnósticos são realizados embasados nos exames laboratoriais e aproximadamente 60% das decisões clínicas são tomadas de acordo com esses resultados. Dessa forma, a gestão participativa do gestor do laboratório clínico é fundamental para a manutenção e melhora contínua da qualidade assistencial.

O SLC presta serviços a clientes médicos, nutricionistas, dentistas e outros profissionais habilitados a solicitarem exames laboratoriais. O menu de exames laboratoriais dependerá muito do escopo do laboratório, destacando-se como essenciais ao atendimento hospitalar os setores de bioquímica e gasometria, hematologia e hemostasia, uroanálise, microbiologia, imunologia, hormônios e sorologia. A constituição dos setores e exames disponibilizados pelo SLC estão sempre relacionados ao perfil da unidade em que o laboratório presta os serviços e a sua finalidade assistencial. A Tabela 10.1 mostra alguns exemplos de exames de laboratório clínico.

TABELA 1 Relação dos principais setores do SLC e exemplos de exames realizados nas áreas técnicas

Setor	Exemplos de exames
Hematologia e hemostasia	Hemograma (eritrograma, leucograma e plaquetograma), velocidade de hemossedimentação (VHS), provas de coagulação, tipagem ABO e sistema RH, provas de Coombs direto e indireto, contagem de reticulócitos, prova de falcização, entre outros.
Bioquímica e gasometria	Gasometria, dosagens de: ácido úrico, proteínas totais e frações, amilase, lipase, glicemia, ureia, creatinina, provas de função hepática, bilirrubina total e frações, cálcio, clearence de creatinina, ionograma, colesterol total e frações, entre outros.
Microbiologia	Bacterioscopia, baciloscopia, culturas e antibiogramas de diferentes agentes e materiais biológicos, identificação e classificação bacteriana, pesquisa de fungos, entre outros.
Imunologia, hormônios e sorologia	Prova para sífilis (VDRL), hormônios sexuais masculinos e femininos, hormônios tireoidianos, provas de autoimunidade, sorologias para diferentes doenças e agentes, entre outros.
Uroanálise	Dosagem de proteinúria em urina de 24 horas, urina tipo I, entre outros.

Fonte: Elaborada pelo autor.

Os SLC podem ter finalidades assistenciais distintas: prestar serviço de atendimento de urgência e emergência; prestar atendimento de rotina; prestar atendimento de apoio. Os laboratórios de urgência e emergência funcionam 24 horas por dia, 7 dias da semana, de maneira ininterrupta. Os hospitais que prestam atendimento de pronto-socorro e possuem unidades de internação devem sempre ter um laboratório de referência para esse tipo de atendimento, pois, conforme já citado, os resultados de exames laboratoriais são cruciais para a conduta clínica imediata.

Já os laboratórios de rotina, geralmente atendem pacientes eletivos, que buscam no SLC realizar exames para planejamento de conduta. Esses pacientes realizam os seus exames em condições ideais de preparo, diferentemente dos pacientes atendidos em situação crítica.

Por fim, os laboratórios de apoio realizam exames de especialidades, como testes de biologia molecular e genética, exames anatomocitopatológicos, entre outros. Ressalte-se que nada impede que um SLC contemple essas três estruturas e, ainda, disponha de unidades de coleta em diferentes locais, sendo muito importante para sua estruturação a identificação do público-alvo de atendimento.

Conforme citado anteriormente, a edificação do SLC deve seguir o preconizado pela RDC n. 50 de 2002. Como complementação, específica para laboratórios clínicos, em 2005 foi liberada uma nova regulamentação para funcionamento de laboratórios clínicos: a RDC n. 302.

A realização de um exame laboratorial envolve três momentos distintos: a **fase pré-analítica** (contempla desde a solicitação de exames, o atendimento – cadastro – do paciente e dos exames requisitados, a coleta dos materiais biológicos e a triagem dos materiais para os setores do SLC). Em seguida, temos a **fase analítica**, que consiste na efetivação do teste/exame laboratorial pelos analistas (manuseio e análise do material biológico) e a **fase pós-analítica**, que engloba a análise do resultado do teste, laudamento, entrega do resultado e conduta clínica. Convém ressaltar que a fase analítica, nos dias atuais, está praticamente automatizada na sua grande estrutura, contando com sistemas de interfaceamento laboratorial e com equipamentos e esteiras de exames de última geração. A Figura 3 mostra alguns equipamentos do parque tecnológico do SLC.

Todos esses processos internos realizados no SLC devem seguir as normas dos manuais operacionais, e os protocolos desenvolvidos para cada atividade e exame devem estar representados nos documentos de procedimentos operacionais padrão (POP). A responsabilidade pela elaboração, atualização e validação dessa documentação é do gestor do SLC. Os POP garantem a padronização das atividades laborativas, sejam gerenciais ou técnicas.

A elaboração dos POP e os selos de garantia da qualidade são a meta de muitos gestores em SLC. Para isso, a qualidade técnico-operacional deve ser muito bem administrada, devendo contemplar no mínimo o controle interno de qualidade – CIQ (controle intralaboratorial que avalia a precisão dos ensaios realizados diariamente no laboratório, liberando ou bloqueando a realização dos exames laboratoriais) e o controle externo de qualidade – CEQ (controle interlaboratorial, que compara resultados de testes em comum entre um grupo de laboratórios, validando ou refutando os resultados obtidos).

Dispõem-se, ainda, de sociedades e entidades que, de maneira exemplar, contemplam os SLC com selos de qualidade: os processos de certificações e acreditações.

O processo de certificação laboratorial é uma escolha voluntária, que os SLC contratam para obterem, caso aprovados, a chancela daquele programa. Atualmente são disponibilizados diferentes programas de acreditação, destacando-se o PALC-SBPC/ML (Programa de Acreditação de Laboratórios Clínicos – Sociedade Brasileira de Patologia Clínica/Medicina Laboratorial),

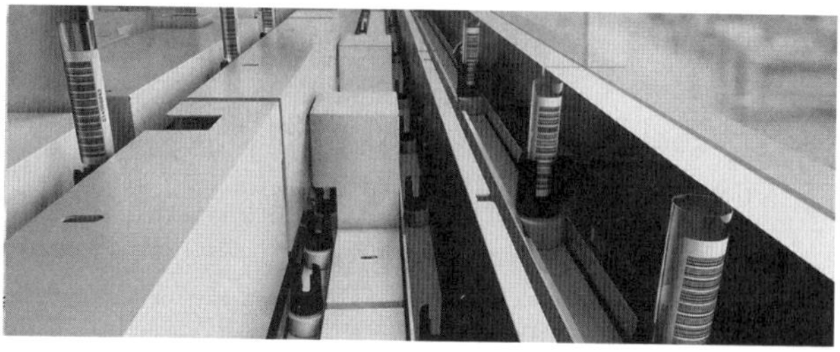

Esteira de automação para análises bioquímicas – ROCHE

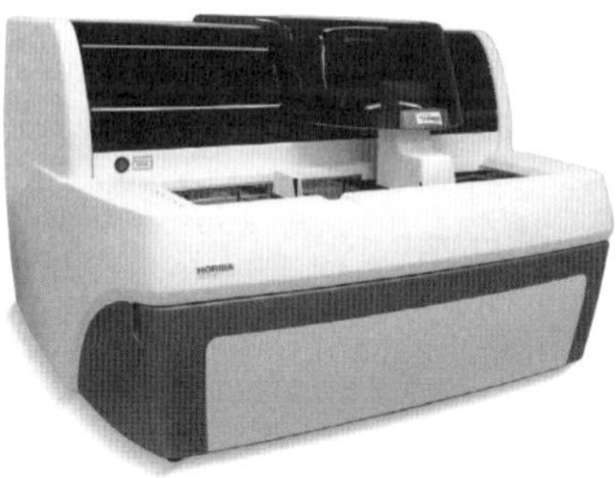

Equipamento para hemostasia – HORIBA

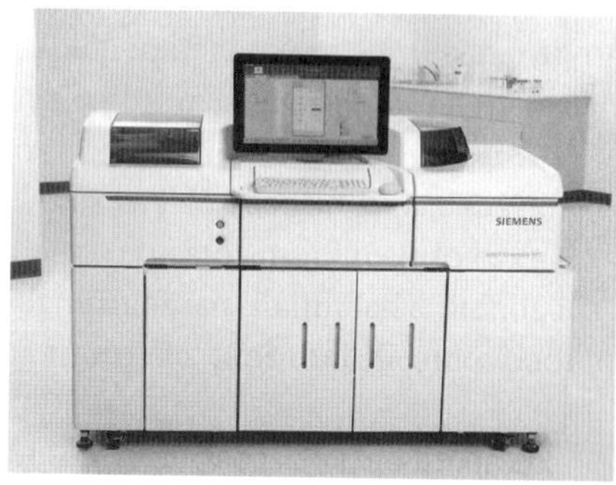

Equipamento para análise bioquímica – SIEMENS

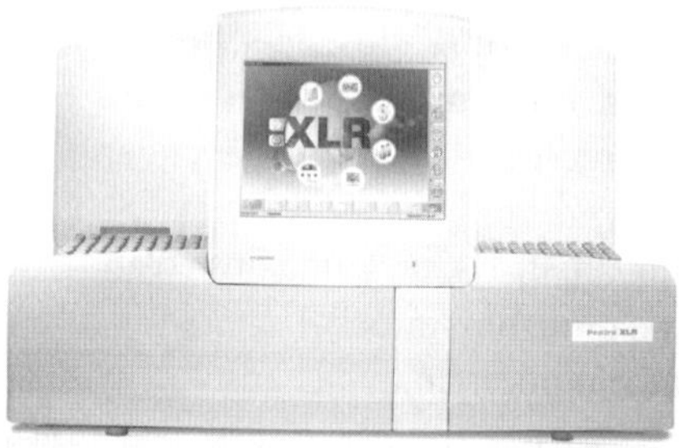

Equipamento para análises hematológicas – HORIBA

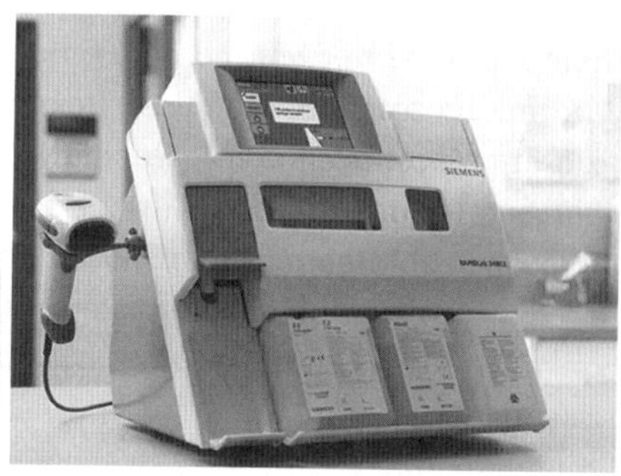

Equipamento para dosagem de gasometria – SIMENS

FIGURA 3 Equipamentos do parque tecnológico do SLC.

Fonte: imagens ilustrativas retiradas dos *sites* das respectivas indústrias.

DICQ-SBAC (Sistema Nacional de Acreditação - Sociedade Brasileira de Análises Clínicas) e o CAP (College of American Pathologists).

Por fim, os SLC visam, neste mundo globalizado, às acreditações laboratoriais. Esses selos de qualidade são utilizados como grande diferencial neste mercado tão concorrido, e esse processo de certificação é uma evidência do seu comprometimento com a excelência e padronização dos seus processos e procedimentos.

ASPECTOS TÉCNICOS DO SERVIÇO DE IMAGEM E MÉTODOS GRÁFICOS (SIMG)

O serviço de imagem e métodos gráficos (SIMG) tem como finalidade realizar exames e relatórios que auxiliarão os médicos no diagnóstico de inúmeras condições de doença. O SIMG é composto por um parque tecnológico amplo: ressonância magnética nuclear, tomografia computadorizada, raios X, mamografia, angiografia, ultrassom, métodos gráficos (eletroencefalograma, eletrocardiograma, eletroneuromiografia, ergometria, teste de Holter, M.A.P.A – monitorização da pressão arterial) e os exames de endoscopia, colonoscopia e broncoscopia. O responsável técnico por esse serviço é o profissional médico, especialista e habilitado para tal atuação. Ele é o supervisor e coordenador desse serviço no SADT, devendo gerenciar todos os seus aspectos legais, técnicos, físicos e ocupacionais.

No seu escopo diagnóstico, dispõe-se de exames de radiologia baseados em emissão de raios X (equipamentos de raios X convencionais, portáteis, telecomandados, tomografia, mamografia e angiografia), os de ativação de íons H (ressonância magnética nuclear), os de ondas ultrassônicas (ultrassom), os de captação de imagens com vídeos e fibroscópios (endoscopia, colonoscopia e broncoscopia) e os de registros gráficos. Cada um desses testes nos equipamentos mencionados é realizado sob indicação médica, dependendo da doença a ser investigada.

Com relação ao controle de qualidade do SIMG, da saúde dos colaboradores e da gestão ambiental, destacam-se os procedimentos relacionados com os equipamentos de raios X. Tais equipamentos necessitam de constante monitorização e acompanhamento de profissional físico nuclear, o qual avalia o seu funcionamento e emite dois principais tipos de laudos: o laudo de controle de fuga de radiação e o laudo de controle de qualidade dos equipamentos.

A Figura 4 mostra alguns dos equipamentos do SIMG. Esses exames podem ser realizados em adultos, crianças e idosos, sendo muitas vezes necessária a sedação do paciente para a adequada efetivação.

Já do ponto de vista do controle e monitorização da saúde ocupacional dos colaboradores que são expostos à radiação, destacamos que todos devem utilizar um dispositivo denominado dosímetro. O dosímetro é um equipamento de uso individual, contínuo e ininterrupto que deve ser utilizado junto ao corpo dos colaboradores, enquanto estiverem realizando suas atividades laborativas. Mensalmente, os dosímetros são submetidos a análise de exposição

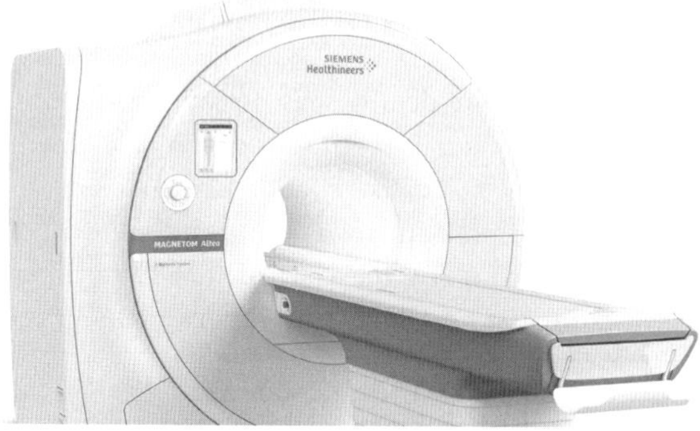

Esteira de ressonância magnética nuclear – SIEMENS

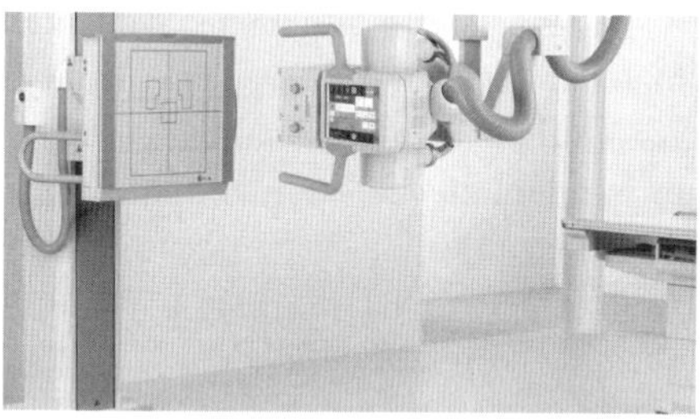

Equipamento de raios X – SIEMENS

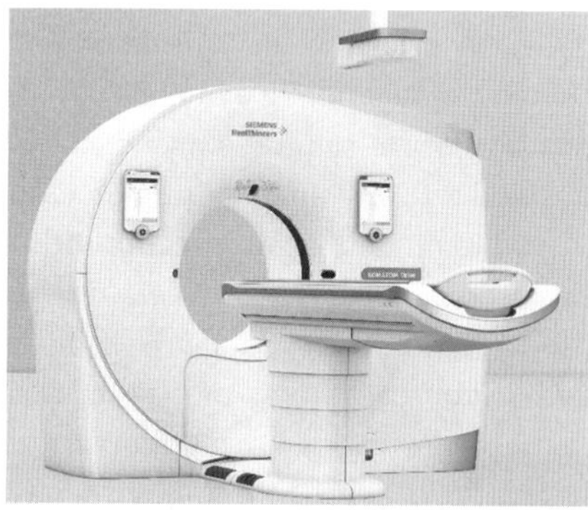

Equipamento de tomografia computadorizada – SIEMENS

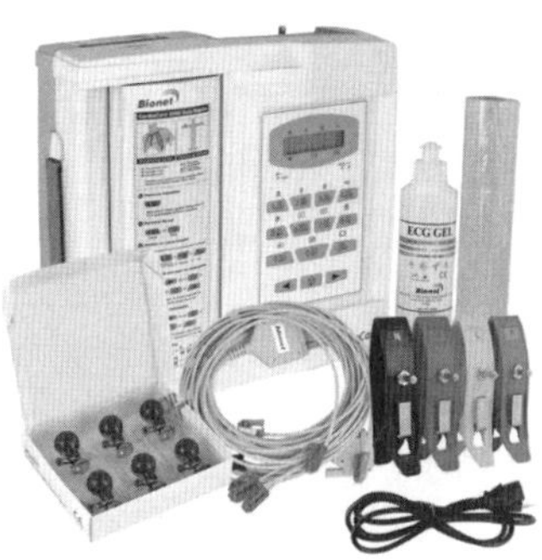

Equipamento de eletrocardiograma – BIONET

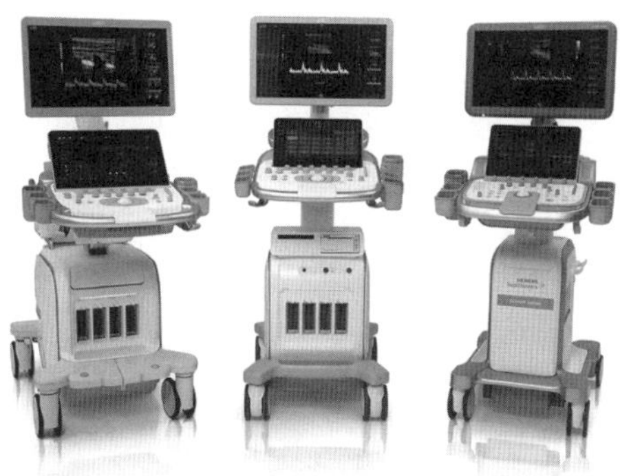

Equipamento de ultrassom – SIEMENS

FIGURA 4 Equipamentos do serviço de imagem e métodos gráficos.

Fonte: imagens ilustrativas retiradas dos *sites* das respectivas indústrias.

aos raios X. A dosimetria também é realizada nos ambientes do SIMG e nas salas de raios X.

Atualmente, o SIMG dispõe de sistemas de revelação e de captação computacional das imagens dos exames realizados e, com a telemedicina, os SIMG concentraram seus serviços de análise e laudamento dos exames de maneira remota, otimizando os recursos humanos com atendimento a distância.

De acordo com Leandro Ortigoza Martins, em *O segmento da medicina diagnóstica no Brasil*, em 2013 o CNES apresentava 110.565 equipamentos de imagem cadastrados no Brasil.

ASPECTOS TÉCNICOS DO SERVIÇO DE HEMOTERAPIA (SH)

A utilização de hemoderivados em uma unidade hospitalar é uma necessidade constante. Os serviços de urgência e emergência, centros cirúrgicos e obstétricos, maternidade e demais clínicas de internação são os principais clientes dos bancos de sangue e agências transfusionais. E qual a diferença entre um hospital ter um banco de sangue e/ou uma unidade transfusional?

O banco de sangue executa todo o processamento do sangue: desde a sua captação (realização de coleta de sangue – doação) até a dispensação do hemoderivado para o paciente. Já as agências transfusionais são pequenas unidades que realizam as provas transfusionais de compatibilidade entre a bolsa de hemoderivados e uma amostra do sangue do paciente que irá recebê-la, liberando o hemocomponente para transfusão. Além disso, muitas agências transfusionais executam as tipagens sanguíneas dos binômios mãe-bebê nos serviços de maternidade.

Regido pela Lei n. 10.205, de 21 de março de 2001, e demais portarias subsequentes (destacando-se a Portaria n. 158, de 4 de fevereiro de 2016), o SH tem como atribuições: recepcionar e cadastrar doadores; triar as condições do doador; coletar o sangue com prestação de assistência médica durante todo o procedimento; encaminhar o doador para o serviço de café; processar os hemoderivados; realizar os testes sorológicos e imunológicos na amostra do doador; enviar os resultados dos exames para o doador; liberar e estocar os hemocomponentes; realizar as provas pré-transfusionais; liberar o hemoderivado para a transfusão dos hemocomponentes; realizar aférese.

Os serviços de hemoterapia, quando representados por bancos de sangue, podem ser centralizados e funcionar como um grande centro distribuidor de hemoderivados. Dessa forma, os bancos de sangue dispensam os hemocomponentes às diferentes agências transfusionais nos diversos hospitais de uma região.

O responsável técnico pelo banco de sangue e agência transfusional é o médico hemoterapeuta/hematologista, legalmente habilitado para tal atuação. Nesses serviços, temos na linha de frente biomédicos habilitados em banco de sangue, técnicos em hemoterapia e os colaboradores administrativos.

ASPECTOS TÉCNICOS DO SERVIÇO DE MEDICINA FÍSICA E REABILITAÇÃO

Conforme já abordado anteriormente, o SADT, além de realizar o diagnóstico, atua na recuperação da saúde de pacientes com os serviços de fisioterapia, fonoaudiologia, terapia ocupacional e psicologia. Esse serviço do SADT tem a finalidade de *realizar atividades terapêuticas para reabilitação física, psicológica e fonoaudiológica dos pacientes internados e ambulatoriais do hospital.*

Com técnicas aplicadas, os profissionais da unidade de medicina física e reabilitação atuam em conjunto com a equipe médica no tratamento de pacientes internados nas diversas clínicas, ressaltando-se as unidades de terapias intensivas (UTI) – adulto/pediátrico/neonatal e no ambiente ambulatorial.

As atuações desses colaboradores são regulamentadas pelos seus conselhos de classe específicos (fisioterapia e terapia ocupacional – Crefito; fonoaudiologia – CRFO; psicologia – CRP).

Os fisioterapeutas atuam no tratamento fisioterápico para reabilitação física de pacientes internados e cirúrgicos, principalmente em casos de cirurgias ortopédicas. Além disso, sua atuação junto a pacientes com problemas clínicos é fundamental para evitar a perda de massa muscular em virtude do excesso de tempo acamado.

Além do atendimento motor, a fisioterapia atua de forma exemplar nos pacientes com distúrbios respiratórios e ventilatórios. Nesse cenário, os fisioterapeutas ocupam posição de destaque, principalmente no atendimento de pacientes lotados em UTI. De acordo com a RDC n. 7, de 24 de fevereiro de 2010, em unidades críticas devemos ter no mínimo 1 (um) para cada 10 (dez) leitos ou fração, nos turnos matutino, vespertino e noturno, com atendimento por um período mínimo de 18 horas diárias.

O atendimento do profissional fisioterapeuta pode ser realizado com técnicas manuais ou com a utilização de aparelhagens: ultrassom, laserterapia, neuroestimulação elétrica transcutânea (TENS), ondas curtas, dispositivos de fisioterapia respiratória e cardiológica, turbilhão, entre outros.

O profissional terapeuta ocupacional (TO) tem a finalidade de promover a recuperação da saúde dos pacientes, com base na história de vida do paciente e, também, tendo como referência a narrativa familiar.

De maneira criativa e lúdica, o profissional TO visa a recuperar as funções práticas dos pacientes, promovendo a melhoria da sua qualidade de vida. Esse profissional pode atuar em diferentes vertentes e especialidades, conforme determinação do seu conselho de classe.

O psicólogo, no contexto do SADT, tem por finalidade a resolução de conflitos pessoais e interpessoais e a recuperação e promoção da saúde do paciente, com enfoque nos distúrbios psicológicos, psicossociais e de dependência química. De atuação muito relevante nas unidades de internação, principalmente na clínica de tratamento agudo de pacientes da saúde mental, o profissional psicólogo também tem papel fundamental nos atendimentos familiares.

Essa prestação de assistência expandida aos familiares é de suma importância para a reinserção do paciente psiquiátrico no seio familiar, uma vez que os seus entes queridos também possuem seus medos, angústias e traumas psicológicos. Também nas situações de falecimento do paciente o profissional psicólogo presta assistência fundamental no momento da notícia.

Por fim, o serviço de fonoaudiologia no SADT tem como profissional o fonoaudiólogo, que atua no atendimento clínico/terapêutico de pacientes com alterações de deglutição (disfagias), de recém-nascidos com dificuldade de sucção (amamentação), nas alterações auditivas, na triagem auditiva neonatal universal (emissões otoacústicas – EOA), no "teste da linguinha" e nos casos de reabilitação de voz.

CONSIDERAÇÕES FINAIS

A gestão no SADT deve ser realizada por profissional com perfil de liderança, proatividade e capacitação administrativa e técnica para assumir essa grande área do universo hospitalar.

O gerenciamento específico dos serviços do SADT deve ser realizado por profissionais específicos e especializados, nas áreas de laboratório clínico, serviço de imagem e métodos gráficos, serviço de hemoterapia e serviço de medicina física e reabilitação.

O SADT na unidade hospitalar é uma divisão de amplo destaque, sendo uma área essencial para cuidado, manutenção e recuperação da saúde dos pacientes.

REFERÊNCIAS

1. ALMEIDA, E. C. O psicólogo no hospital geral. Psicol. Cienc. Prof., Brasília, 20(3):24-7, 2000.
2. ANVISA. (07 de Novembro de 2002). Agência Nacional de Vigilância Sanitária. Disponível em: http://www.anvisa.gov.br/legis/resol/2002/302_02rdc.htm. Acesso em: 8 maio 2021.
3. ANVISA. (28 de Junho de 2006). Institui os roteiros para inspeção em LAC's.
4. ANVISA. (2005). Manejo e descarte de resíduos. São Paulo.

5. ANVISA. (21 de Fevereiro de 2002). Agência Nacional de Vigilância Sanitária. Disponível em: http://www.anvisa.gov.br/legis/resol/2002/50_02rdc.pdf. Acesso em: 8 maio 2021.
6. BATEMAN, T. S.; SNELL, S. Administração: construindo vantagem competitiva. Editora Atlas, 1998.
7. CONAMA. Conselho Nacional do Meio Ambiente, Resolução n. 6, de 19 de setembro de 1991.
8. FERREIRA, D. Life Coaching. Personal & Profissional Coaching. 2009. Disponível em: http://coachingsp.wordpress.com/2009/07/02/ferramentas-de-coaching-metas-s-m-a-r-t/. Acesso em: 8 maio 2021.
9. FINKLER, S. A.; WARD, D. M. Essentials of cost accounting for health care organizations. 2.ed. Wolters Kluwer Law & Business, 1999.
10. FUNDAP. Meritocracia e gestão de desempenho. Disponível em: http://novo.fundap.sp.gov.br/meritocracia2/index.html. Acesso em: 8 maio 2021.
11. GARCIA, L. P. Gerenciamento dos resíduos de serviços de saúde. Cad. Saúde Pública, 2004.
12. HARMENING, D. M. Administração de laboratórios: princípios e processos. 2.ed. LMP, 2009.
13. LOPES, P. H. Garantia e controle da qualidade no laboratório clínico. Gold Analisa, 2003.
14. NAKAGAWA, M. Estratégia de visão: Missão, valores (Clássico). Movimento Empreenda, 1995.
15. NUNES, S. T. Disponível em: http://www.huwc.ufc.br/arquivos/biblioteca_cientifica/1159387420_12_0.pdf, 2012. Acesso em: 8 maio 2021.
16. SBPC. Sociedade Brasileira de Patologia Clínica. Medicina Laboratorial. Disponível em: http://www.sbpc.org.br/?C=109, 2006.
17. TEITELROIT, R. L. R. Green Biulding Council Brasil. 2012. Disponível em: http://www.gbcbrasil.org.br/. Acesso em: 8 maio 2021.

11 SERVIÇO DE FARMÁCIA HOSPITALAR

Samira Vicco Ribeiro
Janaina Carla da Silva

INTRODUÇÃO

A farmácia hospitalar já existia em período teológico, na China, nos escritos sagrados publicados por volta de 2700 a.C., noções sobre farmácia e medicina. Com a evolução das ciências, especificamente da farmácia, o farmacêutico passou a ter um papel bastante ativo na comunidade. Entre 1920-1940, nos Estados Unidos, teve início a reorganização do estabelecimento de *standards* para as práticas farmacêuticas. A Sociedade Americana de Farmacêuticos Hospitalares trouxe, em 1942, um grande progresso às farmácias hospitalares dos Estados Unidos, com foco, desde a sua concepção, no paciente (SANTOS, 2012). Atualmente, a farmácia hospitalar é uma unidade clínico-assistencial, técnica e administrativa, onde se processam atividades relacionadas à assistência farmacêutica, à produção, ao armazenamento, ao controle, à dispensação, à distribuição de medicamentos e correlatos às unidades hospitalares; bem como à orientação de pacientes internos e ambulatoriais objetivando sempre a eficácia da terapêutica, além da redução dos custos, voltando-se, também, para o ensino e a pesquisa, propiciando um vasto campo de aprimoramento profissional. Com a Resolução n. 208, de 1990, o Conselho Federal de Farmácia definiu e deu atribuições, formalizando a farmácia hospitalar brasileira. Sete anos depois, em 1997, essa resolução foi revisada e reformulada, dando origem à Resolução n. 300 (SANTOS, 2012).

A Portaria n. 4.283, publicada em 2010 pelo Ministério da Saúde (MS), tem o objetivo de desenvolver e traçar diretrizes para o fortalecimento da farmácia hospitalar no Brasil. Ela descreve que o principal propósito da gestão da farmácia hospitalar é garantir o abastecimento, dispensação, acesso, controle, rastreabilidade e uso racional de medicamentos, e, com isso, assegurar o desenvolvimento de práticas clínico-assistenciais que permitam monitorar a utilização de medicamentos e outras tecnologias em saúde. Também é de responsabilidade da farmácia hospitalar otimizar a relação entre custo, benefício e risco das tecnologias; principalmente desenvolver ações de assistência farmacêutica, articuladas e sincronizadas com as diretrizes institucionais.

A assistência farmacêutica (AF) é um conjunto de ações voltadas à promoção, proteção, recuperação da saúde, garantindo os princípios da universalidade, integralidade e equidade, regulamentada pela Resolução n. 338, de maio de 2004. As ações aprovadas pela Política Nacional de Assistência Farmacêutica (PNAF) garantem o acesso, tanto individual como coletivo, ao medicamento, tendo este como insumo essencial (MS, 2014).

O ciclo da assistência farmacêutica é uma das etapas importantes em uma farmácia hospitalar, pois implica promover a articulação necessária dos vários componentes relacionados à oferta de medicamentos e compreendem: seleção, programação, aquisição, armazenamento, distribuição, prescrição e dispensação, bem como a farmácia clínica e a atenção farmacêutica.

A evolução da assistência farmacêutica tem um papel fundamental e importante na reestruturação da profissão farmacêutica. Segundo a Sociedade Brasileira de Farmácia Hospitalar e Serviços de Saúde (SBRAFH), a farmácia hospitalar deverá ser administrada exclusivamente por um profissional farmacêutico, ligada à direção do hospital e integrada com as demais unidades de assistência ao paciente (FERRACINI, 2010).

Além das atividades logísticas tradicionais, a farmácia hospitalar deve desenvolver ações assistenciais que contribuam para a qualidade e racionalidade do processo de utilização dos medicamentos e para a humanização da atenção ao usuário. Sendo assim, as ações do farmacêutico hospitalar devem ser registradas com o objetivo de também contribuírem para a avaliação do impacto dessas ações na promoção do uso seguro e racional de medicamentos e de outros produtos para a saúde (MS, 2010).

De acordo com a Organização Mundial da Saúde (OMS), os farmacêuticos são singularmente qualificados, pois compreendem a garantia de qualidade aplicada aos medicamentos; apreciam as complexidades da cadeia de distribuição e renovação dos estoques (Figura 1); estão familiarizados com as estruturas de custos aplicadas aos medicamentos; detêm um grande volume de informações técnicas sobre os produtos disponíveis; podem orientar os pacientes com enfermidades leves e os pacientes com condições crônicas, com isso melhorando a qualidade de vida da população (BRASILIA, 2004).

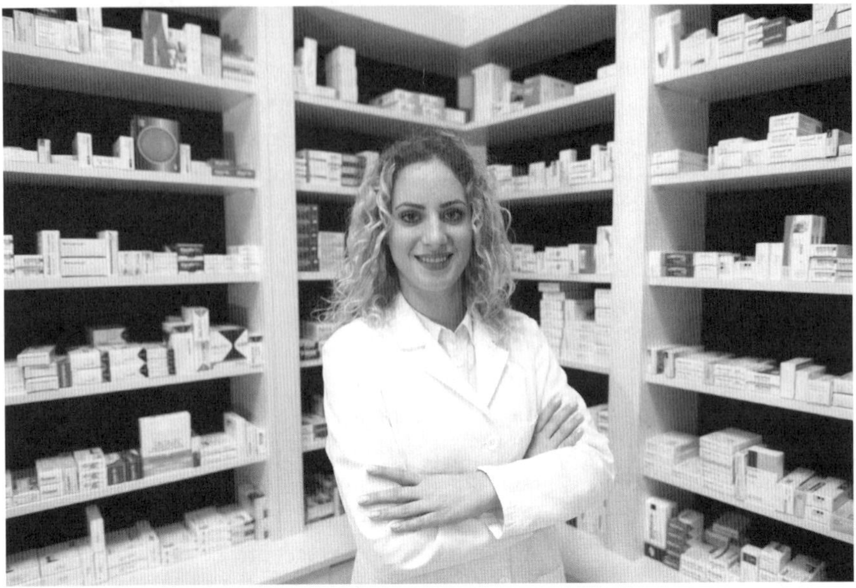

FIGURA 1 Farmacêutica na farmácia hospitalar.
Fonte: Freepik.

Atualmente, a principal perspectiva para o serviço de farmácia hospitalar é a introdução da farmácia clínica. Cada vez mais os hospitais estão solicitando a atuação do farmacêutico com o propósito de evitar erros de medicações e prescrições desnecessárias de medicamentos, visando também à diminuição do custo da terapia e o tempo de internação dos pacientes. (FERRACINI, 2010).

A farmácia clínica teve início em 1960, com a prestação de serviços farmacêutico ao paciente, tendo como base principal a terapia farmacológica, seus efeitos adversos e suas interações indesejáveis, ou seja, propõem a prestação de serviços farmacêuticos voltados diretamente ao paciente. Com isso a prática farmacêutica tem o direcionamento para o paciente, contribuindo para que o serviço de farmácia hospitalar melhore a qualidade da assistência prestada, promovendo o uso seguro e racional de medicamentos (FERRACINI, 2010).

O presente trabalho consiste em uma descrição sobre o papel do farmacêutico dentro de uma farmácia hospitalar. Por meio desta revisão de literatura, objetiva-se descrever e compreender a atuação do farmacêutico na farmácia hospitalar, baseada nos resultados da assistência prestada ao paciente.

FARMÁCIA HOSPITALAR

A farmácia hospitalar é uma unidade técnico-administrativa. Em virtude da amplitude de seus serviços e responsabilidades, a administração da farmácia é algo de grande importância, pois guarda os insumos mais caros: medicamentos e materiais médico-hospitalares (SANTOS, 2012).

A SBRAFH (2007) descreve que o objetivo da farmácia hospitalar é contribuir no processo de cuidado à saúde, melhorando a qualidade da assistência prestada ao paciente, promovendo o uso seguro e racional de medicamentos e produtos para a saúde; também é responsável pelo armazenamento, distribuição, dispensação e controle de todos os medicamentos e produtos para saúde usados pelos pacientes internados e ambulatoriais do hospital, bem como pelo fracionamento e preparo de medicamentos.

> Art. 2º Os serviços de atendimento pré-hospitalar, farmácia hospitalar e outros serviços de saúde têm como principal objetivo contribuir no processo de cuidado à saúde, visando à melhoria da qualidade da assistência prestada ao paciente, promovendo o uso seguro e racional de medicamentos – incluindo os radiofármacos e os gases medicinais – e outros produtos para saúde, nos planos assistencial, administrativo, tecnológico e científico (Resolução n. 568, de 6 de dezembro de 2012).

A farmácia hospitalar deve ser organizada de acordo com as características do hospital onde se insere o serviço, isto é, manter coerência com o tipo e o nível de complexidade do hospital. Essas atividades podem ser de acordo com a organização da assistência farmacêutica, compreendendo seleção de medicamentos, programação, aquisição, armazenamento, distribuição e dispensação com garantia de segurança do acompanhamento terapêutico e orientação aos pacientes e equipe de saúde.

A localização da farmácia deve ser em um ponto estratégico do hospital, facilitando o recebimento de mercadorias e agilizando a sua distribuição. Em algumas situações, a farmácia está ligada fisicamente ao almoxarifado, facilitando o fluxo de abastecimento. No entanto, em muitos hospitais o almoxarifado fica em uma área isolada, obrigando a farmácia a padronizar e implantar fluxos de abastecimentos (SANTOS, 2012).

CICLO DA ASSISTÊNCIA FARMACÊUTICA NA UNIDADE HOSPITALAR

Seleção de medicamentos

O uso racional de medicamentos no ambiente hospitalar tem aumentado gradativamente, essa racionalização traz diversos benefícios, como a redução de tempo de hospitalização e a diminuição de gastos nas instituições hospitalares. A política do uso racional de medicamentos nos hospitais deve ser implementada pela Comissão de Farmácia e Terapêutica (CFT), tornando essencial a elaboração de uma seleção desses produtos e, com isso, obtendo a padronização dos medicamentos (FERRACINI, 2010).

A seleção de medicamento descrita no Quadro 1 e Figura 2 constitui o ponto de partida do ciclo da assistência farmacêutica e poderá ser considerada um processo dinâmico e contínuo, multidisciplinar e participativo. É um processo de escolha que visa à elaboração de uma relação de medicamentos essenciais, levando em consideração a necessidade, a eficácia, o benefício/risco e o benefício/custo.

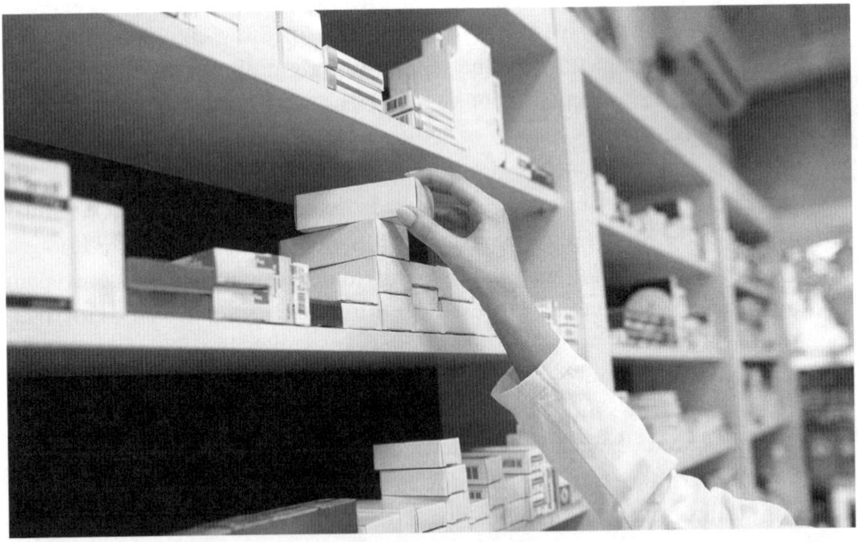

FIGURA 2 Seleção de medicamentos pela farmacêutica.

Fonte: Freepik.

QUADRO 1 Descrição das etapas, critérios e vantagens de seleção de medicamentos na farmácia de acordo com a prática farmacêutica no hospital

Etapas para seleção	Critérios para seleção	Vantagens
▪ Escolha da comissão de seleção de medicamentos ▪ Nomeação da CFT ▪ Levantamento do perfil farmacológico do hospital ▪ Análise do nível assistencial e da infraestrutura do hospital ▪ Análise do padrão de medicamentos ▪ Seleção dos medicamentos, com desenvolvimento de formulários e métodos a serem empregados ▪ Divulgação de formulário farmacêutico	▪ Evitar multiplicidade de princípios ativos ▪ Padronizar medicamentos de fornecedores que já tenham passado pela avaliação técnica ▪ Evitar associações de medicamentos ▪ Evitar padronização de forma farmacêutica de liberação prolongada ▪ Padronizar medicamentos de menor custo de aquisição ▪ Padronizar formas farmacêuticas considerando: comodidade de administração, faixa etária, facilidade para cálculo de dose, facilidade de fracionamento ou multiplicação de doses	▪ Aumentar a qualidade de farmacoterapia ▪ Facilitar a vigilância farmacológica ▪ Garantir a segurança na prescrição e na administração de medicamentos ▪ Reduzir a incidência de reações adversas ▪ Disciplinar a prescrição médica e uniformizar a terapêutica ▪ Reduzir custo ▪ Reduzir número de dosagens e formas farmacêuticas ▪ Reduzir estoque qualitativo e quantitativo ▪ Facilitar comunicação entre farmácia, equipe médica e equipe de enfermagem

Fonte: Adaptado de Ferracini (2010).

Considerando a variedade de apresentações de produtos farmacêuticos lançados constantemente no mercado e a escassez de recursos financeiros, torna-se imperativo estabelecer prioridades, selecionando-se medicamentos seguros, eficazes e que atendam às reais necessidades da população, o que resultará em benefícios terapêuticos e econômicos (MS, 2002).

A seleção de medicamentos é um processo dinâmico, contínuo, participativo e multidisciplinar, que assegura ao hospital o acesso aos produtos mais necessários por meio da adoção de critérios de eficácia, segurança, qualidade, custo e da promoção e utilização racional desses fármacos (FERRACINI, 2010).

Programação

A programação é uma estimativa das quantidades a serem adquiridas pela farmácia para atender a uma determinada demanda do serviço, em um período de tempo definido, influenciando diretamente o abastecimento e o acesso ao medicamento. Essa atividade é associada ao planejamento, evitando compras e perdas desnecessárias para a unidade hospitalar.

É uma etapa imprescindível do ciclo da assistência e se faz necessário dispor de dados consistentes sobre o consumo de medicamentos, a oferta e demanda de serviços na área de saúde, bem como os recursos humanos capacitados e a disponibilidade financeira para a execução da programação (MS, 2002).

A programação representa uma atividade-chave; e na sua execução, para que a estimativa reflita a real necessidade, a disponibilidade e a utilização de dados referentes aos produtos a serem adquiridos são de grande valor. A programação inadequada tem impacto direto sobre o abastecimento e o acesso ao medicamento, bem como sobre o nível de perdas de produtos (TUMA et al., 2009).

Aquisição

A aquisição de medicamentos consiste em um conjunto de procedimentos pelos quais se efetiva o processo de compra dos medicamentos estabelecidos pela programação (TUMA et al., 2009).

Durante o processo de aquisição, devem-se considerar alguns fatores para atender a requisitos, tais como: pessoal qualificado e com conhecimentos específicos na área; existência de uma seleção e programação de medicamentos; cadastro de fornecedores; manual de especificações técnicas dos produtos; eficiente sistema de informações e gestão dos estoques, que permita informar em tempo oportuno o histórico da movimentação dos estoques e os níveis de estoques (mínimo, máximo, ponto de reposição, dados de consumo e demanda de cada produto); definição do cronograma de compras: mensal, trimestral, semestral ou anual, com entrega programada e avaliação do processo de aquisição, considerando, também, a área física e condições técnicas adequadas à armazenagem dos medicamentos a serem adquiridos (Ministério da Saúde, 2002).

O departamento de compras é responsável por avaliar todos os fatores de acordo com as quantidades e prazos determinados pelo setor de planejamento. Não basta apenas realizar a aquisição do material pelo menor preço, pois a qualidade do produto e a capacidade do fornecedor de entregar a quantidade total do pedido na data estabelecida e programada também são importantes. Devem-se buscar no mercado alternativas que atendam às demandas e que isso se reflita na saúde financeira da organização (FERRACINI, 2010).

ARMAZENAMENTO

O armazenamento é a etapa do ciclo de assistência farmacêutica que tem como objetivo assegurar a qualidade dos medicamentos e outros insumos, por meio de condições adequadas de estocagem. Essa atividade deve ser planejada com o propósito de identificar a localização adequada dos pontos de estocagem, capacidade de armazenamento do local, assim como as instalações, equipamentos e o layout (FERRACINI, 2010).

Todos os produtos devem ser armazenados obedecendo técnicas ideais de luz, temperatura e umidade, devem ser dispostos de forma que garanta inviolabilidade, características físico-químicas, observação de prazo de validade, como manutenção da qualidade dos produtos. Um excelente armazenamento é fator importante em todo processo de assistência farmacêutica hospitalar, gerando redução de custo, manutenção do tratamento do paciente e organização nas diversas atividades da farmácia (MS, 1994) (Quadro 2).

QUADRO 2 Descrição dos procedimentos realizados com armazenamento de produtos na farmácia, garantindo sua integridade durante o armazenamento

Armazenamento dos produtos	Considerações
Estocagem	▪ Os produtos devem ser identificados com códigos de barras internos da instituição contendo lote e validade, visando à rastreabilidade dos produtos utilizados no hospital
Normas para processos de estocagem	▪ Preservar a estabilidade e qualidade do medicamento ▪ Permitir fácil localização do produto ▪ Facilitar distribuição dos produtos de maior rotatividade ▪ Identificar medicamentos de controle especial ▪ Medicamentos termolábeis devem ser mantidos em áreas específicas, com temperatura controlada ▪ Manter em segurança os produtos, protegendo-os de furtos, extravio, umidade, luz, poeira, insetos, aves e roedores ▪ Restringir a circulação de funcionários ▪ Utilizar paletes ou estrados ▪ Observar condições de estocagem conforme especificação do fabricante
Formas de estocagem	▪ Paletes e porta-paletes – plataformas verticais de tamanhos variados, fácil manuseio e permitem suportar produtos de grandes volumes. Porta-paletes são estruturas reforçadas, destinadas a suportar cargas de diversos níveis, aproveitando melhor o espaço. ▪ Prateleiras – estocagem simples e econômica, destinadas a produtos leves e estoques reduzidos. ▪ Empilhamento – deve obedecer à recomendações do fabricante quanto ao limite de peso. Deve ter boa circulação do ar.

Fonte: Adaptado de Ferracini (2010).

Distribuição

A distribuição é uma atividade que consiste no suprimento de medicamentos às unidades de saúde, em quantidade, qualidade e tempo oportunos, para posterior dispensação à população usuária. A missão da farmácia hospitalar é assegurar o uso seguro e apropriado dos medicamentos e dos produtos para a saúde, sendo o farmacêutico responsável direto pela distribuição e pelo controle dos insumos (MS, 1994; FERRACINI, 2010).

O objetivo da distribuição é o atendimento de forma segura e eficiente dos itens necessários para o serviço do hospital, e deve ser realizada de acordo com uma programação previamente acertada com os serviços, levando em consideração fatores técnicos, administrativos, logística e a qualidade da assistência prestada ao paciente (FERRACINI, 2010).

A distribuição correta deve garantir: a rapidez na entrega (deve ser realizada em tempo hábil, por meio de cronograma e impedindo atrasos); a segurança (garantir que o produto chegue ao paciente na quantidade correta e com a qualidade desejada); transporte (transporte com condições adequadas de segurança, distância, tempo de entrega e custos financeiros); sistema de informação/controle eficientes (distribuição monitorada, rastreabilidade dos produtos fornecidos); registros (mecanismos de solicitação de pedidos e relatórios com informações sobre a transação realizada, contento todos os dados da instituição, descrição total do produto, nome do funcionário que realizar a aquisição, nome do funcionário que fez a separação, nome e leito do paciente) e informações de distribuições especiais (produtos termolábeis e medicamentos controlados (FERRACINI, 2010; SANTOS; 2012).

Dispensação

A dispensação é a última etapa do ciclo da assistência farmacêutica, é o ato do farmacêutico de proporcionar um ou mais medicamentos a um paciente, em resposta à apresentação de uma receita elaborada por um profissional autorizado. O farmacêutico, durante a dispensação, informa e orienta o paciente sobre o uso adequado do medicamento (MS, 1994) (Quadro 3).

QUADRO 3 Descrição dos tipos de dispensação na farmácia hospitalar

Tipos de dispensação	Caracterìsticas	Vantagens	Desvantagens
Dose coletiva	▪ Preconiza o envio do produto para o setor	▪ Registro de saída fácil e rápido ▪ Número de funcionários reduzido ▪ Não precisa funcionar 24 h	▪ Descentralização desordenada do estoque ▪ Controle deficiente do estoque ▪ Perdas e desvio ▪ Sem garantia de qualidade

(continua)

QUADRO 3 Descrição dos tipos de dispensação na farmácia hospitalar (*continuação*)

Tipos de dispensação	Caracteristicas	Vantagens	Desvantagens
Dose individualizada	▪ Dispensação realizada pelo nome do paciente	▪ Evita a descentralização ▪ Otimização do estoque ▪ Garantia do controle do armazenamento ▪ Farmácia inserida na equipe multidisciplinar ▪ Menor número de erros na transcrição e administração de medicamentos	▪ Custo de implantação do projeto, incluindo equipamentos e funcionários ▪ Enfermagem permanece desviada para a dispensação
Dose unitária	▪ Dispensação realizada em nome do paciente com prescrição medica com horários preestabelecidos para 24 h	▪ Menor número de devolução ▪ Otimização dos recursos da farmácia ▪ Segurança no tratamento ▪ Maior controle na administração do medicamento ▪ Controle de estoque ▪ Redução de erros na administração dos medicamentos	▪ Custo de implantação ▪ Treinamento dos colaboradores

Fonte: Adaptado de Santos (2012).

A dispensação deve garantir que o medicamento seja entregue ao usuário certo, na dose prescrita, na quantidade adequada. Para que essa dispensação possa ocorrer da melhor forma, é necessário que as informações estejam legíveis e corretas. No momento de realizar a dispensação deve-se verificar cuidadosamente o que foi prescrito, ou seja, o nome do medicamento, a forma farmacêutica, a concentração e a quantidade (CONASS, 2011).

Segundo o MS (1994), a prática da dispensação exige, além de conhecimentos técnico-científicos, algumas habilidades e atitudes necessárias para propiciar a adesão do usuário ao tratamento, tais como: saber comunicar-se, ser paciente, saber ouvir, ter atitude pessoal de empatia e consideração ao usuário, desenvolvendo técnicas de abordagem ao usuário. De acordo com a Portaria n. 3.916, na Política Nacional de Medicamentos (PNM) de 1998, o objetivo da dispensação é "garantir a necessária segurança, eficácia e qualidade dos medicamentos, a promoção do uso racional e o acesso da população àqueles considerados essenciais (JUNIOR e MARQUES 2012).

Atribuições do farmacêutico na farmácia hospitalar

De acordo com a Portaria do Ministério da Saúde 3.916/98 – Política Nacional de Medicamentos, a gestão da farmácia hospitalar é de responsabilidade exclusiva de farmacêutico e deve estar focada em prestar assistência farmacêutica (SBRAFH, 2007).

O farmacêutico hospitalar responsabiliza-se por todo o ciclo da assistência farmacêutica, desde sua seleção (ativos e fornecedores), armazenamento, controles, até o último momento, a dispensação e o uso pelo paciente. A atuação do farmacêutico hospitalar é muito abrangente e com isso, por meio de conhecimentos especializados, ele tem habilidade para assumir inúmeras responsabilidades, tanto na administração pública quanto na fabricação e no abastecimento de medicamentos, atuando em várias áreas como: direção e administração da assistência farmacêutica, regulamentação e controle dos medicamentos, formulação e controle de qualidade dos produtos farmacêuticos, inspeção e avaliação das instalações para fabricação de medicamentos, garantia da qualidade dos produtos ao longo da cadeia de distribuição, agências de aquisição de medicamentos e comitês nacionais e institucionais de seleção de medicamentos (BRASILIA, 2004).

Em todos os níveis de atenção à saúde a prestação de serviços de saúde é de natureza multiprofissional. Portanto, a equipe de saúde, cujo envolvimento com o uso de medicamentos é inevitável, deve necessariamente incluir um farmacêutico. Isso foi claramente demonstrado no enfoque de equipe usado na atenção clínica nos hospitais e centros de saúde (BRASILIA, 2004).

> Art. 3º No desempenho de suas atribuições nos serviços de atendimento pré-hospitalar, na farmácia hospitalar e em outros serviços de saúde, o farmacêutico exerce funções clínicas, administrativas, consultivas, de pesquisa e educativas.
>
> Art. 5º Nas atividades de assistência farmacêutica, é de competência do farmacêutico nos serviços de atendimento pré-hospitalar, farmácia hospitalar e outros serviços de saúde [...] (Resolução n. 568, de 6 de dezembro de 2012).

A farmácia clínica propõe a prestação do serviço farmacêutico voltado diretamente ao paciente, realizando a intervenção farmacoterapêutica e, com isso, melhorando a sua qualidade de vida. Também estabelece relação entre o farmacêutico e o paciente, permitindo um trabalho com o objetivo de buscar, identificar, prevenir e resolver problemas que poderão surgir durante o tratamento farmacológico (FERRACINI, 2010).

> Art. 2º As atribuições clínicas do farmacêutico visam à promoção, proteção e recuperação da saúde, além da prevenção de doenças e de outros problemas de saúde (Resolução n. 585, de 29 de agosto de 2013).

Em vários ambientes hospitalares tem sido facilitado o desenvolvimento de equipes interdisciplinares, promovendo o mais apropriado cuidado ao paciente, e os farmacêuticos representam um papel integral nessa equipe. A intervenção farmacêutica pode ser definida como um conjunto de ações que possam prevenir problemas com medicamentos e otimizar a terapia medicamentosa para cada paciente, em cooperação com outros profissionais de saúde (FERRACINI, 2010).

Segundo a Organização Mundial da Saúde (OMS), o farmacêutico é um promotor da saúde, tem responsabilidade de identificar sinais e sintomas menores de agravos à saúde e de tomada de decisão no que se refere ao encaminhamento do paciente a outro membro da equipe, principalmente quando forem identificadas situações de risco à saúde (JUNIOR e MARQUES, 2010).

A farmácia clínica compreende uma série de atividades voltadas para a maximização dos efeitos da terapêutica, minimizando os riscos e os custos do tratamento do paciente. O farmacêutico clínico trabalha para obtenção de resultados positivos, otimizando a qualidade de vida dos pacientes, sem perder de vista a questão econômica da terapia (FERRACINI, 2010).

> Parágrafo único. As atribuições clínicas do farmacêutico visam proporcionar cuidado ao paciente, família e comunidade, de forma a promover o uso racional de medicamentos e otimizar a farmacoterapia, com o propósito de alcançar resultados definidos que melhorem a qualidade de vida do paciente (Resolução n. 585, de 29 de agosto de 2013).

A atenção farmacêutica é elaborada a partir da farmácia clínica, em que o farmacêutico assume a responsabilidade em relação ao paciente e, junto com outros profissionais, implementa e monitora a conduta terapêutica estabelecida, deve ocorrer de forma a assegurar confiança, comunicação e cooperação para que a decisão conjunta seja mantida (FERRACINI, 2010).

CONSIDERAÇÕES FINAIS

O farmacêutico deve desenvolver mecanismos para assegurar que o paciente tenha acesso à assistência farmacêutica de forma integral, com o propósito de alcançar resultados definitivos para a melhoria da qualidade de vida do paciente, sendo o profissional responsável por todo o fluxo do medicamento dentro da unidade de saúde e pela orientação aos pacientes internos e ambulatoriais, buscando cooperar na eficácia do tratamento, redução dos custos, voltando-se também para o ensino e a pesquisa, funcionando como campo de aprimoramento profissional.

REFERÊNCIAS

1. BRASIL. Constituição (1988). Constituição da República Federativa do Brasil. Brasília, DF: Senado.
2. BRASIL. MINISTÉRIO DA SAÚDE. Componente especializado da assistência farmacêutica: inovação para garantia do acesso a medicamentos no SUS. Brasília: Ministério da Saúde, 2014.
3. BRASIL. MINISTÉRIO DA SAÚDE. Coordenação de controle de infecção hospitalar. Guia Básico para Farmácia Hospitalar. Brasília, 1994.
4. BRASIL. MINISTÉRIO DA SAÚDE. Portaria n. 4.283, de 30 de dezembro de 2010. Aprova as diretrizes e estratégias para organização, fortalecimento e aprimoramento das ações e serviços de farmácia no âmbito dos hospitais.
5. BRASIL. MINISTÉRIO DA SAÚDE. Secretaria de Políticas de Saúde. Departamento de Atenção Básica. Gerência Técnica de Assistência Farmacêutica. Assistência Farmacêutica: instruções e técnicas para a sua organização / Ministério da Saúde, Secretaria de Políticas de Saúde. Departamento de Atenção Básica. Gerência Técnica de Assistência Farmacêutica – Brasília: Ministério da Saúde, 2002.
6. BRASIL. Resolução n. 568, de 6 de dezembro. Conselho Federal de Farmácia. A assistência farmacêutica no SUS / Conselho Federal de Farmácia, Conselho Regional de Farmácia do Paraná; organização Comissão de Saúde Pública do Conselho Federal de Farmácia, Comissão de Assistência Farmacêutica do Serviço Público do CRF-PR. – Brasília: Conselho Federal de Farmácia, 2012.
7. BRASIL. Resolução n. 585, de 29 de agosto de 2013.
8. FERRACINI, F. T.; BORGES, W. M. F. Prática farmacêutica no ambiente hospitalar: do planejamento à realização. São Paulo: Atheneu, 2010.
9. HOSPITALAR E SERVIÇOS DE SAÚDE, 1ª edição. São Paulo, Ateliê, 2009.
10. Nova redação aos artigos 1º a 6º da Resolução/CFF n. 492, de 26 de novembro de 2008, que regulamenta o exercício profissional nos serviços de atendimento pré-hospitalar, na farmácia hospitalar e em outros serviços de saúde, de natureza pública ou privada.
11. NOVAES, M. C. G.; SBRAFH. Guia de Boas Práticas em Farmácia, Regulamenta as atribuições clínicas do farmacêutico e dá outras providências, 2012.
12. SANTOS, G. A. A. Gestão de farmácia hospitalar. São Paulo: Senac, 2012.
13. SOCIEDADE BRASILEIRA DE FARMÁCIA HOSPITALAR E SERVIÇOS DE SAÚDE – SBRAFH. Padrões mínimos para farmácia hospitalar e serviços de saúde. Goiânia: SBRAFH, 2007.
14. TUMA, I. L.; CARVALHO, F. D.; MARCOS, J. F. Programação, aquisição e armazenamento de medicamentos e produtos para saúde. In: Organização Mundial da Saúde. O papel do farmacêutico no sistema de atenção à saúde: Relatório do Grupo Consultivo da OMS: Nova Délhi, Índia: 2009.

12

GESTÃO DE SUPRIMENTOS HOSPITALARES

José Carlos Camargo Nonato
Kleber Herbert de Sousa Coelho
Osmar Mikio Moriwaki
Samira Vicco Ribeiro

INTRODUÇÃO

O hospital moderno é uma organização complexa. Interage de forma permanente com o meio ambiente, adaptando e incorporando os avanços tecnológicos e os conhecimentos científicos da medicina e de outros campos das ciências da saúde, com a finalidade de atender às necessidades de assistência à saúde da sociedade moderna. Na visão moderna o hospital não deve ser visto como algo isolado, pois há uma relação permanente de troca com o seu ambiente externo, atuando como parte integrante de um sistema de saúde. Os hospitais concebidos como um sistema realizam diversas funções e atividades – assistência médica, hotelaria, centro de apoio ao diagnóstico e tratamento, centro de pesquisa e de ensino. Todas essas funções desempenhadas pelo hospital moderno devem ser coordenadas e integradas para que alcancem os resultados esperados.

> Sistema é o conjunto de partes interagentes e interdependentes que, conjuntamente, formam um todo unitário com determinado objetivo e efetuam função específica.

As funções e as atividades do hospital podem ser agrupadas em dois tipos de áreas funcionais:

1. Áreas funcionais fim: são todas as funções e atividades envolvidas diretamente na assistência ao paciente;
2. Áreas funcionais meio: são todas as funções e atividades que contribuem para que as atividades-fim sejam realizadas de forma eficiente e eficaz.

A gestão de suprimentos de recursos materiais e medicamentos no hospital é uma área funcional meio, que tem por objetivo alocar os bens de consumo necessários ao processo produtivo que atendam a:

1. especificações exigidas para sua finalidade;
2. lugar e tempo para não faltar o material;
3. quantidade solicitada;
4. menor custo.

Nos hospitais, os recursos materiais de consumo desempenham um papel importante nos processos produtivos das atividades de assistência médica e na composição das despesas de custeio.

De acordo com BARBIERI e MACHLINE (2009), os bens materiais podem ser classificados em:

1. Bens de consumo: medicamentos, material radiológico, material médico--hospitalar (fios cirúrgicos, seringas e agulhas, cateteres, cânulas, sondas etc.), materiais e produtos de limpeza, reagentes de laboratório, gêneros alimentícios, conservação e reparos, material de escritório, material de informática etc.
2. Bens patrimoniais: prédios, ambulâncias e veículos utilitários, móveis e utensílios, equipamentos médicos fixos ou móveis, equipamentos de cozinha, equipamentos de laboratório e de imagens, equipamentos de esterilização e lavanderia etc.

O QUE ACONTECE QUANDO FALTAM MATERIAIS E MEDICAMENTOS NO HOSPITAL?

- O assunto vira manchete na mídia → imagem negativa do hospital.
- Suspensão de procedimentos.
- Insatisfação do paciente.
- Desmotivação da equipe de profissionais da saúde.
- Perda de receita.

POR QUE FALTAM MATERIAIS E MEDICAMENTOS NOS HOSPITAIS?

Segundo Vecina Neto e Reinhardt Filho (1998), a falta de material nos hospitais pode decorrer de três causas:

1. **Causas estruturais:** falta de prioridade política para o setor, clientelismo político, controles burocráticos e centralização excessiva.
2. **Causas organizacionais:** falta de objetivos, falta de profissionalismo, falta de capacitação e de atualização do pessoal, falta de recursos financeiros, falta de controle, corrupção, falta de planejamento e processos inadequados.
3. **Causas individuais:** diretores improvisados e funcionários desmotivados.

A gestão de suprimentos de recursos materiais e medicamentos também tem que administrar os diversos interesses conflitantes dos atores envolvidos na questão do material e medicamentos.

COMO CONCILIAR ESSES INTERESSES?

Dando uma resposta técnica, isto é, organizando as principais funções e atividades do Sistema de Gestão de Suprimentos de Materiais e Medicamentos em subsistemas:

1. Subsistema de normalização
2. Subsistema de gestão de estoques
3. Subsistema de aquisição

SUBSISTEMA DE NORMALIZAÇÃO

Comitês de padronização

O comitê de padronização é formado por uma equipe multidisciplinar e tem como função opinar, auxiliar e normatizar a especificação e homologação de materiais, equipamentos e serviços, dentro de sua especialização. Dessa forma, a qualidade dos materiais aumenta em virtude da sua homologação por especialistas e, além disso, o encargo da especificação não é mais responsabilidade da área usuária ou de compras.

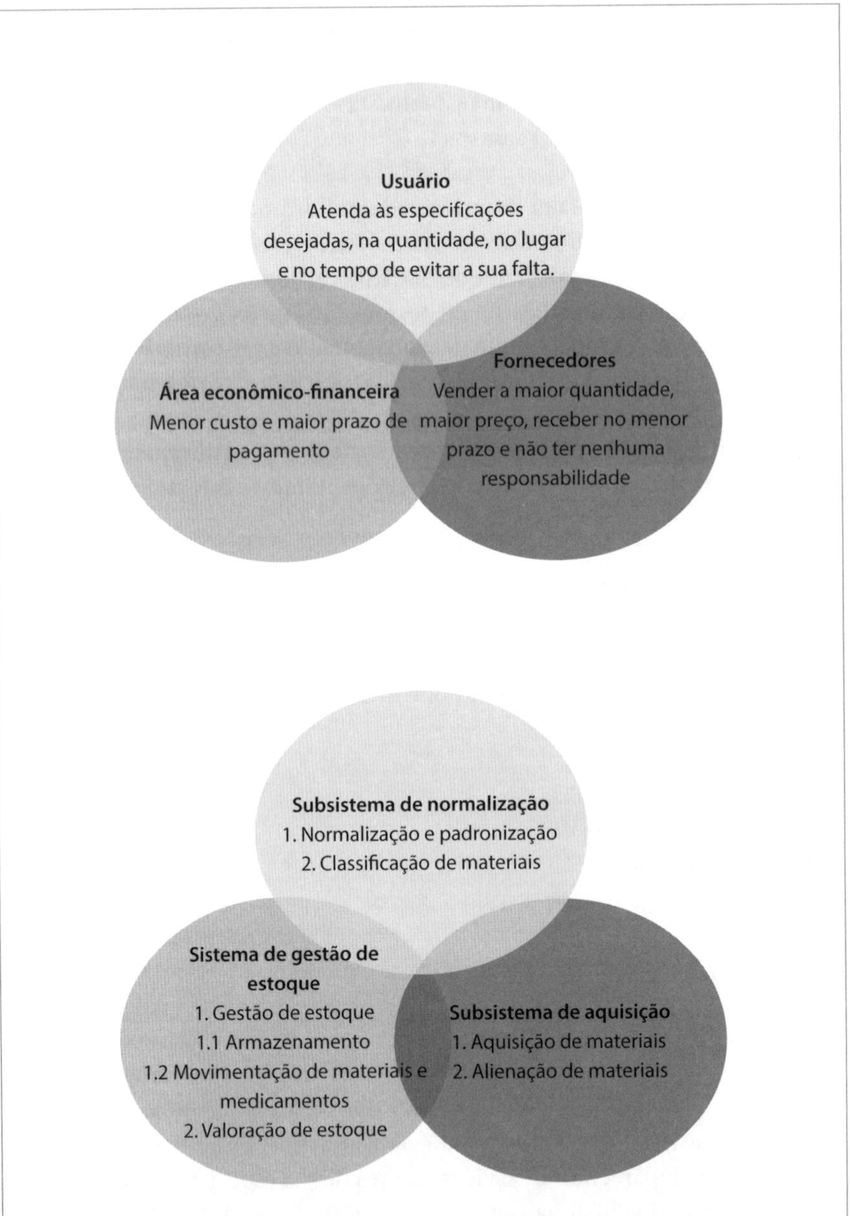

FIGURA 1 Sistema de gestão de suprimentos.

Fonte: Adaptada de Vecina e Reinhardt (1998).

QUADRO 1 Comitês de padronização

Termo	Descrição
Comitê de farmácia e terapêutica	Designado pelas superintendências e gerente executivo, com a missão de estudar e regulamentar a prescrição e a utilização dos medicamentos e dietas enterais nas unidades. Constituição: diretor médico, médicos, farmacêuticos, gerente de enfermagem, enfermeiros, compras, almoxarifado – planejamento de materiais e serviço de CCIH ou seus representantes.
Comitê de padronização de materiais médico-hospitalares	Designado pelas superintendências e gerente executivo, com a missão de estudar e regulamentar a utilização dos materiais nas unidades. Constituição: gerente médico, gerente de enfermagem, enfermeiros, compras, almoxarifado – planejamento de materiais e serviço de CCIH ou seus representantes.
Comitê técnico de padronização de equipamentos médico-hospitalares	Designado pelas superintendências e gerente executivo, com a missão de avaliar, homologar e regulamentar a aquisição e utilização dos equipamentos hospitalares. Constituição: gerente técnico, médicos, engenheiro clínico, gerente de enfermagem, gerência administrativa das unidades, compras, ou seus representantes.
Comitê de padronização de materiais especiais	Designado pelas superintendências e gerente executivo, tem como finalidade estudar e regulamentar a utilização de materiais especiais (órteses, próteses e materiais especiais) nas unidades. Constituição: gerente técnico, diretor médico, médicos convidados, compras e auditoria médica, ou seus representantes.
Comitê de desinfecção hospitalar	Designado pelas superintendências e gerente executivo, tem como finalidade estudar e regulamentar a utilização de materiais diretamente envolvidos no controle de infecção hospitalar. Constituição: gerente técnico, diretor médico, médicos convidados, gerentes administrativos das unidades, serviço de infecção hospitalar, compras, ou seus representantes.
Comitê de padronização de equipamentos de tecnologia e informática	Designado pelas superintendências e gerente executivo, tem a finalidade de analisar e regulamentar a utilização de equipamentos de tecnologia e informática nas unidades. Constituição: gerente de tecnologia, gerente técnico de tecnologia, compras, ou seus representantes.

(continua)

QUADRO 1 Comitês de padronização *(continuação)*

Termo	Descrição
Comitê de padronização de uniformes e enxoval	Designado pelas superintendências e gerente executivo, tem a finalidade de analisar e especificar a aquisição de uniformes e enxovais. Constituição: gerentes administrativos das unidades, gerentes de enfermagem e compras, ou seus representantes.
Comitê de padronização de móveis e utensílios	Designado pelas superintendências e gerente executivo, tem a finalidade de analisar e especificar a aquisição de móveis e utensílios (mobiliário e pequenos equipamentos de escritório). Constituição: gerentes administrativos das unidades, gerente de manutenção, coordenação de SND e compras, ou seus representantes.
Comitê de padronização de materiais administrativos	Designado pelas superintendências e gerente executivo, tem a finalidade de analisar e especificar a aquisição de materiais administrativos (materiais de escritório e de apoio) em geral. Constituição: compras, ou seus representantes.
Comitê de padronização de obras	Designado pelas superintendências e gerente executivo, tem a finalidade de analisar e especificar a aquisição de materiais e serviços envolvidos (contratação, especificações construtivas de obras e caderno de acabamentos etc.). Constituição: gerência de compras, gerências administrativas das unidades, projetos e manutenção.
Comitê de padronização de serviços de manutenção	Designado pelas superintendências e gerente executivo, tem a finalidade de analisar, especificar e homologar a padronização de materiais e serviços de manutenção (predial e de engenharia clínica) nas unidades. Constituição: gerente de manutenção, gerente administrativo hospitalar, gerência de enfermagem e compras, ou seus representantes.
Comitê de padronização de impressos e formulários em geral	Designado pelas superintendências e gerente executivo, tem a finalidade de analisar e apoiar a especificação dos impressos e formulários em geral, nas unidades. Constituição: gerente de processos, gerente de *marketing*, compras e almoxarifado, ou seus representantes.
Comitê de padronização de materiais e serviços de *marketing*	Designado pelas superintendências e gerente executivo, tem a finalidade de analisar e especificar a aquisição de materiais e serviços de *marketing* nas unidades. Constituição: gerente de *marketing*, produtos e compras, ou seus representantes.

Fonte: Elaborado pelos autores.

Homologação de materiais

Todos os materiais a serem adquiridos devem ser homologados pelo comitê de padronização responsável, conforme item 1 Comitês de padronização, seguindo os critérios técnicos e legais necessários e cabíveis.

Homologação de fornecedores

Os fornecedores devem ser rigorosamente qualificados para fornecer materiais, bens e serviços à empresa, de acordo com critérios estabelecidos.

O fornecedor deve demonstrar capacidades adquiridas ao longo do tempo, inclusive para efeito de autorização legal, para executar determinada atividade ou fornecer certos materiais, bem como ter suas instalações visitadas, de acordo com a amplitude da compra ou contratação.

Homologação

Todos os fornecedores elegíveis para o processo de aquisição de bens e serviços deverão ser devidamente homologados pela área de compras corporativas.

Critérios de homologação

- Histórico de fornecimento e/ou
- Sistema de qualidade adotado e/ou
- Visita técnica e/ou
- Avaliação de crédito e/ou
- Autoavaliação.

Caso o fornecedor não se qualifique inicialmente, deve receber um informe dos quesitos não atendidos, para que possa adequá-los.

Documentação

O fornecedor, para ser homologado, deve apresentar a documentação necessária, conforme descrito no Quadro 2 Documentação exigida para homologação de fornecedores, a qual deve permanecer arquivada na área de compras.

A relação do Quadro 2 pode variar conforme a especificidade/complexidade/aplicabilidade da contratação. Consultar a Área de compras corporativas – gestão de contratos.

QUADRO 2 Documentação exigida para homologação de fornecedores

Documentação A *Documentação completa*
▪ contrato social ou estatuto social da empresa e sua última alteração; ▪ cartão de inscrição no CNPJ; ▪ inscrição estadual; ▪ inscrição municipal; ▪ autorização de funcionamento da empresa – AFE; ▪ autorização especial – AE; ▪ autorização de funcionamento da Anvisa correlata; ▪ certificado de responsabilidade técnica; ▪ licença de funcionamento da vigilância sanitária; ▪ certidões negativas de INSS, Receita Federal, protestos, processos, concordata e falência; ▪ atestado de capacidade técnica (grandes clientes); ▪ registro dos produtos junto ao Ministério da Saúde; ▪ alvará de funcionamento (Prefeitura); ▪ Pesquisas nos órgãos regulamentadores para avaliar a idoneidade do fornecedor: – Sintegra; – Receita Federal; – Portal da transparência; – TCESP – Tribunal de Contas do Estado de São Paulo; – BEC – Bolsa Eletrônica de Compras; – Cadin – cadastro informativo dos créditos não quitados de órgãos e entidades estadual e municipal; – CCM – cadastro de contribuintes mobiliários; – Serasa (quando aplicável).

Fonte: Elaborado pelos autores.

Conceituação

Definição de termos técnicos e/ou específicos citados na DE, de maneira a contribuir para o esclarecimento geral do texto.

CATEGORIAS

Materiais

São considerados materiais bens ou produtos tangíveis destinados à condução dos negócios da empresa. Dividem-se os materiais em:

- Hospitalares – nomenclatura assumida, pois são considerados insumos para um dos *core business* da empresa e por serem de cultura geral e parametrizados nos sistemas.

- De consumo – materiais utilizados no apoio, não relacionados diretamente ao *core business* da empresa.

Hospitalares

Termo	Descrição
Materiais hospitalares	São considerados materiais hospitalares todos os materiais, medicamentos e materiais especiais de uso específico nos hospitais e centros médicos.
Materiais hospitalares estocáveis	São considerados materiais hospitalares estocáveis todos os produtos padronizados sob critérios estabelecidos pelos comitês de padronização competentes e que se encontram estocados e controlados pelo almoxarifado de cada unidade, cuja requisição é gerada somente pela divisão de suprimentos.
Materiais hospitalares não estocáveis	São considerados materiais hospitalares não estocáveis todos os produtos padronizados ou não, cujas requisições são geradas por qualquer unidade e que não existam similaridades por um ou outro material existente no estoque.
Materiais especiais	São considerados materiais especiais todos os produtos de uso específico padronizados pelo comitê de padronização de materiais especiais, para pacientes que realizam procedimentos nos centros cirúrgicos dos hospitais.

De consumo

Termo	Descrição
Materiais de consumo	São considerados materiais de consumo todos os materiais gerais de suporte à operação, tais como: materiais de escritório, limpeza, copa/cozinha, entre outros, para uso de todas as áreas.
Materiais de consumo estocáveis	São considerados materiais de consumo estocáveis todos os produtos padronizados sob critérios estabelecidos pelos comitês de padronização competentes e que se encontram estocados e controlados pelo almoxarifado de cada unidade, cuja requisição é gerada somente pela divisão de suprimentos.
Materiais de consumo não estocáveis	São considerados materiais não estocáveis todos os produtos padronizados ou não, cujas requisições são geradas por qualquer unidade e que não existam similaridades por um ou outro material existente no estoque.

ATIVOS

Bens comuns

Termo	Descrição
Bens comuns	São considerados bens comuns todos os ativos de suporte à operação.

Equipamentos hospitalares

Termo	Descrição
Equipamentos hospitalares	Específicos para tratamento médico hospitalar e que dependem de especificação, homologação e aprovação do comitê técnico de padronização de equipamentos médico-hospitalares.

Equipamentos de tecnologia e informática

Termo	Descrição
Equipamentos de tecnologia e informática	Específicos de automação de escritório/hospitalar e que dependem de especificação, homologação e aprovação do comitê técnico de padronização de equipamentos de tecnologia e informática.

MODELOS DE COMPRAS

Rotina

Termo	Descrição
Rotina	Entende-se por compra de rotina a reposição de estoques de itens cadastrados e padronizados.

Eventual

Termo	Descrição
Eventual	Entende-se por compra eventual a aquisição de produtos e serviços de uso planejado ou não para determinados eventos, podendo ser itens padronizados ou não padronizados.

PRAZOS APLICÁVEIS

Normal

Termo	Descrição
Normal	Considera-se prazo normal todo processo cuja entrega é planejada dentro de prazos previamente estabelecidos para cada categoria de material, serviço ou bem. Aplica-se tanto a compras de rotina quanto eventuais. Os prazos considerados normais serão detalhados no Quadro 4, *Lead time*, por categoria.

Urgência

Termo	Descrição
Urgência	Considera-se compra de urgência todo o processo sem planejamento e com entrega com prazos abaixo do normal. São casos de exceções e é necessária a justificativa formal da necessidade da urgência pelo gerente da área solicitante. Os prazos de urgência serão detalhados no Quadro 4, *Lead time*, por categoria.

Emergência

Termo	Descrição
Emergência	Considera-se compra de emergência todo processo sem planejamento para atendimento imediato de necessidades críticas que envolvam riscos iminentes às pessoas envolvidas ou patrimônio da empresa. São casos de exceções e é necessária a comprovação da emergência pelo gerente da área solicitante. Nesse caso a aquisição será tratada em até 1 dia.

QUADRO 3 Materiais/serviços passíveis de emergência

Família	Grupo	Responsável por originar a emergência	Obs.
Medicamentos	Medicamentos em geral Manipulados Quimioterápicos Nutrição parenteral	Farmacêutica responsável	
Material especial	Órteses Próteses Materiais especiais	Enfermeira responsável	
Material médico	Gasoterapia Descartáveis Ortopedia Higiene e assepsia Fios de sutura Material radiológico	Enfermeira responsável	
Nutrição enteral		Coord. de nutrição	
Manutenção	Produtos Serviços	Encarregado da manutenção	
Serviços de apoio		Gerente da área	
Serviços técnicos		Gerente da área	

Fonte: Elaborado pelos autores.

FORMAS DE COMPRAS

Cotação

Termo	Descrição
Cotação	Levantamento de preços em um determinado rol de fornecedores homologados de um determinado produto, serviço, grupo de produtos e/ou serviços.

Produtos exclusivos ou notável especialização

Termo	Descrição
Produtos exclusivos ou notável especialização	Indicação de fornecedor em virtude da especificidade técnica de exclusividade indicada pelo requisitante e de sua responsabilidade. Aplica-se em casos de conhecimento, técnica ou produto/serviço de notória identidade única. Aplica-se em casos de emergência comprovada.

Licitação

Termo	Descrição
Licitação	Procedimento para obtenção da proposta mais vantajosa para a aquisição de bens e serviços. Aplica-se também à compra de materiais e gêneros não homologados e para alienação de bens de seu patrimônio. Este procedimento requer um processo de convite baseado em especificação técnica (RFP – "*request for proposal*") e regras técnicas e comerciais para a definição de ganhadores.

Pregão eletrônico

Termo	Descrição
Pregão eletrônico	Assemelha-se a uma cotação convencional, diferenciando-se somente na forma de realização. A organização compradora disponibiliza a informação da sua necessidade e proporciona aos fornecedores interessados a oportunidade de encaminharem as suas ofertas por meio de sistema próprio, possibilitando a redução do custo pela aquisição dos produtos.

PAGAMENTOS DAS COMPRAS

Por evento

Termo	Descrição
Por evento	Faturamento mediante NF para cada compra e entrega, podendo ser à vista ou a prazo.

Por consignação

Termo	Descrição
Por consignação	Faturamento posterior ao uso, mediante controle de estoque consignado permanente ou temporário.

Por contrato

Termo	Descrição
Por contrato	Faturamento conforme preços, prazos e demais condições estabelecidas em contrato, pelo tempo de vigência deste.

Por *leasing*

Termo	Descrição
Leasing	*Leasing* é uma operação de empréstimo vinculada à aquisição de um determinado bem, na qual o bem permanece de propriedade do cedente até o final do contrato, quando então é transferido para o "tomador do empréstimo" mediante o pagamento de um valor residual, estimado no contrato.

MATERIAIS

Materiais estocáveis

Solicitação

A solicitação de compra dos materiais estocáveis será originada somente pelo setor de suprimentos de cada unidade. As quantidades a serem adquiridas poderão sofrer alterações de forma a contemplar o lote econômico de compras, de comum acordo com a área solicitante. A geração da necessidade de compras para reposição de estoques deve ser feita no sistema próprio, considerando-se a média de consumo dos últimos seis meses e a sazonalidade anual, característica do material.

Alçada de solicitação: a alçada para reposição é limitada ao ponto de recompra do material, estoque máximo determinado para os materiais e planejamento de consumo mensal.

Prazos aplicáveis

Essa categoria pode ser comprada no prazo normal, urgente e emergencial, seguindo-se os conceitos descritos no item "Prazos aplicáveis".

Aprovações

A ordem de compra é aprovada pela área de compras corporativas.

A nota fiscal é atestada pelo setor de suprimentos e/ou recepção lógica de cada unidade, verificando-se sempre os itens e quantidades especificados na ordem de compra.

Recebimento e estocagem

O recebimento, estocagem e controle de estoque dessa categoria de material são de responsabilidade do setor de suprimentos de cada unidade e ou da central de distribuição.

Pagamentos

Para essa categoria de material, a efetivação do pagamento é vinculada à apresentação de documento fiscal devidamente atestado pelo setor de suprimentos e/ou recepção lógica de cada unidade, tendo como parâmetro a ordem de compra.

Materiais não estocáveis

Solicitação

A solicitação de compra de materiais não estocáveis pode ser gerada por todas as unidades, respeitando-se a alçada de solicitação necessária (item "Alçadas de aprovações").

Todas as requisições de compra devem ser analisadas e aprovadas respeitando-se as regras da alçada de aprovações (item "Alçadas de aprovações") da área solicitante.

As quantidades a serem adquiridas poderão sofrer alterações de forma a contemplar o lote econômico de compras, de comum acordo com a área solicitante.

Em caso de novo material ver item "Novos produtos – critérios gerais".

Prazos aplicáveis

Essa categoria pode ser comprada no prazo normal, urgente e emergencial, seguindo-se os conceitos descritos no item "Prazos aplicáveis".

Aprovações

A cotação é aprovada pela área solicitante.

A ordem de compra é aprovada pela área de compras corporativas.

A nota fiscal é atestada pela área solicitante e/ou área de compras corporativas e de acordo com a tabela de alçadas, verificando-se sempre os itens e quantidades especificados na ordem de compra.

Recebimento e estocagem

O recebimento, estocagem e controle de estoque dessa categoria de material são de responsabilidade da área solicitante.

Pagamentos

Para essa categoria de material, a efetivação do pagamento é vinculada à apresentação de documento fiscal devidamente atestado pela área solicitante ou setor de suprimentos, tendo como parâmetro a ordem de compra.

Materiais especiais

Unidades hospitalares

Solicitação

Para pacientes das unidades hospitalares: a solicitação de compra de materiais especiais é originada pelo agendamento cirúrgico.

Todos os materiais especiais deverão ser especificados pelo solicitante e área especialista.

Esses materiais deverão ter validação da diretoria técnica hospitalar e elegibilidade do beneficiário.

Cotação

O Processo de **cotação** é feito diretamente nos fabricantes e/ou distribuidores.

Prazos aplicáveis

Essa categoria pode ser comprada no prazo normal, urgente e emergencial, seguindo-se os conceitos descritos no item "Prazos aplicáveis".

Aprovações

A cotação é aprovada pela unidade solicitante, amparada pela positivação no sistema de gestão.

A ordem de compra é aprovada pela área de compras corporativas.

A nota fiscal para pagamento é atestada pelo setor de suprimentos e/ou recepção lógica.

Recebimento e estocagem

O recebimento, estocagem e disponibilização são efetuados pela divisão de suprimentos – almoxarifado do centro cirúrgico.

Pagamentos

Para essa categoria de material, a efetivação do pagamento é vinculada à apresentação de documento fiscal devidamente atestado pelo setor de suprimentos e/ou recepção lógica, tendo como parâmetro a ordem de compra.

ATIVOS

Bens gerais

Solicitação

A solicitação de compra de ativos é originada por todas as áreas das unidades.

Todos os bens (equipamentos, máquinas etc.) devem ser especificados pela área solicitante. E, quando necessário, com apoio do comitê de padronização respectivo.

Todas as compras de ativos deverão estar previstas em orçamento e no planejamento das respectivas áreas especialistas.

Prazos aplicáveis

Essa categoria pode ser comprada nos prazos descritos no item "Prazos aplicáveis".

Aprovações

A cotação é aprovada pela área solicitante, conforme alçada de aprovações. Todas as aquisições de ativos que necessitem de aprovação deverão ter validação da área de custos e orçamentos.

A ordem de compra é aprovada pela área de compras corporativas.

A nota fiscal é aprovada para pagamento pela área de compras corporativas.

Recebimento e estocagem

O recebimento, estocagem e utilização são de responsabilidade da área solicitante ou divisão de materiais.

Pagamentos

Efetuar o pagamento mediante nota fiscal atestada pela área solicitante e aprovada pela área de compras corporativas, tendo como parâmetro a ordem de compra.

Fornecedores

Os fornecedores devem estar homologados conforme os critérios de homologação de fornecedores, contidos nessa DE (item "Homologação de fornecedores").

Equipamentos hospitalares

Solicitação

A solicitação de compra de equipamentos hospitalares é originada por todas as áreas médicas/técnicas das unidades.

A aquisição de qualquer equipamento médico-hospitalar deve ser homologada pelo comitê de padronização de equipamentos médico-hospitalares.

Todas as compras de ativos devem estar previstas em orçamento e no planejamento das respectivas áreas especialistas.

Prazos aplicáveis

Essa categoria pode ser comprada nos prazos descritos no item "Prazos aplicáveis".

Aprovações

A cotação é aprovada pela área solicitante, conforme alçada de aprovações.

Atenção: todas as aquisições de ativos que necessitem da aprovação a partir da diretoria executiva, deverão ter validação da área de custos e orçamentos.

A ordem de compra é aprovada pela área de compras corporativas.

A nota fiscal é aprovada para pagamento pela área de compras corporativas.

Recebimento e estocagem

O recebimento, estocagem e utilização são de responsabilidade da área solicitante ou divisão de materiais.

Pagamentos

Efetuar o pagamento mediante nota fiscal atestada pela divisão de materiais, tendo como parâmetro a ordem de compras.

Fornecedores

Os fornecedores devem estar homologados conforme os critérios de homologação de fornecedores, contidos nessa DE (item "Homologação de fornecedores").Equipamentos de informática

Solicitação

A solicitação de compra de equipamentos de informática e telefonia é originada por todas as áreas das unidades.

Todos os equipamentos devem ser especificados e homologados pelo comitê de padronização de equipamentos de tecnologia e informática.

Todas as compras dessa categoria devem estar previstas em orçamento e no planejamento da área de tecnologia.

A requisição de compra é gerada *exclusivamente* pela área de tecnologia e informática, com as devidas especificações de serviços e materiais a serem adquiridos.

Prazos aplicáveis

Essa categoria pode ser comprada nos prazos descritos no item "Prazos aplicáveis".

Aprovações

A cotação é aprovada pela área de tecnologia e informática, conforme alçada de aprovações.

Atenção: todas as aquisições de ativos que necessitem da aprovação deverão ter validação da área de custos e orçamentos.

A ordem de compra é aprovada pela área de compras corporativas.

A nota fiscal para pagamento é atestada pela área de tecnologia.

A nota fiscal é aprovada para pagamento pela área de compras corporativas.

Recebimento e Estocagem

O recebimento, configuração, estocagem inicial e destinação são de responsabilidade da área de tecnologia, tendo como parâmetro a ordem de compras.

Pagamentos

Efetuar o pagamento mediante nota fiscal aprovada pela área de compras corporativas.

Fornecedores

Os fornecedores devem estar homologados conforme os critérios de homologação de fornecedores, contidos nessa DE (Quadro 3 Homologação de Fornecedores).

SISTEMAS ENVOLVIDOS EM COMPRAS

Gestão hospitalar

Termo	Descrição
ERP	Sistema de gestão hospitalar, que tem por objetivo eliminar as perdas provenientes da falta de controle das informações, por meio de seus exclusivos módulos de gestão hospitalar que controlam todas as informações do paciente (prontuário eletrônico), permite a organização e a emissão dos formulários e contratos pertinentes à internação, atendimento de urgência, ambulatorial e de pacientes externos.

Gestão de suprimentos

Termo	Descrição
ERP	Sistema de gestão de compras e estoque, que tem por objetivo permitir controlar todo o processo de aquisição de insumos, produtos e serviços, com rotinas automatizadas, desde a cotação até o recebimento do material. Alçadas de aprovação, desse modo, os compradores ganham autonomia para agilizar as compras, mas não se perde o controle de todo o processo. Controle rigoroso de estoque, níveis mínimos de estoque e que se possa controlar todo o processo de ressuprimento, movimentação interna e o controle automatizado do inventário.

Outros

Termo	Descrição
ERP	Sistema de gestão financeira e contábil envolvendo contas a pagar, financeiro, fiscal, contábil e cadastros gerais.
PLATAFORMA	Ferramenta de compras, via internet, para promover a organização do trabalho e agilidade nas comunicações entre os agentes envolvidos na negociação de produtos, tanto para os fornecedores quanto para os compradores, garantindo confidencialidade, abrangência e transparência em todas as operações.

DIRETRIZES

Critérios gerais

As diretrizes descritas neste documento levam em conta os seguintes critérios:

a. Respeito aos princípios de auditoria, de segregação de responsabilidades.
b. Geração de processos auditáveis com a implementação de pontos de controle e de indicadores, estruturados e claramente definidos.
c. Minimização de custos, adotando-se as metodologias de estoque ABC, ZYX e de lote econômico de compras.
d. Minimização de ativos por meio da análise e controle da alocação do patrimônio da empresa.
e. Minimização de burocracia mediante determinação clara das alçadas de requisição e aprovações de compras.
f. Incentivo da padronização dos materiais e serviços prestados por meio da homologação de fornecedores e especificação de materiais e serviços por comitês apropriados e especialistas.

g. A relação custo-benefício norteará as recomendações da área de compras na eleição da cotação, tendo sempre em vista a cotação de menor valor, levando-se em conta que o material ou prestação de serviço atenda às qualificações mínimas necessárias em sua homologação.

Regras gerais

a. Todas as solicitações devem ser aprovadas de acordo com os limites de alçadas.
b. As aquisições de ativos devem estar previstas no orçamento da área.
c. Os tempos de atendimento às solicitações de compras devem estar adequados aos conceitos de otimização de *lead time.*
d. O tempo para atendimento de uma solicitação de compras respeita os prazos médios estipulados no Quadro 4 *Lead time,* a seguir. Os prazos podem variar em decorrência do tempo de aprovação – nos casos descritos levou-se em consideração que as aprovações necessárias correspondem a 1 (um) dia, assim como podem ser menores em virtude da disponibilidade do fornecedor.

QUADRO 4 *Lead time* (em dias úteis)

Família	Grupo	Prazo (em até)	
		Normal	Urgência
Medicamentos	Medicamentos em geral	Urgência	2 dias
	Manipulados	10 dias	2 dias
	Quimioterápicos	10 dias	2 dias
	Nutrição parenteral	10 dias	2 dias
Material especial	Órteses	3 dias	1 dia
	Próteses	3 dias	1 dia
	Materiais especiais	3 dias	1 dia
Rouparia	Uniformes	35 dias	N.A.
	Enxoval personalizado	30 dias	N.A.
	Enxoval não personalizado	20 dias	N.A.
	Armarinhos	7 dias	3 dias
Material médico	Oxigenação	12 dias	N.A.
	Descartáveis	10 dias	2 dias
	Ortopedia	10 dias	2 dias
	Higiene e assepsia	10 dias	2 dias
	Fios de sutura	10 dias	2 dias
	Material radiológico	10 dias	2 dias

(continua)

QUADRO 4 *Lead time* (em dias úteis) *(continuação)*

Família	Grupo	Prazo (em até)	
		Normal	Urgência
Equipamentos médico-hospitalares	Móveis Hospitalares	40 dias	N.A.
	Instrumentais	40 dias	N.A.
	Equipamentos nacionais	60 dias	N.A.
	Equipamentos importados	120 dias	N.A.
	Raio X	15 dias	5 dias
Gêneros alimentícios		10 dias	3 dias
Nutrição enteral		7 dias	2 dias
Kit comercial	Livretos	20 dias	10 dias
	Carteirinha	25 dias	N.A.
	Envelope com lacre	25 dias	N.A.
Material de expediente	Materiais de escritório	10 dias	4 dias
	Impressos	20 dias	5 dias
	Material plástico personalizado	30 dias	N.A.
Materiais de tecnologia e informática	Equipamentos	30 dias	N.A.
	Softwares (prateleira)	30 dias	N.A.
	Serviços	30 dias	N.A.
	Consultoria	30 dias	N.A.
	Telefonia	30 dias	N.A.
Ativos	Móveis	25 dias	10 dias
	Eletrodomésticos	8 dias	3 dias
	Utensílios	25 dias	10 dias
Limpeza/ consumo	Descartáveis	10 dias	3 dias
	Higiene e limpeza	10 dias	3 dias
	Utilidades	10 dias	3 dias
Manutenção	Produtos	10 dias	3 dias
	Serviços	10 dias	3 dias
Serviços de apoio		30 dias	N.A.
Serviços técnicos		30 dias	N.A.

Fonte: Elaborado pelos autores.

e. **Novos produtos:** a aquisição de novos materiais e medicamentos é vinculada à sua especificação e homologação pelo comitê de responsável correspondente, conforme item "Comitês de padronização".

f. **Cadastro no sistema**

O cadastro no sistema e a manutenção da integridade das informações cadastradas são de responsabilidade da área de compras corporativas para:

- novos materiais;
- novos fornecedores;
- serviços;
- manutenções.

g. **Cotações**

O processo de cotação é realizado com fornecedores homologados e de acordo com os valores envolvidos na aquisição dessa categoria de materiais. Poderão ser apresentados por *e-mail*, *fax*, lances eletrônicos, lances presenciais, ou qualquer outro meio lícito, transparente e eficiente adotado pela instituição, como critério de recebimento de propostas, conforme o Quadro 5.

QUADRO 5 Valores envolvidos na Requisição de Compras

Valor de compra	Quantidade de cotações (mínimo)
Até R$ 500,00	2 (duas) cotações formais
R$ 1.001,00 a R$ 10.000,00	3 (três) cotações formais
R$ 10.001,00 a R$ 50.000,00	4 (quatro) cotações formais
Acima R$ 50.001,00	5 cotações formais ou RFP 4 fornec./quando aplicável

Fonte: Elaborado pelos autores.

É vetado o fracionamento das quantidades de um mesmo item da requisição de compras.

Casos de exceção:

- aqueles materiais e serviços cujo número de fornecedores qualificados seja inferior ao número solicitado no Quadro 5; ou
- compra em caráter de emergência, conforme especificado no item "emergência"; ou
- nos casos da vigência de contratos de fornecimento em que o processo de cotação é dispensado; ou
- nos casos de materiais especificados no item "produtos exclusivos ou notável especialização").

h. **Recebimento de materiais**

O recebimento de materiais estocáveis ocorre nos almoxarifados (suprimentos das unidades) e/ou na central de distribuição, ficando sob sua responsabilidade a disponibilização para as áreas solicitantes e controle de estoque.

A entrega dos demais materiais deverá ocorrer na área solicitante, almoxarifados (suprimentos das unidades) ou em locais predefinidos pela área solicitante na requisição de compra/serviços.

Todo o material recebido deverá ser conferido pela comparação da nota fiscal emitida pelo fornecedor com as respectivas ordens de compras, com checagem de itens, quantidade, prazos de entrega e preços.

As divergências identificadas no momento da entrega deverão ser imediatamente comunicadas à área de compras corporativas, que assumirá a responsabilidade para tratar dessas questões.

ALÇADAS DE APROVAÇÕES

Estabelecimento de critérios para aprovações de cotações finais de contratação de serviços eventuais, solicitação de bens e ativos, estipulando valores por nível hierárquico.

Nível		Limites de alçada em reais (R$)
Coordenação	→	Até R$ 3.000,00
Gerência	→	De R$ 3.000,00 a R$ 7.500,00
Gerência Executiva	→	De R$ 7.501,00 a R$ 25.000,00
Superintendência/Secretário Geral	→	Acima de R$ 25.000,00

Contratos

Validação

Todos os contratos de fornecimento ou prestação de serviços devem:

- ser validados pela área de compras;
- ser validados pela área solicitante;
- ser validados pela assessoria jurídica.

Gestão de contratos

- Todos os contratos são de responsabilidade da área de compras corporativas – gestão de contratos.
- Todos os documentos fiscais decorrentes da contratação devem ser analisados do ponto de vista fiscal e tributário.

- Todos os documentos fiscais decorrentes da contratação devem ser atestados pela área usuária.

ATRIBUIÇÕES

Áreas solicitantes

- Verificar a necessidade de aquisição de materiais, bens ou serviços.
- Especificar as solicitações, quando for o caso.
- Observar o *lead time* dos materiais solicitados.
- Preparar as requisições de compras.
- Buscar aprovações necessárias, conforme alçadas de aprovação.
- Analisar o orçamento da área.
- Receber, estocar e/ou utilizar os produtos, bens ou serviços solicitados.
- Se aplicável, assinar e datar o recebimento (atestar), conforme ordem de compras, no corpo de todas as vias da nota fiscal e encaminhar ao departamento de compras.

Área de compras corporativas – negociação

- Receber e analisar a requisição de materiais, bens ou serviços.
- Observar o *lead time* de cada produto e situar o solicitante sempre que necessário.
- Efetuar a cotação.
- Receber e analisar a proposta dos fornecedores.
- Negociar condições comerciais.
- Providenciar a ordem de compra.
- Analisar e aprovar a cotação.
- Aprovar a ordem de compra – Gerência.
- Cadastrar novos produtos e fornecedores.

Área de compras corporativas – gestão de contratos

- Receber e analisar a solicitação de contratação.
- Formatar o contrato, conforme critérios técnicos e legais.
- Garantir o recebimento de toda a documentação necessária.
- Apoiar a área solicitante quanto à documentação específica.

Controladoria

- Verificar a previsão orçamentária.

- Atualizar orçamento.
- Contabilizar compras de bens e serviços.

Contas a pagar

- Provisionar os pagamentos a serem efetuados.
- Efetuar os pagamentos, na data, mediante nota fiscal aprovada pelas áreas correspondentes.

Divisão de suprimentos

- Verificar a necessidade de reposição de materiais de estoque.
- Analisar o consumo dos últimos seis meses e a sazonalidade anual.
- Preparar e enviar a requisição de compras, conforme ponto de ressuprimento – reposição de estoques, tendo como parâmetro adicional o lote econômico de compras para cada produto.
- Receber, estocar e disponibilizar os materiais.
- Controlar os saldos de estoque.
- Controlar os estoques de materiais especiais consignados.

Comitês de padronização

- Receber requisição de especificação/homologação de materiais/serviços.
- Proceder análise técnica dos materiais/serviços.
- Informar as especificações necessárias para o cadastramento do material/serviços.

Glossário de compras

Termo	Descrição
Produtos padronizados	São considerados produtos padronizados todos aqueles que foram homologados pelos devidos comitês e equipes técnicas de aprovação.
Produtos não padronizados	Produtos não padronizados são aqueles que não foram homologados pelos devidos comitês e equipes técnicas de aprovação.
Materiais consignados permanentes	Materiais mantidos em consignação no estoque da empresa e considerados de uso específico para pacientes que realizam procedimentos nos centros cirúrgicos dos hospitais, cuja reposição e faturamento ocorrerão após a sua utilização.

(continua)

(continuação)

Termo	Descrição
Materiais consignados temporários	Materiais mantidos em consignação fora do estoque da empresa e considerados de uso específico para pacientes que realizam procedimentos programados ou não, nos centros cirúrgicos dos hospitais.
Ponto de ressuprimento – reposição de estoques ("*Reorder Point*")	Representa a quantidade mínima de estoque para ativar o processo de compra para sua normalização, analisando as variáveis: consumo médio mensal, estoques máximos e mínimos, ponto ideal de compra, classificação ABC e "*lead time*".
Lote econômico de compras (LEC)	Representa a quantidade ideal de compra, aquela que proporciona o menor custo de manutenção e o menor custo de aquisição do estoque.
Lead time	É o tempo necessário, em suprimentos, para a realização dos processos de cotação, negociação, recebimento, armazenamento e preparo para disponibilização do material ou serviço ao solicitante.
Notável especialização	Classifica-se a notável especialização, quando o prestador de serviços tem qualificações e capacitações exclusivas para atender ao objeto da contratação.
Homologação	Validação seguindo critérios predefinidos e mensuráveis, podendo ser técnicos ou não.

CUIDADOS FUNDAMENTAIS NO ARMAZENAMENTO DE MEDICAMENTOS

Os processos de armazenamento de medicamentos estão entre as maiores preocupações dos farmacêuticos da área. Os medicamentos não são mercadorias comuns e demandam cuidados especiais durante as operações logísticas, armazenamento e dispensação.

Os medicamentos são produtos sujeitos ao controle sanitário e estão diretamente ligados à saúde pública, portanto são objeto de intensa fiscalização, havendo a necessidade de adoção de métodos eficazes para garantir a integridade, funcionalidade e qualidade dos medicamentos. Os principais cuidados que devem ser adotados pelo profissional farmacêutico se concentram nas rotinas de armazenamento de medicamentos.

ALMOXARIFADO

Nos locais utilizados para armazenamento de medicamentos o profissional farmacêutico deve assegurar que o ambiente esteja higienizado e com iluminação, com ventilação e temperatura que atendam às necessidades do tipo e medicamento armazenado, de forma a preservar sua qualidade e eficácia.

Hoje existem vários sistemas informatizados utilizados como ferramenta de apoio para organização dos almoxarifados, cuja forma física de armazenamento pode ocorrer por ordem alfabética, endereçamento, por cores, entre outros. Ao farmacêutico cabe implantar o programa necessário para suprir a necessidade de gestão de estoque, respeitando as exigências técnicas e sanitárias vigentes. De acordo com o programa de organização escolhido pelo profissional farmacêutico, todo o armazenamento realizado deve seguir o programado e estar identificado de forma legível e visível para todos os profissionais, internos e externos, envolvidos nas operações logísticas de distribuição ou dispensação dos produtos armazenados.

Produtos em quarentena, vencidos ou avariados devem estar segregados em local específico, destinado especificamente para esse fim, identificados de forma legível e visível.

A área destinada ao armazenamento de medicamentos deve ser projetada para garantir as boas condições de armazenamento, respeitando o espaçamento físico entre paredes, chão e teto; toda a área deve ser mantida com temperatura e umidade controladas para o fim a que se destina.

É importante a realização de monitoramento visual diário das condições de armazenamento dos produtos, de forma a verificar se as condições indicadas ao armazenamento daquele tipo de produto vêm sendo respeitadas por toda a equipe envolvida na sua logística. Vistoria é uma verificação diária, realizada antes das contagens, que se caracteriza pela busca minuciosa em todos os lugares do almoxarifado, com o objetivo de identificar produtos que possam ter sido extraviados durante a movimentação em virtude de um deslocamento ou queda involuntária e não percebida do item.

A vistoria permite a correção imediata do saldo dos itens, reduzindo a necessidade de verificações posteriores. Quaisquer anomalias observadas no estoque devem ser informadas aos responsáveis da área para que sejam avaliadas e sanadas.

CONTROLE DE TEMPERATURA

O controle de temperatura e umidade dos ambientes de armazenamento de medicamentos é importante para garantia da qualidade e eficácia destes, portanto, é necessária a realização de monitoramento de temperatura e umidade durante as 24 horas do dia. As boas práticas de armazenagem de medicamentos termolábeis tem como objetivo manter a eficácia desses produtos, buscando diminuir ao máximo os fatores que possam incidir sobre a qualidade destes, durante todo o período de armazenamento.

Há medicamentos que demandam uma refrigeração especial, não devendo ser expostos a temperaturas diferentes da faixa de temperatura recomendada pelo seu fabricante, portanto, o profissional farmacêutico que atua nessa área deve ficar atento ao monitoramento de temperatura de toda a cadeia logística desse medicamento, ou seja, no seu recebimento, armazenamento, distribuição ou dispensação e transporte.

O transporte dever ser realizado de maneira rápida e segura, para isso é imprescindível contar com embalagens adequadas e levar em consideração as particularidades de cada medicamento a ser transportado. É recomendado o uso de termômetros específicos para monitoramento da temperatura dos medicamentos termolábeis, a fim de aferir a temperatura do local do transporte (caixa ou o próprio veículo). O recebimento deve ocorrer se o produto estiver na faixa de temperatura indicada pelo fabricante do medicamento. Quando se fala de termolábeis, na maioria das vezes, a faixa de temperatura fica entre 2^0 e 8^0 graus Celsius.

O armazenamento dos medicamentos termolábeis deve ter um acompanhamento em tempo real (24 horas/dia). Na constatação de qualquer alteração de temperatura das câmaras frias ou refrigeradores, os medicamentos devem ser trocados de local para não ocorrer alteração na sua temperatura. No que se refere ao armazenamento de medicamentos termolábeis, o uso de câmaras refrigeradas é altamente recomendado para garantir o controle da temperatura e conservação dos medicamentos em estoque.

Há um grande número de possibilidades e métodos para realizar o controle de temperatura, porém cada um possui suas especificidades, pontos positivos e pontos negativos. O farmacêutico deve verificar o que mais se encaixa nas necessidades e possibilidades de sua unidade, que permita um maior controle de temperatura, adequado às normas sanitárias vigentes e que possibilite evitar problemas ou perdas dos medicamentos.

E notável que, com o auxílio da tecnologia, é possível atingir resultados muito mais práticos e satisfatórios para a medição, registro e monitoramento de temperaturas. Com isso podemos concluir que a tecnologia é um aliado de grande importância para evitar perdas de medicamentos que necessitam de um rigoroso controle dessa variável. Existem tecnologias que controlam a variação da temperatura em 24 horas/dia e, no caso de qualquer alteração, o profissional é avisado por mensagem eletrônica (*e-mail*) e por mensagem no celular, possibilitando, dessa forma, a transferência dos medicamentos para outro local ou equipamento, até que o problema seja resolvido.

As regulamentações para ambientes controlados e equipamentos da cadeia de frios vem se tornando mais rigorosas e abrangem cada vez mais detalhes;

isso porque ambientes e equipamentos com um controle de temperatura inadequado podem alterar as propriedades físicas e químicas de medicamentos. As consequências disso podem ser as mais variadas, desde descontentamento de unidades de saúde e do paciente até danos à vida de quem consumir determinado medicamento sem a devida conservação.

CONTROLE DE VALIDADE E GESTÃO DE ESTOQUE

Adotar um controle rígido de validade dos estoques é imprescindível para o setor farmacêutico. Lidamos com medicamentos que perderão suas funções e qualidade após a data de vencimento e, portanto, devem ser distribuídos e comercializados dentro do período indicado.

Para evitar perdas é necessário adotar estratégicas eficientes de gestão de estoque, como o método FIFO (*first in, first out*) ou PEPS (primeiro a entrar, primeiro a sair) de armazenagem, em que o primeiro produto que entra é o primeiro que sai. A fim de ajudar no controle de validade dos medicamentos, hoje a tecnologia também é um grande instrumento para evitar as perdas por vencimento de validade. Programas informatizados para garantir a entrega dos medicamentos com as validades menores são importantes.

O RECEBIMENTO IDEAL

Os sistemas de gestão de estoque escolhidos devem permitir a entrada da mercadoria por meio dos arquivos "xml" das notas fiscais de compra ou permitir a entrada pelo coletor de dados, o que reduz falhas de entradas manuais e evita erros de informação de dados lançados nos sistemas.

Existem sistemas no mercado que trabalham com identificação da mercadoria no procedimento de entrada por impressão de etiquetas de identificação de produtos com ou sem código de barras próprio. Esse tipo de identificação possibilita, mediante leitura pelo coletor de dados, a identificação do produto por lote e validade, além de outras informações, por exemplo, sua quantidade e localização no estoque.

As unidades que adotam esse tipo de identificação incorporam como rotina identificar o lote do produto após ser aprovado na inspeção de recebimento, ficando a cargo desse setor imprimir e colar uma etiqueta em cada embalagem do produto. É indicado que a colagem da etiqueta seja realizada no item, preferencialmente próxima às informações do fabricante, sem obstruir as informações de lote, validade e especificação técnica.

Cada unidade deve estudar um programa que seja compatível com as necessidades do seu estoque para que evite perdas por validade.

O sistema de gerenciamento de estoque ou automação comercial, que forneça o maior número de informações para o profissional farmacêutico na rotina, facilita o gerenciamento para implantar fluxos de transferências de medicamentos para outras unidades ou mesmo a troca com a indústria por validades mais longas, desde que tratada esta possibilidade no recebimento do produto entre as partes e o fornecedor se comprometa mediante carta de troca. Essas e outras medidas para implantação de procedimentos de controle de validade demonstram a diminuição de perdas em até 98%.

INVENTÁRIO

O procedimento de inventário é imprescindível para garantir uma gestão do estoque de forma transparente e adequada. É recomendado que os inventários sejam realizados com frequência mínima de 12 meses. O profissional farmacêutico deve estabelecer uma rotina de inventário, de acordo com as peculiaridades da unidade, com a finalidade de aferir a acurácia do estoque, mantendo os registros dos almoxarifados sempre atualizados.

Definições

Inventário geral é uma apuração total do estoque realizada de uma única vez. Geralmente é feito uma vez por mês. O inventário geral tem a finalidade de demonstrar a acurácia do estoque. Um relatório contendo todo o estoque deve ser criado de forma que todos os produtos contidos no sistema de gestão sejam verificados e inventariados. Isso quer dizer que no momento de realização do inventário qualquer medicamento recebido deve ser segregado e identificado para não ser incluído no inventário.

Inventário rotativo é uma verificação total do estoque, programada para ser realizada em períodos contínuos predeterminados. Em geral esse inventário é contado diariamente; todos os itens que tiveram movimentação no dia anterior e mais uma porcentagem de itens distribuídos nos trinta dias do mês para que, no final do mês, todos os itens do estoque sejam inventariados. O período determinado para a conclusão de um ciclo do inventário rotativo é de 1 mês e deve compreender a verificação de todos os itens em estoque.

Inventario parcial é o inventáario que terá como alvo apenas os códigos solicitados por auditores, gerente operacional ou o farmacêutico. Uma contagem parcial pode ser solicitada sempre que houver necessidade de apurar a acurácia de um grupo especifico, tipo, ou escala de valor. Conhecido como ciclo dinâmico, trata-se de dois grupos de itens específicos que são contados diariamente: o primeiro é composto pelos itens de alto valor unitário (acima de R$ 500,00), e o segundo grupo é composto por todos os itens que foram movimentados no dia anterior.

Ciclo de contagem

Os itens com valor unitário acima de R$ 500,00 são contados diariamente (ciclo dinâmico). Todos os itens separados devem ser inventariados no dia seguinte para garantir a assertividade do estoque.

Os demais itens devem ser divididos de forma que, quanto maior o valor unitário mais vezes o item deverá ser contado, podendo ser verificado até quatro vezes no mês.

Quando um item apresenta diferença de saldo, passa a ser verificado diariamente, após sua correção o produto será conferido por cinco vezes. O produto somente retorna ao ciclo normal de contagem, realizado semanalmente, garantindo a inserção do item no cronograma no menor intervalo de tempo possível. Inventário anual: a unidade pode contratar uma empresa terceirizada para que conte o estoque sem nenhuma informação, ou formar grupo de funcionários da unidade para realizar a contagem às cegas. E, quando a quantidade é lançada no sistema, os itens que não estiverem em conformidade são contados novamente por outra equipe. Essa contagem é feita três vezes por grupos diferentes. As equipes de contagem devem ser compostas por um líder, usualmente pessoas mais familiarizadas com as particularidades dos itens, além de colaboradores da área operacional. Os líderes apóiam todo o processo, respondendo perguntas, resolvendo problemas que porventura possam aparecer e auxiliando na identificação dos materiais, se necessário. Os líderes são nomeados no evento da contagem. Nas contagens não é permitido nenhum tipo de diferença de quantidade entre estoque e as contagens, portanto, obrigatoriamente, se ocorrer deve gerar recontagem. Para cada inventário recomendam-se três contagens, e as duas primeiras serão realizadas por equipes diferentes. Havendo necessidade de uma terceira, esta deve ser acompanhada por auditores, ou seja, pessoas nomeadas como líderes que não participaram da primeira nem da segunda contagem.

MEDICAMENTOS CONTROLADOS

A gestão de estoque desse tipo de produto difere do geral por haver exigências sanitárias determinantes para manter o seu armazenamento separado, fechado e identificado de forma clara e visível. É exigência sanitária que esse tipo de produto seja mantido chaveado e que o acesso à área seja restrito ao profissional farmacêutico e outros profissionais por ele devidamente treinados.

Há exigência de escrituração de toda a cadeia logística de distribuição desse tipo de medicamento, atualmente de forma informatizada, sendo objeto de acompanhamento e fiscalização sanitária desde o recebimento até a sua distribuição ou dispensação.

Conforme a legislação sanitária vigente, toda documentação que trate da movimentação desses medicamentos deve ser arquivada pelo prazo de cinco anos. O armazenamento desses produtos, mesmo em grandes volumes, como paletes ou contêineres, deve ser mantido chaveado e com acesso restrito aos profissionais designados para tal. As demais condições ambientais recomendadas para medicamentos em geral devem ser garantidas.

REFERÊNCIAS

1. BARBIERI, J. C.; MACHLINE, C. Logística hospitalar – teoria e prática. 2.ed. São Paulo: Saraiva, 2009.
2. BRASIL. MINISTÉRIO DA SAÚDE (MS). Portaria MS n. 344, de 12 de maio de 1998. Aprova o Regulamento Técnico sobre substâncias e medicamentos sujeitos a controle especial.
3. CARVALHO JUNIOR, S. de; MACEDO, S. H. M. Logística farmacêutica geral: da teoria à prática. São Paulo: Contento, 2012.
4. CONSELHO REGIONAL DE FARMÁCIA DO ESTADO DE SÃO PAULO. Distribuição e transporte, 2021.
5. GONÇALVES, E. L. Gestão hospitalar – administrando o hospital moderno. São Paulo: Atlas, 2006.
6. GONÇALVES, E. L. O hospital e a visão administrativa contemporânea. São Paulo: Pioneira, 1983.
7. OLIVEIRA, D. P. R. Sistemas, organização e método – uma abordagem gerencial. 21.ed. São Paulo: Atlas, 2013.
8. VECINA NETO, G.; REINHARDT FILHO, W. Gestão de recursos materiais e de medicamentos. São Paulo: Faculdade de Saúde Pública (Série Saúde e Cidadania), 1998.
9. VIII COLÓQUIO DE FARMÁCIA. 8th Pharmacy Academic Conference. Proceedings. Cuidado na atenção básica – Mistério da Saúde – Caderno 01 Material Educativo Sensorweb – Monitoramento de temperaturas, 2012.

13 SERVIÇO SOCIAL HOSPITALAR

Isabel Bernardes Ferreira

INTRODUÇÃO

A alta complexidade dos casos atendidos em hospitais demanda um cuidado integral ao paciente. Logo, é necessária a conjunção de diversos recursos e tecnologias para que se tenha êxito na recuperação e promoção da saúde (CECILIO, MERHY, 2003).

A identificação das necessidades singulares de cada caso é um ponto crucial no planejamento terapêutico, bem como o reconhecimento do conjunto de profissionais que farão parte da assistência. Portanto, a presença de uma equipe multidisciplinar e o cuidado articulado entre seus membros passou a ser diretriz da Política Nacional de Promoção da Saúde (2015). O assistente social, que tem uma longa trajetória na assistência hospitalar, ressignifica sua prática na contemporaneidade, compondo as equipes multiprofissionais e contribuindo para o trabalho interdisciplinar.

Assim, o objetivo deste capítulo é apresentar a trajetória do serviço social hospitalar desde sua história até sua prática nos dias de hoje, pautado na perspectiva de boas práticas em saúde e buscando revelar sua importância na atenção hospitalar.

Para tanto, foi feita uma revisão de literatura na Scielo com os descritores "Serviço social hospitalar"; "Serviço social e hospital" e "Serviço social e saúde" e foram incluídos os artigos pertinentes à referida discussão.

A PROFISSIONALIZAÇÃO DO SERVIÇO SOCIAL

A profissionalização do serviço social inicia-se no começo do século XX, na Europa e nos Estados Unidos, e esses países tornam-se precursores dos primeiros modelos de formação e intervenções na área. Registros revelam que a inserção do assistente social na divisão sociotécnica do trabalho se dá de forma atrelada a sua atuação no campo da saúde, especificamente em hospitais.

Mary Richmond (1861-1928), importante assistente social norte-americana, se aproxima da enfermagem e de suas estratégias de cuidado desenvolvidas na época, como a visita domiciliar, e desenvolve a metodologia que pautou a atuação dos assistentes sociais por décadas subsequentes: "Método de caso, grupo e comunidade" em que buscava engajar o paciente ao tratamento e depois orientá-lo em formas de reinserção social e comunitária pelo trabalho. Foi, entretanto, um médico norte-americano que, em 1905, organizou o intitulado: "Serviço Social Médico", na instituição hospitalar da qual fazia parte, em Massachusetts (EUA).

Em 1936, quando se forma a primeira turma de serviço social no Brasil, esse profissional passa a compor as equipes de unidades hospitalares, um exemplo é a contratação de assistentes sociais no Hospital das Clínicas desde sua origem, em 1945.

Com os gastos que assistência previdenciária tinha com a assistência médica (naquele período somente os trabalhadores com registro formal e contribuintes do Instituto de Pensões e Aposentadorias tinham direito à assistência à saúde), o assistente social trabalhava nos hospitais elaborando e aplicando critérios de seleção, a fim de viabilizar o acesso dos usuários aos serviços e benefícios, valendo-se das seguintes ações: plantão, triagem, encaminhamento, concessão de benefícios e orientação previdenciária (MARTINELLI, 2003).

Com a fundação da Organização Mundial da Saúde (OMS) em 1948, uma nova conceituação de saúde foi elaborada e a ela acrescentados os aspectos biopsicossociais que determinaram a requisição de outros profissionais para atuar na atenção hospitalar. Desse modo, o assistente social consolidou, definitivamente, seu lugar nas equipes de apoio médico. Na época, ainda, sua atribuição consistia em promover ações educativas em relação aos hábitos de higiene, com vistas a inserir os "clientes" nas normativas de modo de vida avaliados como saudáveis e corretos para promoção de saúde e diminuir os riscos de grandes endemias.

Se no início da profissionalização do serviço social no Brasil a formação dos profissionais tinha vistas de adaptação dos indivíduos à sociedade com base na caridade e benemerência, nas décadas de 1960 e 1970 a categoria profissional passou a buscar outros referenciais teóricos que pudessem contribuir com sua prática e, além disso, a observar as especificidades intrínsecas da sociedade brasileira, seu contexto cultural, social e econômico, na medida em que as "velhas" teorias importadas do hemisfério norte não eram mais suficientes para dar conta dos problemas sociais que aqui emergiam, uma vez que no Brasil não houve Estado de Bem-Estar Social no período pós-guerra e durante a industrialização; e sua história longa com a escravidão e de colonização deixou marcas de desigualdade social que só se aprofundaram com o desenvolvimento do capitalismo (MARTINELLI, 2003; BRAVO e MATOS, 2003).

Assim, para dar conta dos reflexos dessa estrutura social precária que impactava a vida de muitos brasileiros, inclusive em suas vivências de adoecimento, no período da ditadura militar (1964-1985), o serviço social se aproximou de profissionais oriundos dos países da América Latina e tiveram, a partir desse momento, contato com leituras das ciências sociais, especificamente com autores de tradição marxista.

Nesse tempo, iniciou-se na sociedade brasileira um processo de oposição ao retrocesso econômico, à perda dos direitos civis e políticos e luta pela garantia de direitos. Os assistentes sociais aliaram-se aos movimentos sociais, apoiando tais causas e, concomitantemente, começaram a estruturar novos referencias teórico-metodológicos, ético-políticos e técnico-operativos que dariam forma à instrumentalidade do serviço social (MARTINELLI, 2003; BRAVO e MATOS, 2003).

A categoria profissional, de forma hegemônica e em conjunto com outros setores da sociedade, parte para a defesa da seguridade social como um direito constitucional, da universalização e democratização das políticas públicas.

Portanto, foi na década de 1980 que o serviço social amadureceu como profissão, tendo desenvolvido de maneira mais consistente suas bases teóricas e práticas, em conjunto com a mudança política e social pela qual o país também passava. Na saúde buscou atuar de forma alinhada com a reforma sanitária e na ampliação do acesso à saúde. A interlocução com a teoria marxista e a escolha de se posicionar a favor da classe trabalhadora e dos cidadãos marca a identidade profissional que lhe é característica até os dias de hoje.

O NOVO PARADIGMA DE ATENÇÃO À SAÚDE E O TRABALHO DO ASSISTENTE SOCIAL

Conforme citado anteriormente, diversos movimentos sociais ganharam visibilidade na década de 1980 em oposição aos quase 20 anos de regime ditatorial que havia lançado o país a grandes prejuízos econômicos e sociais, aprofundando a desigualdade social que já se fazia presente. O direito à saúde foi uma das reinvindicações significativas no processo de redemocratização: defendia a universalização do acesso à saúde (sem critérios de exclusão e sem condicionalidades) e a participação popular na avaliação e implementação dos serviços por meio do controle social. Ambas as propostas tinham, portanto, como objetivo o fortalecimento do setor público em oposição ao modelo de privilegiação do produtor privado.

A aprovação da Constituição Federal de 1988 instaura a Seguridade Social, sendo composta pela tríade: Previdência Social, Assistência Social e Saúde como direito de todos e dever do Estado, bem como legitima as demandas levantadas pelos movimentos sociais.

Com a nova legislação, o papel do assistente social nas instituições de saúde também é revisto, uma vez que pode e deve agora não mais trabalhar com critérios de seleção socioeconômica, ações fiscalizatórias, de aconselhamento e enquadramento às normas, mas sim promover ações coletivas que visem à apropriação dos pacientes de seu papel como cidadãos, sujeitos de seus direitos e de autonomia; prestação de um atendimento humanizado, criando estratégias de interação da instituição de saúde com a realidade, buscando a interdisciplinaridade, com ênfase nas abordagens grupais e vislumbrando o acesso democrático às informações.

O serviço social, enquanto categoria profissional organizada e participativa, contribuiu no debate a respeito da Norma Operacional Básica de Recursos Humanos (NOB-RH); no impacto dos cursos sequenciais na área da saúde (Lei de Diretrizes e Bases da Educação); no aprofundamento da questão da humanização e acessibilidade no Conselho Nacional de Saúde; na intervenção para a legalização dos programas de residência para os profissionais não médicos; e na discussão sobre a relevância do assistente social na composição das equipes do Programa de Saúde da Família (COSTA, 2003, MERHY, 1997).

A atenção à saúde também sofreu mudanças importantes no âmbito hospitalar após as reformas sanitária e psiquiátrica, e os hospitais perderam sua função de custódia da população socialmente excluída e tornaram-se centro de excelência em pesquisa, ensino e assistência. Ao ir para o hospital, o paciente não o faz por aspectos sociais, mas pelo mal-estar e sofrimento provocados pelo processo de adoecimento e, em alguns casos, surge a eventual necessidade de apoio social.

Nesse processo, o assistente social torna-se um ator privilegiado entre a instituição, a equipe de saúde, o paciente e seu familiar. Com o objetivo de promover mudanças societárias e o acesso a bens e serviços, o assistente social, a partir de um diálogo crítico, trabalha para a articulação dos recursos sociais, comunitários, familiares e individuais para a promoção e reabilitação do paciente e retorno ao seu contexto social.

O trabalho do assistente social pode ser classificado em quatro tipos, segundo Mioto (2004):

- **Ações socioeducativas:** em grupo ou individual, compartilham-se informações, sensibilizam-se os usuários quanto à problemática vivida.

- **Ações socioassistenciais:** se relacionam a toda ação para acesso a benefício, direito ou assistência material.
- **Ações de apoio socioinstitucional:** articulação de recursos por meio da ativação, integração e modificação da rede de serviços – dentro e fora da instituição.
- **Ações socioterapêuticas:** estabelecimento de vínculo afetivo com o usuário, trabalho com famílias e auxílio na (re)construção da rede de apoio.

O serviço social no âmbito hospitalar utiliza essas ações em sua prática profissional, pois, por meio de orientações, compartilhamento de informação, educação em saúde, articulação da rede de serviços intersetoriais e acesso a recursos e benefícios tornam-se possíveis a reinserção social, a reabilitação psicossocial e a melhora na qualidade dos relacionamentos interpessoais e comunitários.

Esse conjunto de ações faz parte do projeto terapêutico singular e contribui para a promoção da saúde e recuperação da condição de doença. Ou seja, a partir do trabalho do assistente social e da articulação dos aspectos que compõem as condições objetivas de vida do sujeito atendido, os aspectos de saúde mental e física podem também ser restabelecidos e reorganizados de forma interligada.

Assim, o assistente social irá trabalhar com o paciente sua reinserção no mundo do trabalho, a retomada de habilidades sociais, redescobertas culturais e desenvolvimento educacional, pois, ao restabelecer tais competências, pode retornar de forma mais digna ao seu convívio social no período pós-alta (COSTA, 2003).

Estudos apontam que um bom prognóstico em saúde está atrelado a uma boa rede de apoio e ao pertencimento social. Sabe-se que no processo de adoecimento, em virtude das vulnerabilidades e fragilidades do corpo ou da mente, estabelece-se o isolamento social do indivíduo adoecido, haja vista que, em decorrência da doença, ele pode ficar afastado de suas atividades profissionais, de lazer e das atividades da vida diária. Assim, trabalhar o restabelecimento e fortalecimento desses vínculos diminui o sofrimento nesse momento de crise.

Além disso, por vezes, o processo de adoecimento retira de uma família aquele(a) que era o(a) provedor(a) econômico(a) da casa. Dessa forma, o apoio, a orientação e o encaminhamento a serviços assistenciais e previdenciários são fundamentais para a reorganização familiar nessa circunstância.

Ao ampliar a rede de apoio do paciente, os familiares mais próximos podem manter os cuidados ao paciente, além de seguir suas atividades cotidianas.

Atualmente, compete ao assistente social em hospitais (CFESS, 1995):

1. Avaliar as necessidades e potencialidades dos pacientes para sua assistência direta, mas também transformá-las em políticas sociais que possibilitem a melhoria do sistema de cuidados de saúde e o seu aperfeiçoamento, tendo em conta os princípios da cidadania.
2. Garantir e defender, durante todo o processo de tratamento e cuidado, os direitos humanos e sociais, assegurando a redução de qualquer ato ou condição de injustiça social.
3. Facilitar o acesso de todo e qualquer usuário aos serviços de saúde da instituição hospitalar e de outros serviços da rede de atenção à saúde, promovendo a referência e contrarreferência.
4. Realizar encaminhamentos para os três níveis de complexidade do Sistema Único de Saúde.
5. Levantar dados de caracterização e identificação das condições socioeconômicas, familiares e sanitárias dos usuários.
6. Interpretar as normas e rotinas da instituição em conjunto com a equipe.
7. Mobilizar e articular os recursos assistenciais inerentes à política de saúde e as demais políticas sociais para agilizar processos, como internações, exames e consultas, transporte, medicamentos, órteses, próteses, sangue, alimentos, roupa, moradia, entre outros.
8. Realizar ações socioeducativas, de informação e educação em saúde.
9. Promover apoio à organização de processos eleitorais e de reivindicações.
10. Realizar, em conjunto com o médico, o atendimento à família e/ou responsáveis em caso de óbito, ofertando o apoio necessário para o enfrentamento da questão e, principalmente, esclarecer a respeito dos benefícios e direitos referentes à situação, previstos no aparato normativo e legal vigente, tais como: os relacionados à previdência social, aos seguros sociais (DPVAT), bem como informações sobre sepultamento gratuito, traslado (com relação a usuários de outras localidades), entre outras garantias de direitos.
11. Orientar sobre benefícios sociais e encaminhar para os serviços que possam ofertá-los.
12. Participar, em conjunto com a equipe de saúde, de ações socioeducativas nos diversos programas e clínicas, por exemplo: no planejamento familiar, na saúde da família, na saúde da mulher, da criança e do idoso, na saúde do trabalhador, nas doenças infectocontagiosas (DST/AIDS, tuberculose, hanseníase, entre outras) e nas situações de violência sexual e doméstica.
13. Planejar, executar e avaliar com a equipe de saúde ações que assegurem a saúde enquanto direito.
14. Sensibilizar o usuário e sua família para participar do tratamento de saúde proposto pela equipe.

15. Participar do projeto de humanização (Humaniza SUS/2003) da unidade na sua concepção ampliada, sendo transversal a todo o atendimento da unidade e não restrito à porta de entrada.
16. Realizar a notificação em conjunto com a equipe, frente a uma situação constatada e/ou suspeita de violência a crianças, idosos ou mulheres e prestar orientação e informação aos envolvidos nessas circunstâncias de seus direitos.
17. Criar grupos socioeducativos e de sensibilização sobre direitos sociais, princípios e diretrizes do SUS.
18. Realizar debates e oficinas.
19. Desenvolver atividades nas salas de espera com o objetivo de socializar informações e potencializar as ações socioeducativas.
20. Elaborar e/ou divulgar materiais socioeducativos, como folhetos, cartilhas, vídeos, cartazes e outros que facilitem o conhecimento e o acesso dos usuários aos serviços oferecidos.
21. Mobilizar e incentivar os usuários e suas famílias a participarem no controle democrático dos serviços prestados.
22. Realizar atividades de grupos com os usuários e suas famílias, abordando temas de interesse.
23. Participar da ouvidoria da unidade.
24. Participar da promoção, prevenção, diagnóstico, tratamento, gestão de casos, reabilitação e cuidados paliativos.
25. Promover a atenção à saúde centrada no indivíduo, na família e na comunidade, tendo em conta as particularidades culturais, gênero, assim como a diversidade da população.
26. Identificar o suporte social do paciente, sensibilizá-lo e orientá-lo sobre os cuidados no período pós-alta hospitalar.
27. Estabelecer ações de cuidado, proteção e promoção à saúde dos familiares do paciente.

CONSIDERAÇÕES FINAIS

O serviço social tem como objeto de intervenção, em qualquer espaço ocupacional, a questão social e seus reflexos na vida da população. Para tanto, busca garantir o acesso aos direitos sociais previstos em lei a fim de diminuir as desigualdades sociais, injustiças e situações de pobreza e vulnerabilidade social.

Na área da saúde, o assistente social faz análise das incidências dos aspectos sociais, culturais, econômicos e políticos no processo de adoecimento e, assim, realiza encaminhamentos, orientações e pareceres, garantindo o acesso a direitos e melhoria da qualidade de vida, especialmente de grupos de pessoas que vivem o processo de exclusão social. Em vista disso, são realizadas ações socioeducativas e assistenciais, em grupo ou individualmente.

O assistente social no hospital é convocado a tomar providências para realização de exames, aquisição de medicamentos, notificação de alta ou óbito etc. Vincula-se, ainda, com outra necessidade do sistema de saúde, que é a garantia da rotatividade de leitos e vagas, seja por pressão da demanda reprimida, seja pela lógica de remuneração/produtividade. Esses procedimentos, ao serem realizados pelo profissional do serviço social, visam a garantir o direito da população a acessar os serviços que lhe sejam necessários.

Nos atendimentos ambulatoriais, o assistente social trabalha com programas específicos, como: alcoolismo, controle de doenças crônicas, prevenção de doenças infecciosas e, para cada programa, busca coletar informações específicas sobre as condições de vida dos usuários e sua relação com a doença em questão.

Por fim, as triagens socioeconômicas têm por objetivo validar a inclusão dos usuários em programas especiais.

A intervenção do serviço social no hospital pode ter um caráter emancipador, colocando os pacientes como sujeitos da decisão e ofertando acesso aos serviços e políticas de proteção social. Contudo, muitas vezes, existe uma contradição entre a demanda institucional e aquela apresentada pelo usuário; em vista disso, o posicionamento do profissional deve ser pautado a partir de seu conhecimento teórico-metodológico referenciado na teoria crítica (materialismo histórico dialético).

Nesse sentido, podemos afirmar que a objetivação do trabalho do assistente social é determinada tanto pela concepção de saúde prevalecente no SUS como pelas condições objetivas da população usuária dos serviços, o que faz esse profissional ocupar um lugar multidisciplinar, plural, de ações cooperativas e complementares, de práticas interdisciplinares.

O serviço social nos hospitais pode fazer a diferença em uma discussão de caso na equipe multidisciplinar ou durante o atendimento ao paciente e sua família, ao relembrar a todos que os usuários atendidos são sujeitos de direitos que podem e devem fazer escolhas em seu processo de cuidado, adquirindo um caráter emancipador, reafirmando a autonomia do paciente mesmo e, especialmente, quando este está em um momento de vulnerabilidade, precisando de apoio e cuidado.

REFERÊNCIAS

1. BRASIL. Constituição, 1988. Constituição da República Federativa do Brasil, art. 196.
2. BRASIL. Ministério da Saúde. Secretaria de Vigilância em Saúde. Secretaria de Atenção à Saúde. Política Nacional de Promoção da Saúde: PNPS: revisão da Portaria MS/GM n. 687, de 30 de março de 2006/Ministério da Saúde, Secretaria de Vigilância em Saúde, Secretaria de Atenção à Saúde. Brasília: Ministério da Saúde, 2015.
3. BRASIL. Ministério da Saúde. Humaniza SUS: política nacional de humanização: documento base para gestores e trabalhadores do SUS/Ministério da Saúde, Secretaria-Executiva, Núcleo Técnico da Política Nacional de Humanização. – 2.ed. Brasília: Ministério da Saúde, 2004.
4. BRASIL. Ministério da Saúde. Carta dos Direitos dos Usuários da Saúde. BRASIL: 2006. Disponível em: www.saude.gov.br. Acesso em: 22 maio 2017.
5. BRAVO, M. I. S; MATOS, M. C. Projeto ético-político do serviço social e sua relação com a reforma sanitária: elementos para o debate In: Serviço social e saúde: formação e trabalho profissional. São Paulo, 2003. p.1-22.
6. BRAVO, M. I. S. Política de saúde no Brasil. In: Serviço social e saúde: formação e trabalho profissional. São Paulo: Cortez; Rio de Janeiro: UERJ, 2004. p.1-24.
7. CARVALHO, M. I. L Reflexões sobre a profissão do serviço social em contexto hospitalar. Intervenção social, 28:29-55, 2003.
8. CECILIO, L. C. O, MERHY, E. E. A integralidade do cuidado como eixo da gestão hospitalar. Campinas, 2003.
9. CFESS. Serviço Social na área da saúde no Brasil. Brasília, 1995.
10. COSTA, M. D. H. O trabalho nos serviços de saúde e a inserção dos(as) assistentes sociais. UFRN, 2003.
11. MARTINELLI, M. L. Serviço social na área de saúde: uma relação histórica. Intervenção social, 28:9-18, 2003.
12. MERHY, E. E. O uso de ferramentas analisadoras para apoio ao planejamento dos serviços de saúde: O Caso do Serviço Social do Hospital das Clínicas da Unicamp (Campinas-SP). São Paulo: Hucitec, 1997.
13. MIOTO, R. C. Trabalho com famílias: um desafio para os assistentes sociais. Revista Virtual Textos & Contextos, 3:1-15, 2004.

14

GESTÃO DE PESSOAS E HUMANIZAÇÃO HOSPITALAR

Janaina Jorge

GESTÃO DE PESSOAS X RECURSOS HUMANOS

Cabe à área de gestão de pessoas a função de humanizar as empresas. Em virtude da globalização, do mercado competitivo, do desenvolvimento tecnológico e da busca pela qualidade e produtividade, surge o conceito de gestão de pessoas, práticas voltadas a desenvolver e administrar o capital humano.

O papel atual dos Recursos Humanos (RH) em um serviço de saúde vai além do entendimento do departamento de pessoal, executor de pagamento, com uma visão "de cima para baixo", de obediência do funcionário e controle realizado pelo chefe, com ações "robotizadas", metódicas e obsoletas.

Ao identificar a importância de valorizar os profissionais de saúde e seu lado humano, os serviços de saúde estão desenvolvendo políticas de gestão de pessoas, sendo esta participativa, com empregados chamados de colaboradores e chefes chamados de gestores. As ações centralizadoras, mecânicas e sistemáticas estão ultrapassadas.

"O governante, o gestor, deve ter capacidade de prever os fatos e encaminhar soluções para que tal fato não ocorra, e se ocorrer, a solução deve ser rápida, se não o fato pode ir aumentando de tal forma que não haja mais solução" (Maquiavel, em *O príncipe*).

GESTÃO DE PESSOAS

Define-se gestão de pessoas como o conjunto de políticas e práticas definidas de uma organização para orientar o comportamento humano e as relações interpessoais no ambiente de trabalho.

A área de RH avançou e desmistificou o papel de realizador de folha de pagamento, contabilizador da entrada e saída de empregados, de horas trabalhadas, absenteísmo e atrasos, com efeito nos pagamentos ou descontos, evoluindo para a fase de administrador que considera os recursos humanos.

Buscam-se diversas formas de gestão, objetivando o melhor desempenho, o melhor resultado, atender a missão e visão da instituição, na quebra dos modelos burocráticos e implementação de modelos gerenciais.

Sendo assim, o setor de recursos humanos tem a responsabilidade de criar uma infraestrutura organizacional por meio da excelência nos serviços oferecidos e da eficiência dos processos administrativos.

Segundo Chiavenato (1999), as definições para a gestão de pessoas são:

- Conjunto de políticas e práticas necessárias para conduzir os aspectos da posição gerencial relacionados com as pessoas ou recursos humanos, incluindo recrutamento, seleção, treinamento, recompensas e avaliação de desempenho.
- A gestão de pessoas é a função na organização que está relacionada com provisão, treinamento, desenvolvimento, motivação e manutenção dos empregados.

Para o autor, a gestão de pessoas é contingencial e situacional, pois depende de vários aspectos, como: a estrutura organizacional adotada, a cultura que existe em cada organização, as características do contexto ambiental, o negócio da empresa, os processos internos e outras variáveis importantes.

A área de recursos humanos apresenta função administrativa na infraestrutura do serviço de saúde, cargos e funções com responsabilidades estabelecidas e atua na gestão de pessoas, que apresenta o papel de estimular a contribuição dos colaboradores, o comprometimento e a capacitação. Cria e desenvolve processos para contratação, avaliação e treinamento dos funcionários.

O RH vem para promover, planejar, coordenar e controlar as atividades desenvolvidas relacionadas à seleção, orientação, avaliação de desempenho funcional e comportamental, capacitação, qualificação, acompanhamento do pessoal da instituição em um todo, assim como as atividades relativas à preservação da saúde e da segurança no ambiente de trabalho da instituição.

Sabe-se que o RH possui foco em planejamento, organização e controle de processos voltados a recrutamento e seleção, planos de carreira e contratação, avaliação de desempenho, atendendo a necessidade dos colaboradores para o desenvolvimento das atividades.

A gestão de pessoas remete a políticas com foco na liderança e administração, voltada a todos os profissionais da instituição.

Por esse conceito fica claro que os gestores têm papel fundamental na realização de mudanças que garantam sua implantação, buscando o desenvolvimento, envolvimento e desempenho dos colaboradores para possibilitar o seu crescimento frente à organização.

TEORIAS X E Y

Quanto a identificar o gestor, McGregor (1999) estabeleceu grupos de pessoas conforme suas características, sendo as Teorias X e Y. A primeira com os critérios dos pensamentos e sentimentos das pessoas, e a segunda por meio de movimentação e atitudes.

Na Teoria X, aplicam-se a ameaça e a coerção para obter o cumprimento das tarefas pelos seus funcionários. Culpa-se alguém para servir de exemplo e acredita-se realmente que não querem trabalhar, que preferem evitar a responsabilidade.

Quando se administra com base na Teoria X, podem-se identificar alguns pontos:

- o indivíduo é indolente e preguiçoso;
- sua dependência torna-o incapaz de autocontrole e autodisciplina;
- resistente a mudanças;
- rígido e autocrático;
- dirigir as pessoas, controlar suas ações e modificar o comportamento das pessoas em benefício da organização.

Na Teoria Y, acredita-se no ambiente organizacional adequado, no desenvolvimento dos recursos humanos otimizados, exigindo dos gerentes a descoberta de como utilizar o potencial representado pela força de trabalho disponível, mais do que pelos limites da natureza humana.

Essas ideias reconhecem as dificuldades das relações interpessoais no ambiente de trabalho, as variáveis que afetam o comportamento e a satisfação das necessidades individuais, além de contradizerem as formulações de Taylor.

Na Teoria Y, podemos identificar alguns pontos:

- políticas humanistas;
- satisfação pessoal dentro do trabalho;
- descentralização de decisões e delegação de responsabilidade;
- ampliação do cargo para maior significado do trabalho;
- autoavaliação de desempenho.

MUDANÇAS DE BASES CONCEITUAIS – GESTÃO DE RH X GESTÃO DE PESSOAS

A seguir, a Figura 1 mostra o modelo atual e a Figura 2 mostra o modelo proposto para a gestão de recursos humanos.

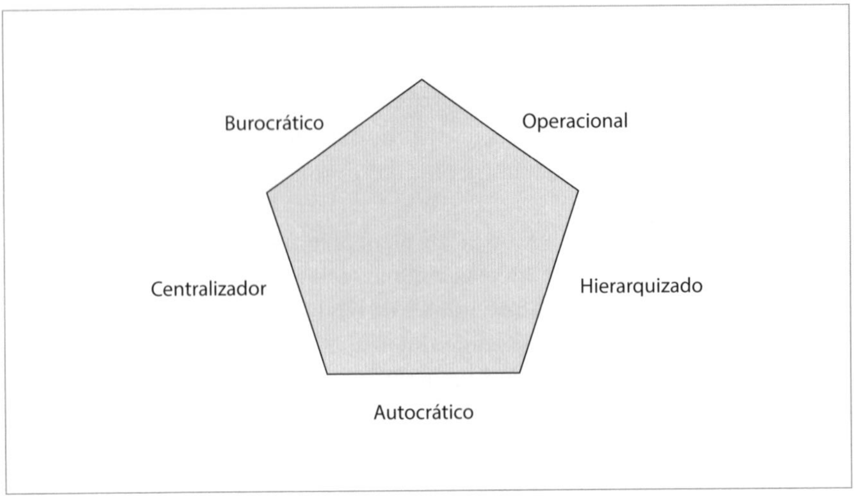

FIGURA 1 Modelo atual – gestão de recursos humanos.

Fonte: Elaborada pela autora.

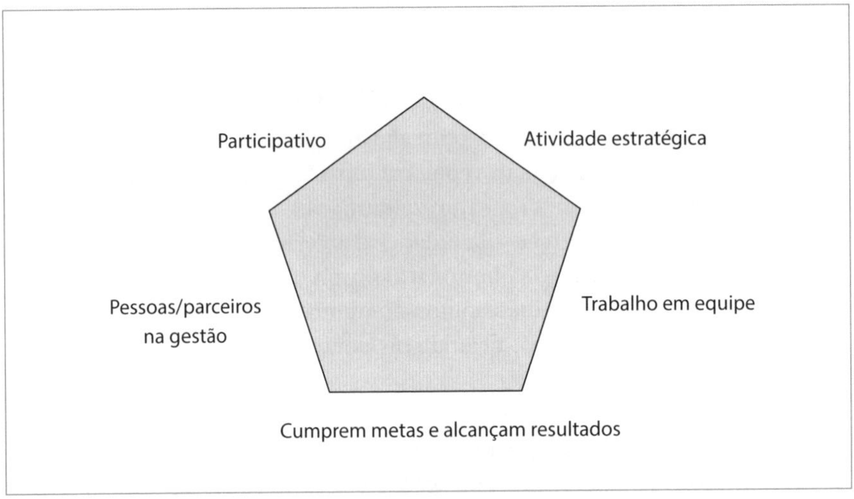

FIGURA 2 Modelo proposto – gestão de recursos humanos.

Fonte: Elaborada pela autora.

Ao construir uma política de gestão de pessoas que atinja as metas organizacionais, com foco na humanização hospitalar, a construção deve ser participativa, com valorização de desempenho individual e coletivo, investimento em capacitação, motivação e mudança de cultura organizacional.

COMPORTAMENTO ORGANIZACIONAL

As atitudes das pessoas nas organizações e o resultado do comportamento humano em relação ao desempenho dessas empresas são passíveis de avaliação.

Com foco na melhoria da eficácia organizacional, na produtividade e qualidade, é possível, por técnicas, avaliar ações e atitudes dos indivíduos e grupos no ambiente das organizações. O comportamento dos profissionais e dos grupos tende a impactar os resultados das organizações. "O papel da instituição é criar meios para que a **humanização** ocorra, porém cada líder deve ser o responsável pelo caminho escolhido e pelos resultados alcançados." Por definição da política de gestão, há uma diferenciação entre grupo e equipe, sendo o primeiro como a associação de pessoas, não necessariamente com objetivos comuns, e a equipe como um conjunto de indivíduos que passa a ter objetivos claros e comuns a todos os seus participantes.

Segundo Reis (2005), os grupos de trabalho podem ser formais ou informais. Formais são aqueles definidos pelo órgão, com tarefas e missões atribuídas em decorrência dos objetivos e metas da organização, nos quais os papéis e atribuições dos membros são claramente definidos. Os informais decorrem de alianças, de acordos tácitos ou explicitados e de motivações individuais, que levam as pessoas a assumirem compromissos, nem sempre previstos pela organização em que se instalam.

McGregor define que:

> Qualquer decisão administrativa tem consequências comportamentais. O sucesso de uma administração dependerá não exclusivamente, mas em grande parte, da capacidade de prover e controlar o comportamento humano; o homem é o resultado do trabalho, pois apresenta necessidades básicas como: autorrealização, autoestima, motivação e ambiente em condições favoráveis.

Pirâmide das necessidades de Maslow

Segundo o psicólogo Abraham Maslow, um indivíduo só sente o desejo de satisfazer a necessidade de um próximo estágio se a do nível anterior estiver sanada, portanto, a motivação para realizar esses desejos vem de forma gradual. Ele desenvolveu uma pirâmide que leva seu nome (Figura 3).

Como o homem é o resultado do seu trabalho, é importante identificar as necessidades do colaborador, não só melhorando sua qualidade e sua produtividade, mas observando suas necessidades reais: a importância daautoes-

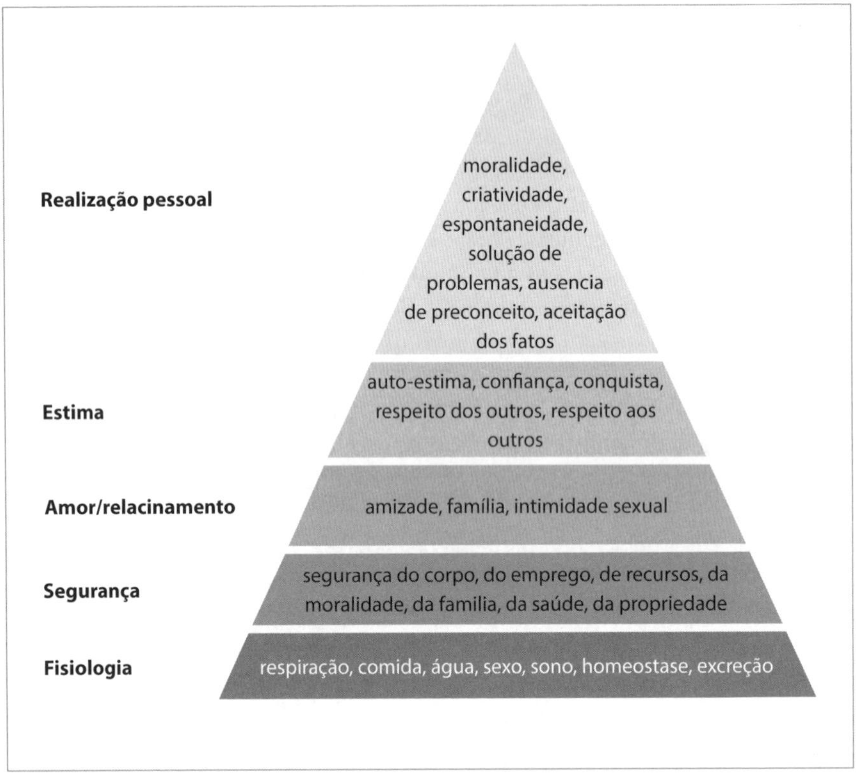

FIGURA 3 Pirâmide de Maslow.
Fonte: Maslow (1987).

tima, de sentir-se digno, respeitado por si e pelos outros, com prestígio e reconhecimento, poder, orgulho.

Os valores, as crenças e os comportamentos que caracterizam uma empresa são representados pela cultura inserida na instituição, fazem parte do ambiente de trabalho e são utilizados para demonstrar o que a organização diz ser.

Formas organizacionais

Vários fatores estabelecem, em processo de transformação contínua, melhorias da gestão, com tratamento dentro de um projeto baseado em diagnóstico e indicadores regulares e confiáveis.

O gestor apresenta novas formas organizacionais em torno dos envolvidos no processo, como a gestão por competências e o desenvolvimento de verdadeiros líderes.

Gestão por competência

O conceito de competência, no nível organizacional, é como um conjunto de conhecimentos, habilidades, tecnologias, sistemas físicos e gerenciais inerentes a uma organização (BRANDÃO e GUIMARÃES, 2001).

Tem por objetivo implantar/implementar ações que permitam conhecer, potencializar, integrar e subsidiar a gestão das competências individuais e institucionais.

Baseada em três eixos: conhecimento, habilidade, atitude, a gestão por competência é aplicada para pessoa apta a exercer um determinado cargo ou responsabilidade na organização, na qual gera motivação da equipe e aumento da produtividade.

Focada em analisar, identificar e gerir os colaboradores conforme seus perfis profissionais, com ênfase nos pontos de excelência e nos pontos a melhorar.

São identificadas as habilidades, os comportamentos e os conhecimentos necessários para melhorar a *performance* e alcançar os objetivos, de acordo com as atividades desenvolvidas pelo colaborador.

Competências organizacionais

Definem a missão, a visão e os valores, e são utilizadas diretamente para a avaliação por resultados.

Compõem a identidade da organização, por meio de cultura, conhecimentos, habilidades e atitudes específicas dos componentes e do serviço oferecido.

São consideradas competências requeridas e comuns a todos os funcionários e estão relacionadas aos valores individuais da empresa, vinculadas às atividades operacionais e aos processos específicos de cada área.

As competências organizacionais estão diretamente ligadas às competências individuais.

Competência humana

A capacidade que cada um tem de resolver problemas e atingir objetivos propostos, a forma como são desenvolvidas as relações com colegas no ambiente de trabalho e situações de pressão.

Fazem parte desse conjunto a capacidade de: trabalho em equipe, criatividade, inteligência emocional, autocontrole, relacionamento, resiliência, entre outras.

Para Brandão e Guimarães (2001), é possível classificar as competências humanas como aquelas relacionadas ao indivíduo ou à equipe de trabalho, e as competências organizacionais como as que dizem respeito à organização como um todo.

Competência individual

Parry (apud LEME, 2005) conceitua competência individual como: um agrupamento de conhecimentos, habilidades e atitudes correlacionadas, que afeta parte considerável da atividade de alguém, que se relaciona com seu desempenho, que pode ser medido segundo padrões preestabelecidos, e que pode ser melhorado por meio de treinamento e desenvolvimento.

Chiavenato (2010) define que as competências individuais são a fusão do conhecimento, habilidade e atitude que podem ser definidas com o propósito de integrar e convergir em uma determinada tarefa. Ainda afirma que pessoas dotadas de competências são pessoas dotadas de talentos.

NOVO GESTOR – AGENTE DE MUDANÇAS

As principais habilidades para compor o perfil de um gestor de pessoas é saber exercer o papel de liderança, com planejamento e pensamento estratégico; conhecimento de administração gerencial; implementação e gerenciamento de mudanças; proatividade; análise e gerenciamento de conflitos; negociação coletiva; motivação e obtenção de compromisso de pessoas e equipe; conhecimento sobre desenvolvimento de sistema de recursos humanos; delegação de responsabilidades e cobranças de resultados; gerenciamento de recursos financeiros; legislação de recursos humanos.

O gestor de pessoas motivador trabalha com espírito de time, ouvindo ideias, dúvidas e sugestões, extrai o melhor dos colaboradores, inspira confiança e transparência em suas ações, além de direcioná-los ao caminho para alcançar os resultados.

Com autoconhecimento, é capaz de identificar suas qualidades e seus pontos de melhoria, adquirir segurança para tomar decisões, ter foco, traçar metas e objetivos.

Por saber que o ser humano é passível de falhas, ele também pede que todos os participantes de sua equipe avaliem sua forma de conduzir a liderança, para que saiba onde está acertando e onde precisa fazer ajustes, utilizando os *feedbacks* a seu favor.

O ser humano, associado à motivação e às condições de trabalho, desenvolve um ambiente saudável e favorável ao bom desempenho de todos.

Com processos de trabalho objetivos e simplificados, existe a possibilidade de melhoria da qualidade dos serviços prestados, com a criação de um sistema definitivo ao estabelecer parâmetros, critérios e normas, que qualifique e organize os profissionais e a empresa.

CONCEITO DE HUMANIZAÇÃO

Ligado à valorização das pessoas e das equipes, exaltando características como compaixão, benevolência e empatia, abordam temas relevantes à gestão de serviço de saúde, como qualidade de vida, saúde e segurança no trabalho, saúde mental, educação continuada e outros valores.

Conforme descrito no vocábulo da Fiocruz: "Humanização, assim, em sua gênese, indica potencialização da capacidade humana de ser autônomo em conexão com o plano coletivo que lhe é adjacente".

Benefícios de um serviço humanizado

A humanização pode agregar diversos benefícios à instituição, dependendo da estratégia, do nível de alinhamento com as aspirações dos colaboradores e de sua inclusão, conforme visto na Tabela 1.

TABELA 1 Componentes para humanização dos ambientes

AUTORES	INTERAÇÃO	DISTRAÇÃO	CONTROLE	TAREFAS
Stokols (1992)	Saúde social: acesso à rede de apoio social.	-	Saúde mental: controle pessoal e de situações.	Saúde física: projeto ergonômico.
Ulrich (1995)	Suporte social: ambientes que promovam a rede de apoio às pessoas.	Distração positiva: elementos que distraiam o paciente e tirem o foco da doença.	Controle do ambiente: controlar o espaço a sua volta e o acesso a si.	-
Heerwagen et al. (1995)	Coesão social: pontos de encontro formal ou informal.	Recuperação e relaxamento: quartos silenciosos, boa iluminação, vistas para a natureza.	Controle pessoal: controle de iluminação, som, temperatura e acesso aos quartos.	-
Ministério da Saúde (Brasil, 2010)	Encontro de sujeitos: espaços que possibilitem a vivência entre os usuários.	Confortabilidade: espaços que valorizem elementos que interagem com as pessoas.	-	Espaço facilitador: espaço como facilitador do processo de trabalho.

Fonte: Stokols (1992), Ulrich (1995), Heerwagen et al. (1995) e Ministério da Saúde (Brasil, 2010).

Acompanha esse processo o cumprimento das normas de segurança e saúde do trabalho e normas sanitárias para manter os empregados protegidos de acidentes, contaminações e doenças desencadeadas pela exposição a agentes químicos físicos, biológicos e adaptações ergonômicas, com ações de prevenção, por meio do uso de equipamento de proteção individual (EPI).

O processo de humanização valoriza a colaboração como um dos pilares para alcançar os objetivos, pois os colaboradores não tratam seus colegas como competidores. A taxa de rotatividade (turnover) diminui e estimula a permanência dos colaboradores na instituição, resultando na retenção de talentos.

O tratamento de "time de trabalho" está inserido na política de gestão; e colaboradores motivados e satisfeitos têm o potencial de inovar, encontrando soluções diferentes que elevam a produtividade e a eficiência.

São combatidos pela humanização o absenteísmo, quando o funcionário passa a se ausentar fisicamente do local de trabalho por doença, problemas de relacionamento, entre outros; e o presenteísmo, quando o empregado não chega a faltar, porém está desmotivado, cansado e não executa suas tarefas de forma satisfatória. Aplicam-se atividades para combatê-los, pois prejudicam a qualidade do trabalho e a produtividade dos colaboradores.

Humanização na área da saúde

Quando se fala de humanização em ambiente fragilizado, como nos hospitais, a proposta começa com a atenção aos funcionários para atingir os pacientes.

O Hospital Albert Einstein, por exemplo, adotou um modelo chamado Planetree (Patient Centered Care); embasado em 10 premissas, ele inclui práticas como o prontuário aberto para o paciente, apoio da família, amigos e grupo social, ambientes semelhantes a uma casa, áreas dedicadas a atividades artísticas e divertidas.

Humanização em *call centers*

A empresa Qualirede recebeu o prêmio ABT da Associação Brasileira de Telesserviço por desenvolver uma dinâmica de atendimento humanizado para pacientes e familiares durante o processo de transferência entre hospitais, agilizada por equipe especializada. A melhora da qualidade das interações com os usuários de *call center* é uma demanda urgente, pois impacta a visão que eles têm sobre as organizações.

PLANEJAMENTO ESTRATÉGICO DE GESTÃO DE PESSOAS

O planejamento estratégico tem um papel importante quando se trata de tomada de decisão. Atua como determinador e executor de ações direcionadas ao objetivo comum da organização, baseado na análise de eficiência e eficácia do quadro de colaboradores da instituição.

Por meio da identificação de pontos fracos e fortes e elaboração do planejamento estratégico, a fim de aprimorar as práticas de trabalho, é possível entender:

- as competências de cada profissional;
- as lacunas que a corporação precisa preencher;
- como essas habilidades serão desenvolvidas;
- quais treinamentos é preciso promover;
- os remanejamentos necessários;
- a demanda por novas contratações ou demissões;
- os processos seletivos direcionados;
- o impacto da produtividade no alcance de metas e como melhorar essa relação.

São processos básicos de gestão de pessoas para o traçado das linhas de ações prioritárias do planejamento estratégico:

- prover ao órgãos de pessoal recrutamento/seleção/treinamento;
- estrutura organizacional de carreiras e de cargos;
- desenvolvimento de pessoas por capacitação, treinamento, entre outros;
- relações de trabalho (democratização e administração de conflitos);
- seguridade social (saúde ocupacional, saúde suplementar, previdência, benefícios não salariais, entre outros.);
- política de remuneração (benefícios diretos e indiretos).

Planejar a gestão de pessoas de maneira estratégica é promover a conexão entre os colaboradores e as estratégias, objetivos e metas de uma organização.

O planejamento estratégico de gestão de pessoas procura reconhecer e entender o capital humano, a fim de que suas capacidades sejam aproveitadas para o alcance das metas corporativas, visando ao desenvolvimento e avaliação das habilidades para o trabalho, em ambiente favorável, fortalecendo a rede de relacionamentos.

Devem constar no planejamento de gestão de pessoas:

- número de colaboradores da empresa e a função de cada um deles;
- organograma para identificar os diferentes níveis da empresa;
- planos de cargos e salários;
- processos de recrutamento e seleção de novos colaboradores;
- política de capacitação e desenvolvimento pessoal e profissional dos colaboradores.

No desenvolvimento de uma gestão de pessoas efetiva para a implantação de sistema da qualidade cabem mudanças como: mudança de mentalidade, mudança de paradigma, adaptações da nova realidade e equilíbrio e participação da equipe.

Não há mudanças para a implementação da qualidade no setor de saúde sem pilares de sustentação do processo e administração dos processos relacionados ao setor.

Suprimento de pessoal

É importante conhecer os conceitos de cargo, função, salário, remuneração, benefícios corporativos:

Cargo: conjunto de responsabilidades e deveres agrupados em funções, ocupando uma posição definida e identificada no organograma da empresa para demonstrar sua posição na hierarquia da organização; quanto à relação de subordinação, esta se refere a quem o ocupante do cargo se reporta; quanto à indicação de supervisão, a quem o ocupante do cargo supervisiona; e relações formais colaterais, quais os efeitos de comunicações para os cargos laterais.

Função: rol de tarefas, atividades, atribuições a serem executadas por profissional no processo de trabalho para o qual foi designado.

Salário: o valor acordado entre as partes, empregador e empregado, pelo serviço prestado.

Remuneração: é composta de salário mais benefícios, subtraindo-se os descontos.

Benefícios corporativos: são vantagens que uma empresa disponibiliza aos seus colaboradores, com a intenção de aumentar o nível de satisfação.

Análise e descrição do cargo

Ao realizar a ocupação de um cargo, o processo ocorre com fundamento no conhecimento, habilidades e capacidades para desempenhar as funções adequadamente e assegurar equilíbrio na remuneração, responsabilidade inerente à função, e com base na avaliação de desempenho.

As características pessoais do ocupante do cargo devem ser compatíveis com as especificações do cargo.

A descrição de cargo consiste no detalhamento do papel que o ocupante desempenhará, descrição dos requisitos, responsabilidades e importância das atividades de um cargo, para que este torne-se diferente dos demais existentes e seja posicionado no organograma da empresa.

As especificações do cargo fornecem a percepção da organização a respeito das qualificações humanas desejáveis para o trabalho, expressas em termos de habilidade, educação continuada, experiência, iniciativa, entre outras.

Vantagens da descrição de cargo:

- Contribui para a avaliação de desempenho e padronização no processo de trabalho.
- Possibilita levantamento de dados para remuneração justa ao ocupante do cargo;
- Possibilita a projeção de planos de carreira.
- Possibilita coleta de dados para organização de programas de treinamento e desenvolvimento.
- Contribui para a definição do perfil para orientar os processos de recrutamento e seleção.

Recrutamento e seleção

Lacombe (2005) define recrutamento e seleção como o conjunto de práticas e de processos usados para atrair candidatos para vagas que já existem ou potenciais.

Ocorrem quando existem vagas, podendo ser feitos internamente (com as pessoas que já trabalham na organização) ou externamente (quando há necessidade de pessoas de fora da empresa para trabalhar), procurando selecionar o candidato que mais se adapte à cultura da empresa.

A composição do perfil do candidato ocorre por conhecimento do trabalho a ser realizado, suas responsabilidades e atribuições são estabelecidas nas descrições de cargos.

Segundo Lacombe e Tonelli (2001), o RH começa a repensar o seu papel estratégico em suas atividades estratégicas, ou seja, encontrar uma forma de integrar os objetivos de longo prazo da empresa, as variáveis do ambiente e as necessidades que se tem de pessoas.

A metodologia aplicada pode ser a análise de conhecimento técnico-científico, entrevistas, testes psicológicos, análise de currículo, dinâmicas de grupo, entre outras.

A escolha ocorre conforme as exigências e características da descrição de cargo e, após a sua definição, os candidatos aptos passam pelo exame médico e, posteriormente, pelo processo de admissão.

Treinamento e desenvolvimento de pessoas

Responsável pela definição, planejamento e execução dos treinamentos e cursos de desenvolvimento profissional, fornece elementos para alimentar a avaliação de desempenho.

Para conhecer o processo de treinamento e desenvolvimento e sua aplicabilidade nas organizações, observe as definições:

- **Treinamento:** aquisição de conhecimento e habilidade específica; transmite conhecimentos específicos relativos ao trabalho, atitude frente a aspectos da organização, da tarefa e do ambiente.
- **Desenvolvimento:** manutenção e melhoria do desempenho profissional, não apenas para manter-se no cargo, mas também para outra função para a qual a pessoa possa ser considerada.

Um programa de treinamento deve ser um processo contínuo e dinâmico, objetivando promover a melhoria da atuação profissional e a satisfação pelo trabalho realizado, pois funciona por meio da aprendizagem, e o resultado de um processo de aquisição de experiências leva o indivíduo à mudança de comportamento.

O treinamento influi diretamente nos resultados esperados para a organização, seja por conhecimento técnico-operacional ou em nível estratégico e de gestão.

O treinamento é composto de quatro etapas:

- **Diagnóstico:** é o levantamento das necessidades a serem satisfeitas, podendo ser no passado, no presente ou no futuro.
- **Desenho:** é a elaboração do treinamento para atender as necessidades.
- **Implementação:** é a aplicação e condução do programa de treinamento.
- **Avaliação:** consta na verificação dos resultados do treinamento.

A construção de um programa de treinamento se dá por meio de levantamento das necessidades por meio dos seguintes indicadores:

- **Análise organizacional**
  - aumento da eficácia organizacional;

- melhoria na imagem da empresa;
- melhoria no clima organizacional;
- melhor relacionamento empresa x empregado;
- facilidade nas mudanças e na inovação;
- aumento da eficiência.

▪ **Análise dos indivíduos**
- redução da rotação de pessoal;
- redução do absenteísmo;
- aumento da eficiência individual dos empregados;
- aumento das habilidades das pessoas;
- mudança de atitudes e de comportamento das pessoas.

▪ **Análise do trabalho**
- aumento da produtividade;
- melhoria na qualidade dos serviços;
- redução do tempo de treinamento;
- redução do índice de acidentes;
- redução no índice de manutenção de máquinas e equipamentos.

Programa de integração de pessoal

São aplicados em três etapas, por meio do programa de integração de pessoal, que se inicia no primeiro dia de trabalho do profissional:

▪ **Integração institucional**
De responsabilidade da área de RH, ocorrem palestras específicas, com a participação de todos os funcionários.

▪ **Integração do local de trabalho**
De responsabilidade do gestor imediato.

▪ **Treinamento admissional**
De responsabilidade do gestor da instituição, objetiva garantir a padronização das rotinas no local de trabalho, capacitando o profissional para o exercício da função. Ocorre antes do início das atividades.

O programa de integração de pessoal tem por objetivo facilitar o processo de adaptação na instituição, integrando o profissional às políticas de gestão, normas e regulamentos internos.

Avaliação de desempenho

Tem como objetivo o acompanhamento/avaliação de desempenho dos profissionais com abordagem na missão, visão e objetivos da instituição, fundamentados nos valores culturais e políticas implantadas.

Objetivos:

- Definir o grau de contribuição de cada colaborador.
- Promover o desenvolvimento dos colaboradores.
- Descobrir talentos e potencialidades.
- Oferecer oportunidades para que o potencial se manifeste.
- Posicionar o colaborador em um cargo em que possa render mais e estar satisfeito.
- Identificar os que precisam de aperfeiçoamento em determinadas áreas de seu trabalho.
- Elaborar planos de ação para desempenhos insatisfatórios.
- Oferecer subsídios para fins de remuneração.
- Oferecer oportunidades para que o empregado conheça seus pontos fortes e fracos e procure corrigir as deficiências.
- Assegurar a continuidade e manutenção do programa de avaliação.

Tipos de avaliação

- Observação.
- Preenchimento de questionário.
- Análise de comportamento.

Qualidade e o potencial humano

Ao desenvolver uma política de gestão de pessoas voltada para a qualidade, o gestor determinará estratégias de atuação, pois necessita da qualidade profissional das pessoas que executam essas atividades.

Realizar trabalhos de equipe, facilitar e estimular a integração entre seus colaboradores, adotar a gestão participativa, promover treinamentos e eventos de desenvolvimento são pilares para uma organização com estratégia para a qualidade com produtividade.

Assim, redefinindo o conceito tomamos a humanização como estratégia de interferência nestas práticas, levando em conta que sujeitos sociais, atores concretos e engajados em práticas locais, quando mobilizados, são capazes de, coletivamente, transformar realidades, transformando-se a si próprios neste mesmo processo. Trata-se, então, de investir, a partir desta concepção de humano, na produção de outras formas de interação entre os sujeitos que constituem os sistemas de saúde, deles usufruem e neles se transformam, acolhendo tais atores e fomentando seu protagonismo (BENEVIDES e PASSOS, 2005).

Podemos concordar que uma política de gestão de pessoas e humanização tem um papel fundamental na preparação das pessoas para realizarem mudanças necessárias na organização, face à opção pela qualidade.

Os líderes são atores importantes para o sucesso da humanização e gestão de pessoas.

REFERÊNCIAS

1. ÁVILA, L. V.; STECCA, J. P. Gestão de pessoas. Universidade Federal de Santa Maria, Colégio Politécnico; Rede e-Tec Brasil, 2015. 76 p.
2. BRASIL, MINISTÉRIO DA SAÚDE. Política Nacional de Humanização, 2004. Disponível em: http://portal.saude.gov.br/saude/area.cfm?id_area=390. Acesso em: 25 ago. 2006.
3. BENEVIDES DE BARROS, R.; PASSOS, E. A humanização como dimensão pública das políticas públicas de saúde. Ciência & Saúde Coletiva, 10(3):561-71, 2005.
4. BITENCOURT, C. C. A gestão de competências gerenciais e a contribuição da aprendizagem organizacional. RAE-Revista de Administração de Empresas, 44(1):58-69, 2004.
5. BRANDÃO, H. P.; GUIMARÃES, T. A. Gestão de competências e gestão de desempenho: tecnologias distintas ou instrumentos de um mesmo construto? RAE-Revista de Administração de Empresas FGV, 41(1):8-15, 2001.
6. CAMPOS, G. W. Um método para análise e cogestão dos coletivos: a construção do sujeito, a produção de valor de uso e a democracia em instituições - o método da roda. São Paulo: Hucitec, 2000.
7. CASATE, J. C.; CORRÊA, A. K. Humanização do atendimento em saúde: conhecimento veiculado na literatura brasileira de enfermagem. Rev. Lat-Am. Enfermag., 13(1):105-11, 2005.
8. CHIAVENATO, I. Gestão de pessoas: o novo papel dos recursos humanos nas organizações. 3.ed. Rio de Janeiro: Elsevier, 2008.
9. CHIAVENATO, I. Recursos humanos. São Paulo: Atlas, 2002.
10. CHIAVENATO, I. Recursos Humanos: o capital humano das organizações. São Paulo: Atlas, 2004.
11. DESLANDES, S. F. Análise do discurso oficial sobre humanização da assistência hospitalar. Ciênc. Saúde Colet., 9(1):7-13, 2004.
12. DUTRA, J. S. (org.). Gestão por competências: um modelo avançado para o gerenciamento de pessoas. São Paulo: Editora Gente, 2001.
13. FLEURY, M. T. L.; FLEURY, A. C. C. Construindo o conceito de competência. São Paulo: RAC, Edição especial, 2001.
14. LACOMBE, F.; HEILBORN, G. Administração: princípios e tendências. São Paulo: Saraiva, 2006.
15. LEME, R. Aplicação prática de gestão de pessoas por competências. Rio de janeiro: Qualitymark, 2005.
16. LUCENA, M. D. S. Planejamento de Recursos Humanos. São Paulo: Atlas, 1992.
17. MILITÃO, A. Jogos, dinâmicas e vivências grupais. Rio de Janeiro: Quality, 2006.

18. PEIXOTO, P. Gestão estratégica de recursos humanos para a qualidade e a produtividade. Rio de Janeiro: Qualitymark, 1995.
19. PINCHOT, G. O poder das pessoas: como usar a inteligência de todos dentro da empresa para a conquista do mercado. Rio de Janeiro: Campus, 1994.
20. PONTES, B. R. Planejamento, recrutamento e seleção de pessoal. São Paulo: LTr, 1988.
21. PUCCINI, P. T.; CECÍLIO, L. C. O. A humanização dos serviços e o direito à saúde. Cad. Saúde Pública, 20(5):1342-53, 2004.
22. RUANO, A. Gestão por competências. Editora Qualitymark, 2003.
23. TEIXEIRA, R. R. Humanização e atenção primária à saúde. Ciênc. Saúde Colet., 10(3):585-98, 2005.
24. TERRA, J. C. C. Gestão do conhecimento: as setes dimensões. 5.ed. Rio de Janeiro: Campus, 2005.
25. TISSOT, J. T.; VERGARA, L. G. L.; ELY, V. H. M. Definição de atributos ambientais essenciais para a humanização em quartos de internação. Ambient. Constr. 20(3):541-51, 2020.
26. VAITSMAN, J.; ANDRADE, G. Satisfação e responsividade: formas de medir a qualidade e a humanização da assistência à saúde Ciênc. Saúde Colet., 10(3):599-613, 2005.
27. ZABOT, J. B. M. Gestão do conhecimento. São Paulo: Atlas, 2002.
28. WEIL, P. O novo paradigma holístico. São Paulo: Summus, 1991.

15

LEGISLAÇÃO E ÉTICA NOS SERVIÇOS DE SAÚDE

Rodrigo Tadeu Donizete Marques da Silva

INTRODUÇÃO

Uma sociedade depende de regras e leis para que tenha controle social, o mesmo se aplica às empresas prestadoras de serviços de saúde. Para tanto, há a necessidade de uma legislação composta de um conjunto de leis que objetivam o controle das atividades e ações dos gestores e suas equipes. Assim, foram desenvolvidas leis para proteção de consumidores, profissionais e, claro, as empresas de serviços de saúde.

CÓDIGO DE DEFESA DO CONSUMIDOR

Até 1990 não havia nenhuma lei específica para a tratativa das lides referentes às relações de consumo (fornecedor e consumidor), assim, todas estas eram regidas pelo código civil como uma relação contratual. Porém os desenvolvimentos sociais ocorridos com o passar dos anos trouxeram preocupações, das quais seria oportuna a proteção do agente hipossuficiente (consumidor) na relação de consumo, sem criar danos ao lado mais forte (fornecedor). Para entender melhor esses elementos da relação de consumo e identificar a relação entre médico e paciente, é preciso reconhecê-los.

Consumidor

É qualquer pessoa que compra um produto ou que contrata um serviço para satisfazer suas necessidades pessoais ou familiares. Também consideram-se consumidores as vítimas de acidentes causados por produtos defeituosos, mesmo que não os tenham adquirido (art. 17, CDC), bem como as pessoas expostas às práticas abusivas previstas no Código do Consumidor, por exemplo, publicidade enganosa ou abusiva (art. 29, CDC). Qualquer produto que você consuma ou serviço que você contrate, desde a compra de uma balinha até o serviço de um amolador de tesouras, torna você um consumidor.

Fornecedor

São pessoas, empresas públicas ou particulares, nacionais ou estrangeiras que oferecem produtos ou serviços para os consumidores. Essas pessoas ou empresas produzem, montam, criam, transformam, importam, exportam, distribuem ou vendem produtos ou serviços para os consumidores.

Relação de consumo

Para alguém vender é preciso ter pessoas interessadas em comprar. Ou o contrário: para alguém comprar um produto é preciso ter alguém para vender. Essa troca de dinheiro por produto ou serviço, entre o fornecedor e o consumidor, é uma relação de consumo. Agora que você já sabe o que é consumidor, fornecedor, produto, serviço e relação de consumo, fica mais fácil compreender o Código de Defesa do Consumidor. O Código de Defesa do Consumidor é um conjunto de normas que regulam as relações de consumo, protegendo o consumidor e colocando os órgãos e entidades de defesa do consumidor a seu serviço.

Direitos básicos do consumidor

De acordo com o art. 6º do Art. 6º, do Código de Defesa do Consumidor (CDC), são eles:

1. **Proteção da vida e da saúde**: antes de comprar um produto ou utilizar um serviço você deve ser avisado, pelo fornecedor, dos possíveis riscos que podem oferecer à sua saúde ou segurança.
2. **Educação para o consumo**: você tem o direito de receber orientação sobre o consumo adequado e correto dos produtos e serviços.
3. **Liberdade de escolha de produtos e serviços**: você tem todo o direito de escolher o produto ou serviço que achar melhor.
4. **Informação:** todo produto deve trazer informações claras sobre sua quantidade, peso, composição, preço, riscos que apresenta e sobre o modo de utilizá-lo. Antes de contratar um serviço você tem direito a todas as informações de que necessitar.

5. **Proteção contra publicidade enganosa e abusiva**: o consumidor tem o direito de exigir que tudo o que for anunciado seja cumprido. Se o que foi prometido no anúncio não for cumprido, o consumidor tem direito de cancelar o contrato e receber a devolução da quantia que havia pago. A publicidade enganosa e a abusiva são proibidas pelo Código de Defesa do Consumidor. São consideradas crime (art. 67, CDC).
6. **Proteção contratual**: quando duas ou mais pessoas assinam um acordo ou um formulário com cláusulas pré-redigidas por uma delas, concluem um contrato, assumindo obrigações. O Código protege o consumidor quando as cláusulas do contrato não forem cumpridas ou quando forem prejudiciais ao consumidor. Neste caso, as cláusulas podem ser anuladas ou modificadas por um juiz. O contrato não obriga o consumidor caso este não tome conhecimento do que nele está escrito.
7. **Indenização:** quando for prejudicado, o consumidor tem o direito de ser indenizado por quem lhe vendeu o produto ou lhe prestou o serviço, inclusive por danos morais.
8. **Acesso à Justiça:** o consumidor que tiver os seus direitos violados pode recorrer à Justiça e pedir ao juiz que determine ao fornecedor que eles sejam respeitados.
9. **Facilitação da defesa dos seus direitos**: o Código de Defesa do Consumidor facilitou a defesa dos direitos do consumidor, permitindo até mesmo que, em certos casos, seja invertido o ônus de provar os fatos.
10. **Qualidade dos serviços públicos**: existem normas no Código de Defesa do Consumidor que asseguram a prestação de serviços públicos de qualidade, assim como o bom atendimento do consumidor pelos órgãos públicos ou empresas concessionárias desses serviços.

Agora que se conhecem as bases do Código de Defesa do Consumidor e os direitos aplicados aos consumidores, de acordo com esse Código, serão analisadas as responsabilidades dos serviços de saúde mediante as regras nele inseridas.

CULPA OBJETIVA

De acordo com o art. 14 do Código de Defesa do Consumidor (CDC): "O fornecedor de serviços responde, independentemente da existência de culpa, pela reparação dos danos causados aos consumidores por defeitos relativos à prestação dos serviços, bem como por informações insuficientes ou inadequadas sobre sua fruição e riscos". Como diz a letra da lei, "independentemente da existência de culpa", podemos constatar que a culpa do serviço de saúde (fornecedor) tem culpa objetiva, ou seja, o fornecedor deverá provar que não tem culpa, em virtude da atividade de risco. Para tanto, é muito importante a realização de contratos de prestação de serviços e termos de consentimentos, em que os direitos básicos dos consumidores serão preservados, principalmente a proteção contratual e o direto à informação.

Para que o serviço de saúde possa se defender de eventuais processos, ou seja, possuir excludentes de culpabilidade, o fornecedor deverá se calçar no § 3º do ART. 14 do CDC:

O fornecedor de serviços só não será responsabilizado quando provar:

I – que, tendo prestado o serviço, o defeito inexiste;
II – a culpa exclusiva do consumidor ou de terceiros.

Dessa forma, a devida orientação ao consumidor, por parte do fornecedor, deve esclarecer muito bem as responsabilidades referentes ao consumidor para com o fornecedor (serviços de saúde) e os danos reais que a falta da realização desses procedimentos poderão interferir no sucesso do tratamento (serviço prestado).

Por outro lado, a responsabilidade do profissional (médico, enfermeiro, biomédico, farmacêutico etc.) é subjetiva (art. 14, § 4º), ou seja, deve ser provada a sua culpa.

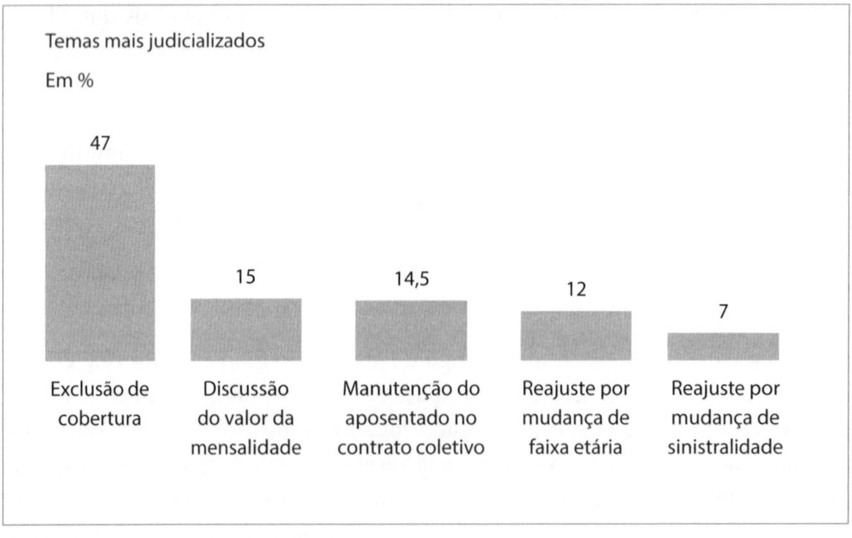

FIGURA 1 Temas mais judicializados.

Fonte: Adaptada pelo autor do Relatório "Judicialização na Saúde Suplementar" (*Folha de S.Paulo*).

RESPONSABILIDADE CIVIL NA SAÚDE

O direito médico é baseado na responsabilidade (arts. 927 a 954 do Código Civil). No direito médico, devem ser levadas em consideração suas características culposas, subjetivas, aplicadas ao profissional, em que se deve provar a culpa. Nas objetivas, deve ser aplicado o princípio do risco. Nesse modelo de culpa, a empresa deve provar inocência.

Nos casos em que há erro médico, o profissional tem responsabilidade subjetiva, enquanto o hospital e até o plano de saúde, caso exista, têm sua culpa objetiva.

São elementos da culpa na responsabilidade civil: a negligência (deixar de fazer), por exemplo, deixar de utilizar um componente em um curativo e, por essa razão, ocorrer um processo infeccioso; imprudência (fazer mais do que deveria), por exemplo, aumentar a dose de determinado medicamento, sem comprovação científica, porém objetivando a melhora mais rápida do paciente, e, consequentemente, gerar um dano; ou ainda a imperícia (realizar uma atividade que seu executor não esteja autorizado a realizar), por exemplo, cirurgia plástica realizada por um médico sem especialização na área. Nesses casos, poderá configurar-se a culpa do estabelecimento de saúde e/ou do profissional responsável pelo procedimento.

O art. 186 do Código Civil dispõe: "Aquele que, por ação ou omissão voluntária, negligência ou imprudência, violar direito e causar dano a outrem, ainda que exclusivamente moral, comete ato ilícito".

Nesse artigo podemos identificar que ação (fazer algo) ou omissão (deixar de fazer o que deveria ter sido feito) poderá desencadear um processo indenizatório aos serviços de saúde, desde que esses procedimentos sejam oriundos de culpa. Na responsabilidade civil há pressupostos, não haverá responsabilidade civil sem que haja a confirmação de um dano, mesmo que não haja confirmação de culpa, como nos casos de culpa objetiva. É muito importante a evidência de um nexo de causalidade que se portaria como uma ponte entre o ato causador do dano e o resultado do dano.

Tipos de danos

Os danos podem ser classificados em:

- **materiais:** trata-se de perdas financeiras ou de patrimônio. Na saúde, pode ser solicitado para a repor um valor pago por um procedimento que não foi bem-sucedido;
- **morais:** consistem em uma lesão a interesse não patrimonial, uma violação a um estado psíquico do indivíduo. Embora o dano moral seja normalmen-

te vinculado à dor, ao sofrimento, à tristeza, ele não está restrito a esses elementos, estendendo-se a todos os bens personalíssimos.

Carlos Roberto Gonçalves, ao tratar do tema, assevera que:

> Dano moral é o que atinge o ofendido como pessoa, não lesando seu patrimônio. É lesão de bem que integra os direitos da personalidade, como a honra, a dignidade, intimidade, a imagem, o bom nome, etc., como se infere dos arts. 1º, III, e 5º, V e X, da Constituição Federal, e que acarreta ao lesado dor, sofrimento, tristeza, vexame e humilhação (GONÇALVES, 2009, p. – 359);

- **estéticos:** Sebastião Geraldo de Oliveira, em sua obra *Indenizações por acidente do trabalho ou doença ocupacional*, aduz:

> Enquadra-se no conceito de dano estético qualquer alteração morfológica do acidentado, como, por exemplo, a perda de algum membro ou mesmo de um dedo, uma cicatriz ou qualquer mudança corporal que cause repulsa, afeamento ou apenas desperte a atenção por ser diferente.

Ou seja, todo e qualquer dano físico oriundo de ato derivado do procedimento do serviço de saúde é caracterizado como dano estético.

Ainda sobre a doutrina da responsabilidade civil no âmbito dos serviços de saúde, podemos destacar o art. 927 do Código Civil:

> Aquele que, por ato ilícito (arts. 186 e 187), causar dano a outrem, fica obrigado a repará-lo.
>
> Parágrafo único. Haverá obrigação de reparar o dano, independentemente de culpa, nos casos especificados em lei, ou quando a atividade normalmente desenvolvida pelo autor do dano implicar, por sua natureza, risco para os direitos de outrem.

Observe que esse artigo trata da obrigatoriedade em reparar o dano, caso este seja devidamente comprovado, ou, nos casos de culpa objetiva, não seja afastado pelo fornecedor de serviços de saúde.

Observe, ainda, o que diz o art. 932 do mesmo Código:

São também responsáveis pela reparação civil:

> III – o empregador ou comitente, por seus empregados, serviçais e prepostos, no exercício do trabalho que lhes competir, ou em razão dele;

QUADRO 1 Temas mais julgados na seção de Direito Privado

2016		2017	
Assunto	Número de casos	Assunto	Número de casos
Bancários	55.923	**Planos de saúde**	25.146
Contratos Bancários	22.149	Bancários	24.407
Planos de saúde	21.768	Promessa de compra e venda	24.206
Promessa de compra e venda	20.303	Expurgos inflacionários/planos econômicos	20.285
Expurgos inflacionários/ planos econômicos	19.861	Contratos bancários	19.876
Telefonia	15.476	Prestação de serviços	16.885
Locação de imóvel	13.609	Telefonia	16.305
Prestação de serviços	13.579	Locação de imóvel	14.369
Compra e venda	11.928	Compra e venda	13.519
Alienação fiduciária	11.718	Taxa de serviços de assessoria técnica, jurídica, imobiliária	10.502

Fonte: Adaptado de Revista *Conjur* (www.conjur.com.br).

Fica claro que o empregador (hospitais, clínicas, ambulatórios, centros de diagnósticos etc.) responderá, de forma objetiva, pelos atos danosos praticados por seus colaboradores.

Os dados do Quadro 1 mostram um estudo realizado em 2016 e 2017, em que se observam processos de planos de saúde dispostos em terceiro e primeiro lugares. Uma das grandes missões do gestor de serviços de saúde é proporcionar processos de trabalho que diminuam as judicializações, que promovem, por sua vez, um prejuízo altíssimo aos serviços de saúde.

Processo de **mistanásia:** de acordo com Camargo (1994):

> A origem da palavra mistanásia pode ser retirada do grego *mis,* que significa infeliz, e *thanatos,* que quer dizer morte, podendo ser compreendido como "uma morte infeliz". Esse termo é utilizado quando referido à morte de pessoas que, quando excluídas socialmente, morrem em razão da falta de tratamento de saúde adequado.

Esse processo se dá pela falha gerencial na compra de insumos e medicamentos que podem ter interferido negativamente no tratamento do paciente, levando-o à morte (Figura 2).

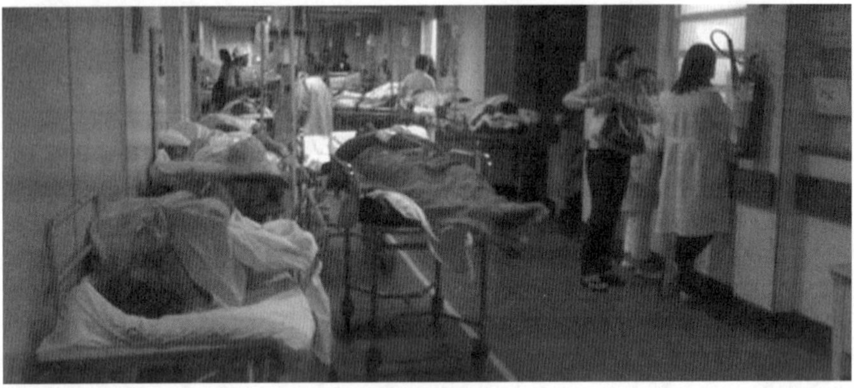

FIGURA 2 Corredores do setor de pronto atendimento.
Fonte: Mistanásia – A bem da Nação - https://abemdanacao.blogs.sapo.pt/mistanasia-1604505.

Ele trata, em sua raiz, da importância de se proteger com processos bem definidos, indicadores operacionais e gerenciais bem planejados e um excelente planejamento estratégico, para evitar tais responsabilidades civis, em face do gestor de serviços de saúde. Ou, ainda, danos financeiros inesperados e gravíssimos que poderiam abalar as estruturas econômicas das unidades de saúde. O gestor deverá estar preparado para produzir provas de defesa em favor da instituição e que logrem êxito em um processo reverso contra o profissional responsável pelo ato danoso ao seu cliente.

Este capítulo tem como objetivo apresentar as bases jurídicas e éticas que um gestor deve ter para que esses cuidados possam ser realizados com segurança, sem interferir na qualidade do serviço prestado ao cliente/paciente.

REFERÊNCIAS

1. CAMARGO, A. L. C. Culpabilidade e reprovação penal. São Paulo: Sugestões Literárias, 1994.
2. GAFO, J. apud SANTOS, J. R.; DUARTE, H. G. Eutanásia: o direito de morrer à luz do princípio constitucional da dignidade da pessoa humana. In: Âmbito Jurídico, Rio Grande, XIX, n. 148, maio 2016. Disponível em: https://ambitojuridico.com.br/edicoes/revista-148/eutanasia-o-direito-de-morrer-a-luz-do-principio-constitucional-da-dignidade-da-pessoa-humana/. Acesso em: 29 set. 2018.
3. CÓDIGO DE DEFESA DO CONSUMIDOR. Lei n. 8.078, de 11 de setembro de 1990, Procon – 2020/2021.
4. CÓDIGO CIVIL. Lei n. 10.406, de 10 de janeiro de 2002, art. 187, 188, 927 e 932. Barueri: Manole, 2020.

16

COMISSÕES E COMITÊS HOSPITALARES

Aírton Viriato

Anísio de Moura

INTRODUÇÃO

O administrador hospitalar poderá utilizar como estratégia uma das melhores formas de garantir qualidade e maior segurança no atendimento ao paciente, que é por meio da criação das comissões e dos comitês hospitalares.

Tanto as comissões quanto os comitês hospitalares funcionam em conformidade com as resoluções do Ministério da Saúde e da Agência Nacional de Vigilância Sanitária (Anvisa). São ferramentas que auxiliam na gestão do hospital e podem ser permanentes ou temporárias, considerando as normas, diretrizes e legislações vigentes e pertinentes a cada área hospitalar. O objetivo comum dessas comissões é a melhoria dos processos de trabalho, seja elaborando planos ou implantando e fiscalizando ações, priorizando sempre a aplicação de boas práticas.

A etimologia da palavra comissão: do latim – *comissio onis* – é um conjunto de pessoas designadas pela autoridade do hospital, ou escolhidas por uma assembleia para estudar um assunto, acompanhar um projeto, avaliar procedimentos técnicos e emitir pareceres. A etimologia da palavra comitê: em francês *Comité*, do anglo-francês *commettee* – antigo part. pas. de – *commetre* – (hoje *commis*), do latim *committĕre*' – confiar, entregar, comunicar. Um comitê também pode ser um grupo de sábios e notórios especialistas, convocados pelo diretor do hospital (autoridade maior) para tratar de uma questão determinada e impor ou propor soluções para um projeto de grande importância, sempre se referindo à grandiosidade de uma organização departamental.

DIFERENÇA ENTRE COMISSÃO E COMITÊ

A diferença entre comissão e comitê reside basicamente na forma e nas características de atuação. As comissões costumam ter um caráter "executivo" (responsável por execução, fazer cumprir a legislação, emitir relatórios e decisões), já os comitês possuem um caráter próximo do "legislativo" (elaborar e estabelecer rotinas, normas e procedimentos técnicos, além de emitir pareceres técnicos). No entanto, ambos são formados por profissionais técnicos, altamente qualificados, e têm como principal função servir de instrumento de gestão, ao oferecer subsídios ao dirigente. As comissões e os comitês hospitalares são responsáveis pelo fortalecimento das iniciativas de padronização dos processos internos e pela qualidade e segurança dos serviços prestados aos usuários, tanto do sistema público quanto da iniciativa privada. Os hospitais procuram constituir as comissões e os comitês hospitalares de acordo com suas especificidades, visando sempre aos melhores resultados, cada vez mais efetivos junto aos pacientes.

O PAPEL DAS COMISSÕES E DOS COMITÊS

O papel das comissões hospitalares é a melhoria contínua dos processos internos, a busca da excelência dos serviços prestados, tanto no que tange à assistência quanto ao ensino e à pesquisa. Para isso, elas são as mais variadas possíveis, visando atender às especificidades de cada área hospitalar. Além disso, as comissões devem ser proativas e possuir espaço aberto junto à gestão, ao propor atitudes preventivas e corretivas e, dessa forma, legitimar seu papel na instituição. Já as ferramentas de gestão e qualidade, por sua vez, devem ser utilizadas com a finalidade de definir, mensurar, analisar e propor soluções para os problemas que interferem no bom desempenho dos processos de trabalho. As comissões hospitalares devem contar com inúmeras ferramentas de gestão, que permitirão elaborar indicadores de processo. São eles que servirão para embasar as decisões dos gestores. Afinal de contas, elas surgiram com o objetivo de viabilizar ações de melhoria conjunta com a administração da instituição.

São ainda consideradas necessárias para formulação de políticas, coordenação e monitoramento, em todo o hospital, de atividades que são consideradas críticas na prestação de serviços de saúde de qualidade. As comissões e os comitês estão inseridos no processo de acreditação hospitalar, são elas as responsáveis pela implementação das etapas necessárias para a obtenção das certificações. Elas devem buscar junto à equipe de governança a implementação das ações e ferramentas necessárias, além de cobrar seu cumprimento de acordo com as normas estabelecidas. Além disso, é papel vital das comissões hospitalares garantirem a qualidade no atendimento aos pacientes. Acima de tudo, devem trabalhar de forma sistemática, possuindo membros em quantidade suficiente para atender a demanda dos serviços. Dessa forma, cada uma delas deve ter sua constituição fundamentada em portarias e resoluções, bem como contar com a estrutura necessária para o desempenho das suas funções.

As comissões produzem e evidenciam indicadores – ferramentas imprescindíveis para a qualidade dos serviços do hospital. Portanto, ao produzir e disponibilizar tais números e indicadores relevantes sobre áreas críticas do hospital à alta gestão e à sociedade, as comissões hospitalares contribuem para a transparência e melhor gestão dos serviços prestados. Cabe ainda às comissões desenvolver e apresentar propostas de modernização dos atendimentos e aperfeiçoamento da rotina, tendo como foco central sempre a melhor qualidade no atendimento prestado ao paciente. De acordo com a legislação pertinente que determina a implantação e o funcionamento de comissões hospitalares, podem ser obrigatórias, permanentes e/ou provisórias. A Portaria Interministerial n. 285 de 24 de março de 2015 define que os estabelecimentos hospitalares devem ter constituídas, e em permanente funcionamento, 17 comissões assessoras obrigatórias, além de ter constituídas e em permanente funcionamento, quando couberem, as demais comissões assessoras pertinentes, de acordo com o perfil assistencial de cada estabelecimento hospitalar.

NÚMERO DE COMISSÕES E COMITÊS HOSPITALARES

Você, leitor, irá se surpreender com esse número – 59 (cinquenta e nove) – comissões e comitês técnicos hospitalares que iremos reportar a seguir.

De acordo com a Portaria Interministerial – Ministério da Saúde e Ministério da Educação – n. 285, de 24 de março de 2015, que redefine o Programa de Certificação de Hospitais de ensino, são consideradas comissões obrigatórias as 17 primeiras.

Na experiência dos autores, iremos propor ao administrador hospitalar, além das 17 comissões obrigatórias (as 17 primeiras), mais 33 comissões e 9 comitês hospitalares que poderão ser instituídas(os) em caráter temporário e/ou provisório. Por tal relevância, o programa de comissões hospitalares tem adquirido cada vez mais importância junto aos serviços de saúde, em decorrência da integralidade entre os setores. Outro fator são as conquistas e melhorias administrativas, essenciais para os processos de acreditação hospitalar. Uma comissão ou um comitê é constituída(o) por um presidente ou coordenador e seus membros e uma secretária, em geral são de 7 a 15 profissionais do hospital.

Para ser oficial e ser reconhecida no hospital, a comissão deverá ser publicada no Diário Oficial (quando for em um hospital público) ou por meio de uma portaria do diretor (quando se tratar de um hospital privado). São documentos necessários para ser instituída: o ato da publicação, o regimento, os formulários, as guias de encaminhamento e o livro ata de reuniões. Uma função primordial das comissões é emitir pareceres técnicos.

Em geral, cada comissão e/ou comitê possui uma página no portal da unidade hospitalar, onde constam todos esses documentos, bem como os manuais de normas e rotinas, os procedimentos e os Procedimentos Operacionais Padrão – POP.

PRINCIPAIS COMISSÕES E COMITÊS HOSPITALARES

A seguir as denominações das comissões e comitês hospitalares, lembrando que as 17 primeiras são obrigatórias de caráter permanente e as demais poderão ser provisórias:

1. Comissão de Controle de Infecção Hospitalar
2. Comissão de Ética em Enfermagem
3. Comissão de Ética Médica
4. Comissão de Farmácia e Terapêutica
5. Comissão de Gerenciamento de Resíduos de Serviços de Saúde
6. Comissão de Proteção Radiológica
7. Comissão de Residência Médica
8. Comissão de Residência Multiprofissional em Saúde
9. Comissão de Revisão de Óbitos
10. Comissão de Revisão de Prontuários e Documentação Médica e Estatística
11. Comissão de Terapia Nutricional
12. Comissão Interna de Prevenção de Acidentes
13. Comissão Intra-Hospitalar de Doação de Órgãos e Tecidos para Transplantes
14. Comissão Permanente de Desenvolvimento de Pessoas
15. Comitê de Auditoria Transfusional
16. Comitê de Ética em Pesquisa
17. Comitê de Segurança do Paciente
18. Comissão da Lei de Acesso à Informação
19. Comissão de Acompanhamento à Contratualização
20. Comissão de Administração de quimioterápicos antineoplásicos
21. Comissão de Análise de Óbitos e Biópsias
22. Comissão de Avaliação da Qualidade Hospitalar
23. Comissão de Biossegurança
24. Comissão de Cuidados Paliativos
25. Comissão de Documentação Médica e Estatística

26. Comissão de Ergonomia
27. Comissão de Ética Multiprofissional
28. Comissão de Farmacovigilância
29. Comissão de Gerenciamento de Risco e Segurança do Paciente
30. Comissão de Gerenciamento do Uso de Antimicrobianos
31. Comissão de Hemovigilância
32. Comissão de Indicadores Hospitalares
33. Comissão de Inventário de Estoques
34. Comissão de Inventário Físico-Financeiro do Patrimônio
35. Comissão de Mortalidade Materna, Infantil e Fetal
36. Comissão de Padronização de Equipamentos Hospitalares
37. Comissão de Padronização de Materiais Médico-Hospitalares
38. Comissão de Padronização de Medicamentos
39. Comissão de Prevenção e Tratamento de Feridas
40. Comissão de Processos e Práticas de Hotelaria Hospitalar
41. Comissão de Revisão de Prontuários
42. Comissão de Segurança e Saúde no Trabalho
43. Comissão de Sepse
44. Comissão de Tecnovigilância
45. Comissão de Transplantes e Captação de órgãos
46. Comissão do Plano Diretor de Projetos e Obras
47. Comissão Especializada em Tratamento de Lesões por Pressão
48. Comissão Gestora Multidisciplinar da Norma Regulamentadora 32
49. Comissão Multidisciplinar de Terapia Enteral e Parenteral
50. Comissão Permanente de Investigação Preliminar e Processo Administrativo
51. Comitê Científico
52. Comitê de Avaliação das Tecnologias em Saúde
53. Comitê de Bioética
54. Comitê de Gerenciamento de Crise
55. Comitê de Humanização
56. Comitê de Sustentabilidade
57. Comitê de Vigilância Epidemiológica Hospitalar
58. Comitê Deliberativo
59. Comitê Transfusional

PRINCIPAIS OBJETIVOS E ATRIBUIÇÕES

Para subsidiarmos o leitor e os administradores hospitalares, a seguir citados os objetivos gerais e as principais atividades de cada comissão e comitê hospitalar:

Comissão de Controle de Infecção Hospitalar

Uma das comissões mais importantes do hospital é a Comissão de Controle de Infecção Hospitalar, cuja sigla, também conhecida por todos os funcionários do hospital, é a CCIH (Figura 1).

Trata-se de um órgão normativo, que centraliza o problema, permitindo o pronto reconhecimento dos surtos nas diversas áreas do hospital, bem como a determinação das medidas de prevenção e controle. Deverá também conscientizar os administradores sobre a importância da sua existência, considerando os graves riscos de morbidade e mortalidade, bem como o custo do tratamento e média de permanência dos pacientes nos hospitais. Irá oferecer subsídios para a implantação de comissões de controle de infecções nos hospitais. É também responsável pelas ações assistenciais e educacionais relacionadas ao controle e à prevenção de infecções nas unidades hospitalares, desenvolve atividades de ensino, pesquisa e extensão. Tem como prioridade a prevenção de doenças e riscos aos indivíduos e profissionais de saúde, assegurando a qualidade da assistência prestada e reduzindo custos hospitalares. Desenvolve constantemente ações de educação continuada em relação à higienização das mãos para prevenir transmissão cruzada de microrganismos no ambiente de saúde. Deverá desenvolver o Manual de Prevenção de Infecção Hospitalar. O referido manual deverá conter uma necessidade de adoção de medidas de prevenção, controle e monitoramento das infecções hospitalares, considerando a relevância da segurança do paciente para a saúde pública. É constituída por um grupo de profissionais da área de saúde, de nível superior, formalmente designado

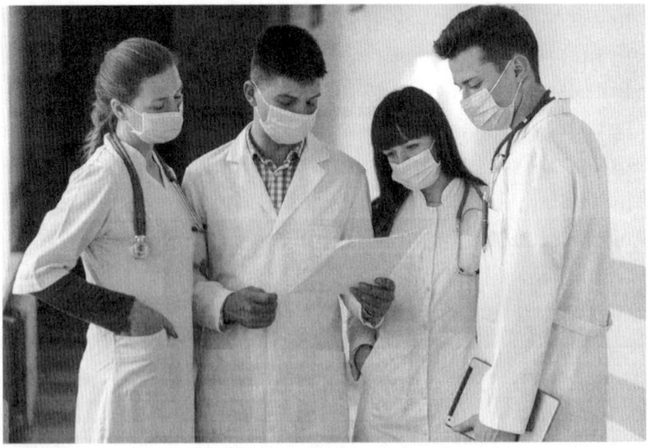

FIGURA 1 Comissão de Controle de Infecção Hospitalar (CCIH).

Fonte: Freepik.

para planejar, elaborar, implementar, manter e avaliar o Programa de Controle de Infecção Hospitalar, adequado às características e necessidades da unidade hospitalar, constituída de membros consultores e executores. A Portaria MS n. 196, de 24 de junho de 1993, instituiu a implantação das Comissões de Controle de Infecções Hospitalares em todos os hospitais do país, independentemente de sua natureza jurídica, física, de direito público ou privado. A Lei n. 9.431, de 6 de janeiro de 1997, normatiza a questão. Sua ementa estabelece: "Dispõe sobre a obrigatoriedade da manutenção de programa de controle de infecções hospitalares pelos hospitais do País", e é válido transcrever os seguintes artigos:

> Art. 1º Os hospitais do País são obrigados a manter Programa de Controle de infecções Hospitalares – PCIH. § 1º Considera-se programa de controle de infecções hospitalares, para os efeitos desta Lei, o conjunto de ações desenvolvidas deliberada e sistematicamente com vistas à redução máxima possível da incidência e da gravidade das infecções hospitalares. § 2º Para os mesmos efeitos, entende-se por infecção hospitalar, também denominada institucional ou nosocomial, qualquer infecção adquirida após a internação de um paciente em hospital e que se manifeste durante a internação ou mesmo após a alta, quando puder ser relacionada com a hospitalização.
>
> Art. 2º Objetivando a adequada execução de seu programa de controle de infecções hospitalares, os hospitais deverão constituir: I – Comissão de Controle de Infecções hospitalares. [...]

Essa lei foi complementada pela Portaria do Ministério da Saúde n. 2616/MS/GM, de 12 de maio de 1998, que estabelece as normas de funcionamento das Comissões de Infecção Hospitalares. De acordo com a lei, o Programa de Controle de Infecção Hospitalar se constitui no conjunto de ações desenvolvidas de forma deliberada e sistemática, tendo como objetivo a redução possível da incidência e gravidade das infecções hospitalares, portanto, se caracterizando como um processo dinâmico no ambiente de uma unidade de saúde. O Parecer CRM-MS n. 17/2004, referente ao Processo Consulta CRM-MS n. 06/2004, estabeleceu:

> Historicamente, no Brasil, o Controle de Infecções Hospitalares, teve seu maior referencial com a Portaria MS n. 196, de 24 de junho de 1993, que instituiu a implantação das Comissões de Controle de Infecções Hospitalares em todos os hospitais do país independente de sua natureza jurídica, física, de direito público ou privado. Na ocasião o Ministério da Saúde optou por treinar os profissionais de saúde credenciando Centros de Treinamento, para ministrar

cursos de Introdução ao Controle de Infecção Hospitalar. Em 12 de maio de 1998, através da Portaria 2.616/MS/GM, ficam estabelecidas as diretrizes gerais do Programa de Controle de Infecções Hospitalares, delineados pela Agência Nacional de Vigilância Sanitária (Anvisa), e novo impulso foi dado no sentido de enfrentar a problemática das infecções relacionadas à assistência.

Por todo o exposto, e sobretudo pela importância da Comissão de Infecção, e pelo que normatiza o § 2º do art. 1º da Lei n. 9.431/97, que define infecção hospitalar também como institucional, e que pode se manifestar após o paciente ser liberado, fica clara a obrigatoriedade da sua implantação em todas as unidades de saúde, aí incluídas as UPAs, que cada vez mais atendem a pacientes graves, e cuja permanência nessas unidades aumentam a cada dia, em virtude da dificuldade de acesso às unidades hospitalares de referência. Compete à Comissão de Controle de Infecção Hospitalar: a) participar da elaboração, implementação, manutenção e avaliação do programa de controle de infecção hospitalar, baseada em metas de melhorias e suas estratégias, definidas anualmente, buscando a qualidade com atuação de educação permanente; o programa deve contemplar ações relativas a: implantação de um Sistema de Vigilância Epidemiológica de Infecções Hospitalares de acordo com a Portaria MS n. 2.616/98; adequação, implementação e supervisão de normas e rotinas técnico-operacionais, visando à prevenção e controle das infecções hospitalares; capacitação do quadro de funcionários e profissionais da instituição, no que diz respeito a prevenção e controle das infecções hospitalares; uso racional de antimicrobianos, germicidas e materiais médico-hospitalares; b) avaliar, periódica e sistematicamente, as informações providas pelo Sistema de Vigilância Epidemiológica de Infecções Hospitalares e analisar criticamente as medidas de controle propostas pelos membros executores da CCIH; c) cooperar com a ação do órgão de gestão do SUS, bem como fornecer, prontamente, as informações epidemiológicas solicitadas pelas autoridades competentes. Compete ao Núcleo Executivo da CCIH: a) desenvolver trabalho de vigilância epidemiológica das infecções hospitalares, com a utilização de busca ativa para a coleta dos dados. Poderão ser utilizados métodos prospectivos, retrospectivos e transversais, visando a determinar taxas de incidência ou prevalência das infecções hospitalares; b) realizar investigação epidemiológica de casos e surtos sempre que indicado e implantar medidas imediatas de controle; c) elaborar, implementar e supervisionar a aplicação de normas e rotinas técnico-operacionais, visando à prevenção, controle e tratamento de infecções hospitalares, bem como limitar a disseminação de agentes responsáveis pelas infecções por meio de precauções de isolamento; d) definir, em cooperação com a Comissão de

Farmácia e Terapêutica e demais setores de apoio, uma política de utilização de antimicrobianos, germicidas e materiais médico-hospitalares para a instituição; e) cooperar com o setor de treinamento com vistas a obter capacitação adequada do quadro de funcionários e profissionais, no que diz respeito ao controle das infecções hospitalares; f) participar de visitas e reuniões em diversos setores do hospital com vistas a identificar problemas e propor medidas para o controle de infecção hospitalar; g) elaborar e divulgar relatórios regularmente, os quais, divulgados junto à diretoria da instituição e às chefias dos setores, comuniquem acerca da situação das infecções hospitalares no hospital e sirvam de base para um amplo debate na comunidade hospitalar. Os indicadores de resultados mais importantes a serem obtidos e analisados periodicamente no hospital são: 1) taxa de infecção hospitalar; 2) taxa de pacientes com infecção hospitalar; 3) distribuição percentual de infecções hospitalares por localização topográfica do paciente; 4) densidade de incidência de infecções hospitalares por procedimento específico na unidade de terapia intensiva; 5) frequência das infecções hospitalares por microrganismos ou por etiologias; 6) coeficiente de sensibilidade aos antimicrobianos; 7) taxa de letalidade associada à infecção hospitalar. h) Desenvolver indicadores estruturais e de processos que permitam avaliações mais abrangentes e proativas do hospital no que tange ao controle das infecções hospitalares. i) Encaminhar o relatório da vigilância epidemiológica e os relatórios de investigações epidemiológicas às Coordenações Estaduais/Distrital/Municipais e à Coordenação de Controle de Infecção Hospitalar do Ministério da Saúde, conforme as normas específicas das referidas coordenações; j) notificar ao Serviço de Vigilância Epidemiológica e Sanitária do organismo da gestão do SUS os casos e surtos diagnosticados ou suspeitos de infecções associadas à utilização de insumos e/ou produtos industrializados; k) notificar, na ausência de um núcleo de epidemiologia, ao organismo de gestão do SUS, os casos diagnosticados ou suspeitos de outras doenças sob vigilância epidemiológica (notificação compulsória), atendidos em qualquer dos serviços ou unidades do hospital, e atuar cooperativamente com os serviços de saúde coletiva; l) Garantir o cumprimento de suas resoluções mantendo estreita relação com os demais profissionais da instituição; m) assessorar o diretor do hospital em assuntos de sua competência (HORR et al., 1978; MS, 1998; SES-CSS, 2021).

Comissão de Ética de Enfermagem

A Comissão de Ética de Enfermagem (Figura 2) exerce, por delegação do Conselho Regional de Enfermagem, atividades nos serviços de enfermagem das instituições de saúde com idoneidade, assumindo funções: educativas,

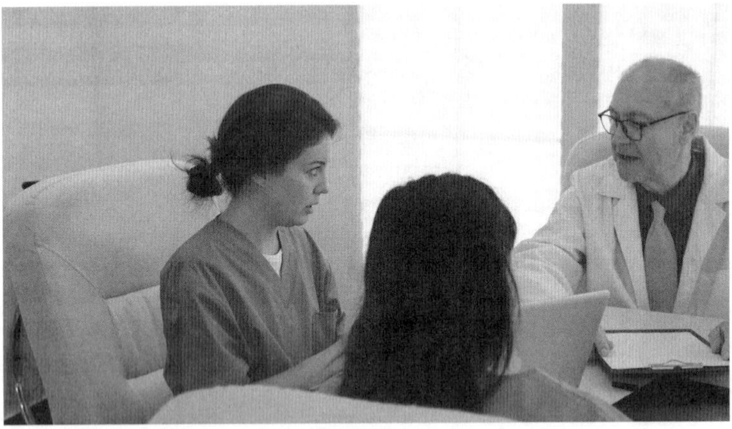

FIGURA 2 Comissão de Ética de Enfermagem.
Fonte: Freepik.

consultivas, conciliadoras e de orientação e vigilância quanto ao exercício ético e disciplinar dos profissionais de enfermagem vinculados a tais entes. Compete ao(a) enfermeiro(a) responsável técnico(a) de enfermagem promover as condições necessárias para a formação e atuação da Comissão de Ética de Enfermagem: Art. 3º – As Comissões de Ética de Enfermagem são vinculadas ao Coren-SP, mantendo sua autonomia e imparcialidade, resguardando o sigilo e discrição sobre assuntos vinculados às condutas de caráter ético e disciplinar dos profissionais de enfermagem. As Comissões de Ética de Enfermagem deverão atuar de modo autônomo, e em caráter consultivo ao(a) enfermeiro(a) responsável técnico(a) de enfermagem, sem qualquer vinculação ou subordinação. As Comissões de Ética de Enfermagem deverão atuar de modo preventivo, por meio da conscientização dos profissionais de enfermagem, quanto ao exercício de suas atribuições éticas e legais, com vista a garantir: a assistência de enfermagem segura, a atuação profissional de enfermagem sem qualquer forma de discriminação, violência ou assédio. A atuação das Comissões de Ética de Enfermagem deverá estender-se à preservação da adequada e nobre imagem da profissão, de seus profissionais e instituições. A atuação das Comissões de Ética de Enfermagem deverá ser conciliadora nas questões de conflitos interprofissionais e que não envolvam terceiros, riscos a usuários do serviço, pacientes, familiares e a comunidade em geral. As funções dos membros da Comissão de Ética de Enfermagem são de natureza honorífica. As Comissões de Ética de Enfermagem deverão ser implantadas, obrigatoriamente, onde existir o serviço de enfermagem, com no mínimo 50 profissionais de enfermagem em seu quadro de colaboradores. É facultativa a constituição da Comissão de Ética de Enfermagem em serviços de enfermagem com número inferior a 50 profissionais de enfermagem. As Comissões de Ética de Enfermagem serão compostas por profissionais de enfermagem, com vínculo empregatício junto à instituição hospitalar (Coren-SP, 2018).

Comissão de Ética Médica

De acordo com os arts. 1º a 4º da Resolução do Conselho Federal de Medicina n. 2.152/2016:

> Art. 1º Todos os estabelecimentos de assistência à saúde e outras pessoas jurídicas sob cuja égide se exerça a Medicina, em todo o território nacional, devem possuir Comissão de Ética Médica, devidamente registrada nos Conselhos Regionais de Medicina, formada por médicos eleitos, integrantes do corpo clínico. Art. 2º As Comissões de Ética Médica [Figura 3] são órgãos de apoio aos trabalhos dos Conselhos Regionais de Medicina dentro das instituições de assistência à saúde, possuindo funções investigatórias, educativas e fiscalizadoras do desempenho ético da medicina. § 1º As Comissões de Ética Médica devem possuir autonomia em relação à atividade administrativa e diretiva da instituição onde atua, cabendo ao diretor técnico prover as condições de seu funcionamento, tempo suficiente e materialidade necessárias ao desenvolvimento dos trabalhos. § 2º Os atos da Comissão de Ética Médica são restritos ao corpo clínico da instituição a qual está vinculado o seu registro. § 3º As Comissões de Ética Médica são subordinadas e vinculadas aos respectivos Conselhos Regionais de Medicina. Da Composição, Organização e Estrutura das Comissões de Ética Médica: Art. 3º As Comissões de Ética Médica serão instaladas nas instituições mediante os seguintes critérios de proporcionalidade: a) nas instituições com até 30 médicos não haverá a obrigatoriedade de constituição de Comissão de Ética Médica,

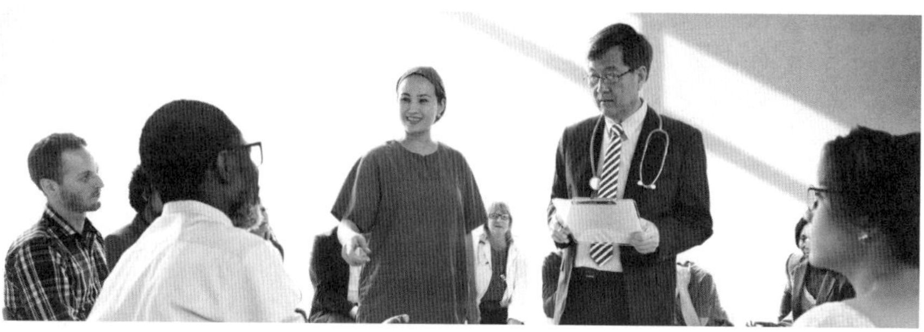

FIGURA 3 Comissão de Ética Médica.
Fonte: Freepik.

cabendo ao diretor clínico, se houver, ou ao diretor técnico, encaminhar as demandas éticas ao Conselho Regional de Medicina; b) Na instituição que possuir de 31 (trinta e um) a 999 (novecentos e noventa e nove) médicos, a Comissão de Ética Médica deverá ser composta por no mínimo 3 (três) membros efetivos e igual número de suplentes; c) Na instituição que possuir um número igual ou superior a 1.000 (mil) médicos, a Comissão de Ética deverá ser composta por no mínimo 5 (cinco) membros efetivos e igual número de suplentes. § 1º No âmbito das instituições de saúde que contarem com menos de 30 (trinta) médicos, a composição de Comissão de Ética Médica é facultativa e deverá ser aprovada pelo Conselho Regional de Medicina. § 2º As instituições de saúde vinculadas a uma mesma entidade mantenedora com o mesmo corpo clínico, ou ao mesmo órgão de saúde pública, poderão constituir uma única Comissão de Ética Médica representativa do conjunto das referidas unidades, obedecendo-se as disposições acima quanto à proporcionalidade e garantindo-se a ampla participação do conjunto de médicos que compõem os respectivos corpos clínicos. Art. 4º As Comissões de Ética Médica serão compostas por 1 (um) Presidente, 1 (um) Secretário e demais membros efetivos e suplentes. Parágrafo único. O Presidente e o Secretário serão eleitos dentre os membros efetivos, na primeira reunião da Comissão. Das Competências : Art. 5º Compete às Comissões de Ética Médica, no âmbito da instituição a que se encontra vinculada: a) Fiscalizar o exercício da atividade médica, atentando para que as condições de trabalho do médico, bem como sua liberdade, iniciativa e qualidade do atendimento oferecido aos pacientes, estejam de acordo com os preceitos éticos e legais que norteiam a profissão; b) Instaurar procedimentos preliminares internos mediante denúncia formal ou de ofício; c) Colaborar com o Conselho Regional de Medicina na tarefa de educar, discutir, divulgar e orientar os profissionais sobre temas relativos à ética médica; d) Atuar preventivamente, conscientizando o corpo clínico da instituição onde funciona quanto às normas legais que disciplinam o seu comportamento ético; e) Orientar o paciente da instituição de saúde sobre questões referentes à Ética Médica; f) Atuar de forma efetiva no combate ao exercício ilegal da medicina; g) Promover debates sobre temas da ética médica, inserindo-os na atividade regular do corpo clínico da instituição de saúde.

Comissão de Farmácia e Terapêutica

A Comissão de Farmácia e Terapêutica (Figura 4) é uma instância colegiada de caráter consultivo e deliberativo, que tem por finalidade assessorar o administrador hospitalar e a equipe de saúde em assuntos referentes a medicamentos, selecionando-os para o uso institucional e elaborando o formulário ou guia far-

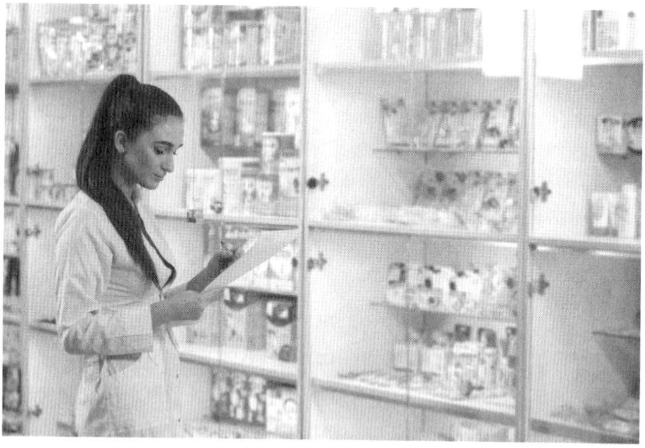

FIGURA 4 Comissão de Farmácia e Terapêutica.
Fonte: Freepik.

macoterapêutico destes. É geralmente composta por profissionais de saúde com várias formações. Seu papel ultrapassa as fronteiras da seleção, estando muito ligado à educação e promoção do uso racional de medicamentos. Por isso recomenda-se que as secretarias de saúde e serviços hospitalares constituam Comissões de Farmácia e Terapêutica. O número de participantes da CFT deve abranger o maior número de especialidades médicas, para maior representatividade. A composição da comissão vai depender da disponibilidade dos recursos humanos existentes. Recomenda-se contar com médicos, farmacêuticos, enfermeiros, dentistas, entre outros profissionais de saúde. O critério de participação deve estar vinculado à competência técnica. A composição deve ser multidisciplinar, com representantes da saúde, com destacado conhecimento farmacológico, terapêutico, de clínica médica etc. A comissão deve funcionar por meio de regimento interno, com definição de metodologia de trabalho e prazo para sua execução. Deve-se elaborar cronograma para as reuniões, definindo pauta, data, local e horário, com comunicação antecipada. As questões devem ser, preferencialmente, decididas por consenso. É fundamental a elaboração de regimento, onde conste: composição, atribuições e responsabilidades, duração de mandato dos membros, critérios e controle na participação, avaliação e funcionamento geral, de forma clara e bem definida. Devem-se elaborar indicadores para avaliação do processo e do trabalho da comissão: número de reuniões realizadas, percentual de participação dos membros, número de boletins e publicações elaboradas, relatórios de desempenho de atividades, entre outros. Outro ponto fundamental e extremamente necessário é a discussão e uniformização dos critérios e seus respectivos pesos, entre os membros da comissão, em que, uma vez estabelecidas as regras, torna-se possível produzir mais dados quantitativos e minimizar a subjetividade ou individualidade das decisões a serem tomadas.

São as principais atribuições da Comissão de Farmácia e Terapêutica: elaborar a padronização de medicamentos; estabelecer critérios de inclusão e exclusão para padronização de medicamentos; aprovar a inclusão ou exclusão de medicamentos padronizados por iniciativa própria ou por propostas encaminhadas pelos chefes dos serviços médicos, promovendo a atualização da padronização de medicamentos; avaliar os medicamentos sob o ponto de vista dinâmico, biofarmacocinético e químico, emitindo parecer técnico sobre sua eficácia, eficiência e efetividade terapêutica, como critério fundamental de escolha, assim como avaliar sua farmacoeconomia como mais um critério para sua padronização; evitar várias apresentações do mesmo princípio ativo e formulações com associação de medicamentos; fixar critérios para a aquisição de medicamentos não padronizados; incentivar o uso dos nomes dos medicamentos pela denominação comum brasileira (DCB); revisar periodicamente as normas de prescrição; validar protocolos de tratamento elaborados pelos diferentes serviços; organizar a comunicação interna de divulgações da Anvisa, exclusão de alguns itens, boletins, entre outros; promover ações que estimulem o uso racional de medicamentos, atividades de farmacovigilância (ABRAMOVICIUS et al. 2012; SES-CSS, 2021).

Comissão de Gerenciamento de Resíduos de Serviços de Saúde

A Comissão de Gerenciamento de Resíduos de Serviços de Saúde (Figura 5) do hospital tem por finalidade a definição das ações que visem à implantação, implementação e manutenção do Programa de Gerenciamento de Resíduos de Serviços de Saúde Hospitalar, de acordo com as normas vigentes (Lei n. 12.305/2010; RDC n. 306/2004; Conama 358/2005).

Suas principais competências são as seguintes: elaborar o plano de ação para implementação do Plano de Gerenciamento de Resíduos de Saúde e encaminhar para o diretor do hospital para aprovação; acompanhar e fazer cumprir o Plano de Gerenciamento de Resíduos de Serviços de Saúde; estabelecer programas de metas e atividades para o gerenciamento dos resíduos, definindo prazo para seu cumprimento; desenvolver a efetividade do programa e divulgar seus resultados regularmente; avaliar, periódica e sistematicamente, o plano de ação do Plano de Gerenciamento de Resíduos de Serviços de Saúde (PGRSS); colaborar com os setores de treinamento, com vista a obter capacitação adequada do quadro de funcionários e profissionais nas questões referentes ao gerenciamento de resíduos; atualizar anualmente o PGRSS da instituição; auxiliar na normatização de rotinas do manejo de todos os tipos de resíduos gerados na instituição; auxiliar na elaboração e na implantação das normas de segurança

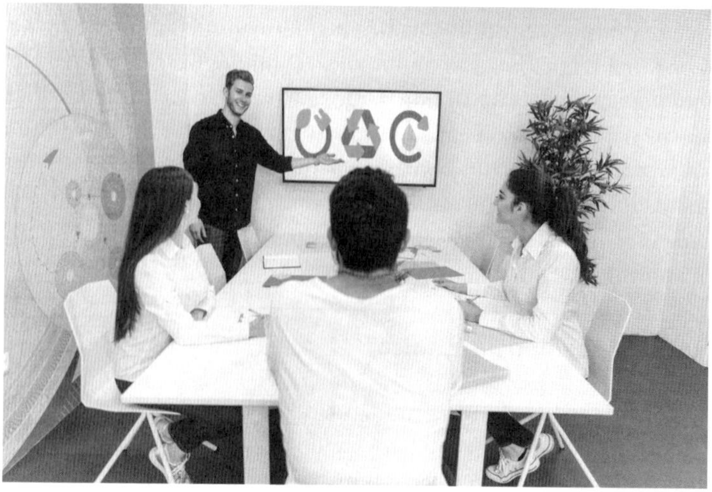

FIGURA 5 Comissão de Gerenciamento de Resíduos de Serviços de Saúde.
Fonte: Freepik.

para manipulação e transporte dos resíduos, supervisionando o cumprimento destas; estabelecer critérios de fiscalização do cumprimento das atividades descritas no Plano de Gerenciamento de Resíduos de Serviços e Saúde – PGRSS; cooperar com os órgãos de gestão do meio ambiente em nível municipal, estadual e federal, bem como fornecer, prontamente, as informações solicitadas pelas autoridades competentes; cumprir e fazer cumprir o Regimento da Comissão de Gerenciamento de Resíduos de Serviços de Saúde (CGRSS) e demais normas do hospital (HOSPITAL UNIVERSITÁRIO UFGD, 2015).

Comissão de Proteção Radiológica

Pesquisas recentes enfatizam a proteção radiológica e a preocupação com os perigos da radiação em seres humanos, mas pouco referem-se à legislação acerca da proteção radiológica em setores de radiodiagnóstico hospitalar. Em pesquisa realizada, sem utilização de filtros, com o termo "Plano de Proteção Radiológica", encontrou-se um estudo que aborda a manipulação de fontes abertas em serviços de medicina nuclear envolvendo riscos de exposição externa e contaminação interna. Esse estudo ressalta que o Plano de Proteção Radiológica das instalações licenciadas pela Comissão Nacional de Energia Nuclear – CNEN deve incluir a avaliação de tais riscos e propor um programa de monitoração individual de forma a controlar as exposições e garantir a manutenção das condições de segurança radiológica. Nesse contexto, é importante que se retome o conceito de ética nos serviços de radiodiagnóstico hospitalares por meio da Comissão de Proteção Radiológica (Figura 6). No caso do trabalho que envolve radiação ionizante, a Comissão de Proteção Radiológica e a ética profissional implicam o cuidado e a proteção de si e do outro, mas necessitam condições institucionais para que essa proteção se efetive, como um PPR atualizado e em conformidade com a legislação, além de um controle de qualidade efetivo nos equipamentos emissores de radiação e da consciência do trabalhador (DANTAS et al., 2008).

Comissão de Residência Médica

A residência médica é uma modalidade de ensino de pós-graduação *Lato Sensu* destinada a médicos, sob a forma de curso de especialização, caracterizada por treinamento em serviço em instituições de saúde sob a orientação de profissionais médicos de elevada qualificação ética e profissional, de acordo com a Lei n. 6.932, de 1981. É considerada o "padrão-ouro" da especialização médica. O Programa de Residência Médica, cumprido integralmente dentro de uma determinada especialidade, confere ao médico residente o título de especialista. A expressão "residência médica" só pode ser empregada para programas que sejam credenciados pela Comissão Nacional de Residência Médica. A Comissão de Residência Médica (Figura 7) tem como principais atribuições: planejar e deliberar sobre proposta de criação de novos Programas de Residência Médica; coordenar e supervisionar a execução de processo

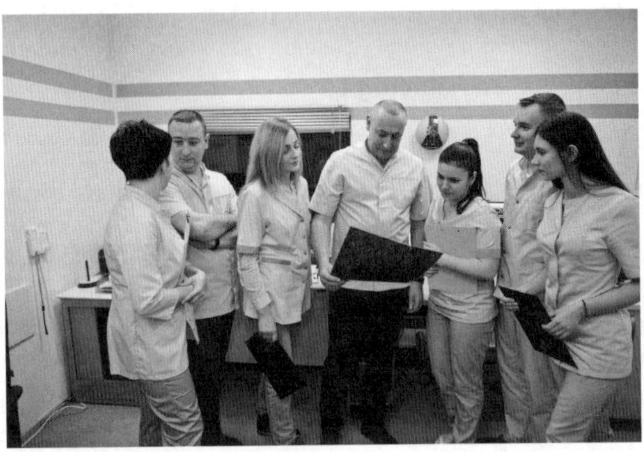

FIGURA 6 Comissão de Proteção Radiológica.
Fonte: Freepik.

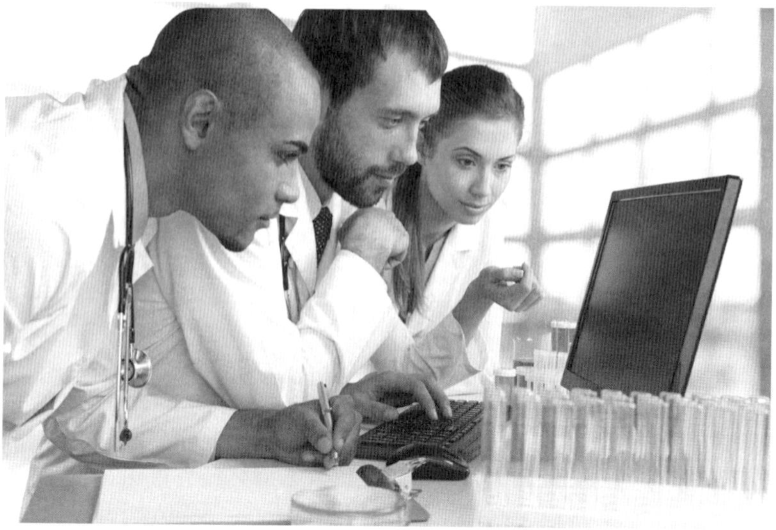

FIGURA 7 Comissão de Residência Médica.
Fonte: Freepik.

seletivo para os residentes; deliberar sobre o número de vagas por programa, de acordo com as normas em vigor; avaliar periodicamente o programa; propor a revisão do seu regulamento; emitir certificados de conclusão para os médicos residentes (UFCSPA, 2019).

Comissão de Residência Multiprofissional em Saúde

As residências multiprofissionais nas áreas profissionais da saúde, criadas a partir da promulgação da Lei n. 11.129 de 2005, são orientadas pelos princípios e diretrizes do Sistema Único de Saúde (SUS), a partir das necessidades e realidades locais e regionais e abrangem as profissões da área da saúde, a saber: biomedicina, ciências biológicas, educação física, enfermagem, farmácia, fisioterapia, fonoaudiologia, medicina veterinária, nutrição, odontologia, psicologia, serviço social e terapia ocupacional (Resolução CNS n. 287/1998). A Comissão de Residência Multiprofissional em Saúde (Figura 8), tem como principais atribuições: avaliar e acreditar os programas de residência multiprofissional em saúde no hospital de acordo com os princípios e diretrizes do SUS; incluir novos programas de residência multiprofissional em saúde; emitir pareceres e documentos relativos a residência multiprofissional; emitir certificados aos residentes multiprofissionais do hospital (CNRMS, 2012).

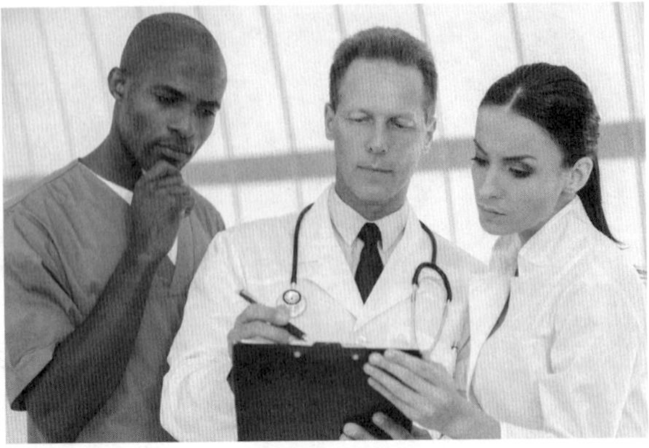

FIGURA 8 Comissão de Residência Multiprofissional em Saúde.
Fonte: Freepik.

Comissão de Revisão de Óbitos

A Comissão de Revisão de Óbitos (Figura 9) é instrumento indispensável para o estudo epidemiológico dos óbitos ocorridos nas unidades de saúde, além de permitir a correção e aprimoramento de deficiências ocorridas na assistência ao paciente. Deve ser implantada obrigatoriamente em cada unidade de saúde, em virtude da importância do estudo individualizado dos óbitos ocorridos nestas. A Portaria Interministerial MS/MEC n. 1.000, de 15 de abril de 2004, que estabelece a obrigatoriedade da Comissão de Revisão de Óbito para os hospitais de ensino; a Portaria MS/GM n. 1.405, de 29 de junho de 2006, que instituiu a Rede Nacional de Serviços de Verificação de Óbito e Esclarecimentos da *Causa Mortis*; e a Portaria MS n. 3.123, de dezembro de 2006, que estabelece a obrigatoriedade da Comissão de Revisão de Óbito para o Processo de Contratualização dos Hospitais Filantrópicos no Sistema Único de Saúde. Na legislação federal encontramos a Portaria MS n. 170, de 17 de dezembro de 1993, que estabelece a obrigatoriedade da Comissão de Revisão de Óbitos para o credenciamento em alta complexidade em oncologia. São atribuições dessa Comissão: a) analisar e emitir parecer sobre os assuntos relativos a óbitos que lhe forem enviados; b) elaborar normas para auditoria e revisão dos prontuários de pacientes que foram a óbito; c) realizar a revisão dos prontuários relacionados aos óbitos; d) normatizar e fiscalizar o adequado registro e preenchimento dos atestados de óbitos; e) convocar o médico que atestou o óbito caso as informações sejam conflitantes; f) criar instruções necessárias para melhorar a qualidade das informações dos prontuários de óbito; g) comparar o diagnóstico pré-operatório com os exames anatomopatológicos das peças cirúrgicas (avaliar amostra significativa, em por-

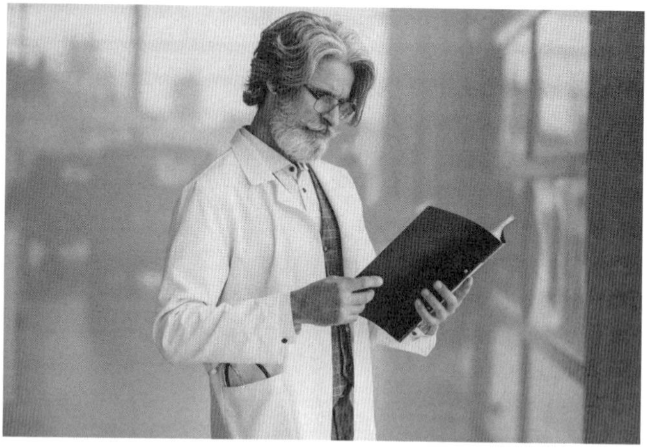

FIGURA 9 Comissão de Revisão de Óbitos.
Fonte: Freepik.

centagem a ser definida pela própria comissão, respeitando sua disponibilidade); h) correlacionar os diagnósticos prévios com os resultados de necrópsias, mesmo que realizadas pelo SVO (Serviço de Verificação de Óbitos); i) zelar pelo sigilo ético das informações; j) emitir parecer técnico ou relatório quando solicitado pela Comissão de Ética Médica ou outro serviço interessado; k) assessorar a direção de departamento técnico ou clínica da instituição em assuntos de sua competência; l) definir anualmente metas de melhorias e suas estratégias, sempre buscando a qualidade com atuação de educação permanente; m) desenvolver atividades de caráter técnico-científico com fins de subsidiar conhecimentos relevantes à instituição (MS/MEC, 2004; SES-CSS, 2021).

Comissão de Revisão de Prontuários e Documentação Médica e Estatística

A Comissão de Revisão de Prontuários e Documentação Médica e Estatística (Figura 10) tem como principal objetivo estabelecer normas para avaliar a qualidade dos prontuários médicos; recomendar formulários e sistemas e dar orientação para se obter um bom prontuário médico; rever e avaliar os prontuários durante o período de internação e após as altas, bem como os de ambulatório, para assegurar-se de que o padrão estabelecido está sendo cumprido; avaliar a qualidade das anotações feitas no prontuário médico; devolver quando necessário os prontuários médicos aos chefes de serviços para que se ajustem aos padrões estabelecidos; apreciar os índices de morbidade e mortalidade ocorridos na instituição; revisar todos os prontuários glosados e, por

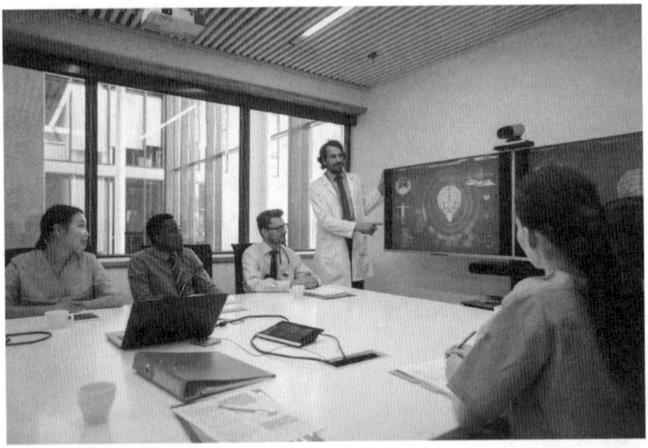

FIGURA 10 Comissão de Revisão de Prontuários e Documentação Médica e Estatística.
Fonte: Freepik.

amostragem, os demais, sob os seguintes aspectos: quanto à clareza e legibilidade; qualidade do histórico do paciente e a precisão da anamnese; diagnóstico provável e definitivo; segmento e continuidade das prescrições: temporalidade da transcrição dos dados dos parâmetros vitais; forma de preenchimento e utilização de abreviaturas do CID e da nomenclatura médica; verificação do seguimento e atendimento de enfermagem; verificação de ultrapassagem ou antecipação da média de permanência, por patologia, devendo informar ao diretor da divisão médica sobre tais ocorrências; exercer o poder fiscalizador do cumprimento das recomendações constantes de seus pareceres; arquivar os pareceres e demais documentos, em local designado para esse fim, por 5 (cinco) anos, no mínimo, até a transição para o prontuário eletrônico. São as principais atribuições da Comissão de Revisão de Prontuários e Documentação Médica e Estatística: a avaliação dos itens que deverão constar obrigatoriamente: a) identificação do paciente em todos os impressos, anamnese, exame físico, exames complementares e seus respectivos resultados, hipóteses diagnósticas, diagnóstico definitivo e tratamento efetuado e outros documentos pertinentes ao atendimento; b) obrigatoriedade de letra legível do profissional que atendeu o paciente, bem como de assinatura e carimbo ou nome legível do profissional e respectiva inscrição no conselho de classe; c) obrigatoriedade do registro diário da evolução clínica do paciente, bem como a prescrição médica consignando data e hora; d) tipo de alta: recomendar inclusão e exclusão de formulários, impressos e sistemas, bem como a conservação dos prontuários visando à qualidade destes; assessorar a direção de departamento técnico ou clínica da instituição em assuntos de sua competência; manter estreita relação com a

Comissão de Ética Médica da Unidade, com a qual deverão ser discutidos os resultados das avaliações feitas; definir anualmente metas de melhorias e suas estratégias, sempre buscando a qualidade com atuação de educação permanente; desenvolver atividades de caráter técnico-científico com fins de subsidiar conhecimentos relevantes à instituição (HCUFG, 2021; SES-CSS, 2021).

Comissão de Terapia Nutricional

A Comissão de Terapia Nutricional (Figura 11) tem como principais objetivos: normatizar as indicações, formas de uso, gestão e controle do suporte nutricional; divulgar conhecimentos sobre suporte nutricional aos profissionais do hospital; tomar medidas profilácticas em relação à desnutrição nos pacientes internados do hospital; racionalizar custo/benefício, maximizando os benefícios e minimizando as complicações; participar nas discussões sobre a necessidade de suporte nutricional nos casos propostos; participar das programações educacionais da equipe por meio de palestras, aulas, reuniões e outros eventos; participar do desenvolvimento, introduções, modificações e revisões de protocolo e fichas utilizadas pela comissão; comparecer às reuniões convocadas e colaborar com o trabalho da comissão; desenvolver pesquisas relativas ao tema nutricional; criar mecanismos para que se desenvolvam as etapas de triagem e vigilância nutricional, em regime hospitalar, ambulatorial ou domiciliar, sistematizando uma metodologia capaz de identificar pacientes que necessitam de terapia nutricional a serem encaminhados aos cuidados da equipe multiprofissional; atender às condições de avaliação do estado nutricional do paciente, indicando, acompanhando e modificando a terapia nutri-

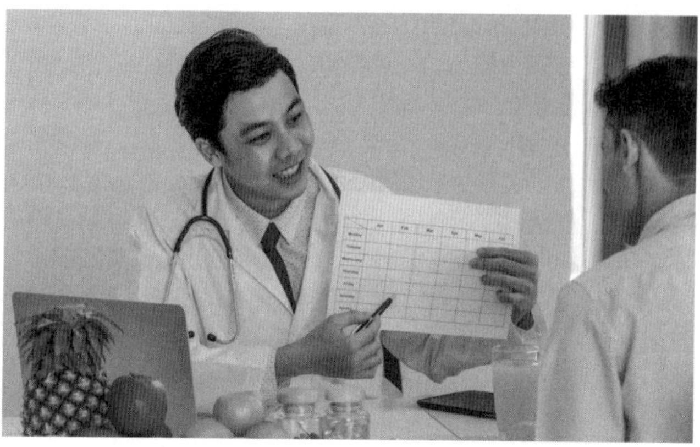

FIGURA 11 Comissão de Terapia Nutricional.
Fonte: Freepik.

cional, quando necessário, e em comum acordo com o médico e nutricionista responsáveis pelo paciente, até que sejam atingidos os critérios de reabilitação nutricional preestabelecidos; assegurar condições adequadas de indicação, prescrição, conservação, transporte e administração, controle clínico e laboratorial e avaliação final, da terapia de nutrição parenteral, visando a obter os benefícios máximos do procedimento e evitar riscos; capacitar os profissionais envolvidos, direta ou indiretamente, com a aplicação dos procedimentos relacionados à terapia nutricional, por meio de programas de educação continuada, devidamente registrados; documentar todos os resultados do controle e da avaliação da terapia nutrição parenteral visando à garantia de sua qualidade; estabelecer auditorias periódicas a serem realizadas por um dos membros da comissão, a fim de verificar o cumprimento e o registro dos controles e avaliação da terapia nutrição parenteral; analisar o custo e o benefício no processo de decisão que envolve a indicação, a manutenção ou a suspensão da terapia de nutrição parenteral; desenvolver, rever e atualizar regularmente as diretrizes e procedimentos relacionados à terapia de nutrição parenteral (HCUFG, 2021).

Comissão Interna de Prevenção de Acidentes

A Comissão Interna de Prevenção de Acidentes (CIPA) (Figura 12), tem seu amparo legal no art. 163 da Consolidação das Leis do Trabalho (CLT), que afirma sua obrigatoriedade, conformando-se "com instruções expedidas pelo Ministério do Trabalho, nos estabelecimentos ou locais de obra nelas es-

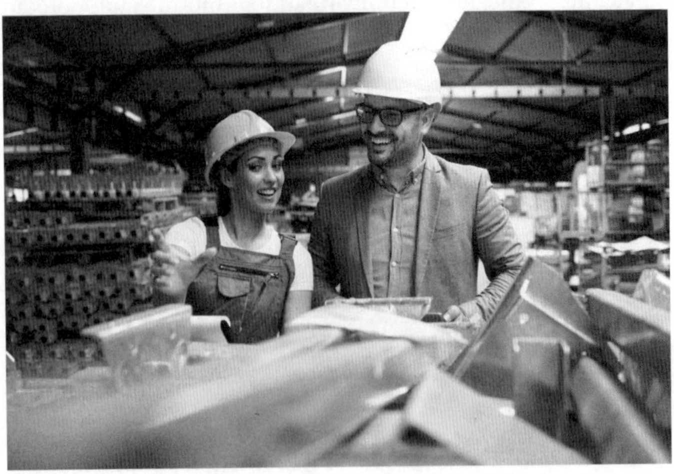

FIGURA 12 Comissão Interna de Prevenção de Acidentes (CIPA).

Fonte: Freepik.

pecificadas". Em caráter nacional, o Ministério do Trabalho é o responsável por regulamentar as atribuições, a composição e o funcionamento das CIPA. O mandato dos membros eleitos da CIPA é de um ano, podendo haver uma reeleição. As principais atribuições da CIPA são as seguintes: identificar riscos no processo de trabalho, elaborar mapas de risco em todas as unidades (com a participação do maior número de trabalhadores); elaborar plano de trabalho que possibilite ações preventivas na solução de problemas de segurança e saúde do trabalho; realizar periodicamente verificações nos ambientes de trabalho para identificar pontos que ofereçam riscos para a saúde dos trabalhadores, além de participar, juntamente com o SESMT, das discussões promovidas pelo empregador, avaliando os possíveis impactos nas mudanças e alterações no ambiente de trabalho, relacionados à segurança e à saúde dos trabalhadores (HCFMB, 2021).

Comissão Intra-Hospitalar de Doação de Órgãos e Tecidos para Transplantes

A Comissão Intra-Hospitalar de Doação de Órgãos e Tecidos para Transplante (Figura 13) tem entre suas atribuições: organizar, no âmbito do estabe-

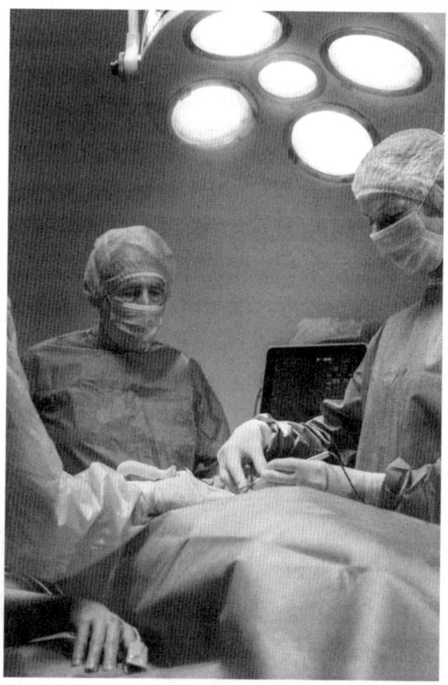

FIGURA 13 Comissão Intra-Hospitalar de Doação de Órgãos e Tecidos para Transplante.
Fonte: Freepik.

lecimento assistencial de saúde, o protocolo assistencial de doação de órgãos; cobertura de 100% dos óbitos ocorridos na instituição em relação à possibilidade de doação; notificar e promover o registro de todos os casos de diagnóstico estabelecido de morte encefálica; manter o registro de óbitos ocorridos na instituição; promover e organizar o acolhimento às famílias durante todo o processo de doação, realizar educação permanente aos funcionários do hospital sobre doação de órgãos e tecidos para transplante (HCUFP, 2021).

Comissão Permanente de Desenvolvimento de Pessoas

A Comissão Permanente de Desenvolvimento de Pessoas (Figura 14), muito conhecida pelos profissionais do hospital, tem como definição pedagógica o processo educativo que coloca o cotidiano do trabalho – ou da formação em saúde – em permanente treinamento e capacitação, que se permeabiliza pelas relações concretas que operam realidades e que possibilitam construir espaços coletivos para a reflexão e avaliação de sentido dos atos produzidos no cotidiano. A educação permanente em saúde, ao mesmo tempo que disputa pela atualização cotidiana das práticas segundo os mais recentes aportes teóricos, metodológicos, científicos e tecnológicos disponíveis, insere-se em uma necessária construção de relações e processos que vão do interior das equipes em atuação conjunta, – implicando seus agentes –, às práticas organizacionais, – implicando a instituição e/ou o setor da saúde –, e às práticas interinstitucionais e/ou intersetoriais, – implicando as políticas nas quais se inscrevem os atos de saúde. Educação permanente pode corresponder à educação em serviço,

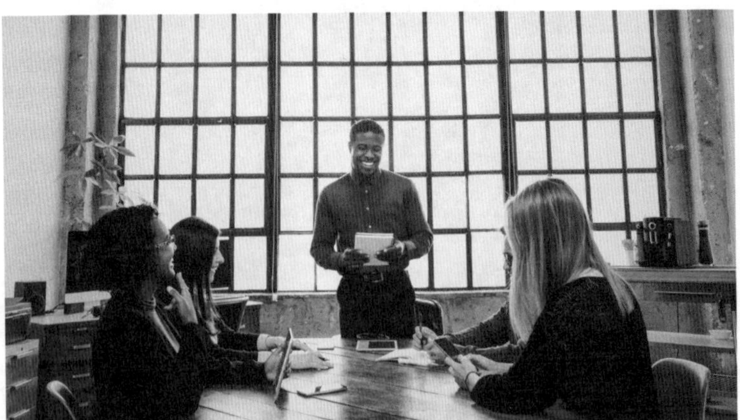

FIGURA 14 Comissão Permanente de Desenvolvimento de Pessoas.
Fonte: Freepik.

quando esta coloca a pertinência dos conteúdos, instrumentos e recursos para a formação técnica submetidos a um projeto de mudanças institucionais ou de mudança da orientação política das ações prestadas em dado tempo e lugar. Pode também corresponder à educação continuada, quando esta pertence à construção objetiva de quadros institucionais e à investidura de carreiras por serviço em tempo e lugar específicos, educação formal de profissionais. A comissão atua em todos os processos de treinamento e capacitação da unidade hospitalar, decidindo sobre os tipos de treinamentos a serem desenvolvidos, bem como as estratégias de cursos em serviço, buscando a realidade de vivências profissionais, e coloca-se em aliança de projetos integrados entre cada setor do hospital (CECCIM, 2005).

Comitê de Auditoria Transfusional

O Comitê de Auditoria Transfusional (Figura 15) tem como principais competências: estabelecer os critérios aceitáveis do hospital para indicação de hemocomponentes e procedimentos hemoterápicos; revisar periodicamente a legislação relacionada à política transfusional e sua aplicação na legislação; verificar as tendências emergentes em medicina transfusional para implantação no hospital; promover educação continuada em aspectos relacionados à transfusão de hemocomponentes por meio das práticas baseadas em evidências aos profissionais do hospital; promover as atividades destinadas a assegurar o provimento e a utilização adequada dos hemocomponentes com procedimentos especiais (filtros, irradiação, fenótipo compatível) prevenindo transfusões inadequadas; apresen-

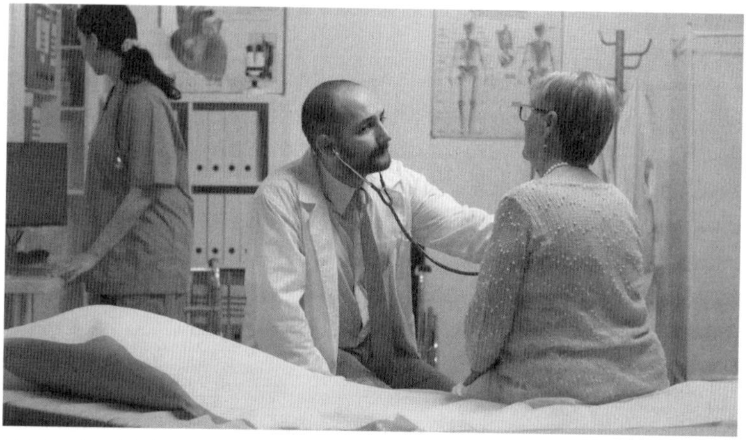

FIGURA 15 Comitê de Auditoria Transfusional.
Fonte: Freepik.

tação dos indicadores: número de transfusões, eventos adversos transfusionais (incidentes transfusionais imediatos e tardios), número de reservas cirúrgicas e de hemocomponentes efetivamente transfundidos no centro cirúrgico, número de transfusões com procedimentos especiais (irradiação, deleucocitação, fenotipagem); prover medidas corretivas para desvios na prática hemoterápica; zelar pelo cumprimento das normas regionais, nacionais e internacionais relativas aos assuntos de sua competência; desenvolver ações corretivas quando forem identificadas não conformidades; opinar sobre assuntos relacionados com sangue humano e seus componentes e derivados, submetidos à sua apreciação; Emitir parecer sobre novas técnicas hemoterápicas no âmbito do hospital; desenvolver mecanismos para avaliação das requisições transfusionais (EBSH, 2021).

Comitê de Ética em Pesquisa

O Comitê de Ética em Pesquisa (Figura 16) tem a responsabilidade de apreciar os projetos de pesquisas que envolvem seres humanos, registrados no hospital, acompanhando sua execução e criando uma cultura de reflexão ética entre todos os envolvidos, de acordo com o que dispõe a Resolução n. 466, de 12 de dezembro de 2012, do Conselho Nacional de Saúde e suas resoluções complementares. Deverá estar cadastrado na base nacional e unificada de registros de pesquisas envolvendo seres humanos para todo o Sistema CEP/CONEP. Essa base permite que as pesquisas sejam acompanhadas desde sua submissão até a aprovação final pelo CEP e pela CONEP, quando necessário. Pela internet é possível a todos os envolvidos o acesso, por meio de um

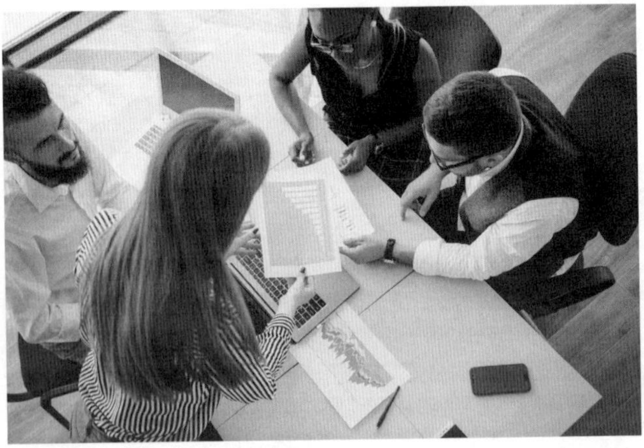

FIGURA 16 Comitê de Ética em Pesquisa.

Fonte: Freepik.

ambiente compartilhado, às informações em conjunto, diminuindo de forma significativa o tempo de trâmite dos projetos em todo o sistema CEP/CONEP. Além de analisar e acompanhar o desenvolvimento dos protocolos de pesquisa envolvendo seres humanos, compete ao Comitê de Ética em Pesquisa um papel educativo junto aos pesquisadores, alunos e profissionais da área da saúde e outras áreas, colocando em discussão temas de interesse, incentivando a realização da pesquisa no hospital dentro da ética, respeitando e beneficiando a comunidade (HUUSP, 2021).

Comitê de Segurança do Paciente

O Comitê de Segurança do Paciente (Figura 17), em conformidade com a Portaria n. 529/2013, que institui o Programa Nacional de Segurança do Paciente, e a RDC n. 36/2013, que institui as ações para segurança do paciente, adota como escopo de atuação para os eventos associados à assistência à saúde, as seis metas da Organização Mundial da Saúde. Essas metas estão traduzidas nos seis Protocolos de Segurança do Paciente publicados nas Portarias n. 13.777/2013 e 2.095/2013, pontuados a seguir: cirurgia segura; identificação do paciente; prática de higiene das mãos; prevenção de quedas; segurança na prescrição e de uso e administração de medicamentos; e úlcera por pressão. Além desses protocolos, princípios de segurança também deverão ser implementados: prevenção e controle de eventos adversos em serviços de saúde, incluindo as infecções relacionadas à assistência à saúde; segurança nas terapias nutricionais, enteral e parenteral; comunicação efetiva entre profissionais do

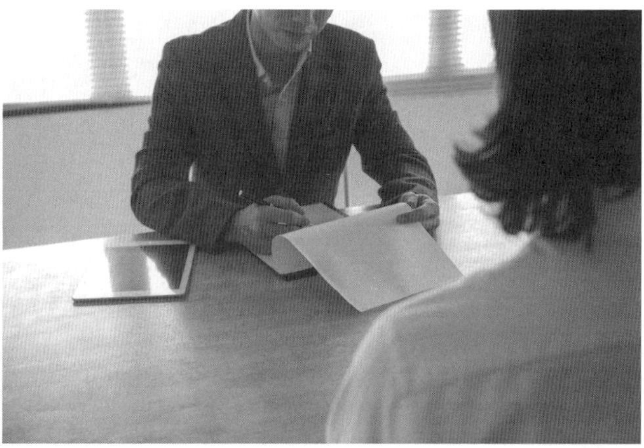

FIGURA 17 Comitê de Segurança do Paciente.
Fonte: Freepik.

serviço de saúde e entre serviços de saúde; estimular a participação do paciente e dos familiares na assistência prestada; promoção do ambiente seguro (HCU-FG, 2021).

Comissão da Lei de Acesso à Informação

A Comissão da Lei de Acesso à Informação (Figura 18) é essencial para a consolidação do regime democrático e para a boa gestão pública. Além disso, é um eficaz mecanismo de prevenção da corrupção. A transparência e o acesso à informação incentivam os gestores públicos a agirem com mais responsabilidade e eficiência, além de serem fundamentais para possibilitar a participação popular e o controle social. Com o acesso aos dados públicos, os cidadãos podem acompanhar a implementação das políticas públicas e fiscalizar a aplicação dos recursos. Todavia, não basta somente divulgar as informações públicas. É preciso que os governos se preocupem também com a transparência passiva, de forma a atender de maneira ágil e tempestiva as solicitações de informações e de documentos que são apresentadas pelos cidadãos. O Brasil tem avançado significativamente na promoção da transparência pública. Tanto o governo federal como diversos governos estaduais e municipais já possuem portais de transparência com informações sobre a gestão pública, acessíveis a qualquer cidadão. Recentemente, entrou em vigor uma lei específica que regulamenta o direito de acesso a informações e dados públicos, a chamada Lei de Acesso à Informação (LAI). A aprovação da LAI (lei 12.527/2011) trouxe um grande impacto à rotina da administração pública. Por certo, grandes mudan-

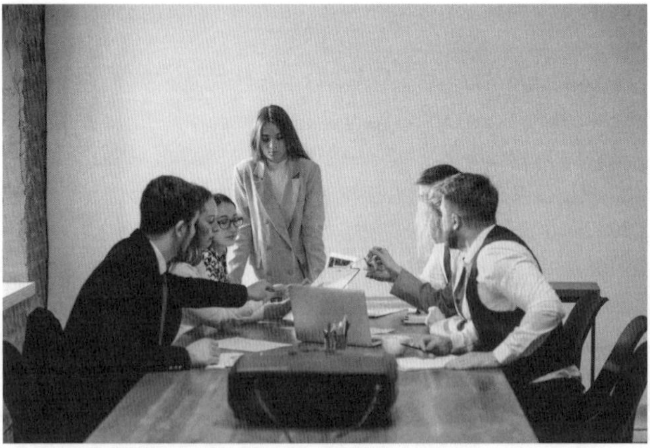

FIGURA 18 Comissão da Lei de Acesso à Informação.
Fonte: Freepik.

ças, tanto culturais quanto procedimentais, ainda serão necessárias, exigindo do Poder Público uma preparação adequada para implantar o sistema brasileiro de acesso à informação.

A Comissão da Lei de Acesso à Informação tem como principais atribuições: requisitar da autoridade, que classificar informação no grau secreto, esclarecimento ou conteúdo, parcial ou integral, da informação, quando as informações constantes do termo de classificação não forem suficientes para a revisão da classificação; decidir os recursos a ela endereçados, encerrando a instância administrativa; apresentar relatório anual ao diretor do hospital sobre o cumprimento da Lei de Acesso à Informação (LAI, 2011).

Comissão de Acompanhamento à Contratualização

A Comissão de Acompanhamento à Contratualização (Figura 19) trata dos processos de contratualização em hospitais, nos quais o gestor do hospital e o representante legal de uma instituição estabelecem obrigações e metas quantitativas e qualitativas, de um determinado serviço, que são formalizadas por meio de um instrumento contratual. Essa comissão faz o acompanhamento de todos os contratos firmados pelo hospital, desde a assinatura, os termos aditivos, sua prorrogação, sua suspensão até a sua rescisão.

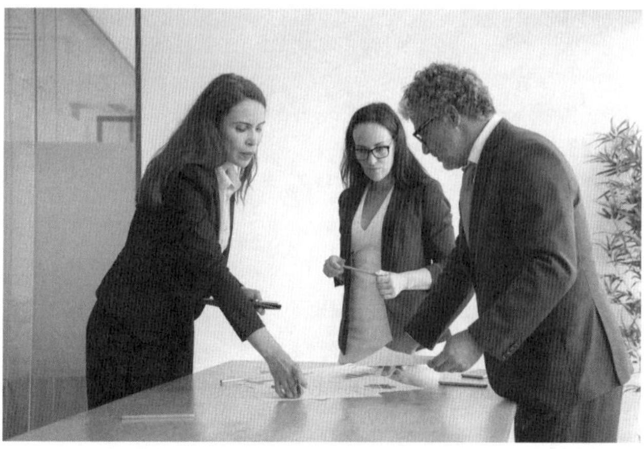

FIGURA 19 Comissão de Acompanhamento à Contratualização.
Fonte: Freepik.

Comissão de Administração de Quimioterápicos Antineoplásicos

A quimioterapia antineoplásica é amplamente utilizada no tratamento do câncer. Ao processo de preparo dos medicamentos perigosos é exigido o uso de equipamentos de proteção individual (EPI). A Comissão de Administração de Quimioterápicos Antineoplásicos (Figura 20) irá acompanhar todo o processo de manipulação até a administração dos quimioterápicos e dos antineoplásicos, além de avaliar a documentação e a validação de processos de descontaminação e desinfecção dos equipamentos, dos materiais e do ambiente, de processos em caso de acidentes ambientais e pessoais e do manejo dos resíduos químicos gerados durante todas as etapas do processo de manipulação e administração (EBSERH, 2016).

Comissão de Análise de Óbitos e Biópsias

A Comissão de Análises de Óbitos e Biópsias (Figura 21) é um organismo de natureza multidisciplinar que visa à padronização de critérios para otimizar o funcionamento da comissão, estabelecer condições mínimas de composição e fortalecer a comissão junto à administração e ao corpo clínico. São as principais finalidades da comissão: analisar os óbitos, os procedimentos e condutas profissionais realizadas, bem como a qualidade de informações dos relatórios e biópsias; assessorar a autoridade máxima do hospital no que for pertinente a essa área de atuação (EBSERH, 2016).

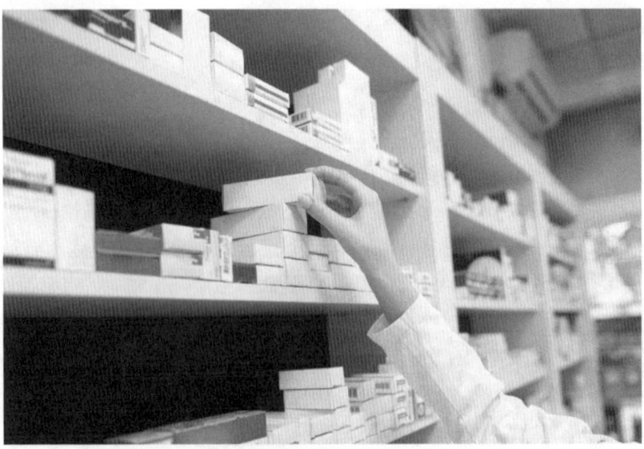

FIGURA 20 Comissão de Administração de Quimioterápicos Antineoplásicos.

Fonte: Freepik.

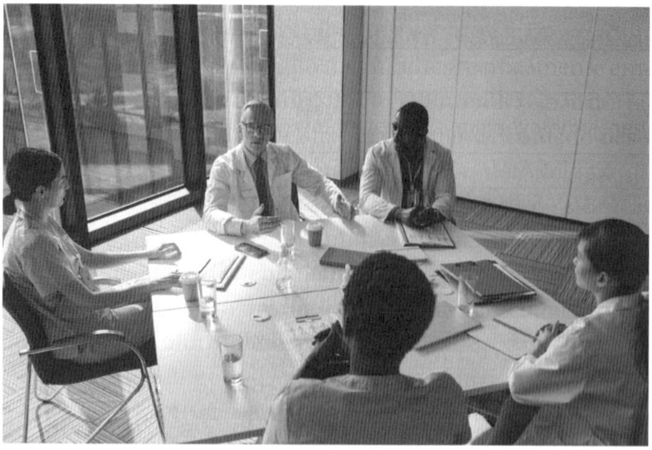

FIGURA 21 Comissão de Análises de Óbitos e Biópsias.
Fonte: Freepik.

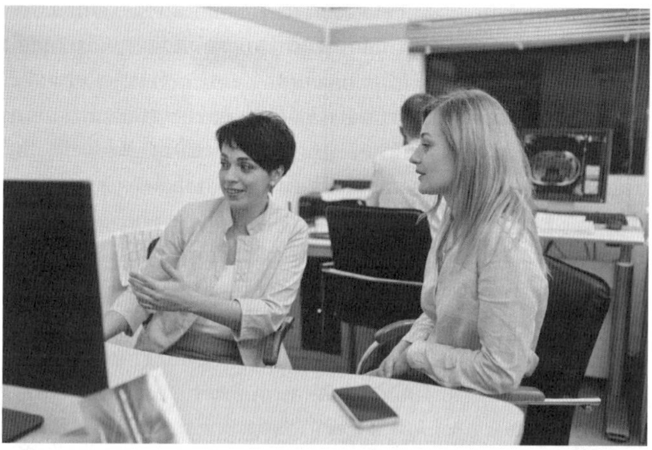

FIGURA 22 Comissão de Avaliação da Qualidade Hospitalar.
Fonte: Freepik.

Comissão de Avaliação da Qualidade Hospitalar

A Comissão de Avaliação da Qualidade Hospitalar (Figura 22) é responsável por disseminar as orientações, normas e diretrizes que devem ser seguidas pelos médicos e demais profissionais no exercício da profissão, independentemente da função ou cargo que ocupem, em relação aos preceitos da qualidade. Tem como principais atribuições: estabelecer diretrizes de trabalho a fim de promover e apoiar a implementação de ações voltadas à segurança do paciente;

reforçar a cultura de segurança, visando à qualidade dos processos, por meio do suporte para o planejamento, desenvolvimento, controle e reavaliação dos processos que envolvem eventos adversos graves e sentinelas; promover a gestão da qualidade para a obtenção de certificações e selos de qualidade.

Comissão de Biossegurança

A biossegurança é uma área de conhecimento definida pela Agência Nacional de Vigilância Sanitária (Anvisa) como: "condição de segurança alcançada por um conjunto de ações destinadas a prevenir, controlar, reduzir ou eliminar riscos inerentes às atividades que possam comprometer a saúde humana, animal e o meio ambiente". A Comissão de Biossegurança (Figura 23) tem como principais objetivos: conscientizar as equipes de trabalho na prevenção por agentes biológicos, ou também pela incorporação de novas tecnologias e insumos hospitalares que afetam diretamente os aspectos de saúde, mitigando os riscos gerados; promover a conscientização na redução dos riscos e danos potenciais à saúde, seja na proteção do meio ambiente, pela manipulação e descarte de resíduos químicos, tóxicos e infectantes; promover ações voltadas à prevenção, minimização ou eliminação de riscos inerentes às atividades pres-

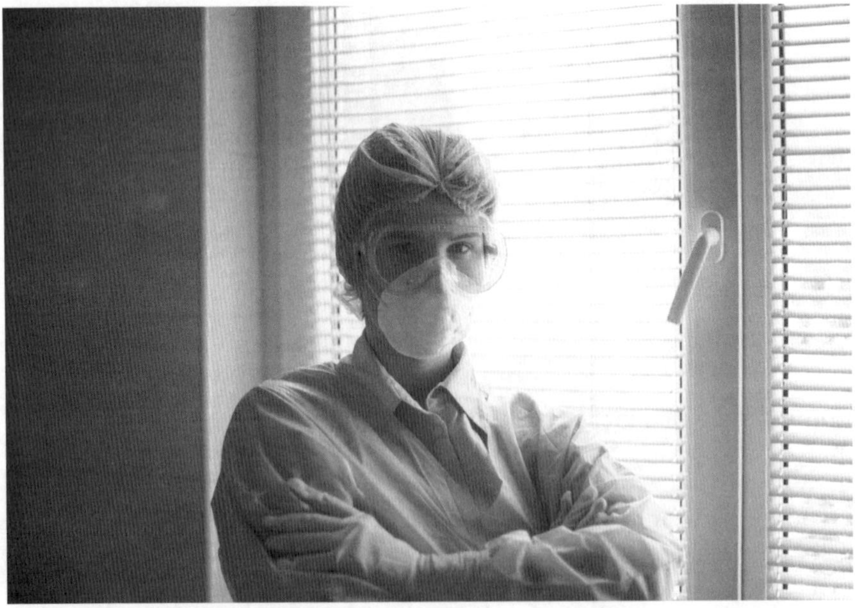

FIGURA 23 Comissão de Biossegurança.
Fonte: Freepik.

tadas no hospital; monitoramento por meio de outras comissões que fiscalizam as atividades laborais e controle de risco (saúde humana e ambiente), como a Comissão de Controle de Infecção Hospitalar, Comissão de Gerenciamento de Resíduos de Serviços de Saúde, Comissão Interna de Prevenção de Acidentes, entre outras (FIOCRUZ; EBSH, 2021).

Comissão de Cuidados Paliativos

Sob a definição da Organização Mundial da Saúde no ano de 1990, atualizada em 2002, os cuidados paliativos consistem na assistência promovida por uma equipe multidisciplinar, que tem por objetivo a melhoria da qualidade de vida do paciente e seus familiares, diante de uma doença que ameace a vida, por meio da prevenção e alívio do sofrimento, da identificação precoce, avaliação impecável e tratamento da dor e demais sintomas físicos, sociais, psicológicos e espirituais. A Comissão de Cuidados Paliativos (Figura 24) tem a finalidade de assessorar os serviços e os departamentos hospitalares e ambulatoriais como órgão consultivo, no que diz respeito ao tratamento de pacientes terminais ou com doença ameaçadora à vida, em qualquer estágio da moléstia, promovendo o apoio multidisciplinar ao paciente e a seus familiares. Os cuidados paliativos têm a finalidade de aliviar o sofrimento e agregar qualidade à vida e ao processo de morrer, promovendo conforto e controle de sintomas. A Comissão de Cuidados Paliativos integra a abordagem multiprofissional, vi-

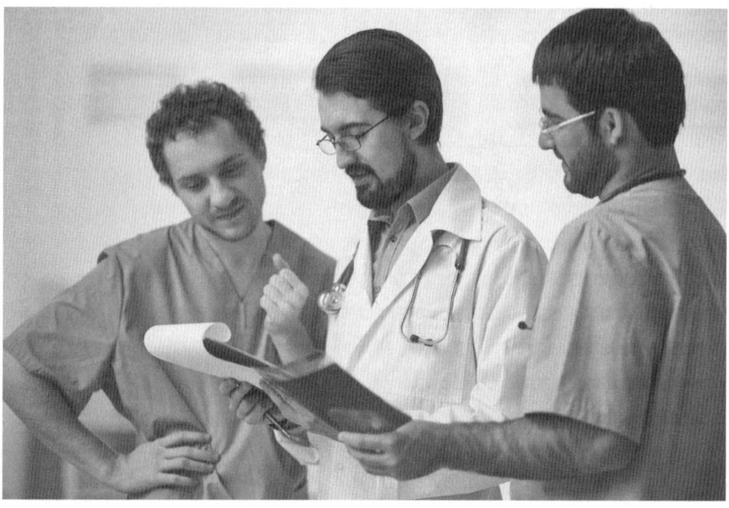

FIGURA 24 Comissão de Cuidados Paliativos.
Fonte: Freepik.

sando a lidar com questões físicas, psicológicas, sociais, familiares e espirituais, abordando de forma direta os medos, expectativas, necessidades e esperanças do paciente gravemente enfermo ou em fase terminal. Cabe à Comissão de Cuidados Paliativos: organizar, no âmbito do estabelecimento de saúde, protocolos assistenciais em cuidados paliativos e cuidados de fim de vida; capacitar recursos humanos em cuidados paliativos; Estabelecer comunicação efetiva entre equipes, pacientes e familiares; promover acesso à informação e conhecimento em cuidados paliativos aos acadêmicos e residentes durante estágios na unidade hospitalar; promover educação continuada em cuidados paliativos; promover atos de conscientização e multiplicação de conhecimento na sociedade (EBSRH, 2018).

Comissão de Documentação Médica e Estatística

O prontuário é um documento de caráter legal, sigiloso e científico que reúne um conjunto de dados sobre a saúde do paciente e a assistência que lhe foi prestada. O prontuário possui um valor imensurável para o paciente, para o hospital, para membros das equipes assistenciais (médicos, enfermeiros e outros profissionais), para o ensino e para a pesquisa. O Same abriga em seus arquivos prontuários dos pacientes. O Same é o serviço que manuseia, diariamente, os prontuários em entradas de internações médicas, ambulatoriais e de

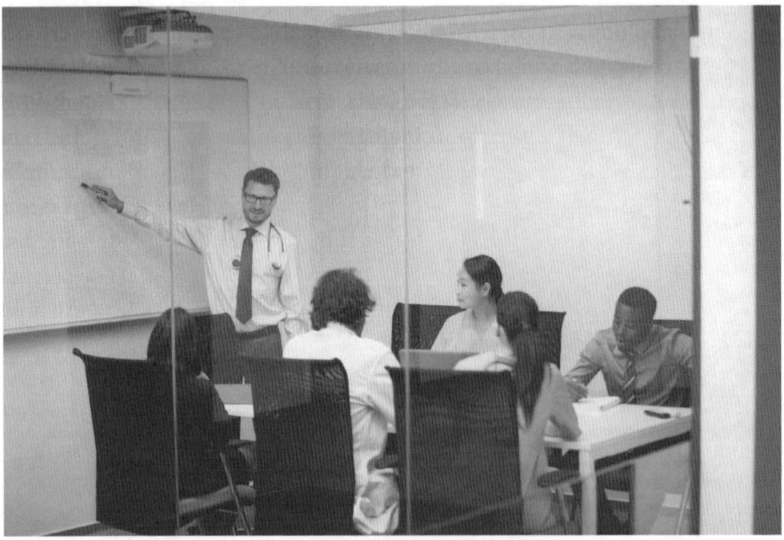

FIGURA 25 Comissão de Documentação Médica e Estatística.
Fonte: Freepik.

pronto atendimento, consultas setoriais previamente autorizadas, cópias para pacientes, pesquisas médicas e científicas, entre outras. A Comissão de Documentação Médica e Estatística (Figura 25) tem por objetivo analisar e conferir prontuários médicos dos pacientes de forma organizada e segura, em consonância com a Política de Gestão de Segurança da Informação e demais normas do hospital. Também avalia e analisa a estatística hospitalar.

Comissão de Ergonomia

A ergonomia vem ganhando cada vez mais relevância no ambiente hospitalar, com a criação, inclusive, de um grupo exclusivo para cuidar do assunto e minimizar os riscos ergonômicos: a Comissão de Ergonomia (Figura 26). A Norma Regulamentadora 17 (NR-17) exige das empresas basicamente a adequação das condições de trabalho às condições psicofisiológicas dos trabalhadores, de modo a proporcionar o máximo de conforto e segurança, além de um desempenho eficiente. Fora essas adaptações, a NR-17 fala também sobre conscientização e exige, em alguns casos, que sejam realizados treinamentos específicos. Assim, os trabalhadores compreendem bem a relação entre os cuidados com a ergonomia e a saúde e segurança. Muitas empresas já perceberam o retorno que o investimento em ergonomia pode trazer, seja com o aumento da produtividade e da lucratividade ou com a redução dos índices de absenteísmo e dos gastos com despesas médicas, inclusive nos hospitais. A melhor estratégia para conscientizar os funcionários da importância

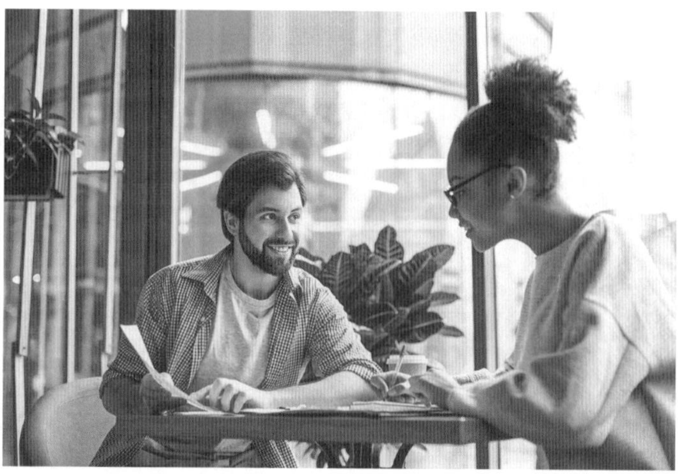

FIGURA 26 Comissão de Ergonomia.

Fonte: Freepik.

de trabalhar, levando em consideração o conforto, a segurança e a eficiência, é envolvê-los no processo de mudança. Nessa perspectiva é que deve ser adotado o Comitê de Ergonomia.

Os membros do Comitê de Ergonomia, formado por colaboradores do hospital, irão estudar, compreender, acompanhar e avaliar a eficácia das sugestões propostas pela análise ergonômica do trabalho. O comitê objetiva tornar o ambiente de trabalho no hospital mais seguro, confortável e mais adequado para que os trabalhadores desempenhem bem suas funções. Tem como atribuição, por exemplo, verificar a eficácia de um projeto de iluminação ou do mobiliário do hospital, bem como a sua disposição no ambiente de trabalho. Podem também promover a conscientização postural e a participação na ginástica laboral. Assim, de maneira mais participativa, o comitê irá ajudar o hospital a atender à legislação vigente, cuidar da saúde e do bem-estar dos colaboradores e, ainda, prevenir a ocorrência de doenças ocupacionais e de acidentes de trabalho (MINISTÉRIO DA ECONOMIA, 2018).

Comissão de Ética Multiprofissional

O conhecimento na área da saúde tem crescido muito nas últimas décadas, levando a um incremento considerável dos conteúdos, artigos e relatos clínicos ou científicos sobre as mais diversas especialidades e disciplinas em saúde.

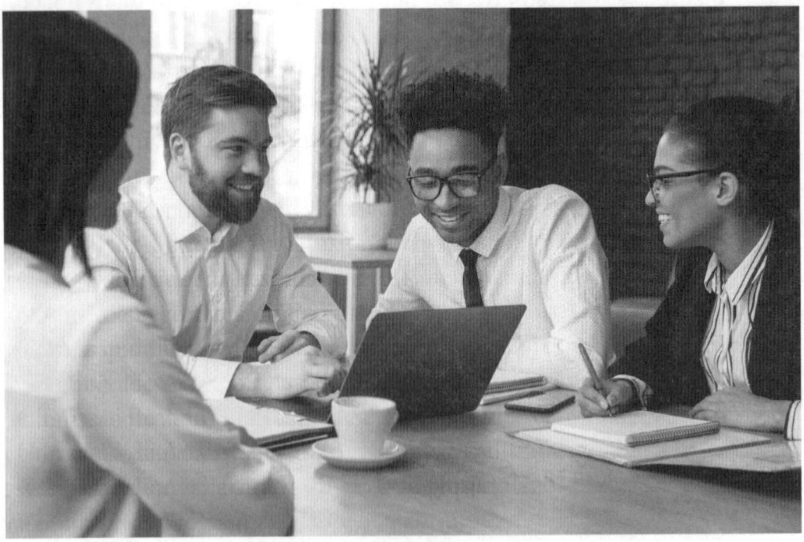

FIGURA 27 Comissão de Ética Multiprofissional.
Fonte: Freepik.

Dessa forma, cada vez mais um único problema de saúde tem contado com a assistência conjunta de vários profissionais em prol da recuperação de um paciente. Sendo assim, torna-se necessário o estabelecimento de políticas éticas para o relacionamento entre esses profissionais, com o objetivo de diminuir possíveis atritos que possam interromper um sincronismo e uma harmonia vitais para a saúde e a qualidade de vida dos pacientes. A Comissão de Ética Multiprofissional (Figura 27) de uma unidade hospitalar tem como principais premissas: manter um bom relacionamento com os demais membros da equipe multidisciplinar em saúde; manter o respeito e a consideração técnica do paciente a um outro profissional; não diminuir o exercício profissional de outros; respeitar as normas internas, titulações, condutas éticas específicas e as legislações, estabelecidas pela ordem, associação ou conselho profissional das demais profissões; seguir as normas legais de sua própria profissão; manter a humildade como uma ferramenta de diálogo entre a equipe de saúde, facilitando assim a troca de informações entre as especialidades e disciplinas de saúde. A ética e o profissionalismo constituem um dos eixos de atuação na promoção das competências necessárias dessa comissão (CBEXS, 2021).

Comissão de Farmacovigilância

A Organização Mundial da Saúde (OMS) define farmacovigilância como "a ciência e as atividades relacionadas à detecção, avaliação, compreensão e prevenção dos efeitos adversos ou qualquer outro possível problema relacio-

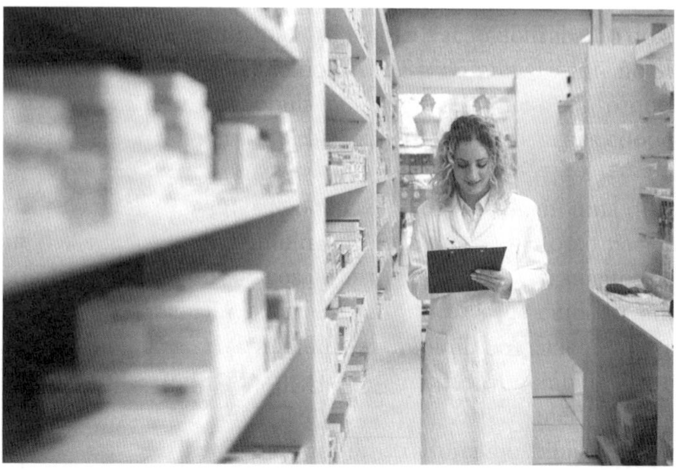

FIGURA 28 Comissão de Farmacovigilância.
Fonte: Freepik.

nado a medicamentos" (WHO, 2002). Em muitos países, a farmacovigilância aparece na forma de sistemas nacionais, em que participam todos ou parte dos profissionais de saúde, ou mesmo o próprio paciente. Os hospitais constituem um local privilegiado para o desenvolvimento da Comissão de Farmacovigilância (Figura 28), pois concentram casos de reações adversas a medicamentos (RAM) como causa de internação ou de seu prolongamento. Além do mais, facilitam a obtenção de informações, registro e análise dos eventos adversos, já que existe acesso ao paciente, à prescrição e ao prontuário, possibilitando a implementação de medidas de intervenção, ao ser detectada uma RAM. A promoção do uso seguro dos medicamentos deve ser uma parte integrante da prática clínica. A Comissão de Farmacovigilância possibilita, entre outras coisas, conhecer o perfil de reações adversas (notadamente as graves) dos medicamentos usados na terapêutica, tornando possível aos profissionais da área da saúde, especialmente ao médico, utilizar melhor o arsenal farmacológico disponível e prevenir muitas reações adversas, além de estimular uma maior preocupação com o ensino da farmacologia clínica e da farmacoepidemiologia, subsidiar as ações da vigilância sanitária e realizar estudos para testar hipóteses surgidas com base nas notificações voluntárias (ARRAIS e COELHO, 2000).

Comissão de Gerenciamento de Risco e Segurança do Paciente

A segurança do paciente depende de um processo assistencial desenvolvido de forma segura e preventiva aos danos que podem acometer o indivíduo, uma vez que o ambiente hospitalar se constitui em um local altamente complexo,

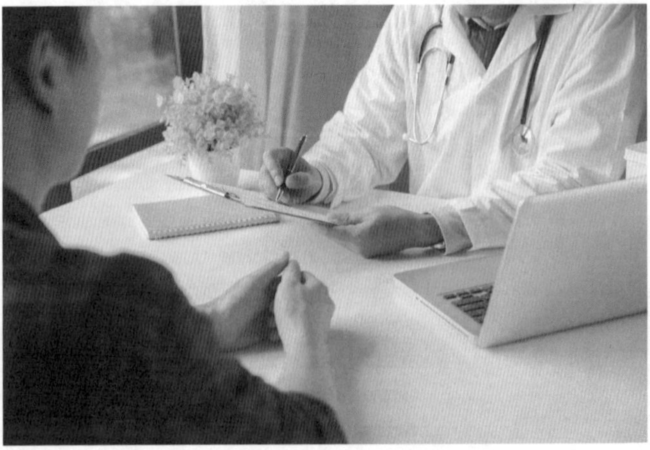

FIGURA 29 Comissão de Gerenciamento de Risco e Segurança do Paciente.
Fonte: Freepik.

destinado ao desenvolvimento de atividades de alto risco e processos que podem favorecer a ocorrência de eventos adversos. De caráter multidisciplinar, a Comissão de Gerenciamento de Risco e Segurança do Paciente (Figura 29) tem, tem como objetivo registrar e analisar eventos adversos, incluindo potenciais, de forma a identificar, implementar e acompanhar melhorias necessárias no processo assistencial. A comissão integra a Rede Brasileira de Enfermagem em Segurança do Paciente – REBRAENSP, que tem como objetivo disseminar e sedimentar a segurança nas organizações de saúde, escolas, universidades, programas e organizações não governamentais com intuito de prevenção de danos e de fortalecimento das ações na assistência ao paciente.

Comissão de Gerenciamento do Uso de Antimicrobianos

A Comissão de Gerenciamento do Uso de Antimicrobianos (Figura 30) é responsável pela avaliação e liberação do uso de antimicrobianos da unidade hospitalar. A comissão conta com médico infectologista que avalia cada solicitação de antimicrobianos preenchida pelos médicos assistentes dos pacientes internados, e, segundo protocolos, liberam ou não essas solicitações. Deverá contar com um fluxo bem estabelecido com o serviço de farmácia hospitalar e com a Comissão de Controle de Infecção Hospitalar. Caso haja divergência entre o antibiótico solicitado e a indicação, o infectologista bloqueia a liberação pela farmácia e comunica ao médico assistente do paciente em questão para discussão do caso e adequação do antimicrobiano. Se houver necessidade de prolongar o uso, o médico assistente deve preencher nova solicitação que segue o mesmo fluxo. Quanto à antibiótico-profilaxia cirúrgica, será definida com o corpo clínico do

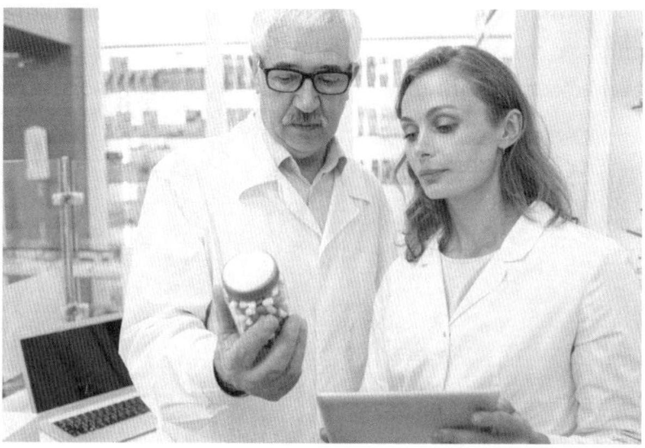

FIGURA 30 Comissão de Gerenciamento do Uso de Antimicrobianos.
Fonte: Freepik.

hospital. Casos de incompatibilidade com o protocolo é discutido diretamente com o infectologista da Comissão de Controle de Infecção Hospitalar.

Comissão de Hemovigilância

Hemovigilância é um sistema de avaliação e alerta, organizado com o objetivo de recolher e avaliar informações sobre os efeitos indesejáveis e/ou inesperados da utilização de hemocomponentes, a fim de prevenir seu aparecimento ou recorrência. Nesse sentido, todos os efeitos indesejáveis e/ou inesperados, reações adversas, sejam agudos, imediatos ou tardios, estão sob a denominação de incidentes transfusionais.

A Comissão de Hemovigilância (Figura 31) deverá observar todas as normas vigentes da Agência Nacional de Vigilância Sanitária (Anvisa) e o disposto no artigo 10, Anexo 1, da Resolução RDC n. 343, de 13 de dezembro de 2002, no que concerne a coleta, processamento, armazenamento e transfusões de sangue e hemocomponentes.

Deverá orientar o uso devido do sangue e garantir uma racionalização continuada na prática transfusional. Dessa forma, as principais ações da Comissão são as seguintes: elaborar o Manual para o Uso Racional de Sangue do Hospital; programar e fazer treinamento introdutório para a residência médica e demais funcionários que atuam na área; programar e aplicar treinamentos para os profissionais de saúde do hospital; elaborar cartazes com os princípios da prática clínica transfusional; acompanhar e avaliar os encaminhamentos decorrentes das notificações de reações adversas no uso do sangue; realizar relatórios trimestrais para envio à Anvisa.

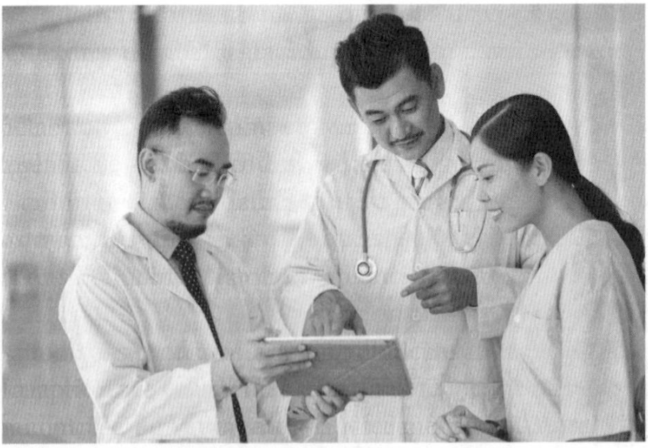

FIGURA 31 Comissão de Hemovigilância.

Fonte: Freepik.

Comissão de Indicadores Hospitalares

Nos hospitais as avaliações e controle dos serviços prestados promovem melhorias práticas. Os indicadores hospitalares são ferramentas fundamentais para o administrador hospitalar. Isso porque o uso de sistemas voltados aos indicadores possibilita aos gestores monitorar e avaliar dados para alcançar metas, identificar avanços, proporcionar melhorias e antecipar erros. É fato que, sem indicadores necessários para entender se o planejamento está tendo real impacto na melhoria dos serviços e, consequentemente, na vida dos pacientes, não é possível fazer uma gestão eficiente. Os indicadores hoje são as ferramentas mais pertinentes para que a gestão esteja bem informada sobre todos os trâmites dos hospitais e, assim, possa considerar os aspectos positivos e corrigir os negativos a fim de que o hospital prospere. Dessa forma, é óbvio supor que, quanto mais dados existirem sobre o hospital, mais fácil será para o administrador hospitalar agir nas tomadas de decisões que visem à melhoria na produtividade da instituição, na qualidade do atendimento e, claro, da esfera financeira. Podem ser determinados de acordo com as necessidades específicas de cada instituição. Isso oferece mais vantagens e maior confiabilidade às informações, favorecendo a monitoração de setores, ampliação das qualidades e resolução da falha. Depois de definir o que será analisado, é preciso decidir se será usado um *índice, percentual, número absoluto, taxa ou fato*. Em seguida, atribui-se a um setor a responsabilidade pela apuração, cálculo e análise dos dados levantados. O uso desses sinais auxilia a busca por níveis de qualidade elevados, fazendo com que os recursos sejam otimizados. Assim, a instituição se prepara para crescer de forma sustentável. Esses indicadores, que são dados e índices provenientes de todos os setores do hospital, tornam-se peças-chave quando se relacionam entre si. Entre os benefícios aos administradores hospitalares, monitorar os dados e índices corretos são essenciais para uma boa gestão, pois *são eles que facilitam a organização financeira, administrativa e assistencial.*

A Comissão de Indicadores Hospitalares (Figura 32) deverá acompanhar, propor mudanças de melhoria e atuar, principalmente, diante dos seguintes indicadores hospitalares:

- Taxa de ocupação: é um dos indicadores mais importantes no que tange ao desempenho do hospital. A taxa de ocupação traça o percentual do total de pacientes atendidos pela quantidade de leitos disponíveis por dia, sempre levando em conta um período predeterminado. Se o percentual de ocupação for pequeno, demonstra que a estrutura da instituição vai além da necessária. Entretanto, se costuma passar da capacidade total, é preciso

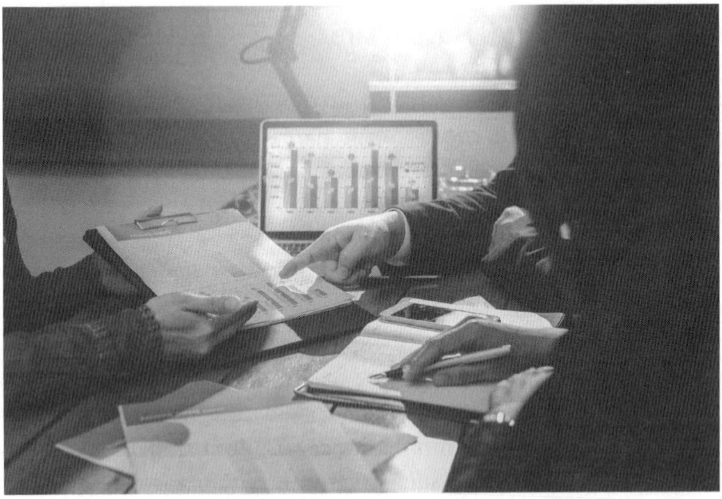

FIGURA 32 Comissão de Indicadores Hospitalares.
Fonte: Freepik.

investir em expansão. Portanto, esse indicador mostra como está a capacidade de atendimento do hospital - se possui leitos em falta ou vazios. A ferramenta possibilita ao administrador hospitalar conhecer o perfil de ocupação dos leitos e a maneira como são utilizados. Com ela é possível mensurar a quantidade de pacientes internados e analisar o dimensionamento da qualidade de leitos.

- Avaliação da produtividade clínica: os indicadores de produtividade clínica estão disponíveis em sistemas de gestão ou em formulários. É papel do administrador hospitalar avaliar os serviços que dão mais retorno financeiro, considerando procedimentos complexos, cirurgias e consultas especializadas. Atividades com pouca produtividade devem ser avaliadas; se for viável continuar fornecendo esse serviço, deve-se buscar mais agilidade e qualidade. O investimento financeiro deve oferecer retornos, mesmo que seja em longo prazo. As áreas que já apresentam boa produtividades devem ser consideradas para investimento de mão de obra e novos equipamentos. Para isso, é preciso considerar cenários externos, concorrentes e o engajamento da equipe.
- Avaliação da produtividade da equipe: conhecer bem os profissionais envolvidos no trabalho dos centros de saúde é parte fundamental da tomada de decisões. É nessa força de produção que está toda a capacidade de funcionamento da instituição. É preciso quantificar o número de colaboradores por setor, porcentagem de faltas, afastamentos temporários, rota-

tividade e folha de pagamento. Outro ponto importante é a avaliação do clima organizacional. Tudo isso reflete diretamente na satisfação da equipe. Essas informações revelam a necessidade de contratações, remanejamento ou desligamento de funcionários.

- Tempo médio de permanência: para calcular o tempo médio de permanência, é preciso considerar o total de pessoas atendidas por dia. Assim, considera-se um intervalo de tempo e divide-se o número de pacientes que passaram pela instituição dentro do período estipulado. Isso inclui o total de altas, transferências e óbitos, sendo preciso levar em conta o tipo de procedimento, já que o perfil clínico influencia diretamente o tempo de permanência.
- Tempo de atendimento e triagem: esse indicador mede o tempo de atendimento de um paciente, desde a sua chegada à instituição, passagem pela triagem, até a sua saída, seja por transferência, alta ou óbito. A métrica é necessária para descobrir quanto tempo os pacientes ficam nos hospitais por departamentos. Se as permanências forem prolongadas, a gestão deve entender os motivos; se forem curtas demais, precisa garantir que os pacientes sejam liberados com segurança.
- Satisfação do paciente: não menos importante que os demais, esse indicador determina o quanto os pacientes estão satisfeitos com os serviços recebidos. Isso porque, como os clientes dos serviços de saúde estão cada vez mais exigentes e conhecedores dos seus direitos, as instituições têm que se antecipar e procurar entender suas necessidades.

A satisfação dos usuários está diretamente relacionada à humanização do atendimento e pode ser medida por questionários de avaliação. Esse índice revela a qualidade da assistência e influencia diretamente a gestão de pacientes. Para estabelecer um nível, pode-se criar um questionamento padrão – por exemplo, se o usuário indicaria o serviço. A partir daí, o cálculo é feito pelo número de respostas positivas, dividido pelo total de respostas e multiplicado por 100. Com o resultado em mãos, o gestor avalia a necessidade de investir ou não no atendimento. Assim, ele pode estabelecer mudanças estruturais ou nas rotinas de trabalho.

- Indicadores de internação hospitalar: com esse indicador é possível mensurar a quantidade de pacientes internados, os motivos de sua internação e o tempo médio de permanência – bem como o motivo da internação e previsão de alta.
- Faturamento *x* recebimento: esse indicador é utilizado pela gestão administrativa do hospital para avaliar como está a saúde financeira do hospital, se faturamento e recebimento estão equilibrados. O cálculo depende

de anotações dos procedimentos devidamente registrados no prontuário, assegurando a confiabilidade do indicador.

- Indicadores de glosas e recursos: essa métrica possibilita que o hospital entenda quais são as operadoras que trazem maior número de glosas à instituição, seja pelo não pagamento de determinado procedimento, material ou medicamento. Se alguma operadora se sobressair, pode indicar alguma falha contratual. Agora, se o índice for muito elevado entre todas as operadoras, talvez seja preciso rever o ciclo de receita para aumentar o faturamento da instituição. O indicador possibilita, portanto, melhoria da gestão, aumentando a segurança, diminuindo custos, garantindo a entrada de recursos e mais qualidade no atendimento.
- Rentabilidade (custos *x* receita): é com esse indicador que o hospital tem conhecimento do retorno sobre o investimento. De maneira mais prática, o indicador mostra se a receita do hospital está se sobrepondo aos gastos da instituição. Ele também permite o cálculo da rentabilidade por procedimento, por convênio, por especialidade, por médico, por setor, entre outros.
- Taxa de mortalidade: a taxa de mortalidade corresponde ao número de óbitos em certo período. Ajuda a determinar as mortes em atos cirúrgicos e por diagnósticos. Com isso é possível estabelecer ações que diminuam o índice.

Comissão de Inventário de Estoques

Na prática, inventário de estoque é a contagem de todos os itens e produtos que estão armazenados no estoque do hospital, em um exato momento. A partir dessa contagem deve haver a comparação desse resultado com o que está registrado no controle digital. Essa é a forma correta de fazer inventário de estoque e verificar se há alguma divergência entre os resultados. Caso positivo, o resultado indica erro ou fraude. O controle de estoque de produtos hospitalares é uma atividade que demanda bastante atenção. A tecnologia ajuda muito a manter o estoque organizado e a evitar problemas com a falta de produtos e insumos necessários ao funcionamento do hospital, bem como controla o excesso de materiais parados, o que pode comprometer o capital de giro da unidade hospitalar.

A Comissão de Inventário de Estoques (Figura 33) deve garantir o acompanhamento eficiente do estoque. Em geral, devem-se utilizar *softwares* de gestão que façam o inventário de estoque. Ainda melhor são os sistemas que oferecem o módulo de controle de estoque integrado com outros setores do hospital, tais como: os centros de custos e o setor financeiro. Uma ferramenta de gestão automatiza o processo de fazer inventário de estoque no hospital, facilitando o dia a dia de trabalho e aumentando a produtividade. Porém, mesmo com toda

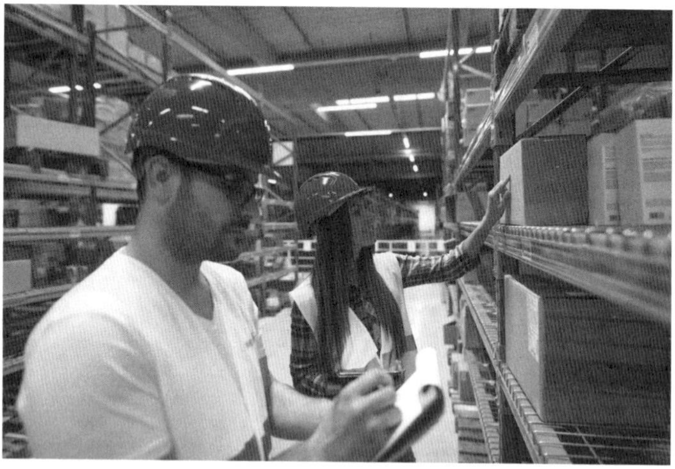

FIGURA 33 Comissão de Inventário de Estoques.

Fonte: Freepik.

a tecnologia disponível, as entradas e saídas de produtos, insumos e materiais devem ser acompanhadas para evitar fraudes e roubos que causam prejuízos. Portanto, o inventário de estoques é a ferramenta adequada para ter um controle mais aprofundado sobre a armazenagem.

A comissão deverá acompanhar os principais métodos de realização do inventário de estoque:

- Inventário de estoque rotativo/cíclico: realizado em ciclos que podem ser semanais ou mensais.
- Inventário de estoque perpétuo/permanente: realizado em tempo real e exige o uso de ferramentas automatizadas. Eficiente e prático, mas necessita de uma contagem manual esporádica para coibir fraudes.
- Inventário de estoque geral: é o levantamento dos itens em um determinado momento. Necessita que as operações da empresa sejam paralisadas para ser realizado.
- Inventário de estoque rotativo: os itens são divididos em grupos e contados separadamente. É mais indicado para um levantamento pontual.

Comissão de Inventário Físico-Financeiro do Patrimônio

A Comissão de Inventário Físico-Financeiro do Patrimônio (Figura 34) tem atividades semelhantes às da Comissão de Inventário de Estoques. No entanto, deverá atuar nas seguintes áreas: no inventário físico que verifica a

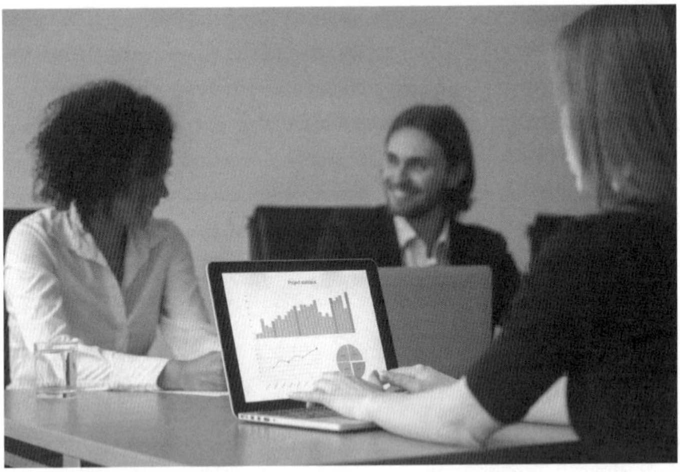

FIGURA 34 Comissão de Inventário Físico-Financeiro do Patrimônio.
Fonte: Freepik.

existência física dos bens e identifica os bens com etiquetas de patrimônio. No levantamento contábil que faz análise da base contábil do imobilizado, análise de saldos com o balancete, padronização de descrições e aberturas de notas fiscais (reconstituição contábil – se necessário). A conciliação, processo de conciliação físico *x* contábil, tem como objetivo verificar se os bens encontrados fisicamente estão contabilizados e se os bens contabilizados existem fisicamente e estão operacionalmente ativos. Atua no saneamento que elimina as sobras contábeis e sobras físicas, analisando caso a caso as causas e buscando soluções, e também na implantação de normas e procedimentos, revisando as normas para controlar a movimentação dos bens, processos de imobilização, movimentações e desmobilização dos bens a fim de garantir a manutenção do controle do imobilizado.

Comissão de Mortalidade Materna, Infantil e Fetal

A Comissão de Mortalidade Materna, Infantil e Fetal (Figura 35) possui um caráter eminentemente educativo, congregando instituições governamentais e da sociedade civil, organizada, contando com a participação multiprofissional, cuja atribuição é identificar, dar visibilidade, acompanhar e monitorar os óbitos maternos, infantis e fetais. Constitui-se como importante instrumento de avaliação da assistência de saúde para subsidiar as políticas públicas e as ações de intervenção, contribuindo para o melhor conhecimento sobre os óbitos e a redução da mortalidade. Essa comissão tem como principais funções: inves-

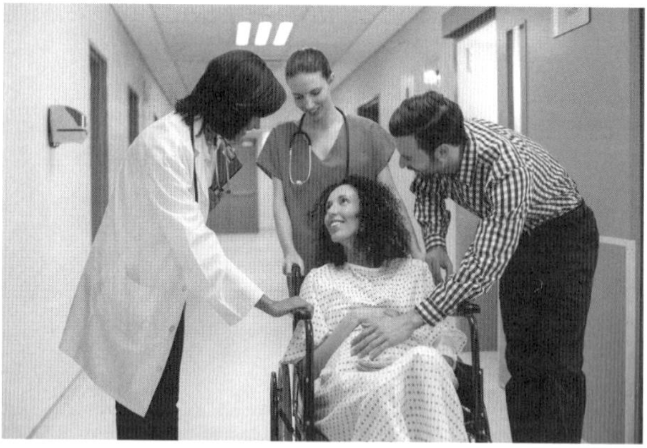

FIGURA 35 Comissão de Mortalidade Materna, Infantil e Fetal.
Fonte: Freepik.

tigar os óbitos maternos, infantis e fetais segundo critérios estabelecidos pelo Comitê Nacional/Estadual/Regional e de acordo com a realidade e o interesse local, assumindo-os como uma responsabilidade institucional e incorporando-os como rotina de serviço; promover a integração com os Comitês Municipal/Regional para a troca de informações e análise dos casos, de modo a contribuir para o adequado funcionamento da investigação de óbitos em nível local; divulgar sistematicamente os resultados, com elaboração de material específico (relatório/boletim periódico) para sensibilização dos profissionais; promover o aprimoramento do correto preenchimento e melhora da qualidade das informações do prontuário médico. Contemplar a totalidade dos eventos ocorridos na instituição; avaliar periodicamente os principais problemas observados no estudo dos óbitos para identificação de medidas necessárias de intervenção no âmbito interno do hospital, bem como da rede de assistência de saúde em nível local, para a redução da mortalidade materna, infantil e fetal (HUSM, 2021).

Comissão de Padronização de Equipamentos Hospitalares

A Comissão de Padronização de Equipamentos Hospitalares (Figura 36) tem como principal finalidade deliberar a padronização e a relação de materiais e equipamentos médico-hospitalares para uso no hospital, segundo preceitos de qualidade, segurança e economia. Essa comissão é dotada de autonomia administrativa e organizacional para o desenvolvimento de suas competências. São elas: deliberar sobre a padronização de materiais e equipamentos médico-hospitalares, com especificações técnicas objetivas, visando a atender a demanda do hospital, obedecendo os princípios de qualidade e economicidade;

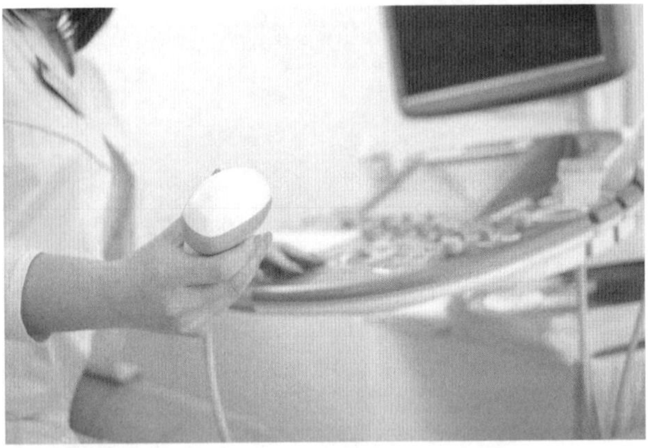

FIGURA 36 Comissão de Padronização de Equipamentos Hospitalares.
Fonte: Freepik.

estabelecer critérios de inclusão e exclusão para padronização de qualquer material e equipamento médico-hospitalar; revisar anualmente a lista de equipamentos médico-hospitalares padronizados, utilizando o método descritivo, identificando com clareza as especificações; designar os profissionais responsáveis pela emissão de pareceres técnicos; divulgar as alterações realizadas na lista de equipamentos padronizados, sempre que ocorrerem; trabalhar junto à Comissão de Educação Permanente para desenvolver programas educacionais, de modo a atualizar o conhecimento dos profissionais sobre novos produtos padronizados; analisar as notificações relacionadas a artigo e equipamento médico-hospitalar no Sistema de Informação de Vigilância Hospitalar (VIGIHOSP), como indicador para revisão de padronização; divulgar cronograma anual para revisão e atualização da lista de materiais e equipamentos médico-hospitalares padronizados; propor modificações em seu regimento interno, quando julgar necessário, como também nas situações não previstas ou omissas, para aprimoramento de suas atividades (EBSERH, 2016).

Comissão de Padronização de Materiais Médico-Hospitalares

A Comissão de Padronização de Materiais Médico-Hospitalares (Figura 37) tem a função de formular e implementar uma política institucional para o uso racional e de qualidade de materiais médico-hospitalares, visando a contribuir para a melhoria da assistência prestada à saúde. Periodicamente, a comissão avalia os materiais padronizados, promovendo inclusões e exclusões segundo critérios de eficácia, eficiência clínica e custo. Entre suas principais atribuições estão a realização das avaliações, a elaboração da relação de materiais médico-hospitalares padronizados e o desenvolvimento de ações de vigilância sanitária.

Comissão de Padronização de Medicamentos

A Comissão de Padronização de Medicamentos (Figura 38) é responsável pelo desenvolvimento e supervisão das políticas e práticas de seleção e uso racional de medicamentos no hospital, visa a contribuir para a melhoria na qualidade da assistência prestada à saúde. Conforme orientação da Comissão de Padronização de Materiais Médico-Hospitalares, todos os medicamentos

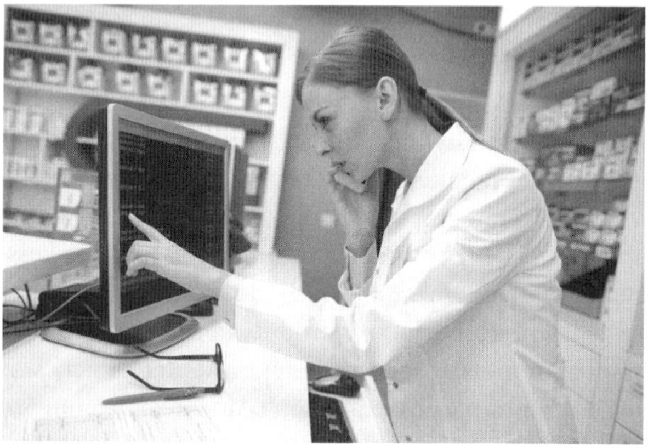

FIGURA 37 Comissão de Padronização de Materiais Médico-Hospitalares.
Fonte: Freepik.

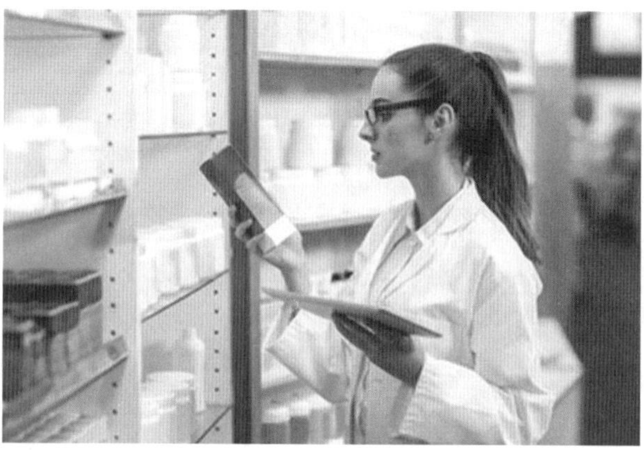

FIGURA 38 Comissão de Padronização de Medicamentos.
Fonte: Freepik.

adquiridos e utilizados no hospital são fabricados por indústrias certificadas e com qualidade garantida, sendo preferencialmente produtos éticos e genéricos. Além disso, são desenvolvidas ações de farmacovigilância pela comissão, incluindo investigações de desvios de qualidade e reações adversas a medicamentos. A atualização constante dos medicamentos padronizados favorece uma adequação das demandas recebidas, sempre com discussão entre as equipes proponentes. Manual de padronização e diluições de medicamentos.

Comissão de Prevenção e Tratamento de Feridas

Atuando como um órgão de assessoria e de autoridade da instituição hospitalar, a Comissão de Prevenção e Tratamento de Feridas (Figura 39) tem por finalidade o desenvolvimento de ações para a prevenção e tratamento de feridas, com o compromisso de oferecer qualidade na assistência e otimizar recursos. Considera-se como atividade dessa comissão o conjunto de ações desenvolvidas deliberada e sistematicamente para a redução da incidência e da gravidade das feridas. Entende-se por ferida qualquer perda da continuidade da pele. A comissão terá composição multiprofissional e multidisciplinar. À comissão compete: garantir aos pacientes um cuidado biopsicossocial no tratamento de suas lesões; amenizar o estresse do paciente durante a sua internação, por meio do uso de coberturas e produtos para curativos que otimizem a cicatrização e melhorem sua qualidade de vida; implantar ações sistematizadas para a realização de curativos e o tratamento do paciente com feridas; reduzir o período de internação dos pacientes com lesões de pele, sempre que possível;

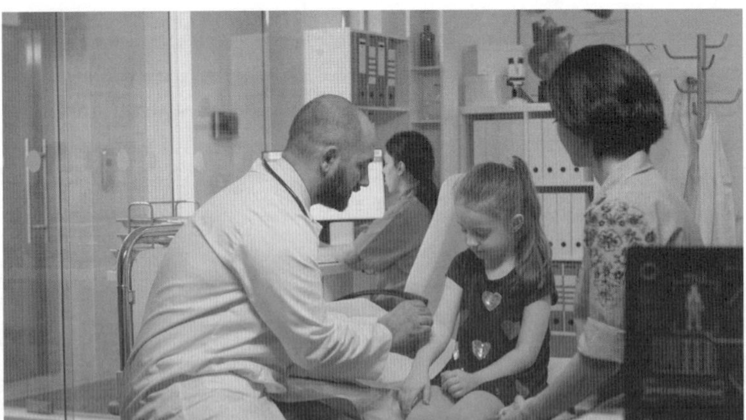

FIGURA 39 Comissão de Prevenção e Tratamento de Feridas.

Fonte: Freepik.

acompanhar os pacientes com lesões que receberam alta hospitalar do hospital, ambulatorialmente, bem como os demais pacientes encaminhados de outros serviços de saúde (EBSERH, 2016).

Comissão de Processos e Práticas de Hotelaria Hospitalar

A Comissão de Processos e Práticas de Hotelaria Hospitalar (Figura 40) tem por objetivo buscar qualidade no atendimento ao paciente, tendo como premissa o conforto e o bem-estar que fortaleçam a atenção à saúde, procurando excelência na gestão de processamento de roupas, higienização e limpeza e gestão de resíduos, serviços de produção em alimentação e nutrição, pautados em práticas baseadas em evidências que fortaleçam o ensino, a pesquisa e a extensão. Suas principais competências são: promover a cultura de hospitalidade e apoiar programas de humanização no hospital, fundamentados nos princípios de equidade, acessibilidade, integralidade; fiscalizar os contratos terceirizados vinculados a hotelaria hospitalar; garantir que os serviços hospitalares de higienização e limpeza, gestão de resíduos, produção de alimentação e nutrição, processamento de roupas, dedetização, portaria e segurança patrimonial favoreçam a experiência do usuário na unidade hospitalar; planejar, organizar, controlar e avaliar os serviços de higienização e limpeza, gestão de resíduos, produção de alimentação e nutrição, processamento de roupas, dedetização, portaria e segurança patrimonial; subsidiar tecnicamente o processo de elaboração dos termos de referência dos serviços, considerando o perfil assistencial da instituição hospitalar; avaliar as demandas das unidades/setores e propor soluções eficazes e efetivas para os serviços hospitalares de higienização

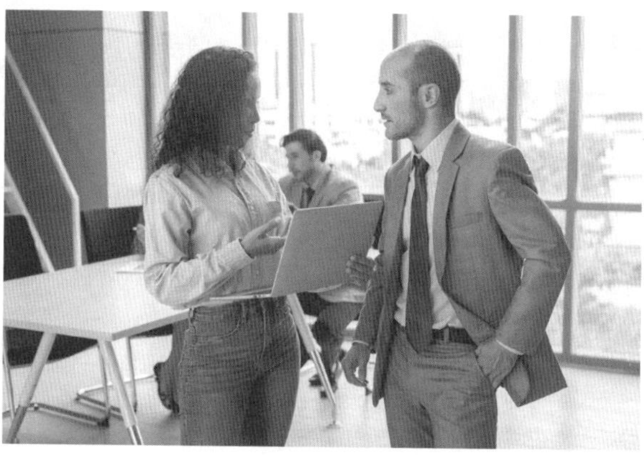

FIGURA 40 Comissão de Processos e Práticas de Hotelaria Hospitalar.
Fonte: Freepik.

e limpeza, gestão de resíduos, produção de alimentação e nutrição, processamento de roupas, portaria e segurança patrimonial; garantir interface com o diretor, gerências, divisões, setores e unidades operacionais do hospital com autonomia para tomada de decisões pertinentes; garantir interface dos serviços da hotelaria com o ensino, a pesquisa e a extensão, com vistas a modelos de excelência para hotelaria hospitalar; subsidiar tecnicamente a elaboração das rotinas e procedimentos operacionais, aprimorando as interfaces entre os serviços; monitorar a prestação de serviços das empresas terceirizadas, por meio de visitas periódicas dos funcionários "hoteleiros", escalados para as respectivas unidades assistenciais e ambulatoriais; realizar, em conjunto como a ouvidoria, a pesquisa de satisfação aos clientes internados no hospital (EBSERH, 2021).

Comissão de Revisão de Prontuários

A Comissão de Revisão de Prontuários (Figura 41) é formada por vários profissionais envolvidos na assistência do paciente, essa comissão é presidida por um médico auditor e tem como competência fazer cumprir a Resolução do CFM 1.638/2002. A resolução prevê a manutenção dos prontuários de todos os pacientes atendidos na instituição com os itens preconizados: a identificação do paciente, anamnese, exame físico, exames complementares solicitados e

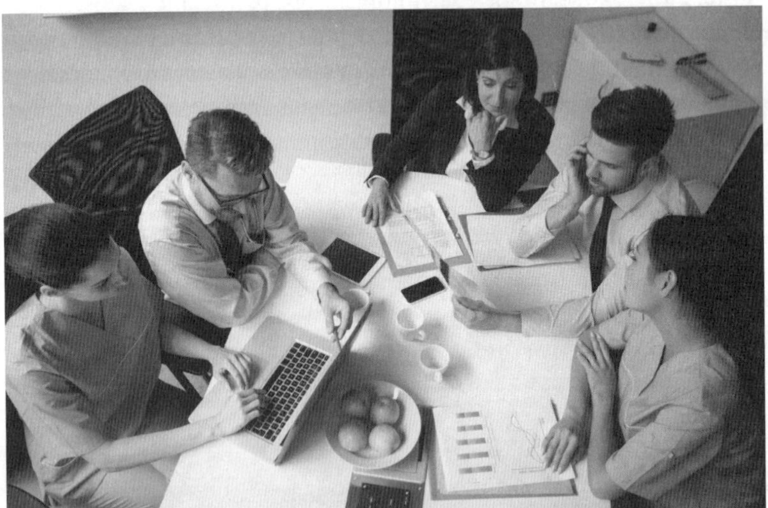

FIGURA 41 Comissão de Revisão de Prontuários.
Fonte: Freepik.

seus resultados, diagnóstico definitivo e tratamentos efetuados, evolução diária do paciente, registros de pareceres, prescrição médica, registros de sinais vitais, relatório de enfermagem, condições de alta ou óbito e CID (código internacional de doenças). Esse grupo é composto por um representante do serviço de arquivo médico – Same, um representante da enfermagem, três representantes do corpo médico e presidido por um médico auditor. Tem como uma das principais funções propor melhorias na qualidade dos registros e anotações para a elaboração do prontuário clínico, com base na segurança do paciente. Ela ainda é responsável por garantir o cumprimento no padrão de qualidade prestado pelos profissionais e proporcionar dados para pesquisa e estudos científicos. A Resolução CFM n. 1.638/2002 estabelece:

> Art. 3º Tornar obrigatória a criação das Comissões de Revisão de Prontuários nos estabelecimentos e/ou instituições de saúde onde se presta assistência médica.
>
> Art. 4º A Comissão de que trata o artigo anterior será criada por designação da Direção do estabelecimento, por eleição do Corpo Clínico ou por qualquer outro método que a instituição julgar adequado, devendo ser coordenada por um médico.

A Resolução determina que é obrigatória a criação da Comissão de Revisão de Prontuários nas unidades de saúde de forma individual, inclusive, se for o caso, com eleição pelo corpo clínico, o que se justifica pelo fato de o trabalho da comissão ser voltado exclusivamente para o local em que atua. Em relação ao questionamento de que a ficha de atendimento existente nas UPAs não caracteriza prontuário médico, este não se sustenta diante do que estabelece a mesma Resolução, em seu art. 1º:

> Art. 1º Definir prontuário médico como o documento único constituído de um conjunto de informações, sinais e imagens registradas, geradas a partir de fatos, acontecimentos e situações sobre a saúde do paciente e a assistência a ele prestada, de caráter legal, sigiloso e científico, que possibilita a comunicação entre membros da equipe multiprofissional e a continuidade da assistência prestada ao indivíduo.

Assim, fichas de atendimento em postos de saúde ou ambulatoriais e documentos médicos de pacientes internados em hospitais configuram prontuário médico, e devem, obrigatoriamente, seguir a normatização legal existente em relação ao seu sigilo e guarda (CFM n. 1.638/2002).

Comissão de Segurança e Saúde no Trabalho

A Comissão de Segurança e Saúde no Trabalho (Figura 42) tem como principais atribuições: verificar, por iniciativa própria ou por provocação, e apontar, aos órgãos responsáveis, as situações de trabalho potencialmente nocivas à saúde e ao bem-estar dos servidores, propondo medidas preventivas ou corretivas para eliminar ou neutralizar os riscos; participar da investigação das causas e consequências das doenças e dos acidentes no trabalho e da proposição de medidas corretivas para a solução dos problemas identificados, acompanhando a execução até sua finalização. A formação, regulamentação e fiscalização quanto ao adequado funcionamento da CIPA nas empresas estão previstas na CLT e regulamentadas pela NR5, portanto, só abrangem servidores celetistas. Sendo assim, a denominação Comissão de Segurança e Saúde no Trabalho é aplicada em hospitais públicos estaduais e municipais, uma vez que busca abranger os conceitos de saúde e segurança ocupacional como um todo, destinada aos servidores públicos municipais, estaduais e federais.

Comissão de Sepse

Sepse é definida como uma síndrome da resposta inflamatória sistêmica (SIRS – *systemic inflammatory response syndrome*) desencadeada por uma infecção suspeita ou confirmada, que pode evoluir para sepse grave, quando associada à disfunção orgânica ou ao choque séptico. Essa doença tem sido reconhecida como um problema de saúde pública e um desafio para as organizações de saúde por estar entre as principais causas de morte de pacientes hospitalizados.

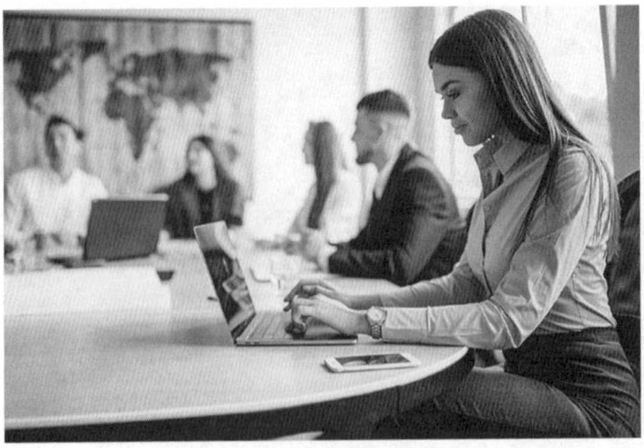

FIGURA 42 Comissão de Segurança e Saúde no Trabalho.

Fonte: Freepik.

A sepse acomete pessoas de todas as faixas etárias e gêneros, apesar dos avanços tecnológicos e terapêuticos. Está relacionada à alta prevalência de mortalidade, variando entre 30-60%. Segundo o Instituto Latino-americano da Sepse, a síndrome é a principal causa de morte nas unidades de terapia intensiva (UTI) e uma das principais causas de mortalidade hospitalar tardia, superando o infarto do miocárdio e o câncer. Em virtude da elevada letalidade, a sepse grave e o choque séptico estão entre as principais condições geradoras de custos nos setores públicos e privados relacionados às internações e ao tratamento, bem como às complicações e disfunções orgânicas. Isso ocorre em razão da necessidade de terapias para substituição das disfunções orgânicas, medicamentos de elevado custo e exigência de seguimento minucioso do paciente por parte da equipe de saúde. Em razão das altas taxas de mortalidade do choque séptico e sepse grave, bem como os altos custos associados ao seu tratamento, a Comissão de Sepse (Figura 43) tem as seguintes atribuições: tomar medidas necessárias para a profilaxia e diagnóstico precoce; conhecer os custos gerados pela sepse no hospital, contribuindo para estimar o ônus econômico e social, além de reforçar a importância de medidas preventivas (BARRETO et al., 2016).

Comissão de Tecnovigilância

A Tecnovigilância é um sistema de vigilância de eventos adversos e queixas técnicas de produtos para a saúde (equipamentos, materiais, artigos médico-hospitalares, implantes, produtos para diagnóstico de uso *in-vitro*) disponibilizados no mercado, com vistas a recomendar a adoção de medidas que ga-

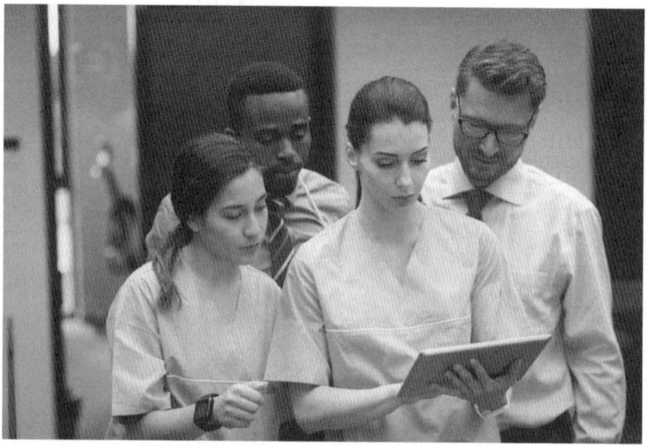

FIGURA 43 Comissão de Sepse.
Fonte: Freepik.

rantam a segurança sanitária do uso desses produtos na promoção e proteção da saúde da população. Para o alcance de tal objetivo são realizados estudos, análises e investigações a partir de um conjunto de informações reunidas a respeito do desempenho do produto, obtidas das notificações enviadas aos órgãos de vigilância sanitária. A Comissão de Tecnovigilância (Figura 44) é responsável por obter as informações e dados dos produtos de saúde e tecnologias que não ofereçam segurança. A comissão tomará as devidas providências a fim de garantir a eficácia dos equipamentos e produtos hospitalares. Quando houver algum tipo de problema nessa área, a comissão irá notificar a Anvisa para as devidas providências legais (CVS, 2021).

Comissão de Transplantes e Captação de Órgãos

A Comissão de Transplantes e Captação de Órgãos (Figura 45) gerencia o processo de doação e captação de órgãos e tecidos, responsável por viabilizar o diagnóstico de morte encefálica (conforme Resolução do Conselho Federal de Medicina) e realizar abordagem/esclarecimentos aos familiares sobre o potencial doador. A captação dos órgãos – exceto as córneas, após aceitação da família, é realizada por uma equipe especializada da Central de Transplantes do Estado. A comissão é formada por uma equipe multidisciplinar, que desenvolve ações educativas e de conscientização sobre o funcionamento do programa e a importância do gesto de doar, com o objetivo de estimular as famílias a conversarem abertamente sobre o assunto, bem como a quebra de mitos e tabus referentes à doação de órgãos e tecido (HCUFG, 2021).

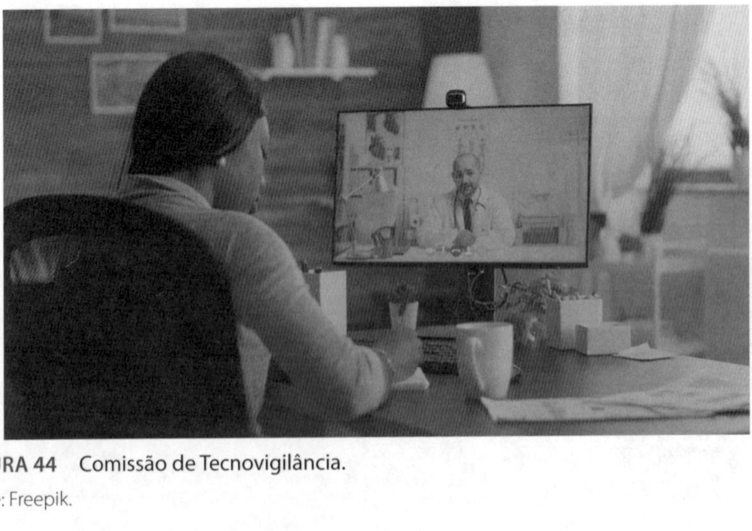

FIGURA 44 Comissão de Tecnovigilância.
Fonte: Freepik.

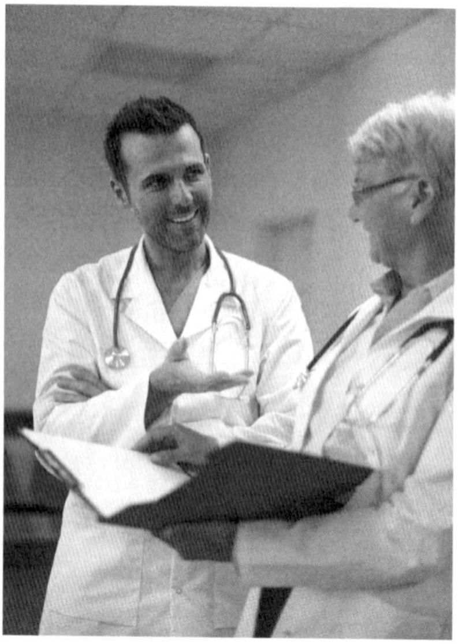

FIGURA 45 Comissão de Transplantes e Captação de Órgãos.
Fonte: Freepik.

Comissão do Plano Diretor de Projetos e Obras

A Comissão do Plano Diretor de Projetos e Obras (Figura 46) do Hospital visa ao aprimoramento dos processos assistenciais e administrativos atualmente vigentes, por meio de estratégias viáveis e com a participação ativa da governança ampliada. Tem como principais objetivos: construir ações para os períodos futuros de governança, visando à resolução de forma estratégica dos macroproblemas identificados e priorizados do hospital, contribuindo para uma melhor aderência aos modelos de referência recomendados pela instância superior, promovendo a melhoria da assistência à saúde, da formação de profissionais e fortalecendo a gestão participativa, democrática e coesa; viabilizar o equilíbrio financeiro, buscando otimizar o processo de faturamento e ampliando a captação de recursos financeiros; pactuar internamente metas de produção quantitativas e qualitativas que atendam à contratualização vigente; estabelecer um modelo de gestão compartilhada, participativa e coesa, havendo comunicação efetiva em consonância com outros órgãos e instituições relacionados a arquitetura e engenharia hospitalar; implantar a gestão dos fluxos e processos assistenciais e administrativos, com aumento do uso de indicadores hospitalares e otimizando a aquisição de produtos e serviços; readequar as instalações físicas, buscando melhorias na infraestrutura; promover ações que integrem projetos e obras de reforma e ampliação da unidade hospitalar.

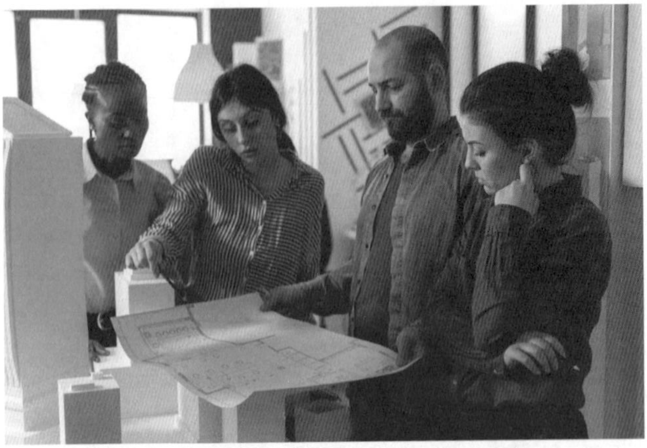

FIGURA 46 Comissão do Plano Diretor de Projetos e Obras.
Fonte: Freepik.

Comissão Especializada em Tratamento de Lesões por Pressão

As lesões por pressão (LPP) são danos localizados na pele e/ou tecidos subjacentes, geralmente sobre uma proeminência óssea, resultante de pressão isolada ou combinada com forças de cisalhamento e/ou fricção. Os riscos aumentam quando somados aos fatores predisponentes intrínsecos da pessoa (NPUAP – National Pressure Ulcer Advisory Panel, 2016).

A Comissão Especializada em Tratamento de Lesões por Pressão tem (Figura 47) como principais ações: participar do planejamento, execução e avaliação dos cuidados; participar e solicitar parecer técnico da Comissão Especializada em Tratamento de LPP, quando necessário; realizar referência para serviços especializados ou especialistas, quando necessário; participar de grupos de estudos e envolver em capacitações de novas técnicas e tecnologias; participar do planejamento de alta hospitalar: capacitar, orientar e entregar fôlder para clientes e responsáveis sobre os cuidados de prevenção e tratamento de LPP no domicílio; realizar a contrarreferência dos clientes com LPP para as unidades de atenção primária (NPUAP, 2016).

Comissão Gestora Multidisciplinar da Norma Regulamentadora 32

A Comissão Gestora Multidisciplinar da Norma Regulamentadora 32 (Figura 48) tem como principais finalidades: propor ações e acompanhar adequações para cumprimento da Norma Regulamentadora n. 32, aprovada pela Portaria n. 485, de 11 de novembro de 2005, do Ministério do Trabalho e Emprego,

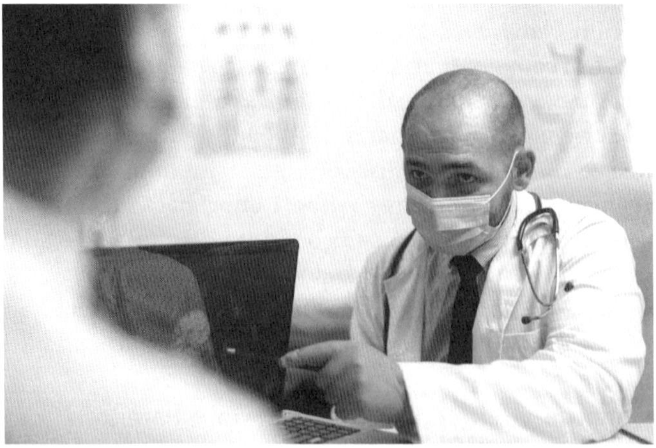

FIGURA 47 Comissão Especializada em Tratamento de Lesões por Pressão.

Fonte: Freepik.

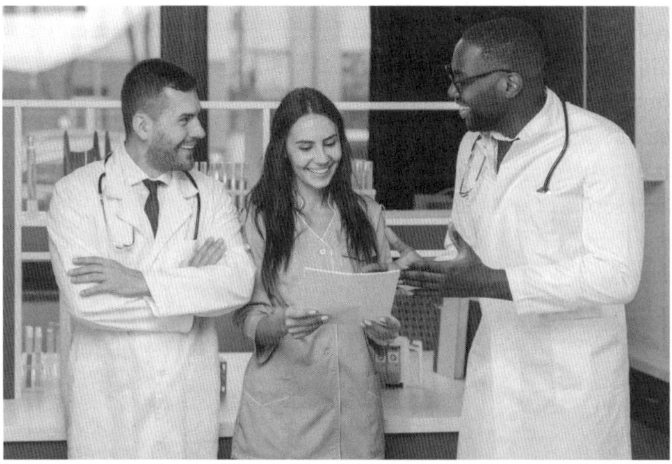

FIGURA 48 Comissão Gestora Multidisciplinar da Norma Regulamentadora 32.

Fonte: Freepik.

visando a estabelecer a implementação de medidas de proteção à segurança e saúde dos trabalhadores dos serviços de saúde; atender a Portaria n. 1.748, de 30 de agosto de 2011, do Ministério do Trabalho e Emprego, passando a presente Comissão Gestora Multidisciplinar a ter como objetivo também reduzir os riscos de acidentes com materiais perfurocortantes, com probabilidade de exposição a agentes biológicos, por meio da elaboração, implementação e atualização do Plano de Prevenção de Riscos de Acidentes com Materiais Perfurocortantes; conscientizar sobre a importância do cumprimento da NR 32; promover medidas técnicas, administrativas e educacionais voltadas para a prevenção de acidentes; padronizar medidas de proteção adequadas à realidade da instituição e previstas na legislação vigente; permitir a troca de experiências e de conhecimentos técnicos visando à implantação da NR 32; priorizar o rastreamento e a prevenção de condições de insegurança na instituição; realizar ações para correção e adequação dos itens da NR 32; buscar a melhoria contínua de processos; estabelecer mecanismos para implementação do Plano de Prevenção de Riscos de Acidentes com Materiais Perfurocortantes.

Comissão Multidisciplinar de Terapia Enteral e Parenteral

A Comissão Multidisciplinar de Terapia Enteral e Parenteral (Figura 49) estabelece os requisitos mínimos exigidos para a prática da terapia nutricional enteral e parenteral estabelecidos pela Anvisa e pelo Ministério da Saúde (MS), por meio da Resolução n. 63/2000 e da Portaria n. 272/98, respectivamente. Essas legislações definem como "grupo formal e obrigatoriamente constituído de pelo menos um profissional de cada categoria, a saber: médico, nutricionista, enfermeiro e farmacêutico, podendo ainda incluir profissionais de outras categorias, habilitados e com treinamento específico para a prática da Terapia Nutricional" (BRASIL, 1998; BRASIL, 2000). Possui as seguintes atribuições: estabelecer as diretrizes técnico-administrativas que devem nortear as ativida-

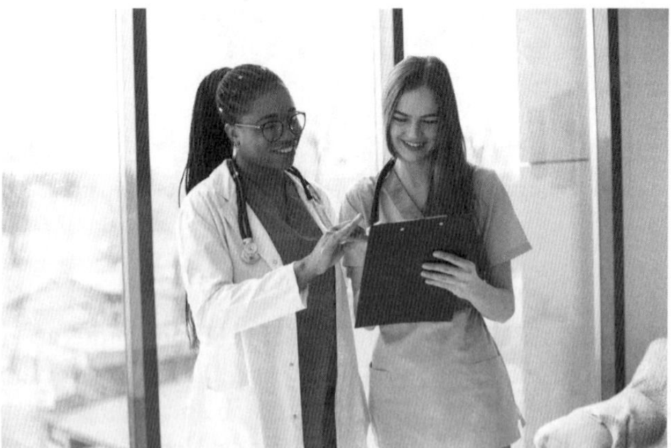

FIGURA 49 Comissão Multidisciplinar de Terapia Enteral e Parenteral.
Fonte: Freepik.

des da equipe e suas relações com a instituição hospitalar; criar mecanismos para o desenvolvimento das etapas de triagem e vigilância nutricional em regime hospitalar, ambulatorial e domiciliar, sistematizando uma metodologia capaz de identificar pacientes que necessitam de terapia nutricional, a serem encaminhados aos cuidados da comissão; atender às solicitações de avaliação do estado nutricional do paciente, indicando, acompanhando e modificando a terapia nutricional, quando necessário, em comum acordo com o médico responsável pelo paciente, até que sejam atingidos os critérios de reabilitação nutricional preestabelecidos; assegurar condições adequadas de indicação, prescrição, preparação, conservação, transporte e administração, controle clínico e laboratorial e avaliação final da terapia nutricional, visando a obter os benefícios máximos do procedimento e evitar riscos; capacitar os profissionais envolvidos, direta ou indiretamente, com a aplicação do procedimento, por meio de programas de educação continuada, devidamente registrados; estabelecer protocolos de avaliação nutricional, indicação, prescrição e acompanhamento da terapia nutricional; documentar todos os resultados de controle e de avaliação da terapia nutricional visando à garantia de sua qualidade; estabelecer auditorias periódicas a serem realizadas por um dos membros da comissão para verificar o cumprimento e o registro dos controles e avaliação da terapia nutricional; analisar o custo e o benefício no processo de decisão que envolve a indicação, a manutenção ou a suspensão da terapia nutricional; desenvolver, rever e atualizar regularmente as diretrizes e procedimentos relativos aos pacientes e aos aspectos operacionais da terapia nutricional.

Comissão Permanente de Investigação Preliminar e Processo Administrativo

A Comissão Permanente de Investigação Preliminar e Processo Administrativo (Figura 50) do Hospital é um órgão auxiliar do diretor do hospital com autonomia para tratar de assuntos administrativos em sua área de atuação, tendo como objetivo básico apurar infrações de natureza disciplinar praticadas por funcionários contratados pelo hospital regidos pela Consolidação das Leis do Trabalho e/ou pela Consolidação das Leis do Funcionalismo. Compete à comissão a apuração de infrações de natureza disciplinar no âmbito do hospital, cabendo aos seus membros: agir com discrição e guardar sigilo sobre documentos e assuntos que lhe sejam submetidos em razão do exercício da sua função, sob pena de responsabilidade administrativa; apreciar as matérias que lhe forem submetidas, solicitando a emissão de documento específico para o início dos trabalhos ou remetendo-as de volta ao demandante, se carecerem de averiguação prévia ou tentativas de resolução na esfera administrativa competente; pautar os trabalhos de acordo com as fontes de direito aplicadas na esfera pública e privada (EBSERH, 2021)

Comitê Científico

O Comitê Científico (Figura 51) do hospital é o órgão assessor e consultivo do conselho diretor para todas as atividades de pesquisa e desenvolvimento científico que se realizem no hospital. Composta por membros das diversas

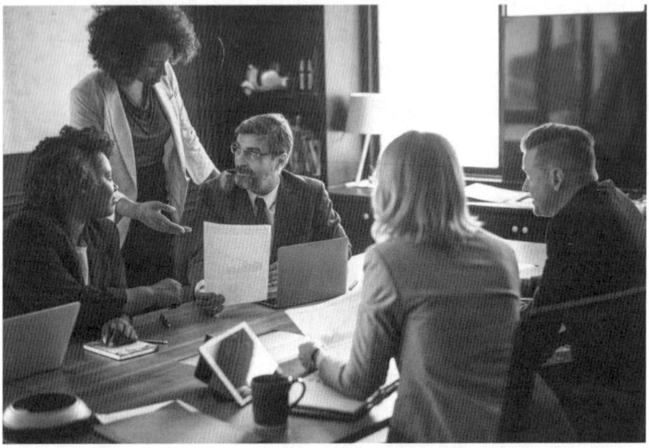

FIGURA 50 Comissão Permanente de Investigação Preliminar e Processo Administrativo.
Fonte: Freepik.

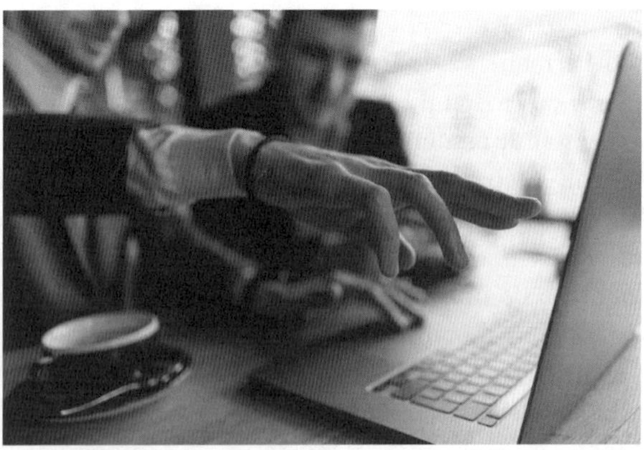

FIGURA 51 Comitê Científico.
Fonte: Freepik.

áreas da instituição, são responsáveis por analisar a exequibilidade dos projetos de pesquisa clínica e científica, bem como eventos científicos, aprovando a sua execução e acompanhando seu desenvolvimento. Além de seus membros, a comissão científica poderá contar com o apoio de pesquisadores de reconhecido valor na instituição, como também da comunidade científica para funções de assessoria *ad hoc*. Tais medidas de controle dos projetos visam a orientar e ajudar os pesquisadores no desenvolvimento de projetos adequados cientificamente, protegendo-os e também protegendo a instituição contra possíveis conflitos, danos ou sanções decorrentes de práticas científicas conduzidas inadequadamente frente às resoluções tomadas pelo Conselho Nacional de Saúde (196/96 e 251/97). As principais atribuições do Comitê Científico são: avaliar os projetos de pesquisa, em todos os níveis, quanto à expectativa de geração de conhecimento, principalmente em termos de exequibilidade e relevância compatível com o grau ao qual se propõe e quanto aos aspectos metodológicos; orientar o encaminhamento dos projetos de pesquisa, quando necessário, a outras instâncias do hospital, especialmente ao Comitê de Ética em Pesquisa, de acordo com a regulamentação vigente; avaliar o conteúdo dos eventos científicos propostos com uso de imagem do hospital; manter os registros relativos aos pareceres emitidos sobre as atividades de pesquisa e sobre os eventos científicos submetidos a essa comissão.

Comitê de Avaliação das Tecnologias em Saúde

Consideram-se Tecnologia em Saúde ou Tecnologia Sanitária os medicamentos e processos relacionados a produtos para diagnóstico *in vitro* ou *in vivo*, equipamentos e artigos médicos, tais como órteses e próteses, materiais especiais ou convencionais, procedimentos e técnicas profissionais suscetíveis de serem utilizadas para prevenção, diagnóstico, tratamento e reabilitação de condições clínicas concretas, incluindo-se ainda os sistemas de suporte, organização, administração e demais procedimentos envolvidos na assistência, integral ou parcial, a pacientes. O Comitê de Avaliação das Tecnologias em Saúde (Figura 52) do hospital é de natureza técnico-científica. Tem por finalidade assessorar o diretor, a Comissão de Farmácia e Terapêutica, de Padronização de Produtos para Saúde ou outra comissão institucional em avaliações, desenvolvimentos, padronizações e monitoramento de tecnologias da saúde, com base nas evidências científicas disponíveis e na revisão da utilização de tecnologias na unidade hospitalar.

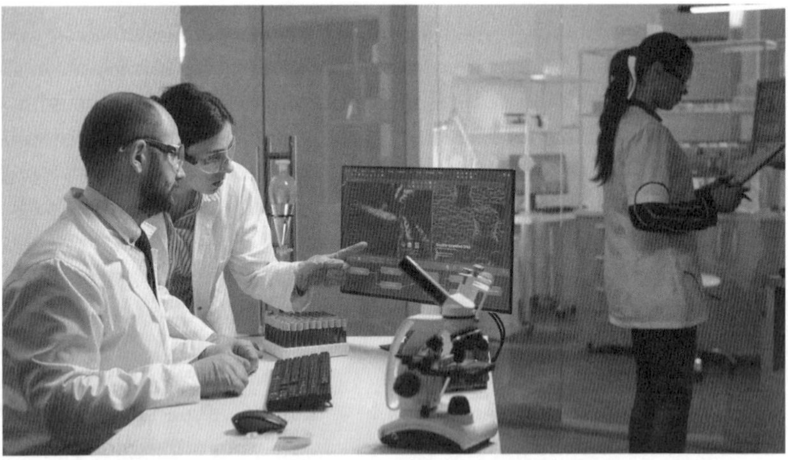

FIGURA 52 Comitê de Avaliação das Tecnologias em Saúde.

Fonte: Freepik.

Comitê de Bioética

Formado por um grupo multidisciplinar, o Comitê de Bioética (Figura 53) conta com profissionais das mais diversas formações (biologia, medicina, enfermagem, fisioterapia, teologia, filosofia, assistência social, fonoaudiologia, fisioterapia, psicologia, entre outros) e procura analisar casos clínicos, em todos os seus aspectos e contextos, que tragam consigo dilemas éticos. Esse Comitê

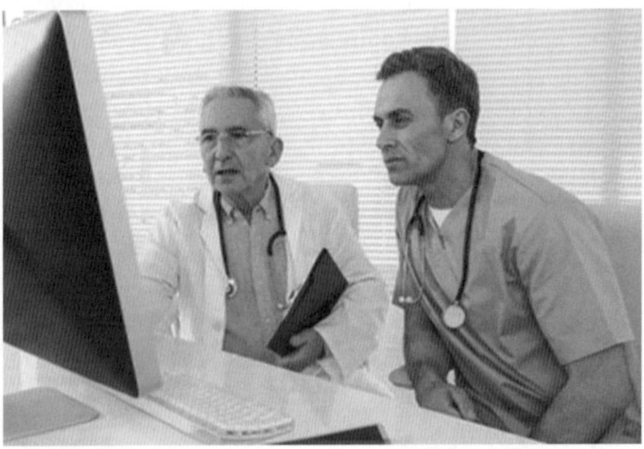

FIGURA 53 Comitê de Bioética.

Fonte: Freepik.

tem como principais funções: fazer reflexões e deliberações sobre as temáticas propostas, de acordo com embasamentos teóricos adequados e aprendidos, e emitir o seu parecer em um nível de recomendações; auxiliar as equipes de saúde na tomada de decisões nos conflitos da prática clínica; fazer a análise e recomendação de casos concretos, a elaboração de pareceres; pode atender demandas institucionais (como respeitar a confidencialidade dos paciente em um hospital); auxiliar na defesa dos direitos dos/das pacientes, além de ter uma função consultiva e deliberativa; assessorar e orientar, promovendo, ao mesmo tempo, suporte psíquico e de compartilhamento das decisões e responsabilidades que concernem a uma equipe de saúde.

Comitê de Gerenciamento de Crise

O Comitê de Gerenciamento de Crise (Figura 54) é instituído quando ocorre situações de urgência institucional. Tem a finalidade de auxiliar o diretor do hospital nas decisões locais relativas a uma determinada crise, por exemplo, a crise atual gerada pela pandemia da Covid-19.

Nesse exemplo, o comitê deverá se antecipar nos cuidados preventivos e na tomada de decisões frente à pandemia. Dependendo da necessidade, poderão ser criados alguns Subcomitês de Gerenciamento de Crise, com a atribuição única de prestarem subsídios técnicos ao Comitê de Gerenciamento de Crise principal, e ainda combater a disseminação da doença no âmbito hospitalar.

Diante da dinamicidade dos fatos relativos à pandemia em curso, o Comitê de Gerenciamento de Crise tem a consciência de que as determinações podem mudar constantemente e, em decorrência, seus integrantes estão em trabalho constante.

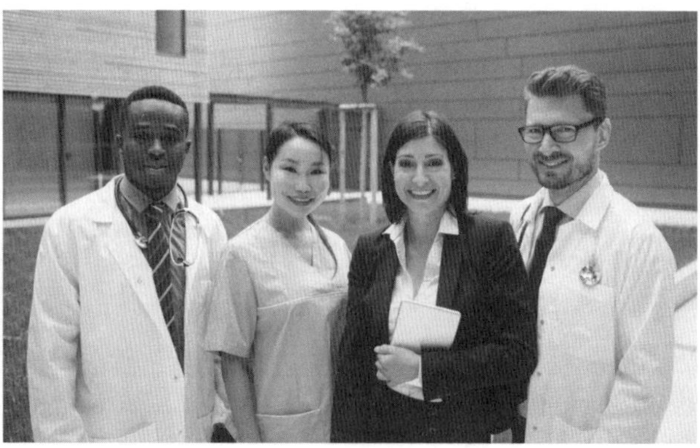

FIGURA 54 Comitê de Gerenciamento de Crise.

Fonte: Freepik.

Comitê de Humanização

O Comitê de Humanização (Figura 55) de um hospital é um espaço coletivo organizado, participativo e democrático, que se destina a empreender uma política institucional de humanização na assistência à saúde, em consonância com a Política Nacional de Humanização do Ministério da Saúde, em benefício dos usuários e dos profissionais de saúde. Tem como principais competências: elaborar um plano operativo, estabelecendo estratégias e mecanismos que potencializem a humanização na atenção hospitalar; fomentar o processo de humanização no hospital; promover ações conjuntas e articuladas entre gestão, atenção em saúde e usuários; buscar estratégias que promovam a integração entre os diferentes serviços do hospital; estimular a participação da sociedade civil nas ações de humanização do hospital; promover a participação do hospital na rede nacional de humanização – Rede Humaniza SUS; divulgar, apoiar e promover permanentemente a Política Nacional de Humanização no Hospital.

Comitê de Sustentabilidade e Meio Ambiente

O Comitê de Sustentabilidade e Meio Ambiente (Figura 56) tem como principal objetivo integrar ações práticas e iniciativas junto aos colaboradores, usuários, acompanhantes e visitantes, voltadas ao equilíbrio econômico, ambiental e social da unidade hospitalar.

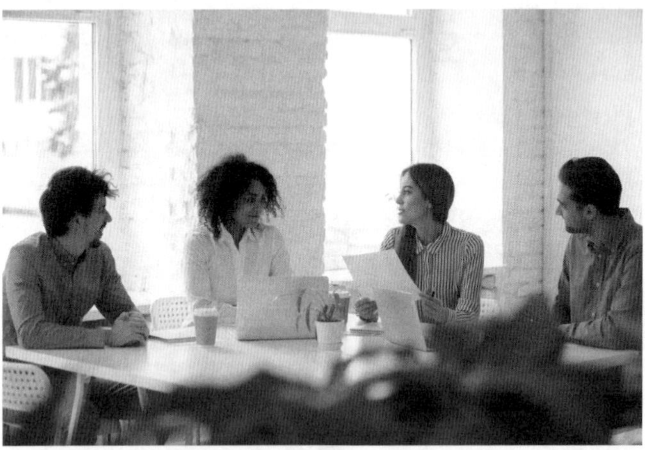

FIGURA 55 Comitê de Humanização.

Fonte: Freepik.

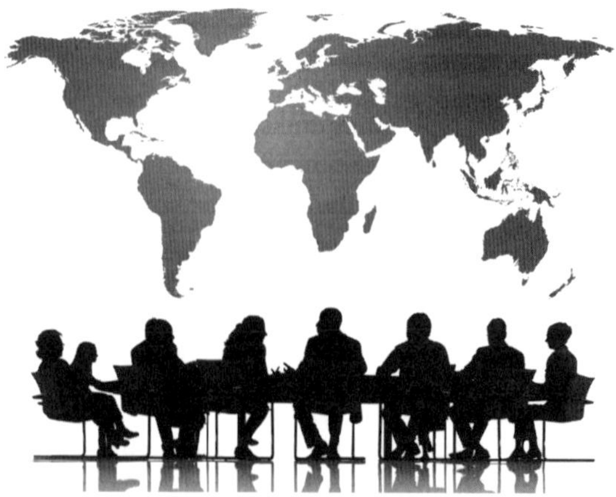

FIGURA 56 Comitê de Sustentabilidade e Meio Ambiente.
Fonte: Freepik.

Aplicará um conjunto de iniciativas estratégicas para otimizar custos e reduzir o impacto ambiental gerado pela unidade. Entre as ações estão: a redução do consumo de recursos naturais, otimização de recursos energéticos e hídricos; gestão de resíduos junto à Comissão de Gerenciamento de Resíduos de Serviços de Saúde.

Buscará o engajamento da comunidade, inserindo nesse contexto a responsabilidade social, tanto do público interno quanto do público externo; e também a otimização de custos, visando ao desempenho econômico positivo da unidade.

As ações definidas pelo comitê serão baseadas em princípios institucionais, visando a promover um modelo de gestão focado no compromisso social, ambiental e financeiro, com a sensibilização e conscientização de boas práticas de sustentabilidade junto aos colaboradores, usuários, acompanhantes, visitantes e familiares, bem como com a preservação do meio ambiente e biodiversidade nas áreas ao redor da unidade hospitalar.

Comitê de Vigilância Epidemiológica Hospitalar

O Comitê de Vigilância Epidemiológica Hospitalar (Figura 57) é responsável pelo planejamento e execução das ações de epidemiologia hospitalar, incluindo a vigilância epidemiológica das doenças de notificação compulsória e/ou dos agravos de interesse para a saúde pública.

Tem como propósito fornecer orientação técnica permanente para os colaboradores de saúde sobre doenças e agravos, fatores que os condicionam e medidas de controle. Além disso, constitui um importante instrumento para subsidiar o planejamento, a organização, a operacionalização e a normatização de atividades técnicas correlatas no âmbito hospitalar.

A operacionalização do Comitê de Vigilância Epidemiológica compreende um ciclo de funções específicas e intercomplementares, desenvolvidas de modo contínuo, permitindo conhecer o comportamento das doenças e agravos como alvo das ações, para que as medidas de intervenção pertinentes possam ser desencadeadas com eficácia e eficiência.

Comitê Deliberativo

O Comitê Deliberativo (Figura 58) do hospital é responsável por definir as diretrizes básicas das atividades de assistência e da prestação de serviços médicos e hospitalares, bem como por deliberar sobre diversos assuntos de interesse da unidade. O Comitê também acompanha e aprova a execução de planos de trabalho, projetos e atividades, análises de orçamento de custeio, programações financeiras e eventuais alterações. Os membros do Conselho Deliberativo devem comprovar experiência na área e atender aos requisitos previstos na legislação vigente, visto que são elementos-chave na estrutura de governança do hospital. Entre os pontos que o Comitê Deliberativo atua, estão: definição da política geral de administração; orçamento anual do hospital; prestação de contas, balanço geral do exercício e relatório anual; política e decisão de investimentos; criação, reforma ou extinção de plano de benefícios; aprovação da reforma ou alteração do estatuto ou regulamento; deliberação sobre outros temas que não estejam previstos no estatuto ou no regulamento.

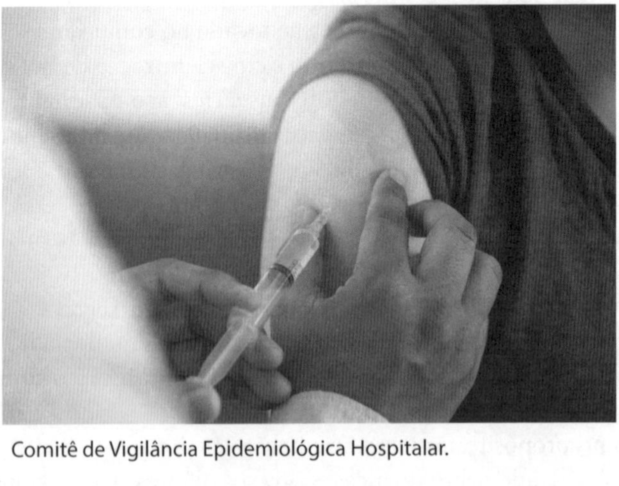

FIGURA 57 Comitê de Vigilância Epidemiológica Hospitalar.

Fonte: Freepik.

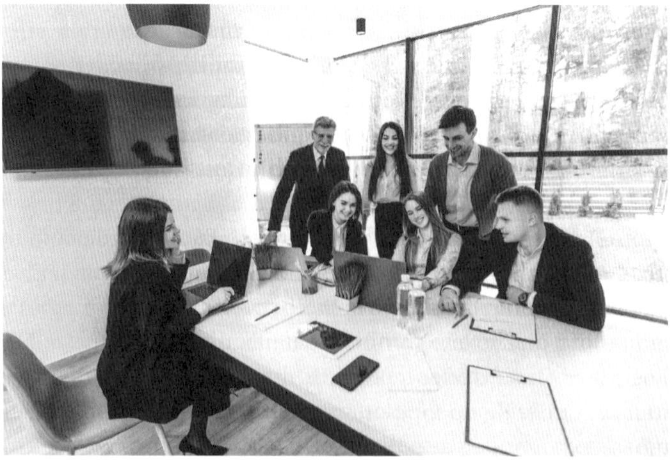

FIGURA 58 Comitê Deliberativo.
Fonte: Freepik.

Comitê Transfusional

O Comitê Transfusional (Figura 59) como principais atribuições: implantar, implementar e aprovar os protocolos de indicações dos diversos hemocomponentes, elaborados pelo serviço de transfusão; documentar, avaliar e solucionar os casos de prescrição inadequada de produtos hemoterápicos; analisar os

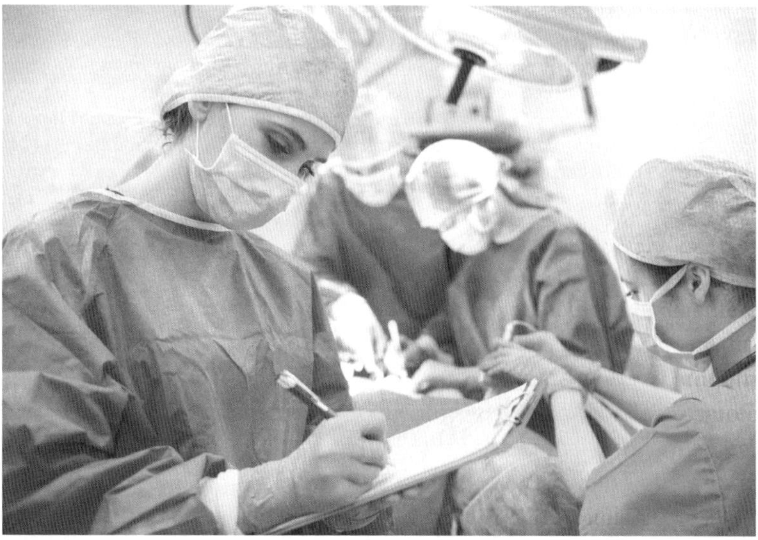

FIGURA 59 Comitê Transfusional.
Fonte: Freepik.

dados estatísticos elaborados pelo serviço de transfusão sobre a utilização de hemocomponentes pelas diversas especialidades do hospital; criar e monitorar indicadores para avaliar a utilização dos hemocomponentes; analisar o relatório mensal das reações transfusionais reportadas ao serviço de transfusão, propondo medidas cabíveis para diminuir o índice em casos de reações evitáveis; sugerir e participar de programas de educação continuada em medicina transfusional. Proporciona a melhoria no atendimento ao paciente internado, pois analisa a eficiência das transfusões realizadas, orienta e atualiza a equipe de saúde sobre a evolução da hemoterapia. Além disso, desenvolve ações de hemovigilância, que incluem investigações de qualidade e de reações adversas. Sua função é melhorar a qualidade do atendimento ao paciente internado com indicação de transfusão de hemocomponentes e hemoderivados (HCUFG, 2021).

REFERÊNCIAS

1. ABRAMOVICIUS, A. C.; MAIA, A. C.; CARVALHO, A. A. G.; SERAFIM, S. A. D. A comissão de farmácia e terapêutica e sua interface na utilização racional de medicamentos. Revista Qualidade HC, (3):2-6, 2012.
2. ARRAIS, P. S. D.; NÉRI, E. D. R.; CAMPOS, T. A.; PEREIRA, A. G. S.; PORTELA, M. P.; BESERRA, M. N. Farmacovigilância hospitalar: como implantar. Farmácia Hospitalar, 1-4, 2008.
3. BARBOSA, A. S.; BOERY, R. N. S. O.; FERRARI, M. R. Importância atribuída ao Comitê de Ética em Pesquisa. Revista de Bioética y Derecho, (26):31-43, 2012.
4. BARRETO, M. F. C.; DELLAROSA, M. S. G.; KERBAUY, G.; GRION, C. M. C. Sepse em um hospital universitário: estudo prospectivo para análise de custo da hospitalização de pacientes. Rev. Escola de Enfermagem USP, 50(2):302-8, 2016.
5. BRASIL, Lei de Acesso à Informação n. 12.527, 2011.
6. BRASIL, Ministério da Saúde. Portaria n. 1.405 de 29 de junho de 2006. Institui a Rede Nacional de Serviços de Verificação de Óbito e Esclarecimento da Causa Mortis (SVO).
7. CAETANO, J. M.; JACINTHO, E. M. S. B. Arquivo médico e estatístico do hospital universitário: fatores arquivísticos que contribuem para a gestão da qualidade. Informatio, 22(2):86-100, 2017.
8. CBEXS. Governança corporativa, 2021.
9. CECCIM, R. B. Educação permanente em saúde: desafio ambicioso e necessário. Interface-Comunic, Saúde, Educ, 9(16):161-77, 2005.
10. COMPLEXO HOSPITAL DE CLÍNICAS DA UNIVERSIDADE FEDERAL DO PARANÁ. Comissão Intra-Hospitalar de Doação de Órgãos e Tecidos para Transplante, 2021.
11. CONSELHO FEDERAL DE MEDICINA. Resolução CFM n. 2.152, 2016.
12. CONSELHO FEDERAL DE MEDICINA. Resolução CFM n. 1638, 2002.
13. CONSELHO REGIONAL DE ENFERMAGEM DE SÃO PAULO. Comissão de Ética de Enfermagem. Decisão Coren-SP, Plenário 014, 2018. Normatiza a criação, o funcionamento e os procedimentos sindicantes nas Comissões de Ética de Enfermagem no Estado de São Paulo, 2018.
14. CVS CENTRO DE VIGILÂNCIA SANITÁRIA. Tecnovigilância, 2021.
15. DANTAS, B. M.; LUCENA, E. A.; DANTAS, A. A. Internal exposure in nuclear medicine: application of IAEA criteria to determine the need for internal monitoring. Brazilian Archives of Biology and Technology, Curitiba, (51):103-7, 2008.
16. EBSERH, Hospitais Universitários Federais – Boletim, 2016.

17. EBSERH, Hospitais Universitários Federais – Regimento da Comissão de Cuidados Paliativos, 2018.
18. EBSERH, Hospitais Universitários Federais. Uso e controle de antimicrobianos, 2021.
19. EMPRESA BRASILEIRA DE SERVIÇOS HOSPITALARES (EBSH). Hospitais Universitários Federais, 2021.
20. FIOCRUZ. Biossegurança, 2021.
21. HORR, L.; ORO, I. M.; LORENZINI, A.; SILVA, L. M. Comissão de Controle de Infecção Hospitalar. Rev. Bras. Enf., 31:182-92, 1978.
22. HOSPITAL DAS CLÍNICAS DA FACULDADE DE MEDICINA DE BOTUCATU (HCFMB). Comissão Interna de Prevenção de Acidentes, 2021.
23. HOSPITAL DAS CLÍNICAS DA UNIVERSIDADE FEDERAL DE GOIÁS (HCUFG). Comitê Transfusional, 2021.
24. HOSPITAL UNIVERSITÁRIO DA UFGD. Comissão de Gerenciamento de RSS, 2015.
25. HOSPITAL UNIVERSITÁRIO DA UFGD. Comitê de Crise, 2021.
26. HOSPITAL UNIVERSITÁRIO DA UNIVERSIDADE DE SÃO PAULO (HUUSP). Comitê de Ética em Pesquisa, 2021.
27. HOSPITAL UNIVERSITÁRIO Professor Polydoro Ernani de São Thiago. Hemovigilância, 2021
28. MINISTÉRIO DA ECONOMIA. Inspeção do trabalho, Norma Regulamentadora 17, 2018.
29. MINISTÉRIO DA SAÚDE. Portaria Interministerial n. 285, de 24 de março de 2015. Redefine o Programa de Certificação de Hospitais de Ensino (HE).
30. MINISTÉRIO DA SAÚDE Portaria n. 2.616, de 12 de maio de 1998.
31. NPUAP – National Pressure Ulcer Advisory Panel, 2016.
32. PONS, L. H.; CARVALHO, W. B.; MENESES, S.; FERNANDES, J. Atuação da equipe multidisciplinar na terapia nutricional de pacientes sob cuidados intensivos. Rev. Nutr, 18(6):777-84, 2005.
33. RIBEIRO, M. L. B. Funcionamento de Comissões Hospitalares em Unidades de Saúde de Gestão Única. Arquivos do CRM-PR, 30(118):1-4, 2013.
34. SECRETARIA DE EDUCAÇÃO SUPERIOR. Comissão Nacional de Residência Multiprofissional em Saúde Resolução CNRMS n. 2, de 13 de abril de 2012.
35. SECRETARIA DE ESTADO DA SAÚDE – SES, COORDENADORIA DE SERVIÇOS DE SAÚDE – CSS. Comissão de Farmácia e terapêutica, 2021.
36. SECRETARIA DE ESTADO DA SAÚDE, COORDENADORIA DE SERVIÇOS DE SAÚDE – CSS. Comissão de Revisão de Prontuários Médicos, 2021.
37. UNIVERSIDADE FEDERAL DE CIÊNCIAS DA SAÚDE DE PORTO ALEGRE (UFCSPA). Comissão de Residência Médica – Regulamento, 2019.
38. UNIVERSIDADE FEDERAL DO CEARÁ – Hospital Universitário, Núcleo de Avaliação de Tecnologias em Saúde, Regimento 1-10, 2018.
39. WORLD HEALTH ORGANIZATION –WHO. Reducing Risks, Promoting Healthy Life, 2002.

17

SERVIÇO ESPECIALIZADO EM ENGENHARIA DE SEGURANÇA E MEDICINA DO TRABALHO – SEESMT

Koshiro Otani

INTRODUÇÃO

Este capítulo tratará da gestão em saúde e segurança do trabalho e será vinculado à minha carreira médica de quatro décadas de atuação na área das inter-relações de saúde e trabalho.

Escolho apresentá-lo assim, pelo momento histórico coletivo que a área passa, de incertezas, de insegurança e de insalubridade (termos técnicos que fazem jus ao tema), na esperança de que ele possa trazer algum alento, alguma reflexão e acrescentar algum conhecimento, antes não dominado, de quem escolheu um caminho de bons valores nos prazos que a vida lhe concedeu para dela participar, baseado na ética e na qualidade.

Tal escolha não será fácil, pois, qualquer transformação que tenha ocorrido com a minha participação, não foi exclusiva, foi coletiva, foi um movimento no qual acumulou, modificou, recriou, vinculou o passado ao futuro da área. Isto vai me exigir a recuperação da memória pelo tempo de idade em que me encontro e sob pena de esquecimento de citar outros autores. De antemão, minhas desculpas.

O trabalho aqui apresentado é resultado de décadas de gestões pública e privada, passando por períodos da ditadura militar, da abertura democrática, de um potencial de emancipação da área, até o seu retrocesso e retorno à remilitarização de um governo civil.

Seu conteúdo, ao tempo que se atreveu filosofar, tentou ser pragmático e sociológico, não se preocupou com o academicismo dos livros e tampouco publicou legislações ou normas regulamentadoras da área, considerando que o oráculo Google busca-as com mais rapidez e eficiência.

Não só de pessimismo sobrevive o texto. Há um componente otimista, decorrente de um possível "novo normal" pós-pandemia da Covid-19 que assolou o mundo em 2020. O momento em que este texto é finalizado impõe uma relação humanizada com tudo, como olhares dirigidos para a frente, sem ideologias caquéticas e, para que possamos recuperar o prejuízo, é preciso que façamos uma sociedade transformadora.

SAÚDE E SEGURANÇA DO TRABALHO PÓS-PANDEMIA

A área da saúde e segurança do trabalho reflete, em essência, o conflito capital x trabalho, que poderia ser mediado pelo Estado, desde que neutro fosse. Em política, diz-se que as ações partem do geral para chegar ao particular. De uma visão geral da metrópole – *polis* (metrópole) – se enxerga o particular dela. Como nos governos brasileiros não se pratica essa lógica e como o povo brasileiro tem demonstrado que as coisas acontecem no particular, novas teses (subsidiariedade e sindemia, a seguir apresentadas) ganham força neste novo normal.

A área terá que seguir sozinha, desde que cada um que nela milita tenha um posicionamento responsável rumo à diversidade, à consciência ambiental, à ética, pilares de uma agenda de mudanças na sociedade.

Há necessidade de uma mudança de comportamento no novo normal, com a consciência de que as transformações ocorrem quando mudam os valores.

A pandemia escancarou que a vida em grupo, solidária, é um imperativo para a sociedade, que devidamente regulamentada deve reprimir o individualismo, a ganância, o consumismo exagerado para que ela tenha estabilidade e sólida estrutura.

A pandemia chama a atenção para a necessidade do bem coletivo, sendo o Estado (e não o governo) primordial na prestação de serviços de saúde e de segurança no trabalho.

A pandemia clareou novas variáveis que podem criar condições para a resolução de contradições, tais como a dissociação entre cidadão e o Estado, que até então pareciam inconciliáveis.

NOVA ORDEM SOCIAL

Agora é possível ver a questão sob um outro ângulo, uma nova ordem social que seja o pilar básico para o retorno do desenvolvimento e crescimento da área.

É o novo teto com novo assoalho para esta sofrida classe trabalhadora que, ao ser perguntada sobre quais doenças gostaria que fossem tratadas, responderia: as mais prevalentes – cerca de 1/3 das doenças, a maioria de natureza social, hipertensão, diabetes, desnutrição, obesidade, cardiovasculares, respiratórias crônicas e câncer –, mas seriam incapazes de elencar as doenças tendo como etiologia o exercício do trabalho, também de natureza social.

O que se pretende neste capítulo é que ele possa ser entendido pela população trabalhadora em uma abordagem que forneça elementos diferentes, como exemplo para a prática clínica e a saúde pública.

Nesse sentido, invoco dois autores que apresentam duas novas terminologias:

- Subsidiariedade

O Papa Francisco utilizou o termo subsidiariedade em sua Doutrina Social da Igreja, considerada como único caminho para superação da crise da Covid-19. Ele explica que "as decisões 'de cima' devem ser tomadas a partir 'de baixo'. Diz que " para que os objetivos de desenvolvimento sustentável sejam alcançados com a descentralização da tomada de decisões".

E que há necessidade de ouvir os pobres para descobrir a saída desta pandemia.

- Sindemia

"[...] uma abordagem integrada para entender e tratar doenças pode ser muito mais bem-sucedida do que simplesmente controlar doenças epidêmicas ou tratar pacientes individuais", como entende Richard Horton (2020) ao abordar a Covid-19 para além de uma peste mundial secular.

Com o título Covid-19 is not a pandemic, diz ele que a "Covid-19 não é uma pandemia, é uma sindemia. A noção de uma sindemia revela interações biológicas e sociais que são importantes para o prognóstico, tratamento e política de saúde: infecção com síndrome respiratória aguda grave coronavírus 2 (SARS-CoV-2) e uma série de doenças não transmissíveis (SINGER et al., 2017).

A importância conceitual disso é que se exigirá muito mais atenção às doenças não transmissíveis (DNT) e à desigualdade socioeconômica do que tem sido admitido até agora. Uma sindemia não é apenas uma comorbidade. As interações biológicas e sociais entre condições e estados aumentam a suscetibilidade de uma pessoa a prejudicar ou piorar seus resultados de saúde. No caso da Covid-19, atacar as DNT será um pré-requisito para uma contenção bem-sucedida. Considerá-la uma síndrome significa que, junto com a Covid-19, as doenças como obesidade, diabetes, cardiovasculares, respiratórias crônicas e câncer fazem parte da visão multicausal das doenças.

Qual a importância disso?

Para o bilhão de pessoas mais pobres do mundo, hoje, as DNT representam mais de um terço de sua carga de doenças. Com a disponibilidade de intervenções econômicas durante a próxima década poder-se-iam evitar quase 5 milhões de mortes entre as pessoas mais pobres do mundo. O artigo é finalizado com os parágrafos transcritos a seguir:

> A consequência mais importante de ver a Covid-19 como uma sindemia é sublinhar suas origens sociais.
>
> A vulnerabilidade dos cidadãos mais velhos, comunidades étnicas negras, asiáticas e minoritárias e trabalhadores-chave que são comumente mal pagos com menos proteções de bem-estar apontam para uma verdade até agora mal reconhecida – a saber, que não importa o quão eficaz seja um tratamento ou vacina protetora, a busca por uma solução puramente biomédica para Covid-19 falhará.
>
> A menos que os governos elaborem políticas e programas para reverter profundas disparidades, nossas sociedades nunca estarão verdadeiramente protegidas para o Covid-19.
>
> Uma abordagem sindêmica fornece uma orientação muito diferente para a medicina clínica e a saúde pública, mostrando como uma abordagem integrada para entender e tratar doenças pode ser muito mais bem-sucedida do que simplesmente controlar doenças epidêmicas ou tratar pacientes individuais.
>
> A crise econômica que se aproxima de nós não será resolvida com um medicamento ou uma vacina. Nada menos que um avivamento nacional é necessário. Abordar o Covid-19 como uma sindemia irá convidar a uma visão mais ampla, abrangendo educação, emprego, habitação, alimentação e meio ambiente. Ver a Covid-19 apenas como uma pandemia exclui esse prospecto mais amplo, mas necessário.

SAÚDE DO TRABALHADOR – UM PROBLEMA DE SAÚDE PÚBLICA

Permito-me traçar um paralelo entre a pandemia e a saúde do trabalhador, ambos problemas de saúde pública. A pandemia fortaleceu o SUS e, cabalmente, mostrou que ao Estado cabe elaborar políticas e programas para reverter profundas disparidades, sem deixar de ouvir os trabalhadores nesta subsidiariedade papal, cuja abordagem fornecerá elementos diferentes, como exemplo para a prática clínica e a saúde pública. Ou seja, "uma abordagem integrada para entender e tratar doenças pode ser muito mais bem-sucedida do que simplesmente controlar doenças epidêmicas ou tratar pacientes individuais" como foi explicitado e aqui publicado como sindemia.

A crise econômica que se aproxima de nós não será resolvida com um medicamento ou uma vacina. Nada menos que um avivamento nacional é necessário. Abordar a Covid-19, assim como a saúde do trabalhador como uma sindemia irá convidar a uma visão mais ampla, abrangendo educação, emprego, habitação, alimentação e meio ambiente. Ver a Covid-19 apenas como uma pandemia e a saúde do trabalhador como uma epidemia exclui esse prospecto mais amplo, de que não basta, apenas, intervir nas condições e ambientes de trabalho para promover a saúde das pessoas que trabalham.

PERFIS DE QUEM EMPREGA E DE QUEM VENDE A FORÇA DE TRABALHO NOS GRANDES CENTROS URBANOS

Parto do princípio de que aqueles que vendem sua força de trabalho e daqueles que a compram mudaram nos últimos anos, por conta da desmobilização dos primeiros e a criação de modalidade de trabalho pela reforma trabalhista em 2017 pelos segundos, chamada trabalho intermitente.

No geral, há empresas que acreditam no bem social e têm o compromisso com a felicidade dos seus colaboradores, investem em fatores de motivação, garantem-lhes autonomia, estabelecem políticas de saúde e de segurança, entendendo que os colaboradores são donos de seus próprios destinos e ajudam no equilíbrio entre vida pessoal e vida profissional. E há empresas, a maioria, que se preocupa tão somente em cumprir as obrigatoriedades legais impostas pelos Ministérios da Saúde, Trabalho e Previdência Social.

Quanto aos trabalhadores, os perfis são diversos. Há trabalhadores que reivindicam jornada de trabalho justa, querem antecipação da aposentadoria, sempre que possível e rejeitam padrões preestabelecidos de trabalho. Sabem utilizar a tecnologia para trabalhar a seu favor, confiam em sua eficiência, trabalham duro, mas querem flexibilidade. Esta é uma geração de trabalhadores que são mais questionadores, ambiciosos, gostam de enfrentar desafios, dominam a informática, são pessoas impacientes e valorizam a imagem moderna, porém, não se importam com as aparências, desprezam a vestimenta tradicional do terno e da gravata, preferem o conforto das roupas adequadas para um país tropical.

Outros, a maioria dos trabalhadores, dependem do trabalho formal e informal para sua subsistência e se submetem a quaisquer condições e ambientes de trabalho.

PERSONAGEM CENTRAL: A PESSOA QUE TRABALHA PARA VIVER OU VIVE PARA TRABALHAR

Por conta dessa mudança comportamental, a saúde e a segurança daqueles que exercem o trabalho dependem em grande parte das condições ambientais, do seu contexto sociocultural, da sua vida e do que se faz nela.

Essas são as condições que lhes permitem ter a capacidade de reagir diante dos riscos, assumir o autocuidado, de lidar com a doença e reagir diante dela.

Em seu conceito mais abrangente, a saúde e a segurança do trabalhador não dizem respeito apenas à simples ausência de doença ou à falta de segurança, mas sim a toda uma concepção mais ampla, incluindo o bem-estar do físico e dos aspectos psicossociais.

Consoante seja, não se pode falar em qualidade de vida no trabalho sem pressupor a saúde e a segurança como seus componentes essenciais.

Ao pensar na saúde e na segurança é necessário cuidar dos trabalhadores sem deixar de incluir, no seu acompanhamento, o contexto de sociabilidade e ambiente de vida.

Por exemplo, um trabalhador com doença crônica degenerativa (hipertensão, diabetes) precisa receber incentivos do seu círculo familiar e de sua rede de apoio social para que assuma o seu autocuidado, como a prática dos exercícios físicos, que exige um ambiente propício para sua realização.

A maioria das pessoas em condições crônicas vive em bairros sem nenhum espaço adequado para fazer caminhada nem estruturas para desenvolver exercícios físicos.

O trabalhador diabético e obeso necessita de cuidados dessas doenças no ambiente de trabalho sob pena de agravá-las; da mesma forma, as funções que ele vai exercer precisam ser compatíveis com seu estado de saúde. E não há que culpá-lo pelo seu estado de saúde sem compreender o contexto em que vive. Outro exemplo: uma doméstica, obesa, que trabalha cerca de 10 horas em uma casa de família, dispende mais de 3 horas na ida e volta do trabalho, mora em favela e tem uma prole de filhos considerável. Ao ser avaliada por um serviço de saúde, público ou privado, os profissionais de saúde culpam-na pelo excesso de peso, hipertensão e diabetes e orientam exercícios físicos, dieta alimentar e ingestão de grandes quantidades e variedades de medicamentos quando, em rigor, ela não reúne as mínimas condições de cumprir o que lhe foi prescrito.

O DESAFIO PARA UMA VISÃO HOLÍSTICA DA VIDA, DA SAÚDE E DO TRABALHO

A visão holística da saúde, da vida e do trabalho é o grande desafio da gestão em saúde e da segurança para aqueles que permanecem no trabalho a maior parte do dia e gastam tempo (3 horas nos grandes centros urbanos) para ir e vir do local de trabalho.

Os cuidados a esses trabalhadores não devem deixar de incluir, no seu acompanhamento, a sua individualidade no contexto de sociabilidade e ambiente de vida. Há que se reforçar esse aspecto porque a assistência à saúde está muito especializada e departamentalizada.

É preciso não esquecer que "cada um é um" diz o jargão popular ou, como quer William Osler, "tão importante quanto conhecer a doença que o homem tem, é conhecer o homem que tem a doença".

Vale dizer que a condição da pessoa não pode ser abordada universalmente, porque cada caso é singular, e que é necessária uma atenção especial a essa singularidade para compreender a experiência subjetiva do exercício do trabalho ou do seu adoecimento, ou mesmo do modo de lidar com as suas consequências.

Valendo de uma tendinite de membro superior, como exemplo, nem sempre quem a tem atribui as causas das dores nos braços à repetitividade dos movimentos, à sobrecarga do trabalho, à má postura. Se o doente não detiver essa informação e não fornecê-la ao profissional de saúde, jamais será tratada a causa e, se a gestão não entender que o ritmo de trabalho está gerando a doença no âmbito coletivo, muito menos será implantada uma política de prevenção que, para ser cumprida, dependerá de quem ordena e de quem cumpre as tarefas. Raramente um profissional de saúde, exceto os especializados da área, pergunta qual é a profissão do paciente, ou mesmo o que é que ele faz.

Sem essa base de pactuação entre empregador, empregado e profissional de saúde e de segurança sobre a forma acordada entre eles e as periódicas avaliações e repactuações nos programas exigidos pelas NR (Normas Regulamentadoras), corre-se o risco de tais programas serem meras ações cartoriais.

Em resumo, não se pode falar em qualidade de vida no trabalho sem pressupor a saúde e a segurança como seus componentes essenciais; e que as condições ambientais e sociais na vida e no trabalho, a singularidade individual e o entendimento dos profissionais de saúde pactuados com o trabalhador e sua rede social de apoio é que podem promover a sua saúde e prevenir o agravamento dos males crônicos que afetam a saúde de todas as pessoas, incluindo a prevenção dos acidentes e das doenças relacionadas ao trabalho.

GESTÃO DE UM SISTEMA DE SAÚDE E DE SEGURANÇA

A gestão de um sistema de saúde e de segurança de uma instituição pública ou privada contempla vários aspectos, entre eles, a identificação e o controle de indivíduos com maior risco de acidentes, adoecimento e/ou portadores de doenças crônicas não transmissíveis, bem como a identificação dos locais e dos ambientes que provocam danos às pessoas que exercem o trabalho.

As ações relacionadas à gestão de risco e da saúde são baseadas em programação em saúde e de segurança (NR-4 – PCMSO – Programa de Controle Médico em Saúde Ocupacional e NR-9 – PPRA – Programa de Prevenção de Riscos Ambientais), definindo grupos e locais prioritários de atuação, além de mecanismos de avaliação do programa.

Essas ações têm se mostrado custo-efetivas, com impacto positivo sobre a qualidade de vida das pessoas a elas submetidas.

Nesse diapasão, a título de sugestão, é desejável a elaboração de um Sistema de Gestão de Saúde, Segurança e Qualidade de Vida denominado aqui como SISQV – Sistema de Informação em Saúde, Segurança e Qualidade de Vida – às empresas, independentemente do vínculo empregatício adotado.

Trata-se de um modelo que pretende, de um lado, promover a saúde, prevenir doenças e acidentes; e de outro, cumprir as obrigações legais junto às instâncias municipal, estadual e federal.

OBJETIVO DO SISQV

O objetivo do SISQV é adequar e ampliar os programas desenvolvidos pelas empresas que queiram abrigar programas voltados a promoção da saúde, prevenção das doenças em geral e dos acidentes do trabalho dos seus colaboradores e, com base nos estudos observacionais e analíticos desenvolvidos, apresenta-se, periodicamente, por exemplo, nas reuniões de CIPA, um conjunto de propostas que possam proporcionar maior produtividade e bem-estar dos colaboradores, racionalizar e otimizar os recursos humanos e materiais, além de cumprir as obrigações legais do Ministério do Trabalho, da Saúde e da Previdência Social.

Esse modelo não encerra qualquer processo de requalificação de programas em andamento, pelo contrário, sugere um conjunto de medidas que, se adotadas, darão início ao processo que necessitará, para sua consolidação, acompanhamento e reavaliações permanentes, apoiado em indicadores capazes de mensurar o seu desenvolvimento e os resultados alcançados.

Justificativa

As empresas públicas e privadas realizam atividades diversas, têm investimentos elevados na incorporação e no uso de tecnologia e, requerem, obrigatoriamente, uma gestão adequada para elevar sua eficiência no cumprimento de seus objetivos.

Seus métodos e processos produtivos exigem um sistema de gestão de saúde e de segurança compatível com sua complexidade e que garantam a satisfação e a motivação dos seus colaboradores e de seus parceiros.

O sistema deve ser entendido como um agrupamento de serviços que agregue valor aos negócios e que contribua para sua finalidade principal e não apenas como uma atividade voltada exclusivamente para a proteção do homem ou uma necessidade legal. Ao mesmo tempo é necessário destacar a importância de uma política de valorização dos seus colaboradores, enquanto cidadãos e trabalhadores, que promova a saúde e o bem-estar biopsicossocial.

Conceituação

Conceitualmente, o SISQV está estruturado em função do gerenciamento de serviços, o que impõe a necessidade de definição prévia da política para a área da saúde e trabalho, consolidando-a ou promovendo as adequações conceituais e legais que forem entendidas e adotadas.

Uma análise dos ambientes interno (forças e fraquezas) e externo (oportunidades e ameaças) deve preparar a organização para o gerenciamento estratégico composto de objetivos, estratégias e projetos.

O que se pretende com esse sistema de gestão é introduzir uma metodologia que promova no ambiente interno uma padronização de forma e conteúdo, que propicie uma análise eficaz das atividades definidas como estratégicas pela organização; e no ambiente externo, junto aos prestadores e usuários e que proporcione efetividade e qualidade na prestação de serviços com *aumento da capacidade de gestão na área da saúde, segurança e qualidade de vida.*

O SISQV baseia-se em serviço, a partir de inovações em sua prática que permitam às suas unidades superar aspectos do modelo ineficiente e facilitar a implementação de novos paradigmas gerenciais na condução da promoção à saúde, da qualidade de vida e da prevenção de doenças.

O sistema a ser desenvolvido tem como premissa a racionalização da área orientada pelos valores da efetividade e qualidade, na prestação de serviços e pelo desenvolvimento de uma cultura gerencial na organização. Os Serviços Especializados em Segurança e Medicina do Trabalho – SESMT – NR4 devem ser entendidos como serviços que conduzem esse processo em conjunto com a estrutura administrativa, respeitando sua hierarquia administrativa e gerencial, e com as populações-alvo, por intermédio de suas organizações representativas, constituindo-se em um Sistema de Informação em Saúde Saúde, Segurança e Qualidade de Vida (SISQV).

Produtos do SISQV

Dotar os serviços de ferramentas, instrumentos e metodologia de gestão, contribuindo para o cumprimento da sua missão institucional e estratégia organizacional.

Objetivos específicos:

- maximizar o potencial dos recursos físicos e humanos disponíveis;
- padronizar os relatórios operacionais e gerenciais;
- promover a interação organizacional, aumentando a agilidade, a qualidade e a transparência na execução dos serviços;
- construir uma plataforma de dados que permita a ampliação da capacidade de intervenção e gerencial;
- identificar o perfil epidemiológico;
- acompanhar a execução dos programas;
- registrar, armazenar, analisar e disponibilizar informações para fiscalização dos diferentes órgãos públicos.

Lineamentos do SISQV

A política de segurança e saúde do trabalhador deve ser definida, bem como o plano de ações, considerando os seguintes aspectos e necessidades:

- identificação do perfil epidemiológico dos trabalhadores;
- identificação das características das atividades desenvolvidas por eles;
- identificação das diversas unidades da empresa e suas características comuns e específicas;
- identificação dos fatores de risco para a ocorrência de acidentes e doenças relacionados ao trabalho, por meio do mapeamento de risco;
- definição de sistema de vigilância epidemiológica;
- definição de ações (vigilância sanitária sobre os ambientes e condições de trabalho) que visem à prevenção de danos decorrentes do trabalho, de forma integrada à estrutura administrativa e gerencial;
- participação ativa dos trabalhadores por meio da CIPA e de comissões a serem constituídas;
- ações que visem à promoção da saúde em geral e da melhoria da qualidade de vida.

Essa política e plano de ações não devem ser considerados como aspectos secundários e de simples cumprimento das obrigações legais, mas integrados ao planejamento geral da instituição, com a adesão de toda a comunidade, inclusive do corpo administrativo e gerencial.

Atuação do SISQV

Áreas de atuação do SISQV:

- prevenção primária: ações de proteção específica para doenças selecionadas relacionadas ou não com o trabalho;
- prevenção secundária: ações de diagnóstico precoce (rastreamento ou screening de doenças selecionadas);
- prevenção terciária: ações de reabilitação dos pacientes.

Estratégias:

1. avaliação individualizada/personalizada do risco de adoecimento;
2. rastreamento com exames clínicos, laboratoriais e de imagem, indicados de acordo com diretrizes referendadas pelas sociedades de especialidades médicas, Ministério da Saúde e Organização Mundial da Saúde;
3. acompanhamento dos casos de maior risco, no local de trabalho;
4. atuação, encaminhamento e acompanhamento dos casos de reabilitação.

A atuação do SISQV deve ser em três frentes:

1. Promoção da saúde
   - Incentivo à vacinação contra gripe, hepatite, tuberculose e tétano, por meio de programas específicos.
   - Desenvolvimento de programas de mudança de hábitos e estilo de vida, visando principalmente ao sedentarismo e hábitos alimentares.
   - Desenvolvimento de programas de prevenção de IST, tabagismo, alcoolismo e das doenças de ocorrência sazonal (p. ex. dengue, gripe, leptospirose).
   - Desenvolvimento de programas de prevenção de doenças e acidentes relacionados ao trabalho. Parceria com serviços e unidades do SUS: vigilância epidemiológica (controle de infecção hospitalar), caso a empresa pertença ao segmento saúde, setores de nutrição e dietética, serviço social.

Ações técnico-administrativas

- Formação de uma comissão de segurança e saúde dos colaboradores formados pelo SESMT, CIPA, trabalhadores, para discussão de medidas preventivas e corretivas, bem como de acompanhamento de mudanças.
- Formação da CIPA e comissões de saúde e segurança do trabalhador em cada unidade.
- Formação e capacitação dos membros da CIPA, das comissões das unidades para a elaboração de mapa de riscos, por meio de metodologia participativa com valorização do conhecimento dos trabalhadores.
- Formação de uma equipe multidisciplinar em ergonomia.

- Elaboração de um programa de controle médico de saúde ocupacional (PCMSO) pelo SISQV, incluindo a execução dos exames médicos ocupacionais (admissionais, periódicos, de retorno ao trabalho, de mudança de função e demissionais).
- Orientação quanto à periodicidade dos exames médicos e exames complementares. De antemão, é equívoca a padronização de exames subsidiários, exceto nos casos em que as legislações sanitária e trabalhista exijam ou os recomendem.
- Elaboração de protocolos clínicos para os exames citados anteriormente.
- Elaboração de um programa de prevenção de riscos ambientais (PPRA) pelo SISQV.
- Definição das atividades insalubres e/ou perigosas, de acordo com a legislação vigente.
- Apresentação e discussão sobre o PCMSO e PPRA em fórum de segurança e saúde do trabalhador.
- Elaboração de um sistema de vigilância em saúde do trabalhador.
- Orientações à administração e gerências no que se refere às leis trabalhistas, sanitárias e previdenciárias.
- Orientação quanto à guarda de prontuários médicos, ao relatório anual das atividades desenvolvidas, ao resumo das condições de saúde dos empregados, ao estudo do ausentismo, doença e planejamento das atividades para o ano seguinte.
- Cumprimento das NRs específicas para cada atividade econômica, por exemplo, NR-32 para o setor saúde.

Ferramentas e instrumentos de gestão

Considerações gerais sobre saúde, qualidade de vida e trabalho

Um dos principais objetivos dos serviços de saúde é proporcionar a melhoria contínua da satisfação e da motivação de seus empregados, de seus colaboradores e de seus prestadores de serviços. Uma das maneiras para atingir tais objetivos é desenvolver ações de promoção de saúde, de prevenção dos riscos de adoecer e da qualidade de vida. Vale dizer que a saúde dos colaboradores e a dos parceiros não podem estar desvinculadas das atividades a que se propõem as diferentes áreas que compõem a empresa.

Conceitos

Qualidade de vida

- Melhorar a qualidade de vida.

- Propiciar informações às pessoas, que lhes possibilitem torná-las agentes ativos na promoção de sua saúde e prevenção de doenças e sofrimentos.
- Oferecer consultas especializadas em abordagens interdisciplinares.
- Orientar condutas e procedimentos terapêuticos.
- Desenvolver programas terapêuticos.
- Diminuir custos terapêuticos e de reabilitação, por meio de atividades de promoção de saúde e prevenção de danos.

Qualidade no trabalho

Atuar como centro técnico e didático no campo do diagnóstico e tratamento das doenças ocupacionais, bem como no controle e avaliação das condições e dos ambientes do trabalho visando à sua prevenção.

Atividades relacionadas ao trabalho

a. Atendimento de trabalhadores com suspeita de doença relacionada ao trabalho, com retaguarda de especialidades, exames complementares.
b. Promoção de atividades educativas para prevenção de acidentes e doenças ocupacionais.
c. Estudo de ausentismo-doença.
d. Investigação dos agentes nocivos e condições adversas de trabalho sobre a saúde dos empregados.
e. Prevenção em acidentes de trajeto.
f. Tornar disponíveis informações da área de saúde e trabalho.

Atividades programáticas

a. Promoção da saúde/prevenção de danos e recuperação/reabilitação de pacientes adoecidos.
b. Metodologia quantitativa e qualitativa para obter perfil epidemiológico e conhecimento sobre as populações de interesse e definir os programas mais adequados no conteúdo e na forma de desenvolvimento, conforme faixa etária, gênero, fatores genéticos e sociais, exposição a riscos laborais e extralaborais.
c. Utilização de técnicas de motivação.
d. Utilização de espaços nas empresas e outros equipamentos sociais para informações e vivências.
e. Elaboração e aplicação de protocolos clínicos com enfoque específico.

Programas

Os programas devem envolver diferentes atividades e instrumentos: reuniões, oficinas, palestras, vivências, filmes, folhetos informativos, grupos de colaboradores por setor, atividades lúdicas e sociais.

Programas gerais

- Conceitos gerais de saúde e doença.
- Fatores que interferem na saúde e na produção de doença.
- Controle do tabagismo.
- Controle do alcoolismo e outras drogas.
- Prevenção de doenças infectocontagiosas.
- Fatores nocivos no ambiente de trabalho.

Programas específicos

- Diabetes.
- Hipertensão arterial.
- Transtornos mentais.
- Prevenção do câncer ginecológico.
- Acidentes de trabalho.
- Doenças relacionadas ao trabalho.

Estabelecimento de fluxo de atendimento a colaboradores com acidentes ou doenças relacionadas ou não com o trabalho

- Capacitação dos profissionais de saúde que atendem ao colaborador.
- Estabelecimento de fluxo de atendimento a trabalhadores com acidentes ou doenças relacionadas ou não ao trabalho.
- Informações sobre questões previdenciárias, sanitárias e trabalhistas aos profissionais de saúde.
- Discussões no campo da ética em saúde do trabalhador:
  - validação dos instrumentos e ferramentas de gestão a serem utilizados;
  - definição de um cronograma de trabalho;
  - definição dos novos procedimentos a serem adotados;
  - normatização dos protocolos de implementação, periodicidade.

Operacionalização

1. Área técnica – composta por técnicos do SESMT especializados em prevenção e controle de doenças, prevenção de riscos ambientais.
2. Atribuição – estabelecer, aplicar e avaliar as diretrizes para prevenção e controle de doenças, monitorar a saúde dos colaboradores.
3. Parcerias/colaboração – composta por técnicos de outras áreas, como nutrição, psicologia, fisioterapia, capacitados a gerenciar e providenciar os recursos de infraestrutura, equipamentos e materiais.

Recursos dos convênios médicos

Plano de trabalho

Garantir a participação daqueles que detêm o poder de decidir por meio de reunião com a gerência executiva da empresa

Pauta:

- análise de oportunidades e ameaças;
- avaliação das forças e fraquezas;
- definição dos objetivos;
- fixação das estratégias;
- aprovação do projeto;
- desenvolvimento de ferramentas para uso dos serviços de atendimento aos usuários.

I. Levantamento de dados gerais do quadro de funcionários.
II. Levantamento dos recursos existentes:
   a. serviço técnico de saúde;
   b. serviço técnico de medicina e segurança do trabalho;
   c. outros recursos reais e/ou potenciais.
III. Análise dos postos de trabalho com descrição detalhada de suas características, fatores de risco, fatores de proteção e proposição de medidas para correção de eventuais falhas.
IV. Aplicação de questionário para avaliação do índice de capacidade para o trabalho – ICT, segundo metodologia reconhecida e validada internacionalmente.
V. Consolidação e análise dos dados.
VI. Elaboração da proposta de desenvolvimento do Programa de Promoção da Saúde, incluindo a parte de assistência à saúde.

Item	Semana											
I-II	1	2	3	4	5	6	7	8	9	10	11	12
III	1	2	3	4	5	6	7	8	9	10	11	12
IV	1	2	3	4	5	6	7	8	9	10	11	12
V	1	2	3	4	5	6	7	8	9	10	11	12
VI	1	2	3	4	5	6	7	8	9	10	11	12
VII	1	2	3	4	5	6	7	8	9	10	11	12
VII	1	2	3	4	5	6	7	8	9	10	11	12
Item	Meses											
	1	2	3	4	5	6	7	8	9	10	11	12

FIGURA 1 Estabelecimento de cronograma.

Fonte: Elaborada pelo autor.

Prazo de execução

- Implementação do SISQV.
- Acompanhamento do desempenho do sistema.
- Difusão do conhecimento e capacitação das equipes
  - difusão da metodologia e disponibilização das ferramentas para a utilização do sistema;
  - colher as críticas e efetuar os ajustes;
  - finalizar o projeto.

Resultados esperados, definição dos indicadores

- Integrar os procedimentos obrigatórios pelas normas regulamentadoras do Ministério do Trabalho e Emprego ao Plano de Atenção.
- Focar a ação de prevenção sobre as causas de adoecimento e propor medidas de reabilitação para os portadores de patologias.
- Contribuir para a construção de uma política de saúde e qualidade de vida.
- Contribuir para a construção de uma nova mentalidade nitária.

Competências e atribuições da equipe do SISQV

A competências dos profissionais de saúde que participam da equipe, orientando rotinas e esclarecendo procedimentos à luz da legislação pertinente.

A equipe multiprofissional de saúde terá várias e diferentes atribuições, desde a assistência aos agravos que acometem o aglomerado populacional à vigilância ambiental dos locais de trabalho, vigilância à saúde, elaboração de pareceres especializados, até a elaboração e coordenação de programas de reabilitação, readaptação que visem à melhoria da qualidade de vida do colaborador em todos os aspectos.

São funções da equipe multiprofissional de saúde, entre outras:

a. Elaboração de laudos e /ou pareceres especializados.
b. Elaboração de cursos, palestras e grupos destacados como importantes (definidos por órgão), assim como a capacitação de profissionais visando à implantação de programas de tratamento a dependentes de álcool, nicotina e outras drogas, programas como de inclusão de deficientes, redução de estresse, controle de hipertensão arterial e de obesidade etc.
c. Avaliação social e psicossocial dos colaboradores que apresentem problemas de relacionamento no local de trabalho, absenteísmo não justificado e em outros casos. Esses colaboradores podem ser encaminhados diretamente à equipe multiprofissional de saúde por parte dos Recursos Humanos.
d. Readaptação funcional do colaborador que apresente, por algum motivo, redução de sua capacidade de trabalho.
e. Reabilitação funcional do colaborador.
f. Aproveitamento e retorno à atividade de colaborador em disponibilidade.
g. Assistência à gestante (elaboração de cursos, assistência psicológica, acompanhamento da licença à gestante).
h. Apoio e preparação de colaboradores para a aposentadoria;
i. Descrever as funções específicas dos profissionais da equipe multiprofissional de saúde: a coleta de informações sobre os recursos existentes na empresa e situação do quadro de pessoal da empresa.

Atestados, boletins médicos e perícias médicas

Os atestados e boletins médicos são parte integrante de um ato médico que encerram um processo de diagnóstico médico ou ocupacional respaldados pelos aspectos éticos, de responsabilidade civil e de responsabilidade penal, por meio do Código de Ética Médica, pela legislação trabalhista e civil brasileira, além de convenções internacionais ratificadas pelo Brasil junto à Organização Internacional do Trabalho.

Sendo de origem ocupacional, o médico deve conhecer as condições e o processo de trabalho pelo PCMSO, o qual se baseia no PPRA que determina os riscos ocupacionais presentes nos locais de trabalho.

Setores	Nº de colaboradores

FIGURA 2 Dados gerais do quadro de colaboradores que se distribuem por diversas áreas conforme discriminado a seguir.

Fonte: Elaborada pelo autor.

Faixas etárias	N	%
00 a 18 anos		
19 a 23 anos		
24 a 28 anos		
29 a 33 anos		
34 a 38 anos		
39 a 43 anos		
44 a 48 anos		
49 a 53 anos		
54 a 58 anos		
59 a 63 anos		
Total		100

FIGURA 3 Distribuição de colaboradores por faixa etária.

Fonte: Elaborada pelo autor.

Gênero	N	%
Feminino		
Masculino		
Outros		
Total		100

FIGURA 4 Distribuição de funcionários por gênero.

Fonte: Elaborada pelo autor.

Setor	Funções	N

FIGURA 5 Distribuição de funções.

Fonte: Elaborada pelo autor.

Funções	n

FIGURA 6 Distribuição dos colaboradores por funções.
Fonte: Elaborada pelo autor.

Equipamentos	Quantidade

FIGURA 7 Espaço físico e recursos materiais – equipamentos.
Fonte: Elaborada pelo autor.

Atendimentos médicos	
Mês	**N**
Janeiro	
Fevereiro	
Março	
Abril	
Maio	
Junho	
Julho	
Agosto	
Setembro	
Outubro	
Novembro	
Dezembro	
Total	

FIGURA 8 Número de atendimentos médicos.
Fonte: Elaborada pelo autor.

Tipo de licença	jan	fev	mar	abr	mai	jun	jul	ago	set	out	nov	dez	Total
LTS – licença para tratamento de saúde													
DO – doença ocupacional (LER/DORT)													
LTF – licença para tratamento de família													
LG – licença gestante													
AT – acidente de trabalho													
Total													

FIGURA 9 Licenças deferidas, por tipo – de janeiro a dezembro.
Fonte: Elaborada pelo autor.

Mês	Atendimentos médicos	Licenças
Janeiro		
Fevereiro		
Março		
Abril		
Maio		
Junho		
Julho		
Agosto		
Setembro		
Outubro		
Novembro		
Dezembro		
Total		

FIGURA 10 Atendimentos médicos e licenças deferidas.
Fonte: Elaborada pelo autor.

Mês	N
Janeiro	
Fevereiro	
Março	
Abril	
Maio	
Junho	
Julho	
Agosto	
Setembro	
Outubro	
Novembro	
Dezembro	
Total	

FIGURA 11 Processos administrativos.
Fonte: Elaborada pelo autor.

Tipo de doença	Casos	%
Neoplasias		
Neurologia		
Psiquiatria		
Ortopedia		
DPOC		
Insuficiência renal		
Cardiovascular		
Urologia		
Moléstia infecciosa		
Gastrointestinal		
Total		

DPOC: doença pulmonar obstrutiva crônica.

FIGURA 12 Colaboradores afastados por período superior a 15 dias segundo o tipo de doença.
Fonte: Elaborada pelo autor.

Tipo de doença	jan	fev	mar	abr	mai	jun	jul	ago	set	out	nov	dez	Total
Cardiovascular													
Gastrointestinal													
Geniturinária													
IVAS													
Moléstias infecciosas													
Neoplasias													
Neurologia													
Oftalmologia													
Ortopedia													
Pele													
DAR													
Psiquiatria													
Outras													
Total													

IVAS: infecção das vias aéreas superiores; DAR: doenças do aparelho respiratório.

FIGURA 13 Licenças para tratamento de saúde (LTS).

Fonte: Elaborada pelo autor.

Dever de informar

A sociedade brasileira evoluiu na direção do dever de informar. A relação médico-paciente, como dever legal do médico, em termos de responsabilidade civil, insere a correta informação ao paciente sobre as características do seu atendimento médico.

Emissão de documentos médicos

Para emiti-los o médico deve estar familiarizado com a doença, seja ela ocupacional ou não, no qual atesta (afirma) que aquele trabalhador, naquela data, apresentava uma determinada condição para o trabalho, ou sua incapacidade para o mesmo trabalho, assumindo a responsabilidade por essa afirmativa.

Para poder atestar tal condição, está implícito que o médico conhece a doença e, se for ocupacional, conhece os fatores etiológicos laborais e os riscos envolvidos na atividade de quem está sendo examinado, podendo determinar com segurança a aptidão, ou não, daquele trabalhador.

O ASO – Atestado de Saúde Ocupacional

Contempla detalhes técnicos sobre o conteúdo específico relacionados às condições e ambientes de trabalho por exigir o registro dos fatores de risco e os tipos de exames oferecidos ao trabalhador.

Aspectos éticos e técnicos para emissão de atestados ou laudos médicos

a. Conhecer o posto de trabalho daquele trabalhador em especial.
b. Conhecer o processo de trabalho, a organização do trabalho, os dados epidemiológicos, a literatura atualizada e os riscos presentes na atividade daquele trabalhador em especial. Atividades com o mesmo "nome" podem ser diferentes entre si, encerrando riscos diferentes.
c. Ter realizado o exame clínico com base nos seus conhecimentos das patologias ocupacionais que podem provocar determinados sinais e sintomas.
d. Ter realizado o exame clínico com base nos seus conhecimentos das patologias não relacionadas ao trabalho, mas que podem influir negativamente nesse mesmo trabalho, colocando em risco a saúde do trabalhador e de seus colegas de trabalho ou da população em geral.
e. Ter interpretado os exames complementares e avaliações médicas especiais solicitados já em função dos riscos a que o trabalhador estará, está ou esteve exposto.
f. Ter deduzido a aptidão para a função com base nas suas observações.
g. Ter indicado possíveis restrições à atividade do trabalhador, citando-as claramente no ASO para ciência do examinado e da empresa.
h. Ter indicado a inaptidão do trabalhador para a função que exerce, irá exercer ou exerceu, baseado em diagnóstico de certeza, pelo qual detectou risco para o trabalhador ou para terceiros.

Registro em prontuário

Todas as anotações realizadas nos documentos médicos devem estar registradas no prontuário médico do trabalhador, de modo que possam ser analisadas sequencialmente no tempo, possibilitando, assim, a pesquisa de eventual nexo com o trabalho de doenças que possam vir a aparecer tardiamente na vida do trabalhador.

As normas do Código Penal preveem como crime a falsificação ou adulteração de documentos, particularmente o Art. 302, que prevê para o médico que, no exercício da sua profissão, emite atestado falso, pena de até um ano de detenção e multa.

A legislação trabalhista referente ao Programa de Controle Médico de Saúde Ocupacional – NR-7 determina que os registros médicos ocupacionais devem ser mantidos por período mínimo de 20 anos após o desligamento do trabalhador, prazo em que prescrevem as ações pessoais de responsabilidade civil (Código Civil, art. 177).

A Nota técnica da SSST sobre a NR 7 informa que "a conservação dos registros é importante para se recuperar a história profissional do trabalhador em caso de necessidade futura". Também para a realização de estudos epidemiológicos é importante que se conservem os registros médicos da forma mais detalhada possível.

Essas anotações são de extrema utilidade na defesa do médico, no caso de haver um processo judicial de responsabilidade civil, criminal ou ético-profissional.

Tendo sido adotadas todas as iniciativas que a boa prática da medicina do trabalho exige, e estando estas devidamente registradas no prontuário médico, estará o médico também munido de eficiente argumento de defesa pessoal.

Legislação pertinente contida no Código de Ética Médica, capítulo X – atestado e boletim médico

É vedado ao médico:

Artigo 112 – Deixar de atestar atos executados no exercício profissional, quando solicitado pelo paciente ou seu responsável legal.

Parágrafo único – O atestado médico é parte integrante do ato médico ou tratamento médico, sendo seu fornecimento direito inquestionável do paciente (...).

Capítulo III – Responsabilidade profissional

É vedado ao médico:

Artigo 39 – Receitar ou atestar de forma secreta ou ilegível, assim como assinar em branco folhas de receituários, laudos, atestados ou quaisquer outros documentos médicos.

Artigo 40 – Deixar de esclarecer o trabalhador sobre as condições de trabalho que ponham em risco sua saúde, devendo comunicar o fato aos responsáveis, às autoridades e ao Conselho Regional de Medicina.

Artigo 110 – Fornecer atestado sem ter praticado o ato profissional que o justifique, ou que não corresponda à verdade.

Capítulo V – Relação com Pacientes e Familiares

É vedado ao médico:

Artigo 69 – Deixar o médico de elaborar prontuário médico para cada paciente.

Código de Ética Médica – Capítulo IX – Segredo Médico

É vedado ao médico:

Artigo 102 – Revelar fato de que tenha conhecimento em virtude do exercício de sua profissão, salvo por justa causa, dever legal ou autorização expressa do paciente.

Perícias Médicas

Considerando as determinações do Conselho Regional de Medicina sobre a realização de perícias médicas, o papel a ser desenvolvido pelo serviço médico se restringe à readaptação interna nos seguintes moldes:

Readaptação Interna

- Recolocação no trabalho de colaboradores licenciados que apresentem incapacidade parcial e permanente, mediante reinserção no trabalho em atividades compatíveis com a limitação existente.
- Recolocação de colaboradores adoecidos mas não afastados junto ao INSS, que apresentem incapacidade parcial e permanente, mediante a reinserção no trabalho em atividades compatíveis com a limitação existente.
- Desenvolvimento de novos postos de trabalho para os colaboradores.
- Reinserção destes funcionários no trabalho mediante acompanhamento.
- Manutenção de acompanhamento permanente dos casos reabilitados.
- Encaminhamento para perícia médica.
- Definição das restrições existentes.
- Encaminhamento do colaborador para realização de fisioterapia e orientação para condicionamento físico.
- Encaminhamento para definição de novo posto de trabalho.
- Encaminhamento do segurado para estágio de reabilitação.

ATRIBUIÇÕES DA EQUIPE DE SEGURANÇA DO TRABALHO

A equipe de segurança do trabalho/ambiental é formada por profissionais com formação em segurança do trabalho: engenheiro de segurança e técnico de segurança.

Suas atribuições incluem, além daquelas já especificadas nas normas que regulam essas profissões, as seguintes:

a. Realizar avaliação periódica dos riscos ambientais e as atribuições desenvolvidas conforme protocolos legais vigentes.
b. Elaborar campanhas de prevenção de acidentes e doenças do trabalho.
c. Redigir cartilhas e utilizar todos os meios de divulgação para informar os colaboradores quanto aos riscos a que estão expostos.
d. Providenciar a comunicação da doença ao órgão de saúde pública, por meio de notificação compulsória.
e. Atuar como intermediário entre chefias e colaboradores na melhoria das condições de trabalho.

f. Avaliar os locais de trabalho com vistas à identificação e controle técnico dos riscos, incluindo a verificação dos ambientes, postos e processos de trabalho, assim como atribuições do cargo ou função.
g. Supervisionar as atividades com radiações ionizantes.
h. Conceder os adicionais de insalubridade, periculosidade, irradiação ionizante e gratificação de raios X, respeitadas a Lei 8.270/90 e a orientação normativa n. 04 de 13 de julho de 2005.
i. Estabelecer os perfis de morbimortalidade dos colaboradores.
j. Afastar a colaboradora gestante de locais insalubres e de atividades perigosas e penosas.

CONSIDERAÇÕES FINAIS

Aqui foram apresentados os aspectos filosóficos, técnicos e práticos sob a visão de um militante da área, assim como algumas ferramentas e instrumentos de gestão em saúde e segurança do trabalho, resultado de vivência de mais de quatro décadas na área.

Não foram abordados aspectos tecnológicos de serviços de comunicação on-line entre trabalhadores, profissionais de saúde e pessoal da administração, embora tenha oferecido material para tal.

No meu entendimento, é momento dos serviços de ST adotarem a comunicação e análise digital como se faz em outros setores, como os de viagens, varejo, fabricação de veículos, produtos embalados e inovarem, se preparando para a transformação digital como ocorre em alguns países como a China e na Europa. Durante a pandemia a telemedicina ajudou a tranquilizar os pacientes com o tratamento e o diagnóstico recebidos remotamente.

A demanda pela medicina digital, a telemedicina, foi impulsionada durante a pandemia e avancará para uma medicina de precisão individualizada e da inteligência artificial médica; assim como novas tecnologias como sensores, computação de nuvem e análise de dados estão sendo usadas para prevenção do vírus em ambientes, ou aparelhos para monitoramento de diabetes e outras doenças crônicas e cuidados hospitalares a pacientes acamados em casa.

É perfeitamente possível criar ferramentas e instrumentos capazes de cuidar da saúde e da segurança do trabalhador pela internet, desde que seus profissionais entendam que a ciência, ora apoiada por dados, caminha para uma ciência de dados apoiada por eles.

É a nova era digital do cotidiano e há que se pensar em tornar a saúde e a segurança do trabalhador, áreas essencialmente preventivas, algo de interesse da tecnologia.

Valer-se da internet e de aplicativos de celulares para atender à gama de variedade de necessidades, desde a padronização eletrônica de prontuários a monitoramento ambiental, lembrando que a área é um campo minado em termos de regulamentações.

Será um atrativo para os investidores, pois o que importa é melhorar a gestão da SST sem aumentar os custos. Em lugar de contratos baseados em riscos em que são cobradas taxas diferenciadas, investir em tecnologia preventiva que acarrete aos seus colaboradores saúde, segurança e bem-estar.

Como exemplo, saber se o açúcar no sangue do diabético é controlado e se as pessoas fazem exames de vista ou controlam a pressão arterial é tão importante quanto saber se estão usando EPI. Em essência, criar instrumentos e ferramentas que possam expandir o monitoramento dos trabalhadores.

A grande massa de trabalhadores é a dos serviços; a pandemia ensinou que os trabalhadores são muito mais "recursos" do que humanos.

Exemplifico com as condições de trabalho e segurança dos entregadores de aplicativo, a que esses trabalhadores e trabalhadoras estão submetidos, com jornadas extenuantes, critérios de remuneração pouco claros e completa ausência de direitos ou benefícios sociais que foram evidenciados com as medidas de isolamento social impostas pela pandemia de Covid-19. O mesmo sucede com outras categorias que exercem o trabalho informal.

Ricardo Antunes (2018) entende que "empreendedorismo" é uma categoria com forte sentido apologético e de manipulação. No fundo, diz ele, "é uma categoria que transfere para o indivíduo a capacidade, a necessidade e a obrigação de se virar fora da legislação social do trabalho".

"O sentido mais nefasto do empreendedorismo é individualizar a classe trabalhadora e criar a ilusão de que ela sobrevive sozinha. Os trabalhadores e trabalhadoras destas plataformas deveriam ter o reconhecimento da sua condição de assalariamento como os demais."

Ruy Braga (2012) afirma que "no caso dos trabalhadores por aplicativo, eles claramente são trabalhadores subalternos e dependentes das empresas porque eles não têm autonomia".

Eles não têm tempo livre que não tenha sido colonizado pelo tempo de trabalho.

Como eles são dependentes, não exercem uma atividade profissional autônoma, eles não trabalham para si próprios. Eles trabalham para as empresas, então é um erro chamá-los de empreendedores. Na realidade eles são trabalhadores precários, ou seja, sem um contrato de trabalho, sem acesso a direitos trabalhistas, sem acesso a direitos previdenciários. "Eles não podem ser considerados empreendedores". Há que se transformar as relações de trabalho por causa do impacto da pandemia na rotina laboral de vários segmentos da economia, em benefício da saúde holística do trabalhador.

As mudanças positivas observadas no trabalho híbrido (casa/empresa) durante o isolamento social pandêmico devem ser implantadas, normalizadas e aceleradas sem estigmas ou preconceitos. A percepção do efeito positivo da adoção desse tipo de trabalho foi sentida por várias categorias profissionais, que representam uma opção para melhorar a saúde dos que trabalham em casa (*home office*) por estabelecerem limite entre a vida pessoal e profissional que, por certo, as empresas terão economia substancial em produtividade, rotatividade e faltas no trabalho por doenças.

Por derradeiro, é necessário que empregadores e empregados escolham, à luz dos direitos vigentes na Constituição, uma forma justa de relações do trabalho que permita uma dinâmica de crescimento econômico sólido e continuado executado com saúde e segurança.

REFERÊNCIAS

1. ANTUNES, R. O privilégio da servidão: o novo proletariado de serviços na era digital. Ed. Boitempo, 2018.
2. BRAGA, R. A política do precariado. Ed. Boitempo, 2012.
3. BRASIL. Ministério do Trabalho. Portaria 3.214 de 08 de junho de 1978 NR 17 – Ergonomia D.O.U. 06/07/1978, alterada pela Portaria MTb 876/2018 – DOU 26/10/2018.
4. BRASIL. Ministério do Trabalho. Portaria SEPTR 1.295/2021 Norma Regulamentadora n. 07 – Programa de Controle Médico de Saúde Ocupacional – PCMSO.
5. BRASIL. Ministério do Trabalho. Portaria SEPRT n. 915, de 30/07/19. Norma Regulamentadora n. 01 – Disposições Gerais e Gerenciamento de Riscos Ocupacionais. A partir de 02.08.2021 o texto vigente da NR 01 será o da Portaria SEPRT 6.730/2020, conforme Portaria SEPTR 1.295/2021.
6. BRASIL. Casa Civil. Lei n. 8.270, de 17 de dezembro de 1991. Dispõe sobre reajuste da remuneração dos servidores públicos, corrige e reestrutura tabelas de vencimentos, e dá outras providências.
7. HORTON, R. Offline: Covid-19 is not a pandemic. The Lancet. 396(10255):874, 2020.
8. SINGER, M.; BULLED, N.; OSTRACH, B.; MENDENHALL, E. Syndemics and the biosocial conception of health. The Lancet, 389(10072):941-50, 2017.

18 TECNOLOGIA DA INFORMAÇÃO HOSPITALAR

José Roberto de Sousa Martins

INTRODUÇÃO

Atualmente, a tecnologia da informação é utilizada de forma a agilizar a informação nas mais diversas áreas de atuação. Na área de saúde, o crescimento cada vez mais rápido da quantidade de dados processados e armazenados vem demandando profissionais com conhecimentos multidisciplinares, com ênfase na utilização eficiente de ferramentas de TI, ferramentas estas cada vez mais incorporadas aos serviços de saúde. Exemplo de incorporação desses serviços é o registro eletrônico em saúde (RES), com as respectivas informações dos pacientes (atendimento, exames, histórico). Esse registro permite a construção de sistemas de apoio à decisão clínica que, se bem construídos, contribuem para uma maior qualidade e segurança do paciente, permitindo ações padronizadas e tornando o processo de tomada de decisão cada vez mais ágil.

A aplicação de tecnologia da informação e comunicação com foco em otimizar a informação obtida, seja no levantamento dos dados do paciente ou demais dados hospitalares, com o intuito de ser utilizada na solução de problemas no contexto assistencial, é chamada de informática em saúde.

A informática em saúde possui competências profissionais em três eixos básicos (tecnologia, saúde, gestão) que se interligam a fim de produzir conhecimento, habilidades e atitudes para esse profissional, visando que o indivíduo obtenha conhecimentos multidisciplinares para atuar na intersecção entre a área assistencial e a tecnologia da informação e comunicação. Embora estejamos passando por um momento de grandes avanços na área tecnológica, existem diversos profissionais no Brasil apreensivos com relação aos benefícios que o uso de computadores pode trazer às suas profissões, principalmente na área de saúde, em que diversas forças globais motivam cada vez mais a introdução desses equipamentos no processo de assistência ao paciente. Entretanto, apesar desse receio, existe atualmente um crescente número de profissionais habilitando-se em informática em saúde, entre eles, médicos e enfermeiros. Os médicos que estão se habilitando nessa área colaboram com os demais profissionais de saúde e os da tecnologia da informação, utilizando a experiência na assistência ao paciente em conjunto com suas competências em informática em saúde para melhorar os resultados obtidos na saúde dos pacientes.

Já o enfermeiro em informática busca fazer com que os sistemas de saúde em TIC não obstruam o fluxo de trabalho de toda a equipe assistencial, um dos motivos por estarem encabeçando diversos projetos de informática em saúde e, na maioria das vezes, são responsáveis por treinamento dos demais profissionais, pois facilitam a interface entre sistema e equipe. Além disso, é possível inferir que, entre as áreas que trabalham com informática em saúde no Brasil, a mais desenvolvida é a área de enfermagem, que já possui diversos estudos a respeito do uso de recursos em TI no desenvolvimento de processos relacionados. Apesar de diversas iniciativas em relação à utilização da informática em saúde, o Brasil ainda precisa explorar mais a área a fim de utilizá-la como ferramenta de auxílio na qualidade dos serviços oferecidos aos pacientes. Um exemplo dessa melhoria é que com o emprego de recursos computacionais existe um ganho relacionado ao tempo, trazendo maior disponibilidade dos profissionais na atenção direta ao paciente.

TECNOLOGIA DA INFORMAÇÃO EM SAÚDE (O&M)

A organização nas instituições tem como fundamento a estruturação harmoniosa dos recursos disponíveis para promover uma atuação sistêmica eficiente e eficaz. O método está relacionado a economia de esforços, tempos e movimentos por meio da simplificação do trabalho, tendo como resultado direto o aumento da produtividade e redução nos recursos utilizados.

Particularmente, grande parte dos insucessos na implantação de sistemas tem como causa ignorar o princípio dos conceitos citados. Pelo contrário, uma vez que não forem considerados os requisitos mais relevantes sobre o processo que se deseja informatizar – que muitas vezes pode estar mal definido – assim como os resultados esperados, dificilmente haverá adesão ou satisfação em sua utilização. A receita para um sistema aderente e eficaz passa por uma revisão e reformulação dos processos em questão, respeitando todos os limites e buscando melhores resultados por meio dos objetivos estrategicamente definidos.

O termo tecnologia da informação (*information technology*) serve para designar o conjunto de recursos tecnológicos e computacionais para geração e uso da informação (Figura 1). É o termo que engloba toda tecnologia utilizada para criar, armazenar, trocar e usar informação em seus diversos formatos (dados corporativos, áudio, imagens, vídeo, apresentações multimídia e outros meios, incluindo os que ainda não foram criados).

A TI em saúde é definida como "um campo de rápido desenvolvimento científico que lida com armazenamento, recuperação e uso da informação, dados e conhecimento biomédico para a resolução de problemas e tomada de decisão".

"A saúde é uma das áreas onde há maior necessidade de informação para tomada de decisões. A informática médica (IM) é o campo científico que lida com recursos, dispositivos e métodos para otimizar o armazenamento, recuperação e gerenciamento de informações biomédicas. O crescimento da IM como uma disciplina deve-se, em grande parte, aos avanços nas tecnologias de computação e comunicação, à crescente convicção de que o conhecimento médico e as informações sobre os pacientes são ingerenciáveis por métodos baseados em papel, e em virtude da certeza de que os processos de acesso ao conhecimento e tomada de decisão são fundamentais na medicina moderna."

Os recursos tecnológicos que proveem dados sobre os serviços clínicos e atividades gerenciais servem como norteadoras para a tomada de decisão dos gestores.

A aplicação de tecnologia da informação e comunicação com foco em otimizar a informação obtida, seja no levantamento dos dados do paciente ou

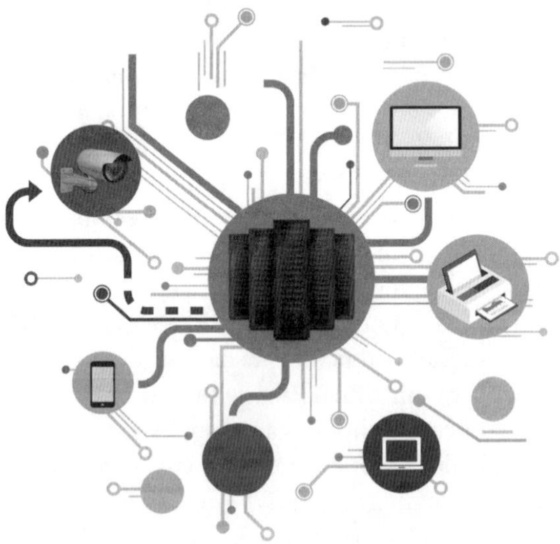

FIGURA 1 Conjunto de recursos tecnológicos e computacionais.
Fonte: Freepik.

demais dados hospitalares, com o intuito de ser utilizada na solução de problemas no contexto assistencial, é chamada de informática em saúde.

Quais são os desafios do SUS frente às novas tecnologias de informação? Redução do tempo de hospitalização, menores índices de mortalidade, aumento da capacitação profissional e menor absenteísmo são alguns dos parâmetros prioritários no processo de avaliação das novas tecnologias de saúde.

Algumas aplicações da TI nos diferentes setores do sistema de saúde:

- institutos virtuais de pesquisa;
- tecnologias educacionais aplicadas em cursos e faculdades da área de saúde para apoio ao ensino;
- educação e treinamento a distância;
- bibliotecas virtuais;
- revistas eletrônicas em saúde (Figura 2);
- telemedicina.
- sistemas de gestão e informação hospitalar (prontuário eletrônico do paciente – PEP);
- sistemas de gestão e informação para consultórios e clínicas;
- sistemas de informatização de laboratórios (LIS);
- redes de arquivamento e comunicação de imagens medicas (PACS);
- sistemas de comércio eletrônico na área de saúde;
- bases de dados estatísticos em saúde na internet;
- bases de dados bibliográficos em saúde na internet;
- TV médica, vídeo e teleconferência.

"O que não se mede, não se pode gerenciar."

A frase é de Peter Drucker e traduz a necessidade dos gestores de TI de se servir de metodologias e indicadores que lhes permitam estabelecer objetivos, monitorar os resultados e verificar, de forma objetiva, como, e se, as metas propostas foram atingidas.

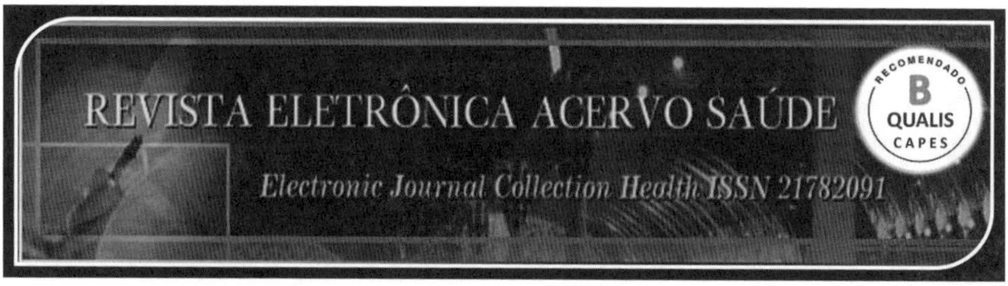

FIGURA 2 Revista Eletrônica Acervo Saúde.

Fonte: https://acervomais.com.br/index.php/saude.

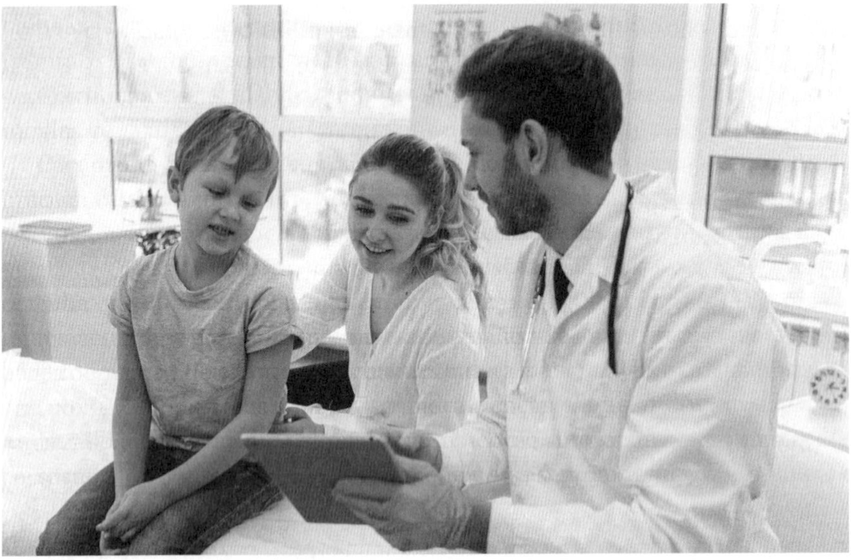

FIGURA 3 A internet na saúde.
Fonte: Freepik.

INTERNET E SAÚDE

Saúde: "Um estado de completo bem-estar físico, mental e social e não somente ausência de afecções e enfermidades" (OMS).

Internet: rede descentralizada de computadores de âmbito mundial e acesso público.

Potencialidades:

- Ensino e reciclagem médica
  - dados, informações e conhecimentos para capacitação.
- Comunidade não acadêmica
  - democratização.
- Paciente x Médico
  - paciente autossuficiente.
- Organização da informação em saúde
  - conexão entre os órgãos prestadores de serviços de saúde.

Vantagens:

- Médicos e pacientes interagem ativamente por meio de fóruns e comunidades virtuais, blogs e mídias sociais.
- Possibilidade de compartilhamento de experiência entre pacientes.
- Permite aos usuários permanecerem anônimos ao obterem informações.

- Aumenta a disposição dos pacientes em discutir sobre saúde.
- Custo e alcance da informação.

Perigos:

- Pesquisas mostram que 86% dos brasileiros com acesso à internet pesquisam informações sobre saúde. Mas apenas 25% conferem a fonte.
- O internauta pode interpretar erroneamente seus sintomas, levando a uma corrida por exames e até tratamentos desnecessários.
- "Paciente informado" fazendo consultas com o "Dr. Google".

"Informação nem sempre é conhecimento.
Conhecimento é a informação trabalhada, analisada e criticada."

BUSINESS INTELLIGENCE (BI)

O BI (*business intelligence*) é uma solução que apoia praticamente todos os processos da empresa. As informações gerenciais e os indicadores necessários para a tomada de decisão saem de sistemas que integram a solução, fazendo o alinhamento com o negócio.

O BI também é uma tecnologia que permite que as empresas organizem enormes quantidades de dados, de forma rápida, meticulosa e com aguçada precisão analítica, para uma melhor tomada de decisões.

Também pode substituir relatórios e procedimentos de relatos estáticos por relatórios dinâmicos e em tempo real, permitindo que as ações sejam realizadas a qualquer momento.

TELEMEDICINA

A telemedicina (Figura 4) trata do uso das modernas tecnologias da informação e telecomunicações para o fornecimento de informação e atenção médica a pacientes e outros profissionais de saúde situados em locais distantes.

É uma área da Telessaúde que oferece suporte diagnóstico de forma remota, permitindo a interpretação de exames e a emissão de laudos médicos a distância.

Entende-se por telemedicina qualquer tipo de aplicação da área médica que utiliza uma infraestrutura de telecomunicação para transmissão de dados. As informações são utilizadas basicamente para medidas assistencialistas e preventivas, que vão desde um simples esclarecimento de dúvidas pelo telefone até o atendimento médico em um local com poucos recursos, em que a segunda opinião de um especialista por videoconferência representa um diferencial.

Para os hospitais, o uso da telemedicina pode acarretar a redução dos custos operacionais e o aumento da eficiência e rapidez dos diagnósticos, pois,

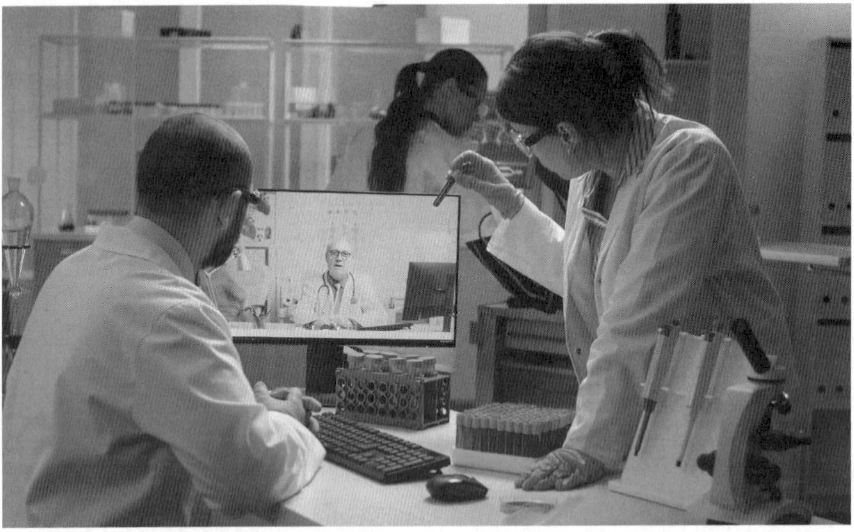

FIGURA 4 Telemedicina.
Fonte: Freepik.

com a digitalização dos exames, por exemplo, o médico pode ter acesso, pela internet, às imagens, traçando rapidamente o diagnóstico. A telemedicina permite a realização de ações médicas a distância. Uma de suas aplicações mais frequentes ocorre nas unidades de atenção primária à saúde, onde buscam outras instituições médicas de referência para uma segunda opinião médica, consultorias e trocas de informações.

Outras aplicações da telemedicina são: discussões de casos clínicos, auxílio diagnóstico, assistência a pacientes crônicos, idosos e gestantes de alto risco, assim como a assistência direta ao paciente em sua casa, por meio da visita domiciliar realizada pelo médico do Programa Saúde da Família.

Tem valor embora não possa ser medido
E quando não utilizado se deteriora e se perde
Compartilhando, ampliam-se fronteiras
Nas empresas, considera-se ativo valioso
O estudo do conhecimento é a epistemologia
Logo, nos lembra sobre "dados" e "informação"
O conhecimento requer crença e verdade
Garantia do "saber", por dados e fundamentos
Intangível
A "experiência" segundo John Lock

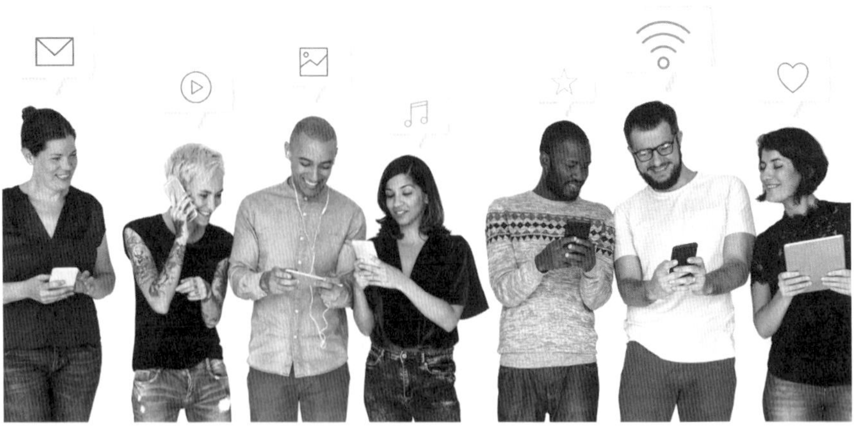

FIGURA 5 Base do conhecimento.
Fonte: Freepik.

Conhecimento tácito X explícito

É importante para o negócio (hospital) que o conhecimento tácito de cada profissional se torne explícito.

Uma base de conhecimento com soluções registradas incorretamente, erradas ou sem a devida atualização, não será muito útil em relação ao propósito estabelecido, além de acabar desacreditada. Em diversas situações, muitos dos integrantes da área de TI colaboram com soluções, sejam elas de contorno ou definitivas, para incidentes que impactam a operação normal do ambiente tecnológico.

O gerenciamento dessas experiências e conclusões permite identificar e organizar o conhecimento e capturar um dos bens mais valiosos em qualquer organização.

Base de conhecimento reativa

- Processo de diagnóstico, investigação, testes e homologação.
- Desenvolvimento da solução, documentação e disponibilização do conhecimento.
- A solução é criada em resposta a um incidente já ocorrido e reportado ao suporte.
- Desvantagem – dificuldade na prática de documentar por parte dos técnicos.

Base de conhecimento proativa

- Os problemas passam a ser gerenciados, possuindo uma equipe dedicada.

- Busca-se uma antecipação aos possíveis problemas com registro de suas soluções.
- Estrutura definida com os requerimentos para cadastro e organização da informação.
- O registro da solução para o incidente – a qualidade do texto deve ser verificada assim como a validação da solução pelo administrador da base para que possa ser mantido um padrão e formato da escrita, evitando múltiplos estilos com terminologias e soluções diferentes.

SISTEMAS DE INFORMAÇÃO EM SAÚDE | PRONTUÁRIO ELETRÔNICO DO PACIENTE (PEP)

Qual a importância dos sistemas de informação em saúde?

Os sistemas de informação em saúde (SIS) de uma maneira geral devem sempre contribuir para a melhoria da qualidade, bem como da eficácia e eficiência do atendimento à saúde, proporcionando aos profissionais de saúde a oportunidade de realização de pesquisas, com a intenção de oferecer evidências e auxílio no processo de ensino. O SIS deve servir para gerenciar as informações que os profissionais de saúde necessitam para desempenhar suas atividades da melhor maneira possível, sendo eficazes e eficientes. Facilitar a comunicação, integrar as informações entre as equipes, fornecendo recursos e também apoio financeiro

A informatização do PEP é fundamental. Ele consiste basicamente em um *software* e um conjunto de banco de dados inter-relacionados que permitem armazenar, recuperar e analisar todos os dados clínicos gerados pela passagem do paciente no sistema de saúde, como identificação, sintomas, sinais, resultados de exames, vacinações, medicamentos, cirurgias, atendimentos ambulatoriais, internações, entre outros.

A era da informação não deixou a área da saúde à margem. De fato, a tecnologia ultrapassou o processamento-padrão de dados para funções administrativas comuns em todas as organizações, tais como recursos humanos, folhas de pagamento, sistemas de contabilidade, entre outros, e agora desempenha um papel fundamental, tanto no cuidado ao paciente, na interpretação do eletrocardiograma, como em escalas de trabalho, prescrição, relatório de resultados e sistemas de prevenção.

Começa-se a presenciar o advento de registros eletrônicos de saúde em muitos países. Além disso, os sistemas de informação estão sendo mais amplamente usados no apoio à saúde da população e nas atividades de saúde pública relacionados à prevenção e promoção de saúde, controle de doenças, vigilância e monitoramento.

FIGURA 6 Logotipo do SUS.

Fonte: http://antigo.saude.gov.br/marcas

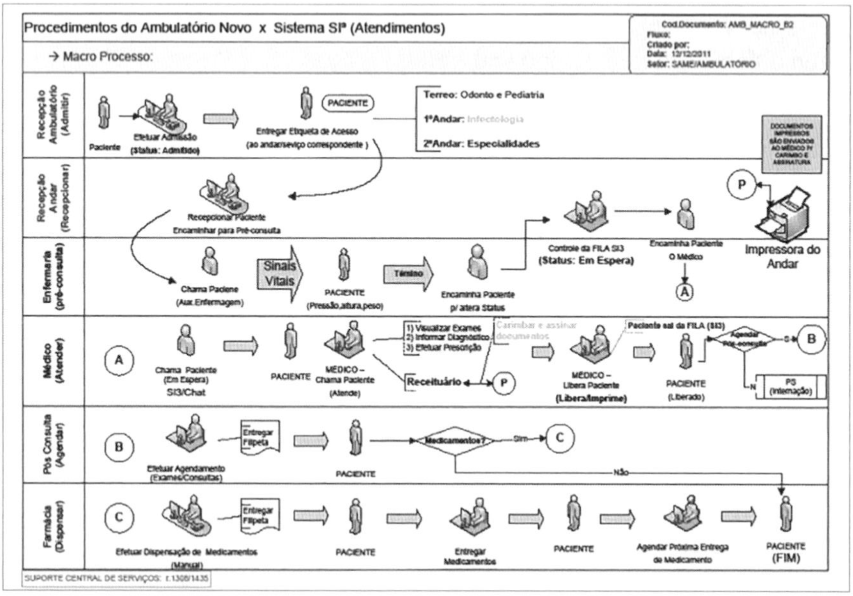

FIGURA 7 Procedimentos no ambulatório x SI.

Fonte: Elaborada pelo autor.

A situação do sistema de saúde brasileiro exige cuidados especiais. Com o crescimento dos gastos em saúde, resultado da adoção de alta tecnologia para diagnóstico, e alto índice de desperdício, o segmento enfrenta dificuldades para equilibrar as contas.

Nos ambientes hospitalares é frequente que se encontrem centenas de aplicações diferentes e que, além disso, os softwares de informatização hospitalar (SIH) sejam geralmente complexos, de alto custo e de difícil desenvolvimento e implementação. A informação representa um recurso de vital importância para o sucesso das organizações, pois uma empresa será mais competitiva quanto mais se destacar na exploração e no uso da informação para geração de conhecimento e mais souber aplicá-lo para desenvolver novas oportunidades de negócios.

O gerenciamento da informação em setores hospitalares e áreas afins é um componente essencial no processo de prestação de cuidados ao paciente. O problema com o gerenciamento da informação tem sido ainda mais dificultado em virtude de um exponencial aumento na quantidade de dados a serem gerenciados, no número de profissionais que controlam os processos e nas demandas para acesso em tempo real.

Um pressuposto implícito no desenvolvimento de um SIH é a habilidade de fornecer o dado completo, exato e no momento adequado para que a pessoa que esteja prestando a assistência possa desempenhar sua tarefa com maior qualidade e com melhor razão custo/benefício.

Certos sistemas possuem condições mais sofisticadas do que outros para validar, verificar, editar, formatar e documentar. Alguns respondem mais rapidamente e oferecem melhor qualidade de visualização. Outros fornecem capacidade de integração mais complexa na estrutura da aplicação e na retenção de dados.

Um exemplo disso é o total de integração de informação que existe, proveniente de um laboratório, da radiologia, da farmácia e dos registros médicos, que, por sua vez, interagem com o serviço de enfermagem, comunicando desde a prescrição até os resultados de exames. Os sistemas gerenciais podem auxiliar no atendimento das seguintes metas:

1. reduzir a redundância e/ou duplicidade de dados;
2. fornecer dados com qualidade;
3. manter a integridade de dados;
4. proteger a segurança de dados;
5. proporcionar uma interface relativamente mais acessível com avanços da tecnologia;
6. facilitar o acesso a uma única base de dados para diversas aplicações, podendo ser utilizadas por múltiplos usuários.

Tendências de tecnologia de informação na gestão da saúde

QUADRO 1 Principais mudanças de tecnologia de informação na saúde.

Tecnologia	Descrição
HIS (Hospital Information System)	Primeiros ERPs clínicos começam a ser utilizados no Brasil
Prescrição Eletrônica do Médico	Profissionais de saúde começam a prescrever informações do paciente
Portal de Informações Gerenciais	(2ª fase do HIS)
BI - Business Inteligence	Hospitais começam a utilizar informações geradas pelos ERPs de forma estratégica para o negócio
PACS - Picture Archiving and Communication Systems	Instituições armazenam e gerenciam seus exames de diagnóstico por imagem de forma eletrônica
BSC - Balanced Score Card	Hospitais adotam ferramentas para medir desempenho
Farmácia sem papel	ERPs são integrados ao setor de farmácia com objetivo de otimizar processos e aumentar segurança na dispensação de medicamentos
Mobilidade	Uso de tecnologia móvel dentro e fora das instituições de saúde
Certificação Digital	Método traz mais segurança para a prescrição eletrônica
Tecnologia sem papel	Automação de processos reduz custo operacional e melhora o desempenho das equipes assistenciais e administrativas dos hospitais

Fonte: Elaborado pelo autor.

Prontuário Eletrônico do Paciente (PEP) (Figura 8)

- Registro de todas as informações, de forma eletrônica, durante a assistência ao paciente.
- Possibilidade de ganho de eficiência, produtividade e segurança, para pacientes e profissionais envolvidos.
- Atualmente com baixa adoção no Brasil, sob a plena utilização dos módulos existentes.

  Benefícios
- Processos revisados e redefinidos.
- Arquitetura flexível que atenda as características da unidade de saúde.
- Registro amplo dos dados.
- Menos transcrição e maior reaproveitamento da informação (prescrição).
- Validação de procedimentos (segurança).
- Utilização de alertas (alergias).
- Configuração de protocolos para agilidade no atendimento.

- Pesquisas de informações em banco de dados.
- Integração entre processos assistenciais (prescrição e dispensação).
- Segurança na medicação com a conferência dos dados do paciente e prescrição.
- Faturamento.
- Gestão de leitos.
- Espaço físico (arquivos).
- Saúde da população – políticas públicas (prevenção, epidemias etc.).

Desafios

- Mudança de cultura (processos) x resistência por parte dos profissionais.
- Investimento com implantação e manutenção do sistemas.
- Definição da estratégia de implantação (ordem dos módulos).
- Capacitação.
- Suporte – equipe de TI.
- Infraestrutura.
- Equipamentos.
- Recurso financeiro.
- Existência de muitos sistemas sem integração (união, estados e municípios).
- Projeto S4SP.

Em razão de sua importância e da possibilidade de erros afetarem o paciente, na maioria dos países os *softwares* de PEP têm de passar por um processo de certificação de qualidade e adesão a princípios básicos de segurança e confidencialidade.

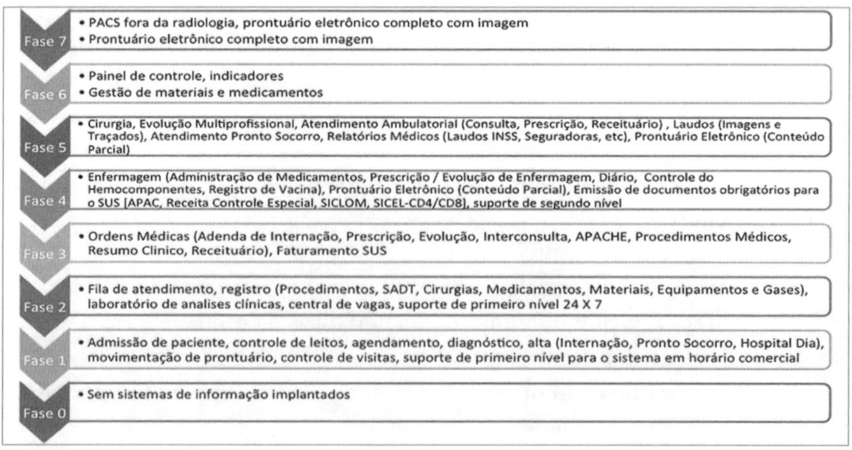

FIGURA 8 Principais fases do PEP.

Fonte: Elaborada pelo autor.

TI x pandemias: quais os benefícios (*big data, BI*)

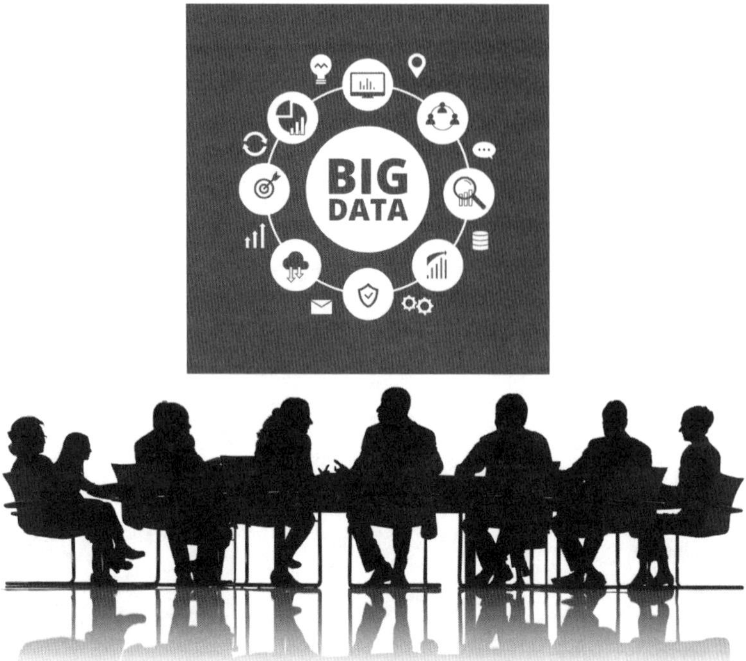

FIGURA 9 Big Data.

Fonte: Freepik.

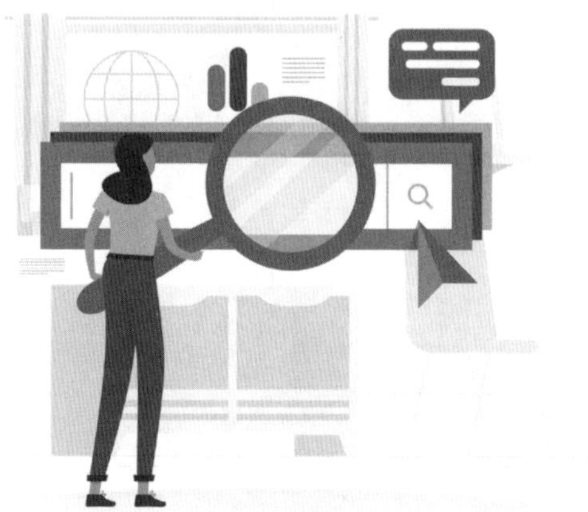

FIGURA 10 Pesquisa.

Fonte: Freepik.

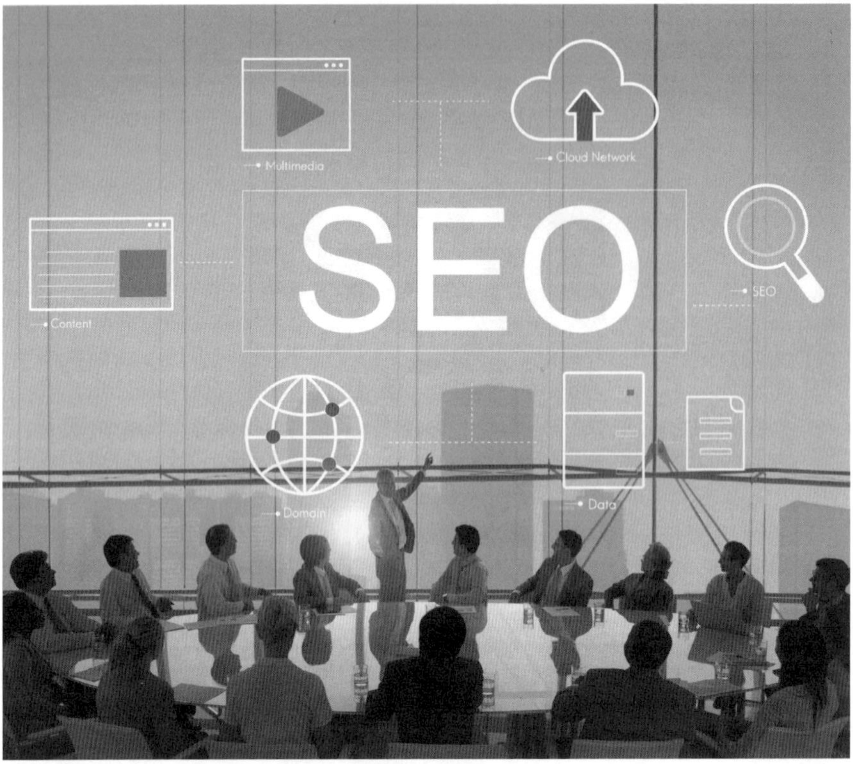

FIGURA 11 Otimização para mecanismos de busca .

Fonte: Freepik.

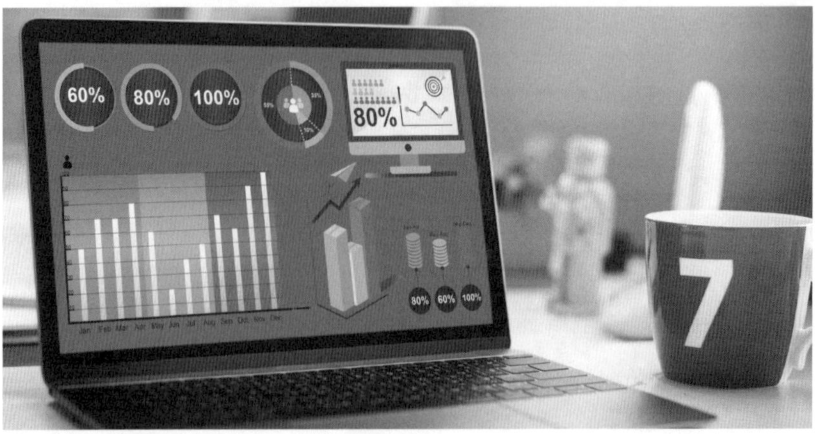

FIGURA 12 *Performance.*

Fonte: Freepik.

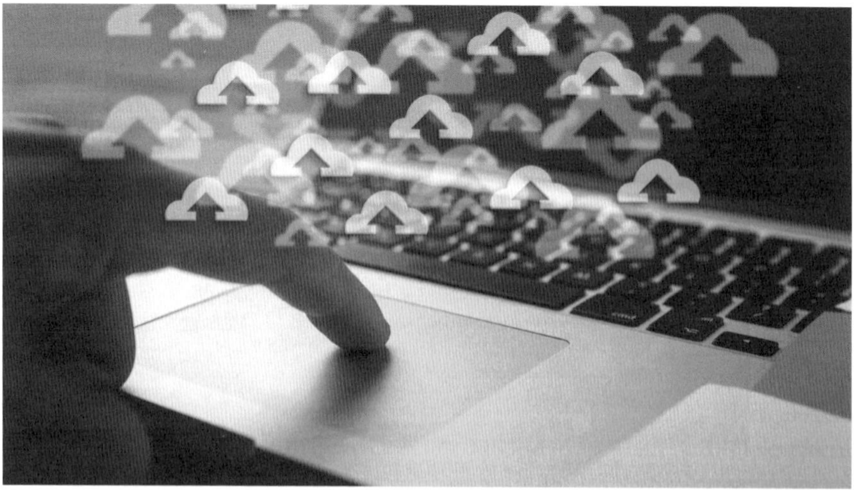

FIGURA 13 *Upload*.

Fonte: Freepik.

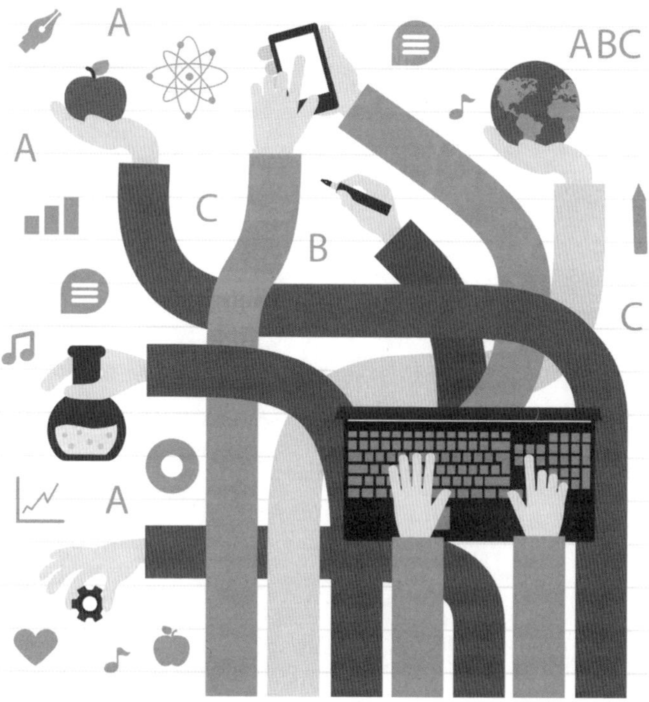

FIGURA 14 Ciência e tecnologia.

Fonte: Freepik.

REFERÊNCIAS

1. ENG, T. R.; MAXFIELD, A.; PATRICK, K.; DEERING, M. J. RATZAN, S. C.; GUSTAFSON, D. H. et al. Access to health information and support : a public highway or a private road? Journal of the American Medical Association, JAMA, 280(15):1371-5, 1998.
2. POLLALIS, U. A.; FRIEZE, I. H. A new look at critical success factor in IT. Information Strategy, 1993.
3. RODRIGUES FILHO, J. Automação do arquivo médico. Suprimentos e Serviços Hospitalares, ano 1, n. 8, 1995.
4. RODRIGUES, J. F.; XAVIER, J. C. B.; ADRIANO, A. L. A. Tecnologia da informação na área hospitalar: um caso de implementação de um sistema de registro de pacientes de implementação de um sistema de registro de pacientes. RAC, 5(1):105-20, 2001.
5. RODRIGUES, R. J. Informação e o administrador de saúde. São Paulo: Editora Pioneria, 1987.

CONCEITOS E TÉCNICAS DE AUDITORIA HOSPITALAR

Solange Amora Aliandro

INTRODUÇÃO

Para melhor entendimento sobre as atividades de controle, destacamos a revisão dos conceitos. O conceito de auditoria em saúde foi proposto por Lambeck, em 1956, e tem como premissa a "avaliação da qualidade da atenção com base na observação direta, registro e história clínica do cliente". As atividades da auditoria concentram-se nos processos e resultados da prestação de serviços e pressupõem o desenvolvimento de um modelo de atenção adequado em relação às normas de acesso, diagnóstico, tratamento e reabilitação.

Auditoria para a NBR ISO 8402

Consiste no exame sistemático e independente dos fatos obtidos por meio de observação, medição, ensaio ou outras técnicas apropriadas, de uma atividade, elemento ou sistema para verificar a adequação aos requisitos preconizados pelas leis e normas vigentes e determinar se as ações de saúde e seus resultados estão de acordo com as disposições planejadas. Mediante análise e verificação operativa, avalia-se a qualidade dos processos, sistemas e serviços, bem como a necessidade de melhoria ou de ação preventiva/corretiva/saneadora.

Tem como objetivo maior propiciar à alta administração informações necessárias ao exercício de um controle efetivo sobre a organização, contribuir para o planejamento e replanejamento das ações de melhoria.

Controle

Consiste no monitoramento de processos (normas e eventos), com o objetivo de verificar a conformidade dos padrões estabelecidos e de detectar situações de alarme que requeiram uma ação avaliativa detalhada e profunda (Figura 1).

Avaliação

Trata da análise de estrutura, processos e resultados das ações, serviços e sistemas de saúde com o objetivo de verificar sua adequação aos critérios e parâmetros de eficácia, eficiência e efetividade estabelecidos para um sistema de saúde.

Fiscalização

Consiste em submeter à atenta vigilância a execução de atos e disposições contidas em legislação, por meio do exercício do ofício de fiscal.

Inspeção

Realizada sobre um produto final, sob uma fase determinada de um processo ou projeto, visa a detectar falhas ou desvios.

Supervisão

Trata da ação de orientação ou inspeção em plano superior.

Acompanhamento

Consiste no processo de orientação, em que o orientador, mediante contato com o responsável pelo processo, serviço ou sistema, acompanha o desenvolvimento de determinada(s) atividade(s).

FINALIDADES DA AUDITORIA

Avaliar objetivamente os elementos componentes dos processos da instituição, serviço ou sistema auditado, objetivando a melhoria dos procedimentos, por meio da detecção de não conformidades.

Avaliar a qualidade, a propriedade e a efetividade dos processos/instituições, visando à melhoria contínua.

Produzir informações para subsidiar o planejamento das ações que contribuam para o aperfeiçoamento dos processos/instituição.

A auditoria é um conjunto de atividades desenvolvidas tanto para controle – auditoria operacional – quanto para avaliação de aspectos específicos e do sistema – auditoria analítica.

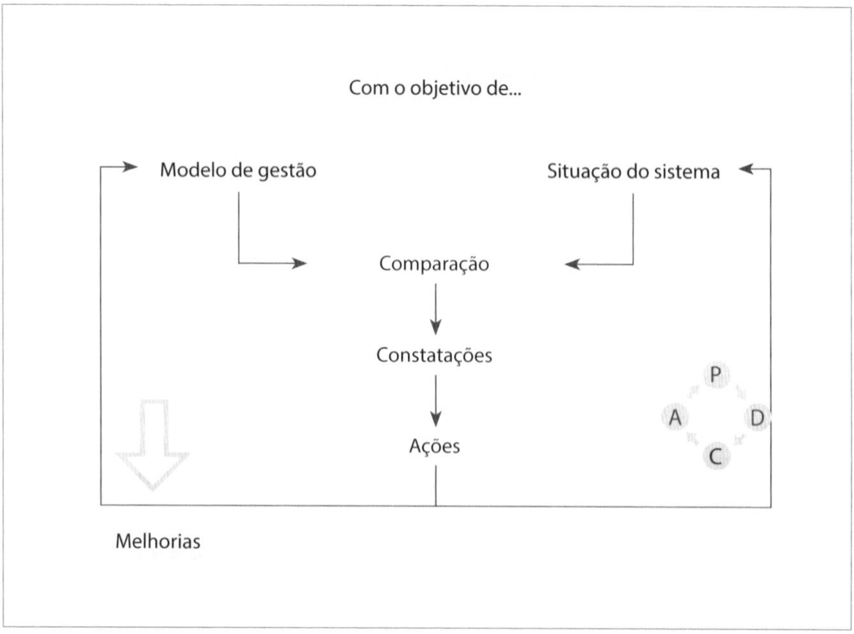

FIGURA 1 Controle.
Fonte: Adaptada de NBR ISO 19011.

O cumprimento de suas finalidades far-se-á por meio do desenvolvimento de atividades de auditoria analítica e/ou operativa, objetivando:

- determinar a conformidade dos elementos de um sistema ou serviço, verificando o cumprimento das normas e requisitos estabelecidos;
- levantar subsídios para a análise crítica da eficácia do sistema ou serviço e seus objetivos;
- verificar a adequação, legalidade, legitimidade, eficiência, eficácia e resolutividade das instituições de saúde;
- avaliar a qualidade da assistência à saúde prestada e seus resultados, bem como apresentar sugestões para seu aprimoramento;
- prover ao auditado oportunidade de aprimorar os processos sob sua responsabilidade.

Interna

São auditorias realizadas pela própria organização, ou em seu nome, para propósitos internos (auditoria interna), podendo formar a base para uma autoavaliação de conformidade da organização, realizada por auditor interno ou contratada. Neste caso o auditor não deve auditar o seu próprio setor. Objetivo: assegurar a manutenção e o desenvolvimento do sistema de gestão.

Externa

São auditorias conduzidas por organizações externas: quanto responsáveis por fornecer certificados ou registros de conformidade (3ª parte) com requisitos de normas externas de qualidade.

Auditorias de 2ª parte: são conduzidas pelas partes que têm um interesse pela organização, tais como clientes, ou por outras pessoas em seu nome.

Objetivo: determinar a adequação de fornecedores: avaliar o desempenho atual de fornecedores.

Auditorias de 3ª parte: são conduzidas por organizações que fornecem certificados ou registros de conformidade com requisitos (NBR ISO 9001, Acreditação ONA, Joint Commission, Canadense etc.).

Objetivo: determinar se o sistema de gestão de uma organização está documentado e implementado em conformidade com uma norma específica (Figura 2).

NBR ISO 19011:2018

A NBR ISO 19011:2018 – Diretrizes para Auditoria de Sistemas de Gestão é a norma técnica que fornece a orientação sobre a auditoria de sistemas de gestão, incluindo os princípios de auditoria, a gestão de um programa de auditoria e a condução de auditoria de sistemas de gestão, como também orientação sobre a avaliação de competência de pessoas envolvidas no processo de auditoria.

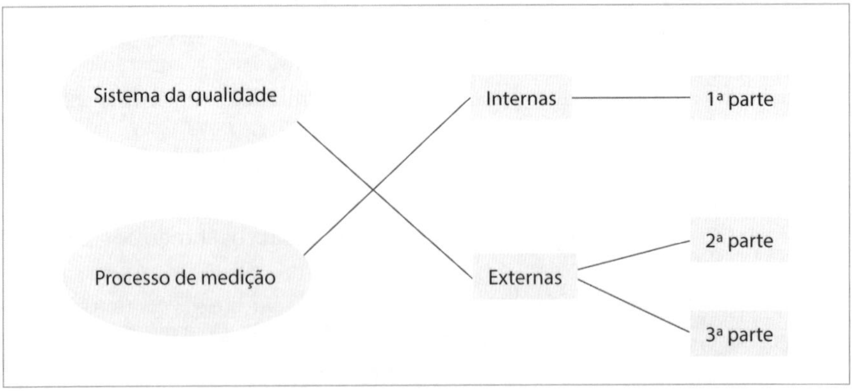

FIGURA 2 Classificação das auditorias quanto às partes.
Fonte: Adaptada de NBR ISO 19011.

DIRETRIZES PARA AUDITORIAS DE SISTEMA DE GESTÃO DA QUALIDADE

A auditoria classifica-se em:

- Regular ou ordinária – realizada em caráter de rotina; é periódica, sistemática e previamente programada, com vistas à análise e verificação de todas as fases específicas de uma atividade, ação ou serviço.
- Especial ou extraordinária – realizada para averiguação de evento adverso em atividade específica. Visa à avaliação e ao exame de fatos em área e períodos determinados. Aqui se incluem os exames realizados por peritos especializados em determinadas áreas de atuação profissional. Este é o caso de quando houver um erro ou evento adverso grave; a instituição de saúde deve informá-lo à acreditadora, que deverá realizar este tipo de auditoria.

PRINCÍPIOS BÁSICOS DA AUDITORIA

Relativos à pessoa do auditor

Os auditores são responsáveis não só perante a administração da organização à qual prestam serviço, mas também perante os usuários desta. Os que atuam nessa área, por sua vez, devem conduzir-se de modo a justificar a confiança individual e institucional que lhes é depositada.

O auditor deve ter:

- Independência – o auditor, no exercício de sua atividade, deve manter uma atitude de independência que assegure a imparcialidade do seu julgamento, nas fases de planejamento, execução e emissão de seu parecer, bem como nos demais aspectos relacionados com sua atividade profissional. Não devem ter qualquer relação com a área/elemento a ser auditado, de forma a preservá-lo de influências que possam afetar os resultados.
- Soberania – durante o desenvolvimento do seu trabalho, o auditor deverá possuir o domínio do julgamento profissional, pautando-se, exclusiva e livremente a seu critério, no planejamento dos seus exames, na seleção e aplicação de procedimentos técnicos e testes de auditoria, na definição de suas conclusões e na elaboração dos seus relatórios e pareceres.
- Imparcialidade – durante o seu trabalho, o auditor está obrigado a abster-se de intervir nos casos em que há conflitos de interesses que possam in-

fluenciar a absoluta isenção do seu julgamento. Não deve tomar partido ou emitir opiniões.

- Objetividade – na execução de suas atividades, o auditor se apoiará em fatos e evidências que permitam o convencimento razoável da realidade ou a veracidade dos fatos, documentos ou situações examinadas, permitindo a emissão de opinião com bases consistentes.
- Conhecimento técnico e capacidade profissional – o auditor deve possuir um conjunto de:
  - conhecimento técnico específico e das diversas áreas relacionadas com as atividades auditadas, o que lhe permitirá comprovar a legitimidade e a legalidade no desempenho dos objetivos do órgão ou entidade sob exame;
  - experiência obtida de um somatório de atuações, possibilitando o amadurecimento do julgamento profissional e o discernimento entre situações gerais e particulares;
  - capacidade profissional, atualizando-se quanto ao avanço das normas, procedimentos e técnicas aplicáveis.

- Cautela e zelo profissional – no desempenho de suas funções, o auditor deve ater-se aos objetivos da auditoria. Na elaboração do relatório e emissão de sua opinião, deve agir com precaução, zelo, acatar as normas de ética profissional, usar bom senso em seus atos e recomendações, cumprir as normas gerais e o adequado emprego dos procedimentos de auditoria geral ou específica.
- Comportamento ético – como servidor público, o auditor se obriga a proteger os interesses da sociedade, respeitar as normas de: conduta ética profissional, confidencialidade das informações recebidas, salvo nos casos de obrigação legal e profissional de assim proceder; habilidade; precaução; prudência; zelo profissional; bom senso em seus atos e recomendações.
- Sigilo e discrição – o sigilo profissional é regra mandatória e indeclinável no exercício da auditoria. O auditor é obrigado a utilizar os dados e as informações do seu conhecimento tão somente e exclusivamente na execução dos serviços que lhes foram confiados.

Salvo determinação legal ou autorização expressa da alta administração, nenhum documento, dados, informações e demonstrações poderão ser fornecidos ou revelados a terceiros, nem deles poderá utilizar-se o auditor, direta ou indiretamente, em proveito e interesses pessoais ou de terceiros.

- Outras recomendações para o auditor:
  - pontualidade;
  - boa apresentação;
  - bom preparo;
  - independência;
  - calma, educação e paciência;
  - clareza nas perguntas;
  - evitar juízo de valor sobre como um elemento deve ser descrito e/ou implementado;
  - manter a mente aberta;
  - usar corretamente a linguagem do corpo;
  - não fazer "inferências", mas basear-se em evidências objetivas;
  - atuar de acordo com as necessidades inerentes à auditoria;
  - permitir que o auditado exponha as suas razões e tenha oportunidade de melhorar o sistema da qualidade;
  - manter os documentos/registros referentes à auditoria em arquivos seguros e confidenciais.

Relativos à execução dos trabalhos de auditoria

Operacionalização da auditoria

Sendo uma atividade programada, todas as auditorias deverão ser organizadas com datas marcadas para sua realização mediante a Programação Anual de Atividades de Auditoria (PAAA), mesmo as eventuais (solicitações, apuração de denúncia).

Dessa forma, as fases de uma auditoria compreendem:

- programação da auditoria;
- preparação da auditoria;
- planejamento da auditoria;
- condução da auditoria e avaliação dos resultados;
- apresentação dos resultados (relatório);
- acompanhamento das ações corretivas/saneadoras propostas.

Relativos à coordenação dos trabalhos (auditor líder)

Por delegação do titular do órgão de auditoria ou comissão de auditoria interna, será constituído um coordenador para a equipe de auditoria, assegurando-se o conhecimento técnico e sua capacidade profissional, estabelecendo mecanismos e procedimentos adequados de coordenação a fim de garantir o cumprimento das atribuições que lhes são conferidas, desde o planejamento até a conclusão dos trabalhos e o consequente acompanhamento dos resultados.

- planejar a auditoria, preparar documentos de trabalho (relatórios, *checklist* etc.) e orientar a equipe;
- aplicar os procedimentos e técnicas, com vistas à obtenção das metas/objetivos previstos, de acordo com o plano de auditoria;
- observar fielmente os objetivos da auditoria, definindo em conjunto com a equipe as necessidades específicas da auditoria;
- representar a equipe de auditoria perante o auditado;
- elaborar tempestivamente, em conjunto com a equipe, o relatório de auditoria;
- observar e concluir de forma consistente, definindo em conjunto com a equipe as necessidades específicas da auditoria;
- relatar à chefia imediata os resultados da auditoria, bem como quaisquer dificuldades encontradas na realização das atividades;
- acompanhar as ações de *follow up* a serem desencadeadas, informando à chefia imediata os resultados.
- instruir e dirigir, adequadamente, a equipe quanto à execução dos trabalhos;
- definir a intensidade da supervisão de acordo com o conhecimento e capacidade profissional dos membros da equipe, grau de dificuldade previsível dos trabalhos, alcance de prováveis irregularidades a detectar no órgão ou entidade auditada, sem, contudo, cercear a liberdade e a flexibilidade necessárias aos técnicos.

Relativos à obtenção de evidências

Consideram-se evidências todas as informações colhidas durante a realização de uma auditoria.

Para atender aos objetivos da atividade de auditoria, o auditor deverá realizar, na extensão julgada necessária, os testes ou provas adequadas, com vistas à obtenção de evidências qualitativamente aceitáveis que fundamentem, de forma objetiva, suas recomendações e conclusões. É importante que o auditor obtenha informações representativas e suficientes para confirmar os dados colhidos/apurados, independentemente de eles se relacionarem com conformidades ou não.

- Finalidade da evidência – consiste na obtenção suficiente de elementos para sustentar a emissão do seu parecer, que possam permitir ao auditor chegar a um grau razoável de convencimento da realidade dos fatos e situações observadas, da veracidade da documentação examinada, da consistência do somatório dos fatos e fidedignidade das informações e registros gerenciais para fundamentar, solidamente, sua opinião.

- Tipos de evidência:
  - física – a que pode ser comprovada materialmente;
  - documental – a que pode ser comprovada por meio de registros em papéis e/ou documentos;
  - circunstancial – a que apenas fornece impressão ao auditor, não podendo servir como evidência de uma auditoria, pois não é suficientemente objetiva para embasar uma não conformidade;
  - admissível – é a que é obtida por meio de declaração verbal.

A validação do julgamento depende diretamente da qualidade da evidência no que diz respeito a:

- suficiência – quando a aplicação de testes resulta na obtenção de uma ou várias provas e propicia um grau razoável de convencimento;
- adequação – quando os testes ou exames realizados são apropriados à natureza e característica dos fatos examinados;
- pertinência – quando há coerência da evidência com as observações, conclusões e recomendações da auditoria.

Critérios para obtenção de evidências:

- importância relativa – refere-se ao significado da evidência no conjunto de informações, tem peso e é comprobatória;
- níveis de riscos prováveis – referem-se às probabilidades de erro na obtenção e comprovação da evidência. Afirmar a evidência com reteste, nova técnica ou método para confirmação.
- Relativos às impropriedades e irregularidades.

O auditor, no decorrer de qualquer trabalho de auditoria, deverá prestar especial atenção àquelas situações que denotem indícios de irregularidades, mesmo quando não sejam objeto do seu escopo inicial e, na possibilidade de obtenção de evidências dessas situações, deverá ser dado o destaque devido, quando do parecer, com vistas à adoção de providências corretivas pertinentes.

Não obstante a busca de impropriedades ou irregularidades no decorrer dos exames não ser objetivo maior da auditoria, o auditor deverá estar consciente da probabilidade do risco de tais ocorrências

Graficamente representada:

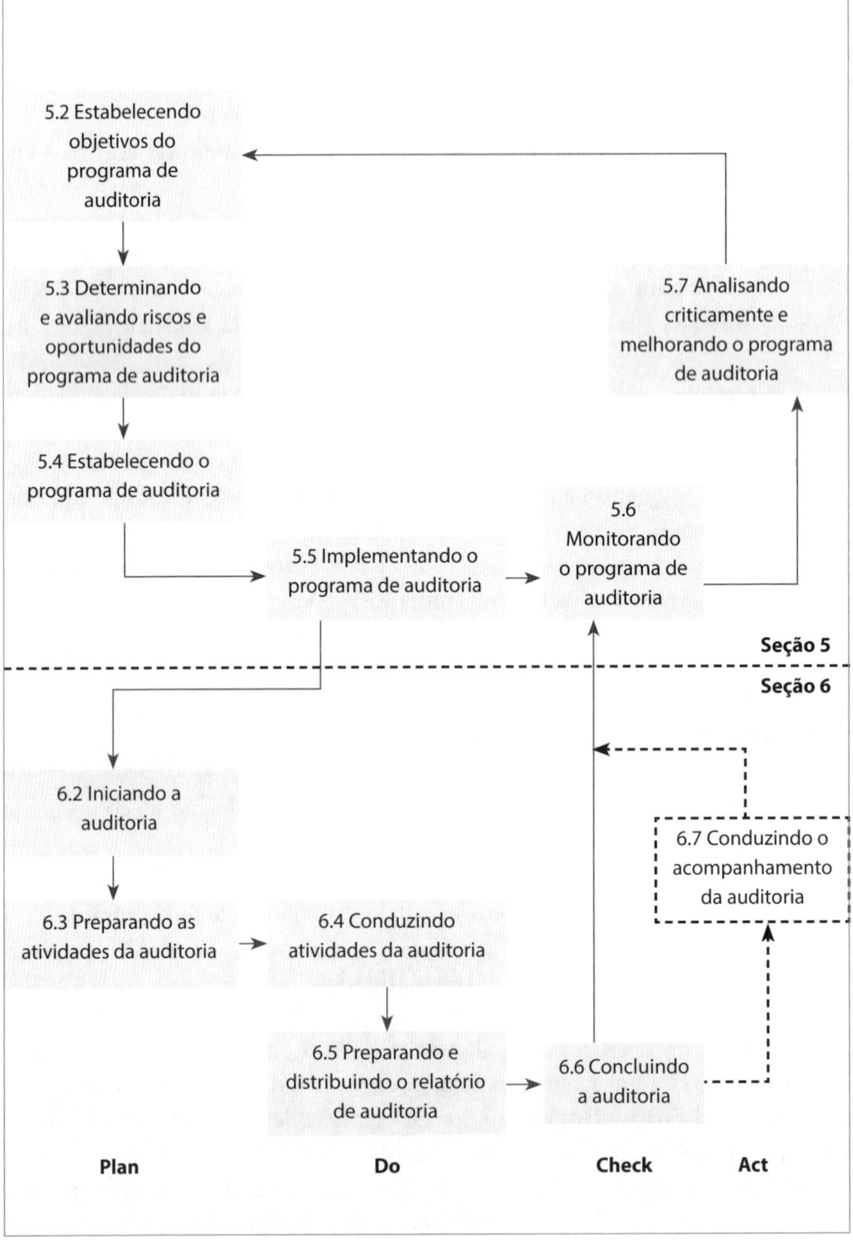

FIGURA 3 Condução da auditoria segundo a NBR ISO 19011.

Fonte: Adaptada de NBR ISO 19011.

Ou desta forma:

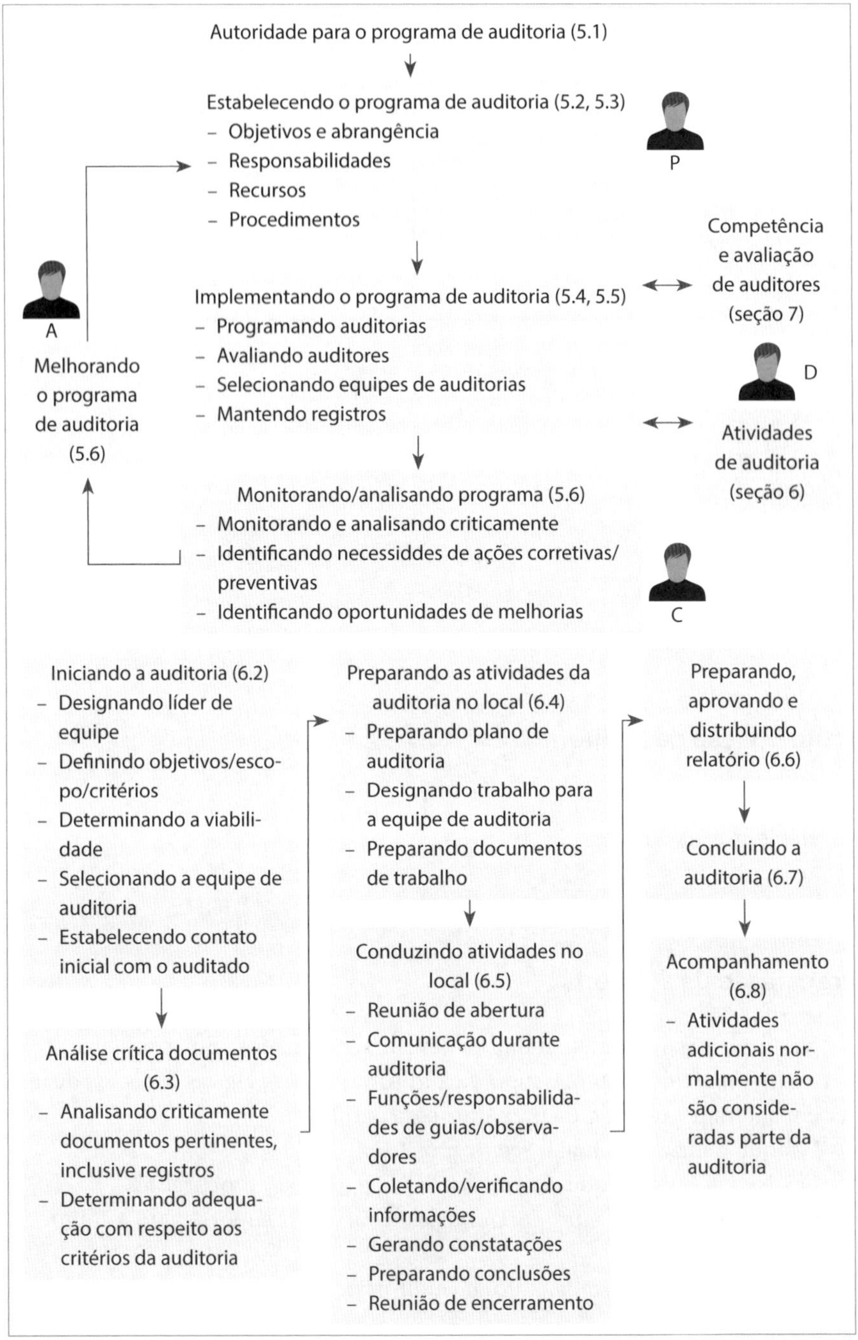

FIGURA 4 Condução da auditoria.

Fonte: Adaptada de NBR ISO 19011.

Ou ainda assim:

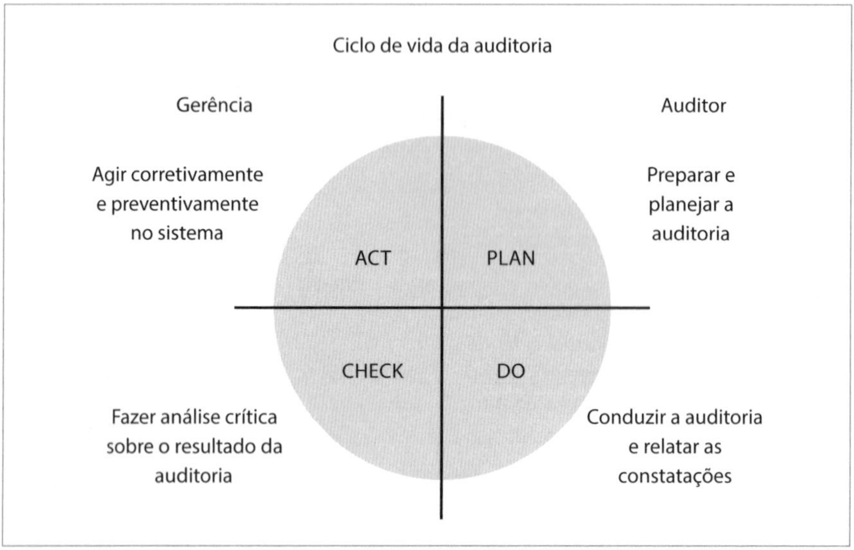
Ciclo de vida da auditoria
Gerência
Auditor
Agir corretivamente e preventivamente no sistema
Preparar e planejar a auditoria
ACT
PLAN
CHECK
DO
Fazer análise crítica sobre o resultado da auditoria
Conduzir a auditoria e relatar as constatações

FIGURA 5 Auditoria.
Fonte: Adaptada de NBR ISO 19011.

Programação da auditoria

Consta de:

- elementos da auditoria;
- ação;
- regulamentação.

Preparação da auditoria

Neste processo alguns cuidados devem ser tomados. Em primeiro lugar, deve ser conhecido qual o escopo da auditoria. Assim, alguns aspectos devem ser considerados quando da preparação da auditoria.

- Por que realizá-la? Qual o seu propósito?
- Quais os requisitos que ela envolve? O que deve ser procurado?
- Quando e quem deve proporcionar os recursos de suporte para a equipe de auditoria?
- Quem e como será informado da auditoria?

- Quais as áreas/unidades auditadas?
- Quem comporá a equipe de auditores?
- Quem será o coordenador da equipe?
- Onde será realizada a auditoria e quais os desdobramentos que terá?
- Onde serão realizadas as reuniões de abertura e encerramento da auditoria?
- Quando deverá ser realizada a auditoria?
- Quando deverá ser iniciada e qual a duração?
- Quando deverá ser apresentado o relatório final da auditoria?
- Como será realizada a auditoria?

As fases de preparação incluem os seguintes aspectos:

- equipe da auditoria e coordenador da equipe;
- as atividades e elementos a serem auditados;
- a documentação, procedimentos, instituições relacionadas com as atividades ou com o(s) elemento(s) a ser(em) auditado(s);
- material a ser utilizado;
- os aspectos críticos das atividades ou pontos-chave;
- as pessoas/técnicos envolvidos e seu grau de capacitação;
- a elaboração do checklist (lista de verificação).

O plano de auditoria: deve estabelecer e/ou definir os critérios e programação da atividade, incluindo:

- objetivo e escopo da auditoria (Figuras 3 a 5);
- identificação dos documentos de referência (relatórios, roteiros, normas e instruções vigentes, legislação aplicável, resultado das últimas auditorias realizadas, outros registros);
- local e data da auditoria;
- áreas ou unidades a serem auditadas;
- tempo programado para as principais atividades;
- material a ser utilizado (roteiros, checklist, relatórios de auditorias anteriores etc.);
- exame preliminar de documentos, no caso de auditorias de 2ª e 3ª partes;
- exigência de confidencialidade.

A realização da auditoria pode ser dividida em seis fases:

- reunião de abertura;
- execução da auditoria;
- avaliação da auditoria;

- reunião de fechamento;
- relatório final de auditoria;
- ações de acompanhamento.

REUNIÃO DE ABERTURA

Tem como principal finalidade estabelecer um clima de boa comunicação e cooperação entre auditados e auditores, diminuindo as resistências naturais.

Devem estar presentes toda a equipe de auditoria e os responsáveis das áreas a serem auditadas. Deve ser breve, objetiva, servindo para esclarecer dúvidas de ambas as partes e ser presidida pelo auditor líder, com registro dos presentes.

- Apresentação dos auditores.
- Apresentação do escopo e objetivos da auditoria.
- Solicitar quem será o acompanhante da auditoria.
- Solicitar sala de trabalho para os auditores.

EXECUÇÃO DA AUDITORIA

- Utilizar roteiros e *checklist*, mas não se ater só a eles.
- Ser preciso nas anotações efetuadas. Elas serão de máxima utilidade quando da elaboração do relatório, e, por isso, não podem merecer qualquer dúvida.
- Procurar sempre evidências objetivas que sustentem as não conformidades.
- Sempre que possível, falar com as pessoas que executam as tarefas, não se restringindo somente à análise de documentos ou observação durante a visita:
  - ouvir mais e atentamente e falar menos;
  - não permitir que o auditado estabeleça o ritmo da auditoria;
  - ficar atento às atividades "destrutivas" do auditado – interrupções frequentes, documentos não encontrados, pessoa-chave com atividade de última hora;
  - falar, sempre que possível, com quem executa as tarefas;
  - usar linguagem acessível;
  - primar pela educação, ouvir mais e falar menos e não demonstrar uma atitude punitiva quando encontrar uma não conformidade;
  - ser o mais abrangente possível para comprovar as não conformidades;
  - fazer perguntas que possibilitem apenas uma resposta com "questões fechadas"; é uma poderosa ferramenta e permitirá comprovar se o que está descrito sobre normas e rotinas é de fato realizado, por exemplo: "mostre-me o que você faz", em vez de "é verdade que vocês têm normas de serviço?".

AVALIAÇÃO DA AUDITORIA

Terminado o trabalho analítico ou operativo, na fase da avaliação dos resultados serão analisadas todas as informações e os dados obtidos durante a auditoria, incluindo as evidências objetivas que reforçam as anotações de não conformidade, com o objetivo de evitar contestação. Caso não haja evidência objetiva de não conformidade, esta poderá ser mencionada no relatório como "observação", que merece ser considerada. Esse é o princípio que norteia o fato de que para cada distorção, impropriedade ou irregularidade deve haver um padrão de normalidade (norma ou lei).

REUNIÃO DE FECHAMENTO

Terminada a avaliação in loco, a equipe de auditores deve reunir-se para consenso de todas as observações anotadas nas visitas com a finalidade de incluí-las no relatório de auditoria.

RELATÓRIO DE AUDITORIA

Deve ser elaborado tempestivamente para permitir que as ações corretivas recomendadas sejam levadas ao conhecimento do auditado em tempo hábil e diligenciadas as providências.

De caráter formal, refletirá os resultados dos exames efetuados de acordo com a forma e tipo de auditoria.

As informações nele contidas devem reunir principalmente o seguinte conteúdo:

- escopo e objetivo da auditoria;
- identificação da equipe de auditoria;
- data da auditoria;
- documentos auditados e/ou relacionados;
- descrição das não conformidades encontradas.

Atributos de qualidade no relatório da auditoria:

- concisão – linguagem clara e concisa, de fácil entendimento, sem necessidade de explicações adicionais por parte de quem o elaborou;
- objetividade – mensagem clara e direta, para entendimento fácil do que se pretendeu transmitir;
- convicção – o relato das evidências conduz o leitor prudente às mesmas conclusões a que chegou o auditor;

- clareza – a estrutura e a terminologia empregadas permitem o entendimento a qualquer pessoa, ainda que não domine a matéria;
- integridade – incluir nos relatórios os fatos relevantes observados sem nenhuma omissão, proporcionando uma visão objetiva das impropriedades/irregularidades apontadas, recomendações efetuadas e conclusão;
- coerência – os resultados da auditoria devem corresponder aos objetivos determinados;
- apresentação – os assuntos devem ser apresentados em uma sequência lógica, segundo os objetivos do trabalho, de forma correta – linguagem perfeita, isenta de erros ou rasuras que possam prejudicar o entendimento;
- conclusivo – o relatório deve permitir o entendimento sobre as atividades realizadas.

O relatório deve seguir o padrão adotado pela própria instituição (no caso de auditoria interna) ou pela instituição acreditadora ou certificadora, admitindo-se, em determinadas circunstâncias, adaptações necessárias à interpretação e à avaliação dos resultados dos trabalhos.

Na apresentação dos resultados, é com base nas evidências objetivas de não conformidade que são feitas as recomendações. Esse é o princípio que norteia o fato de que para cada impropriedade/irregularidade deve haver um padrão de normalidade (norma ou lei).

A não conformidade (distorção) pode ser de dois tipos:

- impropriedade – fere norma ou lei;
- irregularidade – fere norma ou lei, resulta em prejuízo quantificável ou não e/ou configura dolo;

As situações verificadas que não configuram evidências objetivas, mas que são importantes relatar, devem ser mencionadas no relatório como observações.

- Recomendações

Registrar as sugestões pertinentes aos problemas abordados. Para cada distorção registrada corresponderá uma recomendação ao auditado.

Quando a situação identificada exigir *correção*, a recomendação deverá ser encaminhada ao auditado, por meio de documento, expedido pelo *auditor líder* para conhecimento e atendimento, independentemente da finalização do relatório.

- Conclusão
- Definição do parecer a ser emitido:

O auditor deverá usar de toda acuidade e prudência no momento de definir o tipo de parecer que emitirá como resultado dos seus exames, devendo levar em conta principalmente que determinados achados de auditoria relacionados com falhas, omissões e impropriedades encontradas podem significar, ao mesmo tempo, situações simplesmente impróprias.

Ações de acompanhamento (*follow-up*)

Destinam-se a confirmar a efetividade das ações corretivas implementadas. Sem essas ações, a auditoria perde boa parte de sua efetividade.

É da responsabilidade do auditor líder o acompanhamento das ações, constatando se foram implantadas e se foram efetivas.

- Acompanhamento das ações corretivas propostas

Qual terá sido o valor da auditoria se não forem efetuadas ações de acompanhamento?

Se as falhas detectadas não foram corrigidas?

Certamente, a efetividade da auditoria ficará comprometida, já que o verdadeiro ganho está na mudança que as ações corretivas provocam.

- O acompanhamento e a avaliação da implementação das ações

Obs.: esgotado o prazo para o cumprimento das recomendações, sem que estas tenham sido atendidas ou justificadas, a chefia da divisão deve reiterá-las, sob aprazamento.

Auditoria virtual x auditoria remota

Mesmo antes do surgimento do atual momento em que vivemos por conta da pandemia de Covid-19, a NBR ISO 19011 já apresentava conceitos de auditoria virtual e auditoria remota.

Auditorias virtuais: são conduzidas quando uma organização realiza trabalho ou fornece um serviço usando um ambiente on-line que permita que pessoas executem processos, independentemente de locais físicos, por exemplo, a intranet da organização, uma "nuvem computacional".

Auditorias remotas: se referem ao uso de tecnologia para coletar informação, entrevistar um auditado etc., quando os métodos presenciais não são possíveis ou desejáveis.

Com a tendência acelerada pela pandemia de aumento das atividades das empresas realizadas em *home office*, é uma consequência esperada que auditorias virtuais e auditoras remotas se tornem cada vez mais frequentes.

A Norma NBR ISO 19011 explica que uma auditoria pode ser realizada usando uma variedade de métodos. Os métodos devem ser escolhidos de acordo com o objetivo, escopo, critérios, duração e localização da auditoria. Na norma, é apresentada aTabela 1, que fornece exemplos de métodos que podem ser utilizados.

Conforme a NBR ISO 19011, deve-se avaliar adequadamente a viabilidade das atividades de auditoria remota, que pode depender de vários fatores, como o risco em alcançar os objetivos de auditoria, a confiança entre o auditor e o auditado e exigências regulamentares que podem restringir a realização. No mais, uma auditoria virtual deve seguir o processo-padrão de auditoria, usando a tecnologia para verificar a evidência objetiva.

É importante que o auditado e a equipe de auditoria tomem cuidado com as ferramentas de tecnologia para auditorias virtuais, como:

- combinar protocolos de acesso remoto, incluindo dispositivos requeridos, *software* etc.;
- testar e realizar verificações técnicas antes da auditoria para resolver questões técnicas;
- definir e comunicar planos de contingência a todos os envolvidos para situações de interrupção de acesso, necessidade de uso de ferramenta tecnológica alternativa, provisão para tempo extra de auditoria (se necessário).

Para que a realização da auditoria seja adequada, é importante que o auditor desenvolva habilidades técnicas para usar as tecnologias digitais apropriadas e adquira experiência em facilitar reuniões virtuais para conduzir a auditoria remotamente.

Tanto na auditoria virtual como na remota, a norma também sugere que o auditor considere os seguintes itens:

- riscos de não atingir os objetivos desejados com a auditoria não presencial;
- uso de plantas baixas e croquis dos locais auditados para referência ou mapeamento de informação eletrônica;
- prevenção de perturbações e interrupções de ruído de fundo;
- permissão com antecedência de cópias de captura de tela de documentos ou qualquer tipo de gravações, considerando assuntos de confidencialidade e segurança;

- atenção à privacidade durante os intervalos de auditoria (silenciando microfones, interrompendo câmeras etc).

A NBR 19011 indica que "aplicar uma variedade e combinação de diferentes métodos de auditoria pode otimizar a eficiência e a eficácia do processo de auditoria e do seu resultado". Buscando essa melhoria, uma combinação entre atividades presenciais e remotas deve ser a nova realidade para a condução das auditorias de sistemas de gestão.

TABELA 1 Métodos de auditoria

Extensão do envolvimento entre o auditor e o auditado	Localização do auditor	
	No local	Remoto
Interação humana	▪ Conduzir entrevistas ▪ Preencher listas de verificação e questionários com a participação do auditado ▪ Conduzir análise crítica documental com a participação do auditado ▪ Amostrar	▪ Por meios de comunicação interativa: ▪ Conduzir entrevistas; ▪ Observar trabalho realizado com guia remoto; ▪ Preencher listas de verificação e questionários; ▪ Conduzir análise crítica documental com a participação do auditado
Sem interação humana	▪ Conduzir análise crítica documental (por exemplo, registros, análise de dados) ▪ Observar trabalho realizado ▪ Conduzir visita no local ▪ Preencher listas de verificação ▪ Amostrar (por exemplo, produtos)	▪ Conduzir análise crítica documental (por exemplo, registros, análise de dados) ▪ Observar o trabalho realizado por meios de monitoramento. considerando requisitos sociais, estatutários e regulamentares. ▪ Analisar dados.

- Atividades presenciais de auditoria são realizadas no local do auditado. Atividades de auditoria remota são realizadas em qualquer local que não o local do auditado, independentemente da distância.
- Atividades de auditoria interativa envolvem a interação entre o pessoal do auditado e a equipe de auditoria. Atividades de auditoria não interativa não envolvem interação humana com pessoas que representam o auditado, mas envolvem interação com o equipamento, facilities e documentação.

Fonte: Adaptada de NBR ISO 19011.

REFERÊNCIAS

1. ASSOCIAÇÃO BRASILEIRA DE NORMAS TÉCNICAS. NBR ISO 19011. Auditoria de sistemas de gestão. Rio de Janeiro, 2018.
2. ASSOCIAÇÃO BRASILEIRA DE NORMAS TÉCNICAS. NBR 19011. Auditoria remota do sistema de gestão. Rio de janeiro, 2018.
3. ASSOCIAÇÃO BRASILEIRA DE NORMAS TÉCNICAS. NBR ISO 8402. Definições de qualidade. Rio de Janeiro, 2018.
4. BRASIL. Ministério da Saúde. Manual de Normas de Auditoria. 2.ed. Brasília, agosto 1998.
5. MALIK, A. M.; SCHIESARI, L. M. C. Qualidade na gestão local de serviços e ações de saúde. São Paulo: Peirópolis, 2002.

ÍNDICE REMISSIVO

G

H

L

P

S

T